"十二五"国家重点图书
心血管介入治疗实用技术系列丛书

Interventional Therapy of Arrhythmia
心律失常介入治疗

主 编 吴立群 宿燕岗

北京大学医学出版社

XINLV SHICHANG JIERU ZHILIAO

图书在版编目(CIP)数据

心律失常介入治疗/吴立群,宿燕岗主编. —北京:北京大学医学出版社,2012.1
(心血管介入治疗实用技术系列丛书)
"十二五"国家重点图书
ISBN 978-7-5659-0309-0

Ⅰ.①心… Ⅱ.①吴…②宿… Ⅲ.①心律失常—介入性治疗 Ⅳ.①R541.705

中国版本图书馆 CIP 数据核字(2011)第 249196 号

心律失常介入治疗

主　　编:	吴立群　宿燕岗
出版发行:	北京大学医学出版社(电话:010-82802230)
地　　址:	(100191)北京市海淀区学院路 38 号　北京大学医学部院内
网　　址:	http://www.pumpress.com.cn
E - mail:	booksale@bjmu.edu.cn
印　　刷:	北京佳信达欣艺术印刷有限公司
经　　销:	新华书店
责任编辑:	高　瑾　王智敏　　责任校对:金彤文　　责任印制:苗旺
开　　本:	787mm×1092mm　1/16　　印张:27　　字数:669 千字
版　　次:	2012 年 1 月第 1 版　2012 年 1 月第 1 次印刷
书　　号:	ISBN 978-7-5659-0309-0
定　　价:	129.00 元

版权所有,违者必究
(凡属质量问题请与本社发行部联系退换)

编者名单

主　　编：吴立群　宿燕岗
副 主 编：陈　颖　潘文麒　张　凝
编　　者：（按姓名拼音排序）
　　　　　柏　瑾（复旦大学附属中山医院）
　　　　　陈　康（上海交通大学医学院附属瑞金医院）
　　　　　陈　颖（上海交通大学医学院附属瑞金医院）
　　　　　陈颖敏（上海交通大学医学院附属仁济医院）
　　　　　顾　刚（上海交通大学医学院附属瑞金医院）
　　　　　金　奇（上海交通大学医学院附属瑞金医院）
　　　　　李　奋（上海交通大学医学院附属儿童医学中心）
　　　　　李洪波（上海交通大学医学院附属仁济医院）
　　　　　李京波（上海交通大学附属第六人民医院）
　　　　　李学斌（北京大学人民医院）
　　　　　凌天佑（上海交通大学医学院附属瑞金医院）
　　　　　刘　旭（上海交通大学附属胸科医院）
　　　　　毛家亮（上海交通大学医学院附属仁济医院）
　　　　　潘文麒（上海交通大学医学院附属瑞金医院）
　　　　　宿燕岗（复旦大学附属中山医院）
　　　　　王　蔚（复旦大学附属中山医院）
　　　　　吴立群（上海交通大学医学院附属瑞金医院）
　　　　　张　凝（上海交通大学医学院附属瑞金医院）
　　　　　朱文青（复旦大学附属中山医院）

前 言

心脏电生理概念及治疗技术发展至今已经走过了半个多世纪的时间，从第一台外置起搏器的出现及第一次记录到心腔内电图，至心脏再同步治疗-除颤器（CRT-D）植入技术的成熟及心房颤动、心室颤动等复杂性室性心律失常的成功消融，心律失常的介入治疗技术已经进入了一个崭新的时代。心脏电生理的发展极大丰富了人们对心律失常发生机制的认识，使心律失常的诊断更为准确和精细；植入装置和导管消融技术的快速发展和日益完善更赋予这一领域极大的生命力，使其成为处理大多数心律失常疾病时有效的非药物治疗手段。尽管心脏电生理介入技术在大型心脏诊疗中心已取得了长足的发展，但面对逐渐呈现老龄化状态的社会及由此导致的数量巨大的患病人群，若要在更广泛的医疗机构中普及推广心脏电生理介入基本技术，提高我国心脏电生理领域的整体水平，规范化教材及培训是必不可缺的。有鉴于此，我们以上海交通大学医学院附属瑞金医院心内科为基础，联合相关大型心脏诊疗中心的心电生理专家共同编著了《心律失常介入治疗》这本培训教材。

在本书的编写过程中，我们尽力做到使其能够适用于心脏电生理专业不同阶段的医生。对于处在培训阶段的初学者，本书提供了详尽的解剖基础知识、病理生理内容、导管标测和操作方法及心脏起搏基础知识。对于已具有一定基础的电生理医生，高级起搏器功能、心脏再同步治疗（CRT）与埋藏式心脏复律除颤器（ICD）故障问题排除及高阶导管标测概念将为你提供更大的帮助。我们希望本书能成为电生理医生手边、导管室内的常备书籍，以备术前、术中及术后迅速翻阅查询。在编著过程中，我们力求做到：（1）权威性；（2）先进性；（3）科学性；（4）严谨性；（5）实用性。尽管如此，因本书由来自多家医院的十余位专家共同编写，章节之间的衔接和写作风格可能存在差异；且伴随医学科学的迅猛发展，疏漏在所难免，恳请广大读者批评指正。

感谢全体专家为本书出版所付出的辛勤劳动，感谢所有为本书顺利出版默默工作的朋友们，感谢我们的家人长期以来无私的奉献和莫大的支持。同时，感谢各位专家所在单位和北京大学医学出版社领导的支持和鼓励。没有你们的支持和帮助，本书的顺利出版是难以实现的。最后，希望本书的出版能够为提高我国心律失常介入治疗的整体水平作出积极的贡献。

吴立群

2011 年 11 月

目　　录

第一篇　心律失常的植入性装置治疗

第一章　心脏起搏治疗适应证 ·· (3)
第二章　心脏再同步治疗适应证 ·· (9)
 第一节　心脏再同步治疗（CRT）适应证的发展历程 ······································ (9)
 第二节　我国的 CRT 适应证建议 ·· (12)
 第三节　CRT 的工作原理 ·· (13)
 第四节　CRT 的临床试验介绍 ·· (14)
 第五节　CRT 无反应者的术前预测 ·· (19)
第三章　埋藏式心脏复律除颤器的适应证 ·· (25)
第四章　心脏起搏器和电极导线 ·· (30)
第五章　心脏起搏器模式及计时间期 ·· (40)
 第一节　常用的心脏起搏模式 ·· (40)
 第二节　起搏器模式的合理选择 ··· (43)
 第三节　起搏器计时间期 ·· (43)
第六章　除颤基础理论 ·· (49)
 第一节　电击除颤的作用机制 ·· (49)
 第二节　测定除颤效果 ··· (51)
 第三节　除颤波形的重要性 ··· (55)
 第四节　导线系统和除颤 ·· (59)
 第五节　药物和除颤器 ··· (61)
第七章　心脏起搏器现代功能与应用 ·· (65)
 第一节　保证安全性的功能 ··· (65)
 第二节　保证生理性的功能 ··· (69)
 第三节　自动化诊断治疗功能 ·· (74)
 第四节　远程监测功能 ··· (84)
 第五节　心功能监测和预警 ··· (86)
 第六节　心肌缺血功能监测 ··· (88)
第八章　心脏起搏器植入技术 ··· (90)
 第一节　起搏器植入手术的准备 ··· (90)
 第二节　埋藏式起搏器的植入技术 ·· (91)
 第三节　双心室起搏治疗技术 ·· (99)

第四节　埋藏式自动复律除颤器的植入技术 …………………………………………… (101)
　　第五节　术后处理 ……………………………………………………………………… (103)
第九章　心脏起搏器、心脏再同步治疗、埋藏式心脏复律除颤器的并发症及处理 …… (105)
　　第一节　术中并发症及处理 …………………………………………………………… (105)
　　第二节　术后并发症 …………………………………………………………………… (108)
　　第三节　埋藏式心脏复律除颤器的相关并发症 ……………………………………… (114)
　　第四节　心脏再同步治疗的相关并发症 ……………………………………………… (117)
第十章　心脏起搏器的程控与随访 ………………………………………………………… (121)
第十一章　起搏系统感染的处理及导线拔除 ……………………………………………… (136)
第十二章　小儿起搏器植入 ………………………………………………………………… (147)

第二篇　心脏电生理及导管消融

第十三章　心律失常介入基本技术——血管穿刺术 ……………………………………… (165)
第十四章　心脏电生理导管、消融导管及消融能源概述 ………………………………… (172)
　　第一节　射频消融 ……………………………………………………………………… (172)
　　第二节　激光消融 ……………………………………………………………………… (177)
　　第三节　冷凝消融 ……………………………………………………………………… (181)
　　第四节　超声消融 ……………………………………………………………………… (184)
第十五章　心脏电生理检查 ………………………………………………………………… (186)
第十六章　不恰当窦性心动过速的电生理特点与导管消融治疗 ………………………… (208)
第十七章　房室结折返性心动过速的电生理特点与导管消融治疗 ……………………… (212)
第十八章　房室折返性心动过速的消融治疗 ……………………………………………… (224)
第十九章　心房颤动的消融治疗 …………………………………………………………… (245)
　　第一节　阵发性心房颤动 ……………………………………………………………… (245)
　　第二节　持续性心房颤动 ……………………………………………………………… (252)
　　第三节　房间隔穿刺术 ………………………………………………………………… (257)
第二十章　心房扑动的消融治疗 …………………………………………………………… (268)
　　第一节　典型（峡部依赖性）心房扑动 ……………………………………………… (268)
　　第二节　非典型（非峡部依赖性）心房扑动 ………………………………………… (286)
第二十一章　局灶性房性心动过速的消融治疗 …………………………………………… (310)
第二十二章　特发性室性心动过速与室性期前收缩的消融治疗 ………………………… (315)
　　第一节　室性心动过速分类 …………………………………………………………… (315)
　　第二节　腺苷敏感型（流出道）室性心动过速 ……………………………………… (315)
　　第三节　维拉帕米敏感型（分支性）室性心动过速 ………………………………… (324)
　　第四节　频发室性期前收缩的消融 …………………………………………………… (328)
第二十三章　束支折返性室性心动过速的消融治疗 ……………………………………… (330)
第二十四章　器质性心脏病相关性室性心动过速的消融治疗 …………………………… (343)

第二十五章　特发性心室颤动的消融治疗 ……………………………………………（352）
第二十六章　心外膜导管消融治疗 ……………………………………………………（374）
第二十七章　心脏电生理及导管消融手术并发症及防治 ……………………………（381）
第二十八章　小儿心律失常的电生理特点与导管消融治疗 …………………………（388）
　第一节　小儿射频导管消融的特殊性 ………………………………………………（388）
　第二节　射频导管消融治疗小儿快速性心律失常的适应证 ………………………（389）
　第三节　射频消融的方法学 …………………………………………………………（391）
第二十九章　心脏外科手术后心律失常的处理策略 …………………………………（412）

第一篇　心律失常的植入性装置治疗

第一章　心脏起搏治疗适应证

起搏器作为缓慢性心律失常的有效治疗手段已经有很多年的历史了，近些年起搏器的功能及治疗适应证有了根本性的变化。2008年欧洲心脏学会/美国心脏协会/美国心脏病学会（ESC/AHA/ACC）颁布了心律失常起搏治疗的新指南，为我们的规范化治疗提供了依据，但目前我国起搏器的植入量与国外相比还有较大的差距，去除经济原因，医生自身对起搏器植入指征理解的不同也是一个原因。

要很好地理解起搏器植入的适应证必须先明确以下三类指征的意义。

Ⅰ类指征：是指有大量且明确的循证医学证据证明植入起搏器将对患者有益、有用或有效，并得到专家的一致认同。

Ⅱ类指征：是指植入起搏器是否能给患者带来益处或对患者目前所患疾病有效尚缺乏足够的循证医学证据或尚未达成专家共识。又分为两个亚类：Ⅱa类指倾向于植入起搏器对患者有益；Ⅱb类倾向于植入起搏器对患者无益或无用。

Ⅲ类指征：是指起搏治疗对患者无效甚至有害，因此不需要或不应该植入心脏起搏器。下面针对各种疾病在哪些情况下需要植入起搏器进行简单的叙述。

一、缓慢性心律失常

缓慢性心律失常包括病态窦房结综合征和房室传导阻滞（包括束支传导阻滞），目前还缺乏有效药物可以应用，所以起搏治疗是其根治手段。植入起搏器后可以缓解心动过缓引起的相应症状，改善患者的生活质量，挽救患者生命。

（一）病态窦房结综合征

病态窦房结综合征有多种形式，包括严重的窦性心动过缓、窦性停搏、窦房传导阻滞、快慢综合征等，是目前起搏器植入最常见的适应证。

Ⅰ类适应证：有严重心动过缓并引起相应临床症状或必须使用某些药物进行治疗，但这些药物可引起或加重心动过缓并引发相关症状；有症状的窦房结变时功能不良。

Ⅱa类适应证：自发或药物诱发的窦房结功能不良，心率<40次/分，但其临床表现未证实与心动过缓有关；有不明原因晕厥同时合并窦房结功能不良或经电生理检查发现有窦房结功能不良。

Ⅱb类适应证：清醒状态下长期心率<40次/分，但症状轻微可耐受。

Ⅲ类适应证：长期无症状的心动过缓（心率<40次/分），包括药物所致；已证实临床症状与心动过缓无关；非必须应用的药物引起的症状性心动过缓。

需要指出的是，必须使用的药物不仅仅指抗快速性心律失常的药物，还包括某些抗高血压及抗心力衰竭等药物。如β受体阻滞剂已成为治疗心力衰竭（心衰）必不可少的药物，但它可引起心动过缓，因此合并心衰的患者因必须使用β受体阻滞剂，而心率又不能耐受时就要考虑植入心脏起搏器。有心动过缓又必须使用地尔硫䓬或维拉帕米者也要考虑起搏治疗。还有快慢综合征患者，当快速性心律失常发作引起相应症状，患者又存在窦性心动过缓或窦性停搏者，必须考虑起搏治疗。

另外，严重心动过缓多可引起乏力、头晕、记忆力减退等，尤其是老年患者心脏功能逐渐减弱，更易产生上述症状。但临床上易将此类症状误认为是老年性改变或神经衰弱所致，因此，临床医生应该仔细询问病史及进行相应检查以明确其症状与心动过缓的相关性，尤其是有多次腔隙性脑梗死又合并心动过缓的患者，及时植入起搏器可改善患者症状。

病态窦房结综合征患者中有相当一部分人同时合并窦房结变时功能不良。窦房结变时功能是指机体在代谢变化时，通过自主神经的调节可引起相应的心率变化。例如人在紧张、激动及运动时，都可出现心率加快，当运动后，心率不能达到或超过预测值，就称为变时功能不良。在诊断变时功能不良时，一般以运动后心率<120次/分，或以运动后心率小于最大预测心率的80%为诊断标准，最大预测心率（次/分）=220－年龄。有症状的变时功能不良是植入起搏器的Ⅰ类适应证。

（二）房室传导阻滞

房室传导阻滞（AVB）根据阻滞程度可分为一度、二度和三度AVB，其中二度又可分为二度Ⅰ型AVB和二度Ⅱ型AVB。

Ⅰ类适应证：包括任何阻滞部位的三度和高度房室传导阻滞，同时引起症状性心动过缓或引起心力衰竭；合并有其他心律失常或其他疾病需要药物治疗，而所用药物又可导致症状性心动过缓；高度房室传导阻滞虽无症状，但已证实心室停搏>3.0s或清醒状态时逸搏心率<40次/分；射频消融术后引起的三度或高度房室传导阻滞；心脏外科手术后发生的不可逆的房室传导阻滞；神经肌源性疾病伴发的房室传导阻滞，无论是否有症状均应植入心脏起搏器。

Ⅱa类适应证：任何部位的无症状三度AVB，清醒时平均心率>40次/分，尤其合并有心肌病和左室功能不良；二度Ⅱ型AVB伴窄QRS波；无症状的二度Ⅰ型房室传导阻滞，但电生理检查发现阻滞部位在希氏束内或以下水平；一度或二度AVB伴有类似起搏器综合征的临床表现。

Ⅱb类适应证：显著一度AVB（PR间期>0.30s）合并有左室功能不全或充血性心力衰竭症状，缩短AV间期可能降低左心房充盈压而改善心力衰竭症状；神经肌源性疾病伴发的任何程度的房室传导阻滞，无论是否有症状，可考虑植入心脏起搏器。

Ⅲ类适应证：无症状的一度AVB；无症状且电生理检查发现阻滞发生在希氏束水平以上的二度Ⅰ型AVB；预期可以恢复且不再复发的房室传导阻滞（如药物中毒、莱姆病等）；或无缺氧症状的睡眠呼吸暂停综合征。这些患者不建议植入心脏起搏器。

简而言之，所有三度AVB和二度Ⅱ型AVB患者，无论有无临床症状，均应植入心脏起搏器。而对于二度Ⅰ型AVB患者关键在于阻滞部位，希氏束以下阻滞者应植入起搏器。而严重一度AVB引起心力衰竭或类似心力衰竭症状者，可考虑植入起搏器。

有部分慢性双分支及三分支阻滞的患者：包括间歇性三度房室传导阻滞、二度Ⅱ型房室传导阻滞、交替性双侧束支阻滞者，因患者症状间歇性出现，易引起晕厥和猝死风险，危害大，必须植入心脏起搏器（为Ⅰ类适应证）。传导阻滞患者若阻滞部位在房室结水平，则逸搏点较高，患者心率较快，变时性好，QRS波较窄，电生理检查可见AV间期阻滞。若阻滞发生在双侧束支，则逸搏点位置低，心率慢，QRS波增宽，变时性差，可见心房-

希氏束（AH）间期阻滞，危险性更大，应及时进行起搏治疗。

部分晕厥待查患者，虽未证实晕厥由房室传导阻滞引起，但可排除其他原因（如室性心动过速）引起的晕厥。另外，无临床症状，但电生理检查发现希氏束-心室（HV）间期≥100ms 或者在电生理检查时发现由心房起搏可诱发希氏束以下非生理性阻滞，针对以上患者也应考虑植入起搏器治疗（Ⅱa 类适应证）。

因神经肌源性疾病引发的任何程度的分支阻滞，无论是否有症状，因为传导阻滞随时会加重而有引起心脏停搏的危险，可考虑起搏治疗（Ⅱb 类适应证）。

患者心电图示有分支阻滞但不伴房室传导阻滞或无症状以及无症状的分支阻滞伴一度 AVB 不建议进行起搏治疗。

需要提醒大家的是，传导阻滞引起的症状不仅仅是指心动过缓所引起的相应症状，还包括心力衰竭。而临床判断是否需要起搏治疗，了解传导阻滞的部位的意义要比传导阻滞的程度来得更重要。例如心电图示二度Ⅱ型 AVB，若 QRS 波增宽则为Ⅰ类适应证，QRS 波窄则为Ⅱa 类适应证。二度Ⅰ型 AVB 若阻滞部位在希氏束以下也要考虑植入心脏起搏器。间歇性高度房室传导阻滞易引起晕厥，并伴发猝死，可能需要考虑进行起搏治疗。

二、急性心肌梗死伴传导阻滞

急性心肌梗死的患者在早期极易合并不同程度的传导阻滞，若患者有持续性或有症状的二度或三度 AVB 应进行起搏治疗。房室结以下暂时性高度房室传导阻滞或伴有束支传导阻滞，如果阻滞部位不清楚则应进行电生理检查，根据阻滞部位决定是否进行起搏治疗。

若患者属于下列情况：不伴室内阻滞的短暂性房室传导阻滞；伴左前分支阻滞的短暂性房室传导阻滞；获得性左前分支阻滞不伴房室传导阻滞；持续性一度房室传导阻滞伴有慢性或发病时间不明的束支传导阻滞等则不建议进行起搏治疗（Ⅲ类适应证）。

三、颈动脉过敏综合征及神经介导性晕厥

血管迷走性晕厥常见于女性患者，发作时可伴有心率减慢、血压下降或两者兼有，其机制尚不完全明了。血管迷走性晕厥若只是一次孤立性事件可以随访而不需要特殊治疗。但若 1 年内发生两次或两次以上的晕厥，则晕厥再发概率大大增加。相关指南中指出：

Ⅰ类适应证：反复发作的颈动脉窦刺激导致的晕厥；在未用任何抑制窦房结或房室传导药物的前提下，轻微按压颈动脉即可导致＞3s 的心室停搏，此部分患者应该考虑起搏治疗。

Ⅱa 类适应证：诱因不明的反复发作性晕厥，伴有颈动脉窦高敏性心脏抑制反射；已被证实的与自发的或倾斜试验诱发的心动过缓有关的有明显症状的反复发作性神经-心脏性晕厥。此部分患者应行起搏治疗。

Ⅲ类适应证：颈动脉窦刺激引起的高敏性心脏抑制反射，但无明显症状或仅有迷走刺激症状如头昏、眩晕者；有反复发作晕厥、眩晕或头昏，但缺乏颈动脉窦刺激引起的高敏性心脏抑制反射；有场景性血管迷走性晕厥，回避场景刺激后晕厥不再发生。这部分患者应密切随访，不考虑起搏治疗。

四、儿童、青少年患者和先天性心脏病

Ⅰ类适应证：低龄患者有二度至三度房室传导阻滞合并有症状的心动过缓、心功能不全或低心排血量；有窦房结功能不良的症状并表现为与年龄不相称的心动过缓；心脏手术后出现二度至三度房室传导阻滞，预计不能恢复或持续>7天；先天性三度房室传导阻滞合并宽QRS波，并有复杂室性期前收缩（早搏）或心功能不全；婴儿的先天性三度房室传导阻滞，心室率<50~55次/分，或合并先天性心脏疾病，心室率<70次/分；心动过缓依赖性持续性室性心动过速（室速），伴或不伴长QT综合征，起搏治疗被证明有效。这些患者应植入起搏器，对幼儿的生长发育有益。低龄患者可考虑心外膜起搏。

Ⅱa类适应证：快慢综合征，需长期药物治疗（地高辛除外）者；1岁以上的先天性三度房室传导阻滞，平均心率<50次/分或有突然心室停搏，间期是基础心率的2倍或3倍，有与变时功能不良相关的症状；长QT综合征合并有2:1传导的二度或三度房室传导阻滞；无症状窦性心动过缓合并复杂性先天性心脏病，静息时心率<40次/分或有>3s的长间歇；先天性心脏病患者，血流动力学由于心动过缓和房室不同步而受损。

Ⅱb类适应证：手术后暂时性三度AVB，恢复窦性心律后残留室内双分支阻滞；先天性三度AVB的婴儿和青少年患者，无症状，其心率可接受，窄QRS波，心功能正常；青少年合并先天性心脏病同时伴有窦性心动过缓，静息时心率<40次/分或有>3s长间歇但患者无症状；神经肌源性疾病伴发任何程度（包括一度）的房室传导阻滞，无论是否有症状，因为传导阻滞随时会加重。

Ⅲ类适应证：手术后暂时性房室传导阻滞，其传导已恢复；无症状的手术后室内双分支阻滞，伴或不伴一度房室传导阻滞；无症状的二度Ⅰ型房室传导阻滞；青少年无症状的窦性心动过缓，最长间歇<3s或最慢心率>40次/分。暂不考虑起搏治疗。

五、肥厚型梗阻性心肌病

肥厚型心肌病包括梗阻性和非梗阻性两类，为一种具有遗传倾向的疾病。对梗阻性心肌病患者，右室心尖部起搏可改变左室除极模式，增加左室流出道内径，降低左室流出道压力阶差，减轻患者的症状。相关指南中指出：

Ⅰ类适应证：窦房结功能不良和（或）房室传导阻滞中的一类适应证的各种情况。

Ⅱa类适应证：无。

Ⅱb类适应证：药物治疗困难伴有症状的肥厚型心肌病，在静息或应激情况下有明显流出道梗阻者。

Ⅲ类适应证：无症状或经药物治疗可以控制的肥厚型梗阻性心肌病及虽有症状但无左室流出道梗阻的证据的患者，暂不考虑起搏治疗。

肥厚型梗阻性心肌病患者有一定的猝死风险，因此，埋藏式心脏复律除颤器（ICD）是预防患者猝死的最佳治疗手段。

六、长QT综合征及心动过速的起搏治疗

长QT综合征是一种遗传性疾病，常以伴有多形性室性心动过速（室速）和易发心脏性猝死为特征，危害较大。长QT综合征患者尖端扭转型室速更多见，可能与肾上腺素刺

激或心动过缓或心脏停搏有关。虽然β受体阻滞剂是首选药物，但其减慢心率，且可成为加重心脏停搏及诱发尖端扭转型室速的危险因素。有研究发现，年龄<50岁，有晕厥病史，静息时心率<60次/分，QTc>0.5s的患者猝死的发生率明显增加。因此，起搏治疗可给患者带来益处。

Ⅰ类适应证：心动过缓依赖性持续性室速，伴或不伴QT间期延长，起搏治疗证明有效。

Ⅱa类适应证：先天性长QT综合征高危患者。

Ⅱb类适应证：药物或消融治疗无效的房室折返或房室结折返性心动过速；合并窦房结功能不良的有症状的药物难治的阵发性心房颤动患者。

Ⅲ类适应证：在无QT综合征的情况下，有频发或复杂室性异位活动不伴持续性室速；由可逆原因引起的尖端扭转型室速。

目前随着起搏器功能的不断完善，心脏起搏通过超速抑制可减少房性期前收缩（早搏）的发生率，同时心脏起搏避免了早搏前的心动过缓或心脏停搏，可防止心房率的骤降，从而减少了心房内微折返的发生。因此，指南中将起搏治疗心房颤动归入Ⅱb类适应证。

针对室上性心动过速（室上速）患者，部分可被起搏终止。反复发作的有症状的室上速，且导管消融和（或）药物治疗无效或产生不可耐受的副作用时，可考虑进行起搏治疗（Ⅱa类适应证）。部分可被起搏终止的反复发作的室上速或心房扑动，起搏治疗可作为药物治疗或消融的替代方法（Ⅱb类适应证）。

七、埋藏式心脏复律除颤器（ICD）植入适应证

现今心脏性猝死的发生率在逐年升高，ICD已成为预防心脏性猝死的最有效治疗手段。随着循证医学及临床研究的进展，指南中对ICD的适应证也在不断扩大，其相关适应证详见第三章。

八、双心室起搏治疗心力衰竭

扩张型心肌病可引起左室扩大，左右心室收缩不同步，逐渐发展至不可逆的心力衰竭，目前药物及非药物治疗手段均有了较大的进展。双心室起搏的重要性在指南的变化中逐步得到肯定，并被国内外专家广泛接受。以下简要概述其适应证，详细内容请参见第二章。

Ⅰ类适应证：合并窦房结功能不良及房室传导阻滞的起搏器植入Ⅰ类适应证患者，在最佳药物治疗基础上，如果纽约心功能分级（NYHA）Ⅲ～Ⅳ级，窦性心律，QRS间期≥120ms，左室射血分数（LVEF）≤35%，应该作为心脏再同步治疗-起搏/心脏再同步治疗-除颤（CRT-P/CRT-D）植入的Ⅰ类适应证，证据级别为A。

Ⅱa类适应证：对有症状、药物难治的扩张型心肌病或缺血性心肌病患者，其NYHA Ⅱ级、QRS波时限≥120ms，LV舒张末期内径≥55mm，LVEF≤35%，包括心房颤动患者，可考虑植入CRT-P/CRT-D（2009年中华医学会电生理与起搏分会专家共识）。

Ⅱb类适应证：无。

Ⅲ类适应证：无症状的扩张型心肌病，有症状的扩张型心肌病但药物治疗可以缓解症状者，有症状的缺血性心肌病但可行介入治疗者，暂不考虑起搏治疗。

心脏再同步治疗（CRT）的临床研究已充分证明了 CRT 治疗可改善充血性心力衰竭患者的心功能和生活质量，降低死亡率。心房颤动患者植入 CRT 必须保证心室起搏概率＞95%，因此部分心房颤动患者植入 CRT 前应行房室结消融术，以保证足够的心室起搏概率。最新观点认为，对 NYHA Ⅲ～Ⅳ级的心力衰竭患者，若预计生存期 1 年以上，尤其合并有完全性左束支传导阻滞，应该选择 CRT-D 治疗，但是左心室扩大不能作为植入 CRT-P/CDT-D 的绝对适应证条件。对于具有常规心脏起搏适应证的心力衰竭患者，如果 NYHA 仅有Ⅱ级，但有 QRS 波间期≥120ms，LVEF≤35%，也应该作为 CRT-P/CRT-D 植入的 Ⅰ类适应证，且证据级别为 A。若患者为起搏依赖且已有心功能受损，应尽早植入 CRT 而不建议双腔起搏。针对已经植入双腔起搏器者，若出现心功能恶化，应及早升级为 CRT。

在指南更新中，对 QRS 时限作了修改。即在最佳药物治疗基础上，如果 NYHA Ⅱ级，窦性心律，QRS 间期≥150ms，LVEF≤35%，应该作为 CRT-P/CRT-D 植入的 Ⅰ类适应证。Angllo Auricchio 教授在 2010 年欧洲心脏学会（ESC）会议上对患者进行 CRT-P/CRT-D 治疗时 QRS 波群的时限作出了定义。他认为，正常 QRS 间期＜120ms；QRS 时限≥120ms 定义为不正常的 QRS 间期；QRS 间期＜150ms 定义为窄 QRS 间期；QRS 时限≥150ms 定义为宽 QRS 间期。但这种流行病学定义与以往 QRS 时限的定义相悖，在临床上意义如何，我们该如何把握还有待进一步研究。

九、心脏移植

心脏移植患者是一类比较特殊的人群，现在随医学发展此部分患者也越来越多。在这些患者中，存在有预计不能恢复的有症状的心动过缓或变时功能不良者应采取起搏治疗（Ⅰ类适应证）。若存在暂时性有症状的心动过缓或变时功能不良，但可能持续数月又需要进行干预治疗者，为安全起见也应该考虑起搏治疗。针对手术后无症状的心动过缓患者可密切随访观察，暂不考虑起搏器植入。

（王　蔚）

参考文献

[1] 方祖祥，江洪，朱中林，等. 埋置心脏起搏器及抗心律失常指南（修订版）. 中国心脏起搏与心电生理杂志，2003，17（5）：321-338.

[2] Andrew E, John P, Kenneth A, et al. ACC/AHA/HRS 2008 Guidelines for Device-Based Therapy of Cardiac Rhythm Abnormalities, A Report of the American College of Cardiology/American Heart Association Task Force on Practice Guidelines (Writing Committee to Revise the ACC/AHA/NASPE 2002 Guideline Update for Implantation of Cardiac Pacemakers and Antiarrhythmia Devices) Developed in Collaboration With the American Association for Thoracic Surgery and Society of Thoracic Surgeons. J Am Coll Cardiol, 2008, 51: 1-62.

第二章 心脏再同步治疗适应证

本章主要介绍心脏再同步治疗（cardiac resynchronization therapy，CRT）适应证的发展历程、我国 CRT 适应证的建议、CRT 的工作原理、CRT 的相关临床试验介绍和 CRT 无反应者的术前预测。

第一节 心脏再同步治疗（CRT）适应证的发展历程

心脏起搏用于治疗心力衰竭（心衰）已有近二十年的历史。从双腔 DDD 起搏到三腔起搏（右房、双室同步起搏），适应证也从 Ⅱb 类逐渐上升为 Ⅰ 类。通过起搏疗法治疗心力衰竭逐渐在临床上得到了广泛应用。

一、双腔 DDD 起搏

1990 年 Hochleitner 首次提出使用双心腔起搏及短 AV 间期可以改善心功能，标志着心脏起搏治疗心力衰竭时代的开始。虽然随后研究显示疗效不一，但 1998 年美国心脏病学会/美国心脏协会（ACC/AHA）起搏指南中仍将药物难治性心力衰竭列为起搏的 Ⅱb 类适应证。2000 年北美心脏起搏和电生理学会（NASPE）最终否定了它的疗效，指出双心腔起搏用于充血性心力衰竭没有临床价值。

二、双室同步起搏

20 世纪 90 年代初开展了三腔起搏的一系列基础研究工作。1998 年 Daubert 首先成功经心脏静脉植入了左心室心外膜起搏电极导线，实现了左、右双心室同步起搏，即后来称之为心脏再同步治疗（CRT）。2001 年，第一个商用双心室起搏装置在美国问世，次年得到美国 FDA 批准。期间及此后进行了多个临床试验，其结果证明左、右双心室同步起搏可以改善伴有 QRS 时限延长的心力衰竭患者的心功能，提高生活质量，降低死亡率。

三、CRT 适应证的发展

（一）2002 年《ACC/AHA/NASPE 心脏起搏器临床应用指南》

2002 年 10 月发表的《ACC/AHA/NASPE 心脏起搏器临床应用指南》中规定 NYHA 心功能分级 Ⅲ～Ⅳ级，伴有心室内传导阻滞，QRS 时限≥130ms，左室舒张末期内径（LVEDD）≥55mm，左室射血分数（LVEF）≤35% 作为 CRT 的 Ⅱa 类适应证。

（二）2005 年《欧洲心脏病学会（ESC）心力衰竭治疗指南》

2003 年 JAMA 发表的荟萃分析、2003 年的 COMPANION 和 2005 年 CARE-HF 研究表明，CRT 不但能改善心力衰竭患者症状、减少住院率，同时也能明显降低心力衰竭患者的死亡率。基于此，2005 年 5 月，ESC 将射血分数降低（LVEF≤35%）合并心脏不同步（QRS 时限≥120ms）的患者在充分药物治疗后仍有症状（NYHA 心功能分级 Ⅲ～

Ⅳ级）者列为 CRT 的Ⅰ类适应证，以改善症状（Ⅰ类适应证，证据水平 A），降低住院率（Ⅰ类适应证，证据水平 A）和死亡率（Ⅰ类适应证，证据水平 B）。

（三）2005 年《ACC/AHA 心力衰竭治疗指南》

2005 年 8 月，美国 ACC/AHA 修订了成人心力衰竭诊断与治疗指南。对于现在或之前有症状并伴有 LVEF 下降的患者，除非有禁忌证，凡是符合以下条件者均应进行 CRT：LVEF≤35%，窦性节律，尽管使用了指南推荐的、充分的药物治疗；NYHA 心功能分级Ⅲ级或不必卧床的Ⅳ级症状；心脏不同步，即 QRS 时限大于 120ms（证据水平 A）。

（四）2007 年《ESC 心脏起搏和再同步治疗指南》

2007 年 8 月，ESC 再次充分肯定了 CRT 的治疗意义。在充分抗心衰药物治疗基础上仍然存在症状的心力衰竭患者，NYHA Ⅲ~Ⅳ级，LVEF≤35%，左室扩大［在 CRT 对照试验中左室扩大应用不同标准：左室舒张末期内径（LVEDD）>55mm；LVEDD>30mm/m^2，LVEDD>30mm/m（身高）］，窦性心律，QRS 时限≥120ms 者列为 CRT 治疗的Ⅰ类适应证。其中，心脏再同步治疗-起搏（CRT-P）降低心力衰竭发病率和死亡率（证据水平 A）；心脏再同步治疗-除颤（CRT-D）对于功能状态良好、预期生存期>1 年的心力衰竭患者是一种可接受的治疗选择（证据水平 B）。

（五）2008 年《ACC/AHA/HRS 心脏节律异常器械治疗指南》

ACC/AHA/HRS 于 2008 年 5 月正式公布了 2008 年《ACC/AHA/HRS 心脏节律异常装置治疗指南》，基于日益丰富的循证医学证据，就心房颤动（房颤）患者、起搏依赖患者、CRT-D 等特定人群的适应证进行了界定，进一步扩大了 CRT 的适应人群，拓展了 CRT 的适应范畴，提升了 CRT-D 的应用地位。

Ⅰ类：最佳药物治疗基础上 NYHA 心功能Ⅲ级或Ⅳ级的心力衰竭患者，符合 LVEF≤35%、QRS 时限≥120ms、窦性心律者应植入有/无 ICD 功能的 CRT（证据水平 A）。

Ⅱa 类：(1) 最佳药物治疗基础上 NYHA 心功能Ⅲ级或Ⅳ级的心力衰竭患者，符合 LVEF≤35%、QRS 时限≥120ms 但属于房颤节律者可考虑植入有/无 ICD 功能的 CRT（证据水平 B）。(2) 最佳药物治疗基础上 LVEF≤35%、NYHA 心功能Ⅲ级或Ⅳ级的心力衰竭患者，若长期依赖心室起搏，接受 CRT 治疗是合理的（证据水平 C）。

（六）2009 年《ACC/AHA 成人心力衰竭诊治指南修订版》

关于 LVEF≤35%、NYHA 分级Ⅲ级或Ⅳ级或心室起搏依赖患者的适应证与 2008 年《ACC/AHA/HRS 心律失常器械治疗指南》一致。

（七）2010 年《ESC 心力衰竭器械治疗指南》

在 2010 年 ESC 年会上公布了最新的 2010 年《ESC 心力衰竭器械治疗指南》。此次新指南是对 2007 年发布的《ESC 心力衰竭心脏再同步治疗指南》和 2008 年《ESC 急性和慢性心力衰竭诊断和治疗指南》的更新。欧洲心律协会和欧洲心力衰竭协会共同参与了此次指南的更新。指南内容如下：

1. NYHA Ⅲ/Ⅳ级患者，如 LVEF≤35%，窦性心律，QRS 时限≥120ms，最佳药物治疗基础上不必卧床的 NYHA Ⅳ级（具体定义是最近 1 个月内无因心衰意外住院，预期生存期>6 个月）患者，推荐 CRT-P/CRT-D 治疗，以降低心衰发病率和死亡率（注：对于植入 CRT-D 的患者，要求良好功能状态下预期生存期超过 1 年，有 ICD 二级预防适应证的患者也应植入 CRT-D）。推荐级别Ⅰ，证据水平 A。

2. NYHA Ⅱ级患者，如 LVEF≤35%，窦性心律，QRS 时限≥150ms，优先推荐 CRT-D，降低心衰发病率或防止心衰进展。推荐级别Ⅰ，证据水平 A。

3. 对于心衰伴永久性房颤患者：（1）NYHA Ⅲ/Ⅳ级，LVEF≤35%，QRS 时限≥130ms，由房室结消融所致心室起搏依赖，应用 CRT-P/CRT-D 降低心衰发病率（推荐级别Ⅱa，证据水平 B）。（2）NYHA Ⅲ/Ⅳ级，LVEF≤35%，QRS 时限≥130ms，心室率缓慢同时充分心室起搏（定义为心室起搏比例≥95%），应用 CRT-P/CRT-D 降低心力衰竭（心衰）发病率（推荐级别Ⅱa，证据水平 C）。以上两点均需注明：对于植入 CRT-D 的患者，要求良好功能状态下预期生存期超过 1 年。

4. 具有传统起搏器植入Ⅰ类适应证的心衰患者：（1）NYHA Ⅲ/Ⅳ级，LVEF≤35%，QRS 时限≥120ms，推荐 CRT-P/CRT-D 治疗，以降低心衰发病率（推荐级别Ⅰ，证据水平 B）。（2）NYHA Ⅲ/Ⅳ级，LVEF≤35%，QRS 时限<120ms，应考虑 CRT-P/CRT-D 治疗，以降低心衰发病率（推荐级别Ⅱa，证据水平 C）。（3）NYHA Ⅱ级，LVEF≤35%，QRS 时限<120ms，可以考虑 CRT-P/CRT-D 治疗，以降低心衰发病率（推荐级别Ⅱb，证据水平 C）。以上三点均需注明：对于植入 CRT-D 的患者，要求良好功能状态下预期生存期超过 1 年，有 ICD 二级预防适应证的患者也应植入 CRT-D。

新指南具有以下几个特点：

1. 充分遵循循证医学原则，新指南的更新基础是 2007 年以来公布的几项最新临床研究结果，如 MADIT-CRT 和 REVERSE 等研究。

2. 更准确地解读临床试验提供的证据。既往临床指南适应证人群的规定是基于随机对照临床试验（RCT）中的人群入选标准，而近年来发现，实际入选 RCT 的人群特征与入选标准可能有很大差异。例如，MADIT-CRT 研究中，虽然试验方案允许入选 NYHA Ⅰ～Ⅱ级的患者，但实际入选患者中仅有 15% 为 NYHA Ⅰ级患者，而且这些患者先前都曾经有心力衰竭症状。与之相似的是，虽然研究中入选标准允许入选患者的 QRS 波≥130ms，但对一级终点改善效果最佳的 QRS 波预设截点值为≥150ms。基于此，指南委员会更倾向于限定指南应用于与临床研究入选患者的实际临床特征相符的人群，更真实地指导临床实践。

3. 首次提出对 NYHA Ⅱ级患者推荐 CRT-D 治疗。针对 NYHA Ⅰ～Ⅱ级心衰患者的研究主要有三个：MIRACLE ICD Ⅱ、MADIT-CRT 和 REVERSE 研究。MIRACLE ICD Ⅱ研究证实，尽管 CRT 使左室重构明显改善，但未增加心衰患者的运动耐量。而新近公布的 MADIT-CRT 和 REVERSE 研究发现，CRT 可以降低心衰发病率。进一步分析发现，QRS 波≥150 ms 和（或）合并典型左束支传导阻滞的患者获益最明显。而且，在 MADIT-CRT 研究中，伴有左束支传导阻滞的女性心衰患者 CRT 反应性尤其明显。

虽然 MADIT-CRT 和 REVERSE 研究中基线时 NYHA Ⅰ级的患者大多数曾出现心衰症状，但数量较少，分别占研究总人数的 15% 和 18%。MADIT-CRT 研究中，与 ICD 治疗组相比，CRT 组并没有减少这些患者全因死亡率和心衰发生率。REVERSE 研究发现，NYHA Ⅰ级患者的 CRT 临床疗效较 NYHA Ⅱ级患者有减少的趋势。目前尚无令人信服的证据支持在无心衰症状或仅有一过性轻度心衰症状的患者中应用 CRT，目前指南限定 CRT 应用于 NYHA Ⅱ级的心衰患者。

4. 不再推荐将左心室扩大作为 CRT 治疗的指征。

5. 进一步明确 NYHA Ⅳ级不必卧床的状态，其具体定义是最近 1 个月内无因心衰意外住院，预期生存期>6 个月。这一结论是基于 COMPANION 研究结果，即 CRT 可降低 NYHA Ⅳ级心衰患者的心衰住院率，而非死亡率。

6. 细化了针对房颤患者的指南。目前 CRT 主要应用于窦性心律的心衰患者，但目前欧洲 CRT 植入者中约 1/5 的患者合并永久性房颤。房颤患病率与心衰严重程度相关，在 NYHA Ⅰ级的心衰患者中占 5%，而在 NYHA Ⅲ~Ⅳ级心衰患者中却占 25%~50%。需要强调的是，LVEF≤35% 且合并房颤的症状性心衰患者更适合植入 ICD。而同时存在 QRS 时限增宽，则是植入 CRT-D 的指征。

7. 将房颤合并心衰患者植入 CRT 的 QRS 波时限规定为≥130ms 而非以往的 120ms。心衰合并房颤患者 CRT 循证医学证据相对有限，而入组这些临床研究的合并房颤的心衰患者 QRS 波时限较宽，因此新指南修订将 QRS 波时限定在≥130ms。

8. 将能否完全夺获心室区分为两种情况，证据水平分别为 B 和 C。要改善合并永久性房颤的心衰患者的远期预后，使 CRT 临床获益最大化，就需要完全的心室夺获。如果应用药物不能有效控制安静和运动时的心室率，导致心室起搏不充分，此时常常需要通过房室结消融术达到三度房室传导阻滞。充分起搏定义为≥95% 的心室起搏比例。此外，对于这一人群，目前证据也强烈推荐合并左束支传导阻滞的房颤伴心衰患者获益更大。

9. 进一步细化了具有植入传统起搏器适应证心衰患者的 CRT 指南。尤其是对 NYHA Ⅱ级的患者，如 LVEF≤35%，列为 CRT 的Ⅱb 类适应证，证据水平 C。

在 CRT-P/CRT-D 器械选择上尚存争议，目前倾向于优先选择 CRT-D。这是基于目前大多随机临床研究主要或者全部应用 CRT-D 而非 CRT-P，因此 CRT-D 循证证据最充分。此外，与 NYHA Ⅲ~Ⅳ级心衰患者相比，NYHA Ⅰ~Ⅱ级心衰患者更年轻，合并症更少，预期寿命更长，也支持这一人群应用 CRT-D。不过，CRT-P/CRT-D 逆转左室重构的效果相当，而对于轻度心衰患者的临床获益主要来自于左室逆重构。此外，CRT-D 发生器械相关并发症的风险高于 CRT-P。

第二节 我国的 CRT 适应证建议

我国的 CRT 临床治疗工作始于 1999 年，以后植入量逐渐提高，目前全国年植入量约为 1500 例。为规范和促进 CRT 在国内的应用，2005 年中华医学会心电生理和起搏分会专门成立了 CRT 工作组，并于 2006 年首次制定并公布了国内 CRT 治疗指南，规范了 CRT 适应证，促进了 CRT 在国内的推广和应用。2009 年根据 ACC/AHA/HRS 和 ESC 的指南，结合我国的情况，再次修订了我国 CRT 治疗的适应证建议。

一、Ⅰ类适应证

同时满足以下条件者可植入有/无 ICD 功能的 CRT：

1. 缺血性或非缺血性心肌病；
2. 充分抗心衰药物治疗后，NYHA 心功能分级仍在Ⅲ级或不必卧床的Ⅳ级；
3. 窦性心律；

4. 左心室射血分数≤35%；

5. QRS波时限≥120ms。

二、Ⅱa类适应证

1. 慢性房颤患者，符合Ⅰ类适应证的其他条件，可行有/无ICD功能的CRT治疗（部分患者需结合房室结射频消融术以保证持续有效夺获双心室）。

2. 左室射血分数≤35%，符合常规心脏起搏适应证并预期心室起搏依赖的患者，NYHA心功能Ⅲ级及Ⅲ级以上。

3. 左室射血分数≤35%，已植入心脏起搏器并心室起搏依赖者，心脏扩大及NYHA心功能Ⅲ级及Ⅲ极以上。

4. 经充分药物治疗后NYHA心功能Ⅱ级，左室射血分数≤35%，QRS波时限≥120ms。

三、Ⅱb类适应证

最佳药物治疗基础上左室射血分数≤35%、NYHA心功能Ⅰ级或Ⅱ级的心力衰竭患者，在植入永久起搏器或ICD时预期需长期心室起搏可考虑植入CRT。

四、Ⅲ类适应证

心功能正常，不存在室内传导阻滞者。

可以看出我国2009年制定的CRT适应证建议与国际上在其前后出台的CRT适应证的异同：

1. 经典的Ⅰ类适应证都是相同的，即：NYHA Ⅲ/Ⅳ级患者，如LVEF≤35%，窦性心律，QRS波时限≥120ms，在最佳药物治疗基础上，为CRT的Ⅰ类适应证。

2. 我国有关LVEF≤35%，NYHA Ⅰ级或Ⅱ级且起搏依赖患者行CRT的建议（2008年《ACC/AHA/HRS心脏节律异常器械治疗指南》未提及）与ESC 2010年制定的《ESC心力衰竭器械治疗指南》中新增加的一条是一致的（我国为Ⅱa，后者为Ⅱb）。

3. 我国当时制定的NYHA Ⅱ级，LVEF≤35%，QRS波时限≥120ms作为Ⅱa类适应证（ACC/AHA/HRS《2008年心脏节律异常器械治疗指南》未提及）已被ESC 2010年制定的《ESC心力衰竭器械治疗指南》列为Ⅰ类适应证，只是后者强调QRS波时限≥150ms。

据估测，我国每年适合CRT植入的患者约27万人，而实际植入数量不足2000例，植入数量微不足道。CRT在我国的应用推广任重而道远。其原因与适应证未得到推广、经济原因、医生认识和技术水平及患者接受程度等相关。应加强CRT适应证的宣传，使更多患者从中获益。

第三节 CRT的工作原理

心力衰竭患者往往合并传导异常，导致房室、室间和（或）室内运动不同步。房室不同步常表现为PR间期延长，左心房收缩结束与左心室收缩开始不匹配，左心房收缩相对提前到心室快速充盈期，使左心室充盈减少。PR 间期延长及左室充盈减少引起二尖瓣功能障碍，导致二尖瓣反流，使心排血量下降。左右心室间不同步往往表现为左束支传导阻滞（LBBB），右心室收缩早于左心室，其收缩产生的压力使得室间隔左移，而左心室收缩延迟，心肌激动时室间隔处于舒张期，此时左心室收缩产生的压力使室间隔右移，导致室间隔的矛盾运动，有效心排血量减少。心力衰竭时左心室扩张导致室内传导延迟，引发左心室的室内运动不同步。提前激动的心肌产生的收缩力较小，不能形成足够的压差而无法有效射血；延迟激动心肌收缩产生的压力将使得已开始舒张的提早激动心肌产生矛盾运动，导致收缩力减弱，心排血量下降，同时舒张末期容量增加，舒张亦不同步。心室内传导异常在心电图上常常表现为 QRS 波时限延长。

既往关于心功能状态、QRS 波时限及死亡率关系的研究表明：心功能越差，QRS 波时限越长，死亡率越高。QRS 波时限＞200ms 患者的死亡率是 QRS 波时限＜90ms 患者死亡率的 5 倍。

上述电-机械活动不同步导致的血流动力学障碍用传统的药物治疗不能解决。心脏再同步治疗是在传统右心房、右心室双心腔起搏基础上增加左心室起搏，以恢复房室、室间和室内运动的同步性。设定适当的房室间期可实现房室的同步运动，减少二尖瓣反流，延长左心室充盈时间，恢复心房收缩对左心室充盈的贡献。设定适当的室间间期，纠正左、右心室收缩的时差，从而避免室间隔矛盾运动，增加心排血量。此外，通过刺激左心室较晚激动部位的心肌，CRT 可使左心室心肌同步收缩，协调地向心运动以提高心脏的排血效率，同时改善左心室舒张功能，长期应用还可改进神经激素环境、逆转心肌重塑。

第四节　CRT 的临床试验介绍

在 CRT 的发展历程中，临床试验为明确 CRT 的疗效及指南的更新提供了重要的依据。

一、以心功能为研究目标的临床试验

国外大型临床研究和国内小规模研究均表明，CRT 可以改善心功能，增加 6 分钟步行距离和峰值耗氧量，改善生活质量，减轻症状，降低住院率，长期应用可以逆转左心室重塑。代表性的临床试验如下：

1. PATH-CHF（Pacing Therapies for Congestive Heart Failure）研究：即充血性心力衰竭起搏治疗临床研究。是第一个单盲、随机、交叉对照的临床研究，研究始于 1995 年。入选标准：缺血性或扩张型心肌病导致的中重度心力衰竭，NYHA 心功能分级Ⅲ～Ⅳ级，窦性心律，PR 间期≥150mm，QRS 波时限＞120ms。25 例患者入选并完成了 6 个月随访。研究证实，CRT 后左心室舒张末期内径（LVEDD）、收缩末期内径和容量显著减小，LVEF 显著提高。不足的是研究样本量太小，而且为单盲设计。

2. InSync 研究：即心室多部位起搏治疗充血性心力衰竭的多中心临床研究。该研究由欧洲和加拿大 14 个医学中心参加，为多中心、前瞻性、非随机临床研究，研究结果发表于 1998 年。入选标准：NYHA 心功能分级Ⅲ～Ⅳ级，LVEF＜35％，LVEDD＞60mm，QRS 波时限＞150ms。研究共入选 81 例心力衰竭患者，68 例（84％）成功地经冠状静脉窦途径起搏左心室。平均随访 10 个月，证实 CRT 后 NYHA 心功能分级和生活质量显著

改善，6分钟步行距离增加。研究肯定了CRT改善心功能的疗效和此治疗手段的可行性。

3. MUSTIC研究：即心肌病多部位起搏治疗临床研究。该研究由16个欧洲医学中心参加，为随机、单盲、自身交叉研究，研究始于1998年3月。入选标准：缺血性或扩张型心肌病，NYHA心功能分级Ⅲ级，LVEF<35%，LVEDD>60mm，窦性心律，QRS波时限>150ms，无传统起搏器适应证。采用开、关起搏功能各3个月的自身交叉对照方法。一级研究终点是6分钟步行距离，二级研究终点是生活质量、峰值耗氧量、心衰恶化住院率、患者的治疗意愿和死亡率。结果：48例心力衰竭患者完成了交叉和随访。6分钟步行距离增加22%（399m $vs.$ 326m，$P<0.001$），生活质量提高32%（$P<0.001$），峰值耗氧量增加8%（$P<0.03$），住院比例下降2/3（$P<0.05$），85%的患者自愿接受起搏治疗（$P<0.001$）。结论：CRT可以显著改善伴有室内传导阻滞慢性心力衰竭患者的运动耐量和生活质量。

此后，MUSTIC研究扩大了入选人群，并对12个月时的长期疗效进行了评价，结果公布于2002年。在前述入选人群基础上追加入选了房颤持续时间超过3个月并且依赖心室起搏的患者，要求右室起搏时QRS波时限>200ms。共有42例窦性心律患者和33例房颤患者完成了12个月随访。研究证实：经CRT 12个月后，窦性心律和房颤患者的运动耐量、生活质量和心功能均得到显著改善。

4. MIRACLE（Multicenter InSync Randomized Clinical Evaluation）研究：即多中心InSync随机临床研究。此研究是在美国和加拿大进行的，为第一个双盲、多中心、随机对照、前瞻性研究。研究始于1998年11月，结果发表于2002年。入选标准：缺血性或非缺血性心肌病，NYHA心功能分级Ⅲ～Ⅳ级，LVEF≤35%，LVEDD≥55mm，QRS波时限≥130ms，6分钟步行距离≤450m患者。453例慢性心力衰竭患者被随机分为对照组（225例）和CRT组（228例）。一级研究终点是NYHA心功能分级、生活质量和6分钟步行距离。结果：经冠状静脉窦左心室起搏的成功率为92%。与对照组相比，CRT组6分钟步行距离增加（$P=0.005$），NYHA心功能分级好转（$P<0.001$），生活质量改善（$P=0.001$）；而且住院率和静脉用药率下降（$P<0.05$）。证实了CRT对于伴有室内传导阻滞的中重度心力衰竭患者的显著疗效。

鉴于心力衰竭患者心脏性死亡的原因通常归于进行性心力衰竭或心脏性猝死，而ICD能显著减少猝死的发生，故在CRT应用的同时，也开展了联合CRT和ICD功能的CRT-D研究，如：MIRACLE ICD、CONTAK-CD研究。这些研究也都肯定了CRT治疗心力衰竭的显著疗效。

二、以死亡率为研究目标的临床试验

涉及CRT对心力衰竭患者死亡率疗效的研究主要包括：

1. 荟萃分析：2003年《JAMA》杂志发表了一篇CRT疗效的荟萃分析。通过汇总CONTAK CD、InSync ICD、MIRACLE、MUSTIC四项临床试验的数据，证实CRT可以降低进行性心力衰竭患者死亡率达51%（OR=0.49，95%可信区间0.2～0.93），全因死亡率也有降低趋势（OR=0.77，95%可信区间0.51～1.18），具体表现为CRT组的死亡率较对照组减少23%。但本研究属于回顾性研究。

2. COMPANION（Comparison of Medical Therapy, Pacing, and Defibrillation in

Chronic Heart Failure）研究：即心力衰竭患者药物、CRT 和 CRT-D 治疗对比研究。该研究为多中心、前瞻性、随机对照临床试验，由 128 个美国医学中心参加。研究始于 2000 年 1 月，研究结果公布于 2003 年。入选标准：缺血性或非缺血性心肌病，充分抗心力衰竭药物治疗 3 个月以上 NYHA 心功能分级Ⅲ～Ⅳ级，LVEF≤35%，窦性心律，QRS 波时限≥120ms，PR 间期>150ms，无传统起搏器及 ICD 适应证，既往 12 个月曾因心力衰竭住院。1520 例慢性心力衰竭患者被随机分为单纯药物治疗组、药物联合 CRT 组和药物联合 CRT-D 治疗组三组，进行前瞻性随访。一级研究终点是全因死亡和（或）心力衰竭导致住院的联合事件，二级终点是全因死亡。研究证实：CRT 与 CRT-D 均可减低全因死亡和（或）心力衰竭导致的住院的联合终点事件（CRT 组下降 34%，$P<0.002$；CRT-D 组下降 40%，$P<0.001$）。与单纯药物治疗组相比，12 个月时 CRT 组的死亡率降低 24%，但差异未达到统计学意义（$P=0.059$）。而 CRT-D 组的死亡率显著下降，达 36%，差异有显著统计学意义（$P=0.003$）。结论：对于合并 QRS 波时限延长的心力衰竭患者，CRT 可以降低其全因死亡和首次心力衰竭住院的联合事件，CRT 联合 ICD 将进一步降低死亡率。

3. CARE-HF（Cardiac Resynchronization Heart Failure Trial）研究：即心脏再同步-心力衰竭研究。该研究为一项具有里程碑意义的前瞻性、随机对照、多中心研究，共有 82 个欧洲医学中心参加。研究始于 2001 年 1 月，研究结果在 2005 年公布。入选标准：年龄>18 岁；心力衰竭病史 6 周以上；充分抗心力衰竭药物治疗基础上 NYHA 心功能分级Ⅲ～Ⅳ级；LVEF≤35%；身高校正的 LVEDD≥30mm；QRS 波时限≥120ms。若 QRS 时限介于 120～149ms，还需满足以下 3 条中的 2 条：①左心室射血时间>140ms；②心室间机械延迟>40ms；③左心室后外侧壁激动延迟。一级研究终点是全因死亡和心血管事件导致的住院。二级终点是全因死亡等。研究共入选患者 813 例，随机分为药物治疗组（404 例）、药物联合 CRT 组（409 例），平均随访 29.4 个月。发现：CRT 组和单纯药物治疗组的主要终点发生率分别为 39% 和 55%（危险比 0.63，95% 可信区间 0.51～0.77；$P<0.001$）。两组死亡率分别为 20% 和 30%（危险比 0.64，95% 可信区间 0.48～0.85，$P<0.002$）。证实 CRT 除了降低室间机械延迟、收缩末期容积指数以及二尖瓣反流程度、增加射血分数，改善症状和生活质量之外，还可明显降低全因死亡率达 36%。

总之，以上研究肯定了 CRT 降低死亡率的疗效。

三、针对 CRT 特定人群开展的临床试验

1. 针对轻度心功能不全患者开展的研究

（1）REVERSE（Resynchronization Reverses Remodelling in Systolic Left Ventricular Dysfunction）研究：即再同步治疗逆转左心室收缩功能不全患者的心肌重塑。研究共入选了 610 名 NYHA Ⅰ～Ⅱ级、LVEF≤40%、LVEDD≥55mm、QRS 波时限≥120ms、已接受最优化药物治疗的患者。所有患者植入 CRT 后，被随机分为 CRT 开启及 CRT 关闭组，随访的 12 个月间，CRT 开启组左室收缩末期、舒张末期容积指数均比 CRT 关闭组低，而 LVEF 比 CRT 关闭组高。非缺血性心肌病（IHD）亚组左室的逆重构及 LVEF 的改善比 IHD 组更为显著。该研究 262 名患者已完成两年随访，其结果显示：在 CRT 开启组 19% 患者心衰恶化，而 CRT 关闭组 34% 患者心衰恶化（$P=0.01$）；CRT 开启组左室

容积收缩末指数降低较 CRT 关闭组显著（$P<0.0001$）；CRT 开启组首次心衰住院或死亡的发生时间（Time to First HF Hospital Stay or Death）较 CRT 关闭组延迟。该研究的结论是 CRT 可使无症状或症状轻微的 LVEF 低下患者左室重构逆转及左室功能改善，这种作用在非 IHD 患者中尤为显著；CRT 还改善这类患者临床预后（延迟首次心衰住院或死亡的发生时间）。

（2）MADIT-CRT（Multicenter Automatic Defibrillator Implantation Trial with Cardiac Resynchronization Therapy）研究：即心脏再同步联合除颤器的多中心临床研究。研究共入选了 1820 名 NYHA Ⅰ～Ⅱ级、LVEF≤30%、QRS 波时限≥130ms、已接受最优化药物治疗的患者，患者按 2:3 的比例被随机分到单纯行 ICD 组（731 例）和 CRT＋ICD（CRT-D）组（1089 例）。研究主要终点为死亡或非致死性心衰发作。平均随访 2.4 年后，CRT-D 组终点发生率明显低于 ICD 组（17.2% vs. 25.3%，$P=0.001$）。CRT-D 组获益主要来源于心衰事件发生率低，两组的死亡率并无差异。IHD 亚组和非 IHD 亚组 CRT 的获益程度（减少心衰事件发生）无明显差异，而 QRS 波时限≥150ms 组获益程度较 QRS 波时限 130～150ms 组更为明显，女性获益程度也较男性明显。在左室重构和心功能改善方面，CRT-D 组左室舒张末、收缩末期容积减少较 ICD 组显著，LVEF 提高也较 ICD 组明显。

以上两个研究结果提示，CRT 可以逆转无症状或症状相对轻微的心衰患者左室的重构，延缓其心衰的进展，干预心衰的自然进程。

2. 针对 QRS 波时限正常但有不同步证据的心衰患者的 RethinQ（The Resynchronization Therapy in Narrow QRSd）研究：即窄 QRS 心力衰竭患者的心脏再同步治疗。研究入选了 QRS 波时限<130ms，而超声证实存在机械收缩不同步、LVEF≤35%、NYHA 心功能Ⅲ级的心衰患者 172 例，随机分为 CRT 治疗组及药物治疗组，主要研究终点是峰值耗氧量所提示的运动能力，次要终点包括生活质量评分、NYHA 心功能等。研究随访 6 个月，两组主要终点无显著差异。亚组分析显示：QRS 波时限≥120ms 的亚组患者，CRT 治疗后峰值耗氧量显著增加（$P=0.02$），而 QRS 波时限<120ms 的亚组患者峰值耗氧量无增加（$P=0.45$）。即：CRT 未能改善窄 QRS 波心衰患者的峰值耗氧量，提示超声证实存在运动不同步的窄 QRS 波心衰患者不能从 CRT 治疗中获益。

3. 心脏运动同步性的评价——PROSPECT（Results of the Predictors of Response to CRT）研究：即 CRT 疗效预测因子研究。研究入选 498 例 NYHA 心功能Ⅲ或Ⅳ级、LVEF≤35%、QRS 波时限≥130ms 的心衰患者。培训超声指标采集方法并采用盲法进行数据分析，涉及基于传统和组织多普勒方法所得的 12 项超声不同步指标。研究发现，超声心动图指标预测临床综合评分、左心室收缩末容积减小等研究终点的敏感性和特异性均有很大差异，观察者间和观察者内变异度明显（分别为 10%～15% 和>30%）。研究提示：目前尚无确切的机械不同步指标可用于指导选择 CRT 适应人群，评价机械不同步的方法学有待进一步论证，目前 QRS 波时限仍是预示不同步的指标。

4. 评价房颤患者接受 CRT 联合房室结消融治疗疗效的 MILOS（Multicentre Longitudinal Observational Study）研究：即多中心纵向观察研究。研究纳入植入 CRT 的 1285 例患者，其中 243 例合并房颤。后者又分为 CRT 联合心室率控制组和 CRT 联合房室结消融组。研究证实：与 CRT 治疗联合心室率控制组相比，CRT 联合房室结消融可显著提高存活率，主要是降低心衰导致的死亡。

新近的研究及荟萃分析显示，房颤患者 CRT 疗效与窦性心律患者相当。虽然有些研究显示，房室结消融对 CRT 患者不是必需的，但目前对于 CRT 患者是否需要房室结消融仍存在争议。Kamath GS 等对植入 CRT 的房颤患者分析显示，虽然起搏器计算的这些患者心室起搏比例均大于 90%，起搏器将相当部分的室性融合波及假性融合波计算成心室起搏；与 Holter 计算的心室起搏比例相比，起搏器明显高估了 CRT 患者心室起搏的比例。研究还显示，真性心室起搏比例高的患者要比心室起搏比例低的患者疗效好。该研究结果提示，为了达到充分的双心室起搏，房室结消融可能是必需的。

5. 左心收缩功能正常、需要心室起搏患者的 CRT 获益：PACE 研究按前瞻性、多中心、随机对照双盲（RCT）设计，将 177 名左室射血分数正常（LVEF$\geq$45%）、合并心动过缓的患者植入双心室起搏器后，再随机分成两组，一组将起搏器程控为双心室起搏（89 名），另一组将起搏器程控为右室心尖部起搏（88 名）。研究主要终点是 12 个月时 LVEF 及左室收缩末期容量（LVESV），次要终点包括 6 分钟步行距离、生活质量评分及心衰住院。右室心尖部起搏与双心室起搏两组相比，其基线 LVEF（61.5%±6.6% $vs.$ 61.9%±6.7%，P=0.86）及 LVESV〔(28.6±10.7) ml $vs.$ (28.6±9.4) ml，P=0.71〕无差异。12 个月随访时，右心室起搏组的 LVEF 明显低于双心室起搏组（54.8%±9.1% $vs.$ 62.2%±7.0%，P<0.001），而 LVESV 则明显高于双心室起搏组〔(35.7±16.3) ml $vs.$ (27.6±10.4) ml，P<0.001〕；右心室起搏组 LVEF 较基线平均下降 6.7%（P<0.001），LVESV 较基线增加 7.1ml（P<0.001），而双心室起搏组 LVEF 及 LVESV 较基线均无改变（P>0.05）。研究的结论是对于心脏收缩功能正常的患者，传统的右室心尖部起搏可导致左心室重构及左室射血分数下降，采用双心室起搏则可防止这种情况发生。

该研究并不能说明传统的右室心尖部起搏必须被双心室起搏代替。该研究将病态窦房结综合征患者房室间期人为地缩短从而达到提高心室起搏比例的目的，这与现实临床实践不符。另外，当代的起搏器具有最低心室起搏（MVP）功能，能大大降低心室起搏比例，从而减少右室心尖部起搏的不良作用。然而，该研究毕竟再次证实了传统的右室心尖部起搏的有害方面。研究者还认为传统的右室心尖部起搏的不利作用要比人们原先认为的大，这是因为传统的研究采用 2 维超声心动图、CT 或磁共振等手段评估左室结构和功能，其精确性要比该研究使用的 3 维超声心动图差。

目前正在开展的 BLOCK HF 研究旨在评价右室心尖部起搏和双心室起搏对心室起搏依赖的轻中度心力衰竭患者（LVEF$\leq$50%、NYHA 心功能 I～III 级）预后的差别。研究纳入了因房室传导阻滞植入起搏器、NYHA 心功能 I～III 级、LVEF$\leq$50% 的患者。随机分为右室心尖部起搏和双心室起搏组，研究终点为全因死亡率、心功能恶化相关的急诊事件和左室收缩末期容量指数（LVESV）增加$\geq$15% 的联合终点。BIOPACE 试验将入选符合常规起搏适应证，但尚无心功能不全的患者，旨在评价采用双心室起搏是否可预防心脏不同步性，能否改善临床结果。上述研究正在进行，但若研究得出阳性结论，即 CRT 治疗组获益更大，则将大大拓宽 CRT 的应用领域，将 CRT 提升为心力衰竭的一级预防手段。

第五节 CRT 无反应者的术前预测

即使按指南的建议选择病人，仍有约 30% 患者对 CRT 治疗无反应。由于 CRT 治疗费用昂贵，如果我们能在术前预测 CRT 的疗效，减少给预期无效者植入 CRT，则意义重大。目前，我国经济条件较差，医疗保障政策不完善，医疗环境不甚理想，避免不必要的植入显得尤为重要。本文在回顾最新文献的基础上，结合笔者个人的经验，对 CRT 无反应者的术前预测因素作一总结。

一、右心衰竭、肺动脉高压

目前的指南只对左室的大小及功能给予了限定，对右室功能并未述及。严重右心衰竭的患者，CRT 后即使左心功能改善，右心衰竭仍存在，症状改善不明显；并且扩大的右室可通过压迫室间隔影响左室功能继而影响 CRT 疗效，不适合 CRT。有研究显示，右室射血分数<40% 是 CRT 无反应的独立预测因子。慢性左心室功能不全导致的长期肺淤血会引起肺动脉高压，并导致肺血管功能和结构性改变；而肺动脉高压反过来可使心衰恶化。慢性左心衰竭引起的轻、中度肺动脉高压患者肺动脉压力可在心衰好转后下降。而严重肺动脉高压患者，肺小动脉已发生明显结构性改变，即使左心衰竭纠正了，肺动脉压力可能也下降不明显。因此，严重肺动脉高压患者无法通过 CRT 纠正，CRT 后症状改善不明显，其伴随的右心衰竭也无法改善，可能不适合 CRT。Shalaby 等将 270 例接受 CRT 治疗的慢性心衰患者根据术前的肺动脉收缩压分为 3 组：Ⅰ组 PASP 20~29mmHg，Ⅱ组 30~44mmHg，Ⅲ组 45~88mmHg，结果发现即使在校正了其他影响因素后，Ⅲ组的预后也较Ⅰ组差；CRT 术后肺动脉压力下降者临床转归较无下降者好。然而，PASP 究竟高到多少可导致 CRT 无反应尚需要大型临床研究来确定。

二、肾功能不全

众所周知，肾功能不全与心功能不全关系密切。肾功能不全是心力衰竭进展及其预后的独立预测因子，另一方面，心功能恶化可进一步加重肾功能不全。因此，有人提出"心肾综合征"的概念。肾功能不全往往提示患者心功能恶化，机体严重失衡，预后不佳，CRT 疗效差。同时，CRT 时需要使用造影剂，可导致造影剂肾病，使肾功能恶化。Shalaby 回顾了 330 例 CRT 患者的资料发现血肌酐升高是 CRT 患者死亡和联合终点的独立预测因素。新近，Adelstein 等入选了 787 例 CRT-D 患者，依据术前肾小球滤过率（GFR）将患者分为 GFR≥60（$n=376$）、GFR 30~59（$n=347$）及 GFR<30（$n=64$）ml/（min·1.73m^2）三组。随访 3~6 个月发现，GFR 30~59ml/（min·1.73m^2）组生存率最高，心功能及肾功能改善最明显。GFR≥60ml/（min·1.73m^2）组患者左室逆重构明显，肾功能也有一定改善。GFR<30ml/（min·1.73m^2）虽然肾功能也有一定改善，但左室逆重构不明显。

三、QRS 波形态及时限

目前指南中 CRT 适应证只对 QRS 波宽度进行了规定，而未指明宽 QRS 波是完全性左束支传导阻滞（CLBBB），抑或是完全性右束支传导阻滞（CRBBB）或不定型室内传导延迟（IVCD）所致。CRBBB较少见（占心衰QRS波增宽者的10%）。大规模研究（MIRACLE、COMPANION）等入选患者中CRBBB占6%~9%。CRBBB植入CRT的理由包括：CRBBB存在心室间不同步，CRBBB可能合并存在LBBB，只是右侧传导更加延迟，多合并左前分支阻滞。然而，CRBBB患者左室内失同步可能不明显，此时左室起搏无益（解决左室内同步性是CRT的最主要机制）；CRBBB往往合并右心功能不全和肺动脉高压，心肌病变比较广泛，CRT效果可能较差。事实上，虽然有少数研究支持CRBBB患者植入CRT有效，但大部分研究还是发现CRBBB（或IVCD）患者CRT无反应率较高，效果明显不如CLBBB患者。

理论上讲，QRS波越宽，心室不同步应越明显，这些患者CRT疗效应该越好。事实上并非如此：首先，QRSd与心室不同步的相关性并非起初人们所想象的那么密切；其次，QRSd与心室大小呈正相关，而与LVEF值呈负相关，因此，如果QRS波太宽，患者的心室可能很大、心功能很差，CRT效果就会较差，预后也差。

四、心律失常（房颤、室性心律失常）

房颤可通过下列机制影响CRT疗效：房颤使心室率难以控制；房颤患者心房电极失去作用、心室不跟踪，快速心率可导致心室起搏比例下降（此时房室结消融可能是必需的）；房颤使心功能恶化、栓塞事件增多，影响患者的预后。既往一些研究显示房颤患者CRT疗效较差，但最新的荟萃分析显示房颤患者CRT疗效与窦性心律患者相当。需要指出的是在该荟萃分析所纳入的研究中，绝大部分房颤患者进行了房室结消融。而合并持续性房颤的CRT治疗患者，在未行房室结消融、双室起搏比例不能保证的情况下，CRT反应率是很低的（<30%）。频发室性心律失常可导致失同步，干扰心室起搏，降低心室起搏比例，影响CRT疗效。

五、缺血性心肌病（IHD）、心肌瘢痕负荷及存活心肌

虽然指南中对缺血和非缺血性并无明确规定，但显而易见，存活心肌与CRT疗效明显相关。业已证实，CRT疗效受到患者心肌瘢痕负荷影响，心肌瘢痕负荷严重者CRT疗效差。大面积心肌梗死或心肌缺血可能带来的问题包括：左室电极起搏阈值问题，如存在后壁或侧壁心肌梗死，可能会造成术中寻找合适左室起搏位点的麻烦；即使能够起搏坏死周围心肌，电扩布传导及电机械收缩耦联也会成为问题。

六、瓣膜病变

严重主动脉瓣狭窄或功能不全患者禁用CRT，因其增加心排血量而使心功能进一步恶化，应先纠正基础病因。虽然CRT可以改善二尖瓣反流，但是，CRT改善二尖瓣反流的程度有限，持续存在二尖瓣反流，可增加临床事件，减少左室逆重构的发生，因此，重度二尖瓣反流者CRT反应率低。

七、严重心功能不全

PROSPECT研究亚组分析显示：NYHA Ⅳ级CRT疗效比NYHA Ⅲ级差。CARE-

HF 研究显示，脑钠肽（BNP）较高者 CRT 术后死亡率、住院率高。另有研究显示，肌钙蛋白 I、生长分化因子（GDF）-15 升高者 CRT 术后致死率及致残率均较高。

八、其他影响因素

男性患者的 CRT 疗效比女性差（而年龄不影响 CRT 疗效）。另外，全身多合并症、多脏器受损（如淤血性肝硬化）等患者 CRT 疗效均较差。

参考文献

[1] Hochleitner M, Hortnagl H, Ng CK, et al. Usefulness of physiologic dual-chamber pacing in drug-resistant idiopathic dilated cardiomyopathy. Am J Cardiol, 1990, 66 (2): 198-202.

[2] Gregoratos G, Cheitlin MD, Conill A, et al. ACC/AHA Guidelines for Implantation of Cardiac Pacemakers and Antiarrhythmia Devices: Executive Summary—a report of the American College of Cardiology/American Heart Association Task Force on Practice Guidelines (Committee on Pacemaker Implantation). Circulation, 1998, 97 (13): 1325-1335.

[3] Daubert JC, Ritter P, Le Breton H, et al. Permanent left ventricular pacing with transvenous leads inserted into the coronary veins. Pacing Clin Electrophysiol, 1998, 21 (1): 239-245.

[4] Gregoratos G, Abrams J, Epstein AE, et al. ACC/AHA/NASPE 2002 guideline update for implantation of cardiac pacemakers and antiarrhythmia devices: summary article. A report of the American College of Cardiology/American Heart Association Task Force on Practice Guidelines (ACC/AHA/NASPE Committee to Update the 1998 Pacemaker Guidelines). Circulation, 2002, 106 (16): 2145-2161.

[5] Bradley DJ, Bradley EA, Baughman KL, et al. Cardiac resynchronization and death from progressive heart failure, a meta-analysis of randomized controlled trials. JAMA, 2003, 289 (6): 730-740.

[6] Bristow MR, Saxon LA, Boehmer J, et al. Cardiac-Resynchronization Therapy with or without an Implantable Defibrillator in Advanced Chronic Heart Failure. N Engl J Med, 2004, 350 (21): 2140-2150.

[7] Cleland JG, Daubert JC, Erdmann E, et al. The effect of cardiac resynchronization on morbidity and mortality in heart failure. N Engl J Med, 2005, 352 (12): 1539-1549.

[8] Swedberg K, Cleland J, Dargie H, et al. Guidelines for the diagnosis and treatment of chronic heart failure: executive summary (update 2005): The Task Force for the Diagnosis and Treatment of Chronic Heart Failure of the European Society of Cardiology. Eur Heart J, 2005, 26 (11): 1115-1140.

[9] Hunt SA, Abraham WT, Chin MH, et al. ACC/AHA 2005 Guideline Update for the Diagnosis and Management of Chronic Heart Failure in the Adult—Summary Article: A Report of the American College of Cardiology/American Heart Association Task Force on Practice Guidelines (Writing Committee to Update the 2001 Guidelines for the Evaluation and Management of Heart Failure): Circulation, 2005, 112 (12): 1825-1852.

[10] Vardas PE, Auricchio A, Blanc JJ, et al. European Society of Cardiology; European Heart Rhythm Association. Guidelines for cardiac pacing and cardiac resynchronization therapy: The Task Force for Cardiac Pacing and Cardiac Resynchronization Therapy of the European Society of Cardiology. Developed in collaboration with the European Heart Rhythm Association. Eur Heart J, 2007, 28 (18): 2256-2295.

[11] Epstein AE, DiMarco JP, Ellenbogen KA, et al. American College of Cardiology/American Heart Association Task Force on Practice Guidelines (Writing Committee to Revise the ACC/AHA/

NASPE 2002 Guideline Update for Implantation of Cardiac Pacemakers and Antiarrhythmia Devices); American Association for Thoracic Surgery; Society of Thoracic Surgeons. ACC/AHA/HRS 2008 Guidelines for Device-Based Therapy of Cardiac Rhythm Abnormalities: a report of the American College of Cardiology/American Heart Association Task Force on Practice Guidelines (Writing Committee to Revise the ACC/AHA/NASPE 2002 Guideline Update for Implantation of Cardiac Pacemakers and Antiarrhythmia Devices); developed in collaboration with the American Association for Thoracic Surgery and Society of Thoracic Surgeons. Circulation, 2008, 117 (21): e350-e408.

[12] Hunt SA, Abraham WT, Chin MH, et al. American College of Cardiology Foundation; American Heart Association. 2009 Focused update incorporated into the ACC/AHA 2005 Guidelines for the Diagnosis and Management of Heart Failure in Adults A Report of the American College of Cardiology Foundation/American Heart Association Task Force on Practice Guidelines Developed in Collaboration With the International Society for Heart and Lung Transplantation. JACC, 2009, 53 (15): e1-e90.

[13] Dickstein K, Vardas PE, Auricchio A, et al. 2010 Focused Update of ESC Guidelines on device therapy in heart failure: an update of the 2008 ESC Guidelines for the diagnosis and treatment of acute and chronic heart failure and the 2007 ESC guidelines for cardiac and resynchronization therapy. Developed with the special contribution of the Heart Failure Association and the European Heart Rhythm Association. Eur Heart J, 2010, 31 (21): 2677-2687.

[14] 张澍, 黄德嘉, 华伟, 等. 心脏再同步治疗慢性心力衰竭的建议 (2009年修订版) 中华心律失常杂志, 2010, 14: 46-58.

[15] Brecker SJ, Xiao HB, Sparrow J, et al. Effects of dual-chamber pacing with short atrioventricular delay in dilated cardiomyopathy. Lancet, 1992, 340 (8831): 1308-1312.

[16] Grines CL, Bashore TM, Boudoulas H, et al. Functional abnormalities in isolated left bundle branch block. The effect of interventricular asynchrony. Circulation, 1989, 79 (4): 845-853.

[17] Nelson GS, Berger RD, Fetics BJ, et al. Left ventricular or biventricular pacing improves cardiac function at diminished energy cost in patients with dilated cardiomyopathy and left bundle-branch block. Circulation, 2000, 102 (25): 3053-3059.

[18] Prinzen FW, Augustijn CH, Arts T, et al. Redistribution of myocardial fiber strain and blood flow by asynchronous activation. Am J Physiol, 1990, 259 (2 Pt 2): 300-308.

[19] Iuliano S, Fisher SG, Karasik PE, et al. QRS duration and mortality in patients with congestive heart failure. Am Heart J, 2002, 143 (6): 1085-1091.

[20] Baldasseroni S, Opasich C, Gorini M, et al. Left bundle-branch block is associated with increased 1-year sudden and total mortality rate in 5517 outpatients with congestive heart failure: a report from the Italian network on congestive heart failure. Am Heart J, 2002, 143 (3): 398-405.

[21] Ukkonen H, Beanlands RS, Burwash IG, et al. Effect of cardiac resynchronization on myocardial efficiency and regional oxidative metabolism. Circulation, 2003, 107 (1): 28-31.

[22] Stellbrink C, Breithardt OA, Franke A, et al. Impact of cardiac resynchronization therapy using hemodynamically optimized pacing on left ventricular remodeling in patients with congestive heart failure and ventricular conduction disturbances. J Am Coll Cardiol, 2001, 38 (7): 1957-1965.

[23] Gras D, Mabo P, Tang T, Luttikuis O, et al. Multisite pacing as a supplemental treatment of congestive heart failure: Preliminary results of the Medtronic Inc. InSync study. Pacing Clin Electrophysiol, 1998, 21 (11 Pt 2): 2249-2255.

[24] Cazeau S, Leclercq C, Lavergne T, et al. Effects of multisite biventricular pacing in patients with heart failure and intraventricular conduction delay. N Engl J Med, 2001, 344 (12): 873-880.

[25] Linde C, Leclercq C, Rex S, et al. Long-term benefits of biventricular pacing in congestive heart failure: results from the multisite stimulation in cardiomyopathy (MUSTIC) study. J Am Coll Cardiol, 2002, 40 (1): 111-118.

[26] Abraham WT, Fisher WG, Smith AL, et al. Cardiac resynchronization in chronic heart failure. N Engl J Med, 2002, 346 (24): 1845-1853.

[27] Young JB, Abraham WT, Smith AL, et al. Combined cardiac resynchronization and implantable cardioversion defibrillation in advanced chronic heart failure: the MIRACLE ICD Trial. JAMA, 2003, 289 (20): 2685-2694.

[28] Higgins SL, Hummel JD, Niazi IK, et al. Cardiac resynchronization therapy for the treatment of heart failure in patients with intraventricular conduction delay and malignant ventricular tachyarrhythmias. J Am Coll Cardiol, 2003, 42 (8): 1454-1459.

[29] Bradley DJ, Bradley EA, Baughman KL, et al. Cardiac resynchronization and death from progressive heart failure, a meta-analysis of randomized controlled trials. JAMA, 2003, 289 (6): 730-740.

[30] Bristow MR, Saxon LA, Boehmer J, et al. Cardiac-Resynchronization Therapy with or without an Implantable Defibrillator in Advanced Chronic Heart Failure. N Engl J Med, 2004, 350 (21): 2140-2150.

[31] Cleland JG, Daubert JC, Erdmann E, et al. The effect of cardiac resynchronization on morbidity and mortality in heart failure. N Engl J Med, 2005, 352 (12): 1539-1549.

[32] Daubert C, Gold MR, Abraham WT, et al; REVERSE Study Group. Prevention of disease progression by cardiac resynchronization therapy in patients with asymptomatic or mildly symptomatic left ventricular dysfunction: insights from the european cohort of the reverse (Resynchronization Reverses Remodeling in Systolic Left Ventricular Dysfunction) trial. J Am Coll Cardiol, 2009, 54 (20): 1837-1846.

[33] Moss AJ, Hall WJ, Cannom DS, et al; MADIT-CRT Trial Investigators. Cardiac-resynchronization therapy for the prevention of heart-failure events. N Engl J Med, 2009, 361 (14): 1329-1338.

[34] Beshai JF, Grimm RA, Nagueh SF, et al. Cardiac-resynchronization therapy in heart failure with narrow QRS complexes [J]. N Engl J Med, 2007, 357 (24): 2461.

[35] van Bommel RJ, Bax JJ, Abraham WT, et al. Characteristics of heart failure patients associated with good and poor response to cardiac resynchronization therapy: a PROSPECT (Predictors of Response to CRT) sub-analysis. Eur Heart J, 2009, (20): 2470-2477.

[36] Gasparini M, et al. Long term survival in patients undergoing CRT: the importance of performing atrio-ventricular junction ablation in patients with permanent atrial fibrillation. Eur Heart J, 2008, 29 (13): 1644.

[37] Upadhyay GA, Choudhry NK, Auricchio A, et al. Cardiac resynchronization in patients with atrial fibrillation: a meta-analysis of prospective cohort studies. J Am Coll Cardiol, 2008, 52 (15): 1239-1246.

[38] Schütte F, Lüdorff G, Grove R, et al. Atrioventricular node ablation is not a prerequisite for cardiac resynchronization therapy in patients with chronic atrial fibrillation. Cardiol J, 2009, 16 (3): 246-249.

[39] Kamath GS, Cotiga D, Koneru JN, et al. The utility of 12-lead Holter monitoring in patients with permanent atrial fibrillation for the identification of nonresponders after cardiac resynchronization therapy. J Am Coll Cardiol, 2009, 53 (12): 1050-1055.

[40] Yu CM, Chan JY, Zhang Q, et al. Biventricular pacing in patients with bradycardia and normal e-

jection fraction. N Engl J Med, 2009, 361 (22): 2123-2134.

[41] Curtis AB, Adamson PB, Chung E, et al. Biventricular versus right ventricular pacing in patients with AV block (BLOCK HF): clinical study design and rationale. J Cardiovasc Electrophysiol, 2007, 18 (9): 965-971.

[42] Funck RC, Blanc JJ, Mueller HH, et al. Biventricular stimulation to prevent cardiac desynchronization: rationale, design, and endpoints of the 'Biventricular Pacing for Atrioventricular Block to Prevent Cardiac Desynchronization (BioPace)' study. Europace, 2006, 8 (8): 629-635.

[43] Tabereaux PB, Doppalapudi H, Kay GN, et al. Limited response to cardiac resynchronization therapy in patients with concomitant right ventricular dysfunction. J Cardiovasc Electrophysiol, 2010, 21: 431-435.

[44] Cowburn PJ, Patel H, Pipes RR, et al. Contrast nephropathy post cardiac resynchronization therapy: an under-recognized complication with important morbidity. Eur J Heart Fail, 2005, 7: 899-903.

[45] Shalaby A, El-Saed A, Voigt A, et al. Elevated serum creatinine at baseline predicts poor outcome in patients receiving cardiac resynchronization therapy. Pacing Clin Electrophysiol, 2008, 31: 575-579.

[46] Adelstein EC, Shalaby A, Saba S. Response to Cardiac Resynchronization Therapy in Patients with Heart Failure and Renal Insufficiency. Pacing Clin Electrophysiol, 2010 Feb 19. [Epub ahead of print]

[47] Wokhlu A, Rea RF, Asirvatham SJ, et al. Upgrade and de novo cardiac resynchronization therapy: impact of paced or intrinsic QRS morphology on outcomes and survival. Heart Rhythm, 2009, 6: 1439-1447.

[48] 潘文志,宿燕岗,崔洁,等. QRS波时限对心脏再同步化治疗疗效的预测价值. 中华心律失常杂志, 2009, 13: 430-433.

[49] Mollema SA, Bleeker GB, van der Wall EE, et al. Usefulness of QRS duration to predict response to cardiac resynchronization therapy in patients with end-stage heart failure. Am J Cardiol, 2007, 100: 1665-1670.

[50] Upadhyay GA, Choudhry NK, Auricchio A, et al. Cardiac resynchronization in patients with atrial fibrillation: a meta-analysis of prospective cohort studies. J Am Coll Cardiol, 2008, 52: 1239-1246.

[51] Gasparini M, Auricchio A, Regoli F, et al. Four-year efficacy of cardiac resynchronization therapy on exercise tolerance and disease progression: the importance of performing atrioventricular junction ablation in patients with atrial fibrillation. J Am Coll Cardiol, 2006, 48: 734-743.

[52] Mele D, Agricola E, Galderisi M, et al. Study Group of Echocardiography, Italian Society of Cardiology. Echocardiographic myocardial scar burden predicts response to cardiac resynchronization therapy in ischemic heart failure. J Am Soc Echocardiogr, 2009, 22: 702-708.

[53] Cabrera-Bueno F, Molina-Mora MJ, Alzueta J, et al. Persistence of secondary mitral regurgitation and response to cardiac resynchronization therapy. Eur J Echocardiogr, 2010, 11: 131-137.

[54] Foley PW, Stegemann B, Ng K, et al. Growth differentiation factor-15 predicts mortality and morbidity after cardiac resynchronization therapy. Eur Heart J, 2009, 30: 2749-2757.

第三章　埋藏式心脏复律除颤器的适应证

自 1980 年 Mirowski 首次为一位心脏骤停幸存者应用埋藏式心脏复律除颤器（implantable cardioverter defibrillator，ICD）以来，ICD 的功能技术和工艺设计不断完善，更有大量的临床应用经验以及大规模临床试验的循证医学根据明确了 ICD 治疗能够显著降低心脏性猝死（sudden cardiac death，SCD）的发生率，挽救存在危及生命的恶性室性心律失常的患者。ICD 治疗的适应证也随之逐步发生改变，ICD 治疗从过去的"最后的治疗选择"转变为目前心脏性猝死的"首选治疗"。

一、ICD 治疗适应证发展背景

1980 年至今，先后有多个埋藏式心脏复律除颤器（ICD）指南［由 ACC/AHA、FDA、NASPE（HRS）、ESC、中华医学会起搏和电生理分会等先后制定更新］。随着近年循证研究和众多回顾性分析研究结果公布，ICD 疗效进一步得到肯定，指征得到扩展和更新。2008 年由美国 ACC/AHA/HRS 联合制定的《心脏节律异常器械治疗指南》中的"埋藏式心脏复律除颤器的治疗建议"是目前根据循证医学结果更新的最新指南。

新指南对植入 ICD 治疗 SCD 的一级预防和二级预防分别进行了详尽阐述。相对之前 2002 年指南，新指南采集了近年发表的若干循证医学的成果，对 ICD 植入指征进行了调整，在某些内容上更加具体化。

与 2002 年指南对照，原指南 I 类适应证只有四条，新指南共有七条 I 类适应证，前三条与原指南基本一致，针对的是既往有恶性室性心律失常或心搏骤停病史存活的 SCD 高危患者的二级预防。新增的四条适应证均是针对既往无恶性室性心律失常事件或心搏骤停病史的 SCD 高危患者的一级预防，是根据 2002 年以来的一些循证医学的证据和认识上的进展所作出的调整。

基于一系列循证医学证据，无论是缺血性心脏病还是非缺血性心脏病，ICD 治疗可以有效降低既往有心搏骤停或恶性心律失常病史的患者的心脏性猝死发生率和总死亡率。AVID 研究、CIDS 研究和 CASH 研究都是以二级预防为 ICD 治疗目的的随机对照研究。AVID 研究将入选患者随机分为 ICD 治疗组和 III 类抗心律失常药物治疗组（主要为胺碘酮），随访 1 年、2 年和 3 年的结果均显示，相对于药物治疗，ICD 治疗可显著提高生存率。CIDS 研究和 CASH 研究同样针对同类人群得出了相似的结果。一项荟萃分析显示，ICD 治疗可使心律失常性死亡的相对危险性降低 50%，使全因死亡率降低 25%。

在对 SCD 的二级预防中，除了冠心病、非缺血性扩张型心肌病、肥厚型心肌病外，也对长 QT 综合征、致心律失常右室发育不良/心肌病、离子通道疾病（特发性心室颤动、短 QT 综合征、Brugada 综合征、儿茶酚胺敏感性多形性室速）、特发性室速、严重心力衰竭和心脏移植后的 ICD 植入进行了细致阐述。

随着对心脏性猝死高危人群的评估，以及评价ICD治疗对缺血性和非缺血性心脏病导致的心功能不全患者的疗效的临床研究开展，ICD对SCD一级预防的有效性也得到了认可和重视。

MADIT I 研究的对象是既往有心肌梗死（心梗）病史，有自发性非持续性室速病史，电生理检查可诱发室速，且 LVEF≤35%，结果显示ICD治疗使死亡率相对危险性降低54%。2005年发表的SCD-HeFT研究入选的人群为由缺血性或非缺血性原因导致的充血性心衰患者，NYHA分级Ⅱ～Ⅲ级，LVEF≤35%，既往无心搏骤停或持续性室速史。这个入选标准反映了临床实践中所遇到患者的真实情况。大部分患者接受了充血性心衰的标准治疗。结果发现，与安慰剂比较，ICD治疗组死亡率下降了23%。MADIT Ⅱ研究针对ICD对于SCD高危患者一级预防进行了研究，入选了1232例缺血性心肌病患者，心肌梗死后至少1个月，LVEF≤30%，随机分入ICD组和抗心律失常药物治疗组，平均随访20个月，结果药物治疗组的全因死亡率是20%，而ICD组的全因死亡率是14.2%（$P=0.016$）。这些研究均显示ICD对SCD的一级预防有显著效果。新指南据此新增了缺血性和非缺血性心肌病导致左室功能障碍的ICD植入一级预防指征。在适宜患者的LVEF界定上，新指南对上述临床试验的标准进行了仔细考虑。

2002年指南对心肌梗死后至少1个月以上或冠状动脉血运重建至少3个月以上，LVEF≤30%的患者植入ICD推荐级别为Ⅱa类。2008年指南将此类患者植入ICD的推荐级别上升为Ⅰ类适应证，但将观察时间延长到40天。因无充足的循证医学证据，故将血运重建的内容删去。

2002年指南的Ⅰ类指征还有自发性持续性室速而无器质性心脏病，其他治疗无效的患者。实际上，临床诊断无器质性心脏病只是现有的检测手段未能检出，患者心室肌可能存在微灶病变或离子通道异常，也可能是某些疾病的最初始状态。故新指南删去了这一点。

另外指南强调，植入ICD进行一级预防的患者必须有理想药物治疗，并且在预期良好的生活质量下生存时间>1年；ICD植入前必须有独立的危险因素评估，包括要考虑患者的意愿；并且专设一部分内容阐述生命终末期ICD和起搏器的程控方法。

二、适应证的分类和级别

目前临床上的适应证通常分为Ⅰ类、Ⅱ类和Ⅲ类。Ⅰ类是绝对适应证，Ⅱ类是相对适应证，而Ⅲ类则为禁忌证。其中Ⅱ类又根据其循证依据是否充分分为Ⅱa类和Ⅱb类。由于适应证的制定和更新均需有充分的理论和实践依据，所以在提出每一适应证时均会提供相应的证据级别，以说明其可靠程度供临床医务人员参考。

1. 适应证的分类：分为Ⅰ类、Ⅱa类、Ⅱb类和Ⅲ类。

Ⅰ类：提示治疗益处＞风险，治疗应当被应用；

Ⅱa类：提示治疗益处＞风险，但还需进一步的专项研究，治疗实施是合理的；

Ⅱb类：提示治疗益处≥风险，还需进一步的大范围研究和注册研究，治疗实施可以考虑；

Ⅲ类：提示治疗益处≤风险，治疗不能被实施，治疗是无用的甚至是有害的。

2. 适应证的证据级别

级别A：数据来源于多项随机对照临床试验或荟萃分析多组人群评估；

级别B：数据来源于单个随机对照临床试验或非随机对照研究有限的人群评估；
级别C：仅仅是专家们的共识、病例研究或保健标准非常有限的人群评估。

三、美国心脏病学会/美国心脏协会/美国心律学会（ACC/AHA/HRS）2008年ICD治疗适应证

Ⅰ类适应证

1. 非可逆性原因引起的心室颤动（室颤）或血流动力学不稳定的持续性室速所致的心脏骤停（A）；
2. 伴器质性心脏病的自发性持续性室速，无论血流动力学是否稳定（B）；
3. 原因不明的晕厥，心电生理检查能诱发有血流动力学不稳定的持续性室速或室颤（B）；
4. 纽约心功能分级（NYHA）Ⅱ级或Ⅲ级，左室射血分数（LVEF）≤35%的非缺血性心肌病（B）；
5. 心肌梗死后LVEF<35%，且心梗病史≥40天，NYHA Ⅱ级或Ⅲ级（A）；
6. 心肌梗死后LVEF<30%，且心梗病史≥40天，NYHA Ⅰ级（A）；
7. 心肌梗死所致非持续性室速，LVEF<40%且心电生理检查能诱发持续性室速或室颤（B）。

Ⅱa类适应证

1. 原因不明的晕厥，伴明显左室功能障碍的非缺血性扩张型心肌病（C）；
2. 左室功能正常或接近正常的持续性室速（C）；
3. 肥厚型心肌病，有一项或一项以上的SCD危险因素（C）；
4. 致心律失常性右室发育不良/心肌病，有一项或一项以上SCD危险因素（C）；
5. 服用β受体阻滞剂期间发生晕厥和（或）室速的长QT综合征（B）；
6. 有晕厥病史的Brugada综合征（C）；
7. 有明确室速记录但无心脏骤停的Brugada综合征（C）；
8. 服用β受体阻滞剂期间发生晕厥和（或）室速的儿茶酚胺敏感性室速（C）；
9. 在院外等待心脏移植（C）；
10. 心脏结节病、巨细胞性心肌炎或南美锥虫病（Chagas病）（C）。

Ⅱb类适应证

1. NYHA Ⅰ级，LVEF≤35%的非缺血性心肌病（C）；
2. 有SCD危险因素的长QT综合征（B）；
3. 有晕厥史的器质性心脏病患者，侵入性和非侵入性检查不能明确原因（C）；
4. 有SCD病史的家族性心肌病患者（C）；
5. 左室致密化不全（C）。

Ⅲ类适应证

1. 即使符合上述Ⅰ类、Ⅱa类和Ⅱb类适应证，但预期寿命短于1年（C）；
2. 无休止的室速或室颤（C）；
3. 无条件行心脏移植或CRT-D治疗，有药物难以控制的NYHA Ⅳ级心力衰竭（C）；

4. 原因不明的晕厥，既无可诱发的室性快速性心律失常也无器质性心脏病（C）；

5. 经手术或导管消融可治愈的室速或室颤（如合并预激综合征的房性心律失常，右室或左室流出道室速，特发性室速，或无器质性心脏病的分支型室速）（C）；

6. 无器质性心脏病，由完全可逆病因导致室性快速性心律失常（如电解质紊乱、药物或创伤）（B）；

7. 有明显的精神疾病，可能被器械植入术加重，或不能进行系统的随访（C）。

2008年ACC/AHA/HRS指南ICD适应证的亮点：①ICD一级预防指征接受了SCD-HeFT研究的入选标准（LVEF≤35%，NYHA Ⅱ～Ⅲ级）；②新列出遗传性心律失常和某些非缺血性心肌病的ICD适应证；③缺血性心肌病、LVEF≤30%，NYHA Ⅰ级从2002年指南中的Ⅱa类适应证上升为Ⅰ类适应证；④强调ICD一级预防，针对优化药物治疗且预期生存1年以上的患者；⑤强调在ICD植入前进行独立的危险评估，包括患者的意愿。

基于三十多年来广泛的临床使用经验和大量临床试验的科学依据，ICD治疗有效可靠，广大医务工作者有责任和义务熟悉这一治疗手段，及时发现高危患者并告知有效的治疗措施，同时应严格掌握ICD治疗的适应证，在我国目前医疗条件和资源相对不足的情况下，充分发挥ICD治疗的费用-效益比。

（柏 瑾）

参考文献

[1] Mirowski M, Reid PR, Mower MM, et al. Termination of malignant ventricular arrhythmias with an implantable automatic defibrillator in human beings. N Engl J Med, 1980, 303：322-324.

[2] Frye RL, Collins JJ, De Sancis RW, et al. Guidelines for permanent cardiac pacemaker implantation：A report of the Joint American College of Cardiology/American Heart Association Cardiovascular Procedures (Subcommittee on Pacemaker Implantation). Circulation, 1984, 70：331A-339A.

[3] Dreifus LS, Fisch C, Griffin JC, et al. For the American College of Cardiology/ American Heart Association Task Force on Assesment of Diagnostic and Therapeutic Cardiovascular Procedures (Committee on Pacemaker Implantation). Guidelines for Implantation fo Cardiac Pacemakers and Antiarrhythmia Devices. J Am Coll Cardiol, 1991, 18：1-13.

[4] Gregoratos G, Cheitlin MD, Conill A, et al. ACC/AHA guidelines for implantation of cardiac pacemaker and antiarrhythmia devices：A report of American College of Cardiology/ American Heart Association Task Force on Practice Guidelines (Committee on Pacemaker Implantation). J Am Coll Cardiol, 1998, 31：1175-1209.

[5] Lehmann MH, Saksena S. Implantable cardioverter defibrillators in cardiovascular practice：Report of the Policy Conference of the North American Society of Pacing and Electrophysiology. NASPE Policy Conference Committee. Pacing Clin Electrophysiol, 1991, 14：969-979.

[6] Gregoratos G, Abrams J, Epstein AE, et al. ACC/AHA/NASPE 2002 Guideline Update for Implantation of Pacemakers and Antiarrhythmia Devices. A Report of the American College of Cardiology/American Heart Association Task Force on Practice Guidelines (ACC/AHA/NASPE Committee on Pacemaker Implantation). J Am Coll Cardiol, 1998, 31：1175-1209.

[7] 王方正，张澍，任自文，等. 埋藏式心脏复律除颤器治疗的适应证（代表中华医学会心电生理和起

搏分会及中国生物医学工程学会心脏起搏与电生理分会 ICD 专家工作组). 中华心律失常学杂志, 2002, 6: 198-206.

[8] AHA/ACC/HRS 2008 Guidelines for device-based therapy of cardiac rhythm abnormalities. Circulation, 2008, 117: e350-e408.

[9] The Antiarrhythmias versus Implantable Defibrillators (AVID) Investigators. A comparison of antiarrhythmic-drug therapy with implantable defibrillators in patients resuscitated from near-fatal ventricular arrhythmias. N Engl J Med, 1997, 337: 1576-1583.

[10] Connolly SJ, Gent M, Roberts RS, et al. Canadian implantable defibrillator study (CIDS): a randomized trial of the implantable cardioverter defibrillator against amiodarone. Circulation, 2000, 101: 1297-1302.

[11] Kuck KH, Cappato R, Siebels J, et al. Randomized comparison of antiarrhythmic drug therapy with implantable defibrillators in patients resuscitated from cardiac arrest: the Cardiac Arrest Study Hamburg (CASH). Circulation, 2000, 102: 748-754.

[12] Connolly SJ, Hallstrom AP, Cappato R, et al. Meta-analysis of the implantable cardioverter defibrillator secondary prevention trials. AVID, CASH and CIDS studies. Antiarrhythmias vs Implantable Defibrillator study. Cardiac Arrest Study Hamburg. Canadian Implantable Defibrillator Study. Eur Heart J, 2000, 21: 2071-2078.

[13] Moss AJ, Hall WJ, Cannom DS, et al. Improved survival with an implanted defibrillator in patients with coronary disease at high risk for ventricular arrhythmia. Multicenter Automatic Defibrillator Implantation Trial Investigators. N Engl J Med, 1996, 335: 1933-1940.

[14] Bardy GH, Lee KL, Mark DB, et al. Amiodarone or an implantable cardioverter-defibrillator for congestive heart failure. N Engl J Med, 2005, 352: 225-237.

[15] Moss AJ, Zareba W, Hall WJ, et al. Prophylactic implantation of a defibrillator in patients with myocardial infarction and reduced ejection fraction. N Engl J Med, 2002, 346: 877-883.

第四章 心脏起搏器和电极导线

一、心脏起搏器概述

1952年，美国医生Zoll用体外起搏器，经过胸腔刺激进行人工心脏起搏，成功抢救了濒临死亡的心脏传导阻滞病人，开创了起搏器的临床应用，并推动了起搏器在临床的使用和发展。1958年瑞典Elmgrist，1960年美国Greatbatch分别发明和临床应用了植入式心脏起搏器。从此心脏起搏治疗真正进入了植入式人工心脏起搏器的时代，并朝着长寿命、高可靠性、轻量化、小型化和功能完善的方向发展。

早期的起搏器是固有频率型（或非同步型），只能抢救和治疗永久性房室传导阻滞、病态窦房结综合征等病症，对间歇性心动过缓不适用，不能与患者自身心律同步，会发生竞争心律而导致更严重的心律失常。为此，20世纪60年代中期先后出现了同步型起搏器，其中房同步触发型（VAT）起搏器是专门用于房室传导阻滞，而心室按需型（VVI）是目前国内外最常用的心脏起搏器。为了使心脏起搏器与心脏自身的起搏功能相接近，70年代又相继出现了更符合房室顺序起搏的双腔起搏器（DVI），以及能治疗各种心动过缓的全能型起搏器（DDD）。至此，起搏器的基本治疗功能已开发完全。

到了20世纪80年代，起搏器除了轻量化、小型化的改进外，还出现了程控和遥测的功能，利用体外程控器（Programmer）可对植入体内的起搏器进行起搏模式、频率、幅度、脉宽、感知灵敏度、不应期、心房-心室延迟等参数的程控调节；还可对起搏器的工作状态进行监测，将工作参数、电池消耗、心肌阻抗、患者资料乃至心腔内心电图，由起搏器发送至体外程控器中的遥测接收器进行显示。90年代，起搏器又在抗心动过速和发展更适应人体活动生理变化方面取得了进展，出现了抗心动过速起搏和频率自适应起搏器（DDDR），使人工心脏起搏器成为对付致命性心律失常的有效武器。随着科学技术的发展，目前已出现了性能更高的双心室/双心房同步三腔起搏器，以及具有除颤功能的起搏器（ICD）。

二、心脏起搏器的结构

心脏起搏器又称为脉冲发生器，由电池和集成电路组成。起搏器要求其使用的电池：寿命长、体积小、要有足够的开放电压，易于密封、安全可靠，电池构型要有一定的可塑性，电池自身放电应当极小、能量耗尽时应能预测、变换电压应准确可靠。起搏器电池的能源大致可分为3大类，即化学电池、核素电池和生物能源电池。化学电池是最早使用且目前仍是最普遍采用的电池，其中至今最为理想的是锂电池。目前用于临床的起搏器能源几乎均为锂碘-聚乙烯吡啶（PVP）电池，其阳极是金属锂，阴极是碘或碘与PVP的混合材料。放电过程生成碘化锂电解质。随着电池的放电，电解质就地生成的厚度逐渐增加，同时引起电池内阻抗逐渐增加，使得输出电压下降，成为电池使用结束的指征。锂碘电池在温度37℃时的开路电压在开始时是2.8V，当电池电压下降10%时，起搏器会失去部分程控遥测功能，或转换成一种节能安全的固定输出模式（如由DDD自动转换成VVI），即为建议更换时间。影响起搏器电池使用寿命的因素主要有：电池的化学结构，电池的体积，起搏输出脉宽和电压，起搏电极导线阻抗，起搏百分比，诊断信息的储存，和起搏器内在电路的耗电等。目前起搏器电池已达到可连续使用10年，且自耗电很低，每年约1%。

起搏器内置线路包括：输出放大器线路，感知线路，程控遥测线路，资料存储线路，保护线路。由于现在使用的埋藏式起搏器均为恒压输出，故使用起搏器的输出放大器线路，可以使起搏器按照设定的指令输出电压、脉宽和时间发放。感知线路，带有放大和滤波功能，能对心电信号进行持续的监测，并不但根据起搏器的感知调整脉冲发放周期，而且也能排除对T波、肌电位和脉冲后电位的误感知，确保起搏器的正常工作。程控遥测线路提供起搏器与程控器之间的双相信息交换，程控器不但可以调用起搏器存储器中的诊断资料，而且可以按照临床患者的个体化情况，设置起搏器的输出能量、感知幅度、房室间期及其他可程控的时间间期。资料存储线路，目前起搏器存储功能主要利用RAM（可读写存储器）和ROM（只读存储器），RAM主要用于起搏器的诊断功能，ROM主要用于起搏器的感知和起搏输出资料的存储。由于起搏器保护线路的功能不断发展和完善，起搏器能抵抗目前的普通家用电器，移动电话等的干扰，并有上限频率保护、电击除颤保护、特殊的抗核磁共振等功能。

ICD除了具有与普通起搏器相似的电池和集成电路组成外，还装备有能发放高能量电压的电容器系统。ICD的电池本身并不能快速释放足以除颤的电流与电压，而且电容器中的电流也会很快流失，因此电容器需在除颤前充电，当电池与电容接通时，电流通过一个特殊的高压电路，从电池流向电容，并将电池的电压转化为电容器中的高压。当电池与电容器断开时，电容器释放高压电流，完成高能量电击。ICD系统长期不使用时，电容器的初次充电时间会延长，因此，电容器需要周期性的充放电，称为电容器重组，目前的ICD可程控电容器自动充电时间，常为6个月。

三、心脏起搏器的编码

人工心脏起搏用于心律失常的治疗已有近五十年的历史了。起搏器也由早期的固定频率发放起搏脉冲的固定频率起搏器，发展为有多种感知、起搏脉冲频率发放和可程控的多功能起搏器。因此，为了能简单、准确且标准化地描述一个起搏器，早在1974年由国际心脏病学联合会（ICHD）推荐使用起搏器三位编码；随着起搏技术的不断发展和改进，三位编码逐渐不能满着对日益复杂的起搏器工作性能的描述，1981年ICHD将三位编码扩展为五位编码；近年临床广泛使用的抗缓慢性心律失常起搏器编码（NBG），是1987年由北美起搏电生理学会（NASPE）和英国起搏电生理学会（BPEG）进行修改、补充的（表4-1）。

表 4-1　NBG 起搏器编码

Ⅰ	Ⅱ	Ⅲ	Ⅳ	Ⅴ
起搏心腔	感知心腔	反应方式	程控和频率应答	抗心动过速功能
O=无 A=心房 V=心室 D=心房+心室 S=单腔	O=无 A=心房 V=心室 D=心房+心室 S=单腔	T=触发 I=抑制 D=T+I O=无	P=简单程控 M=多项程控 C=遥测 R=频率应答 O=无	P=抗心动过速 S=电击 D=P+S O=无

S=单腔，仅供起搏器制造厂家使用。

为了维持以往简单的起搏器编码，减少以往起搏器编码可能导致的混淆，删除一些已不需要的起搏器功能及表述，例如程控遥测功能（现在所有起搏器有该项功能），及抗心动过速功能（现在整合在埋藏式除颤器中），以及描述用于抗心律失常及心力衰竭的心脏多部位起搏，北美起搏电生理学会（NASPE）和英国起搏电生理学会（BPEG）对 1987 年颁布的起搏器编码进行修改，并于 2002 年发表（表 4-2）。

表 4-2　NASPE 和 BPEG 抗心动过缓起搏器编码

Ⅰ	Ⅱ	Ⅲ	Ⅳ	Ⅴ
起搏心腔	感知心腔	反应方式	频率应答	多部位起搏
O=无 A=心房 V=心室 D=心房+心室 S=单腔	O=无 A=心房 V=心室 D=心房+心室 S=单腔	O=无 T=触发 I=抑制 D=T+I	O=无 R=频率应答	O=无 A=心房 V=心室 D=心房+心室

S=单腔（心房或心室），仅供起搏器制造厂家使用。

起搏器 NBG 编码的第一个字母表示起搏器起搏的心腔；第二个字母表示起搏器感知患者自身心脏电活动，或起搏器不应期以外的电信号的心腔；第三个字母表示对起搏器感知事件的反应，I 表示如果起搏器感知到心电信号即抑制起搏脉冲的发放，T 表示如果起搏器感知到心电信号即触发起搏脉冲的发放，D 表示起搏器在感知到心电信号后抑制一个心腔的起搏，触发另一个心腔起搏；第四个字母表示频率适应，其不同于第二个字母表示的对自身心电活动的感知，而是由体动感知器、每分通气量或 QT 间期感知器，对由于心脏变时功能不良的患者进行频率补偿。第五个字母表示心脏多部位，A 表示双心房起搏，或右心房多部位起搏，或两者组合；V 表示双心室起搏，或右心室多部位起搏，或两者结合。

虽然，五位编码是一个简洁的、完整的、标准的起搏器编码，但如果缺少频率适应功能或心脏多部位起搏功能，一般情况下前三位编码就够了。

埋藏式心脏复律除颤器（ICD），经过十几年的发展，不但具有高能量电除颤功能，而且同时还具有抗心动过缓、抗心动过速及低能量电复律等功能。1993 年北美起搏电生理学会（NASPE）和英国起搏电生理学会（BPEG），制定并推荐使用 ICD 编码（NBD 编码）（表 4-3）。

表 4-3　NBD 起搏器编码

Ⅰ 除颤心腔	Ⅱ 抗心动过速起搏心腔	Ⅲ 心动过速探测	Ⅳ 抗心动过缓起搏心腔
O＝无 A＝心房 V＝心室 D＝心房＋心室	O＝无 A＝心房 V＝心室 D＝心房＋心室	E＝心电图 H＝血流动力学	O＝无 A＝心房 V＝心室 D＝心房＋心室

埋藏式心脏复律除颤器 NBD 编码的第一个字母表示除颤电极导线所在的心腔；第二个字母表示能进行抗心动过速起搏治疗的心腔；第三个字母表示心动过速的探测方法，如使用心电图信号，或血流动力学方法（如血压、经胸阻抗等），但目前绝大多数 ICD 都采用心腔内心电图来探测心动过速；第四个字母表示抗心动过缓起搏心腔，或抗心动过缓起搏模式（NBG 编码），如具有抗心动过缓起搏频率适应功能的单腔心室除颤复律器，可以编码表示为 VOE-VVIR。除了上述繁琐的表示编码外，ICD 还可以用简单的编码表示（表 4-4）。但由于目前使用的 ICD 均同时具有抗心动过速、抗心动过缓治疗及除颤功能，故近来 ICD 的简单编码已不再使用。

表 4-4　简单的 ICD 编码

ICD-S＝ICD 只具有除颤功能
ICD-B＝ICD 具有除颤及抗心动过缓功能
ICD-T＝ICD 具有抗心动过速、抗心动过缓治疗及除颤功能

四、心脏起搏器的功能类型

目前临床常用的起搏模式和起搏功能主要为以下几种类型：

1. 单腔心室按需起搏器（VVI）

该起搏器具有感知和起搏心室的功能，起搏电极导线安置于右心室心尖部。VVI 起搏器的植入和随访相对简单，起搏电极导线的各项阈值参数稳定可靠，曾是应用最广泛的起搏模式；但由于其导致房室收缩不同步，而容易造成血流动力学的异常，引起临床不适症状。

2. 单腔心房按需起搏器（AAI）

该起搏器具有感知和起搏心房的功能，起搏电极导线安置于右心耳。AAI 起搏器利用房室结的正常传导功能，保持房室同步，但潜在的房室传导阻滞的可能性局限了其临床应用。

3. 心房 P 波触发心室 R 波抑制起搏器（VDD）

该起搏器的特点是由远端安置于右心室的心室感知和起搏电极，及近端游离于右心房腔内的心房感知电极，整合成一根起搏电极导线，由单根电极导线完成心房的感知和心室的感知、起搏功能，以达到心房、心室间的同步顺序收缩，获得良好的血流动力学疗效。VDD 起搏器的心房感知功能相对稳定，手术操作简单，适合于无需心房起搏的房室传导阻滞患者。其缺点是不能实行心房起搏。

4. 房室全能型起搏器（DDD）

该起搏器具有房室顺序起搏、房室双重感知、触发抑制双重反应，需分别安置心房和

心室起搏电极导线。根据自身心房率和房室结传导功能情况，DDD起搏器可以自动采用各种不同的起搏工作模式。①自身心房或心室频率快于DDD起搏器设定的下限频率，自身PR间期短于设定的AV间期，则表现为自身心律；②自身心房频率快于DDD起搏器设定的下限频率，自身PR间期长于设定的AV间期，则以VDD模式进行工作；③自身心房频率慢于DDD起搏器设定的下限频率，自身PR间期短于设定的AV间期，则以AAI模式起搏心房；④自身心房或心室频率慢于DDD起搏器设定的下限频率，自身PR间期长于设定的AV间期，则表现为心房、心室顺序起搏的DDD工作模式。

5. 频率适应性起搏器

频率适应性起搏器是为了模仿正常人，其心率可随躯体活动和心理状态的变化而波动，以适合不同的生理状态的需要。频率适应功能可以整合在以上任何一种起搏模式中，形成AAIR、VVIR、DDDR等起搏模式。频率适应性起搏器的感知器有最常用的对人体活动度进行感知的压电晶体或重力加速度球感知器，以及感知每分通气量和QT间期的感知器，其共同特点为无需特殊的起搏电极导线（仅每分通气量的感知需双极电极导线）。由于体动感知器的反应速度快，但易受干扰产生过度的误感知；而每分通气量及QT间期感知器对人体活动的反应速度不及体动感知器，但可较精确地反应患者总的活动量，避免一些过度的快频率反应。因此，现在的起搏器厂商都把两种感知器整合在一个起搏器中。另外，近几年心肌收缩力（压力）感知器，也在临床得以应用，但其需在电极导线中加载特殊的压力感知器，其临床前景有待于进一步的证实。

6. 心脏再同步起搏

目前常用的心脏多部位起搏是用于治疗心力衰竭的双心室起搏（CRT），其电极导线分别放置在右心耳、右心室心尖部、冠状静脉系统，可以改善或减轻伴有房室传导延迟、心室间传导延迟、心室内传导延迟或心室壁内传导延迟的心力衰竭患者的临床心衰症状，延长心衰患者的寿命，提高其生存率。

7. 埋藏式心脏复律除颤器（ICD）

目前使用的埋藏式心脏复律除颤器，具有多种遥测程控功能，且在治疗上可提供抗心动过缓的支撑起搏、双心室起搏、抗心动过速起搏、低能量电复律及高能量电除颤。其治疗的目的是，识别心律失常的类型，预防持续性室速或室颤等致命性心律失常患者发生心脏性猝死。

五、心脏起搏器的选择应用

（一）病态窦房结综合征患者的起搏模式选择

国际上对病态窦房结综合征患者的起搏治疗的模式选择，进行了大量的研究。早期近期的对照研究显示，心房起搏（AAI或DDD起搏模式）与单腔心室起搏（VVI）模式相比，可以提高患者的生活质量。近十年来，长期的非随机研究结果显示，心房起搏（AAI或DDD起搏模式）与单腔心室起搏（VVI）模式相比，可以降低患者的心房颤动、心力衰竭及总死亡的发生率。但随机分组研究的结果却不完全相同，Andersen等进行的首个随机研究显示，与单腔心室起搏（VVI）相比，单腔心房起搏（AAI）可以降低心房颤动、心力衰竭、血栓事件、心血管死亡及总死亡的发生率；Connolly等的研究显示，心房起搏（AAI或DDD起搏模式）与单腔心室起搏（VVI）模式相比，并不能降低脑卒中、总死亡及心力衰竭住院的发生率，但能降低房颤的发生率；用 DDDR 和 VVIR 进行的 MOST 研究结果为：与 VVIR 组相比，DDDR 组可以降低患者房颤、心力衰竭分级和住院发生率，即可以提高患者的生活质量，但在脑卒中和总死亡率之间无显著差异。

综合上述几个研究结果，不难发现，以心房为基础的心脏起搏治疗，可以降低心房颤动的发生率，可能降低心力衰竭的住院率，及起搏综合征的发生率，但不能降低总死亡率和脑卒中的发生率。虽然都能维持正常房室传导，但患者从 AAI 起搏模式中获得的益处，可能要远远大于 DDD 起搏模式。尽管 AAI 起搏器有上述优点，且使用简单、费用便宜，但由于对潜在的可能发生的房室传导阻滞的担忧，局限了其临床使用范围。有研究证实，病态窦房结综合征患者中植入单腔 AAI 起搏器的患者，发生房室传导阻滞的年发生率为 0.6%～5.0%，房室结文氏点并不是发生房室传导阻滞的可靠预测因素，而是已经存在的束支传导阻滞，可能是今后发生房室传导阻滞的可靠预测因素；而且频率适应性起搏，可能会在早期引起频率依赖的一度房室传导阻滞。近年来，具有能在 AAI 与 DDD 间进行起搏模式转换（MVP）的起搏器的临床使用，克服了单独使用上述两种起搏器的缺点，给病态窦房结综合征患者的起搏治疗带来了新的福音。

因此，对于病态窦房结综合征患者来讲，需根据其有否房室结传导异常、是否有心脏变时功能异常以及经济负担等具体情况，来做各种不同的选择。简要选择流程如图 4-1。

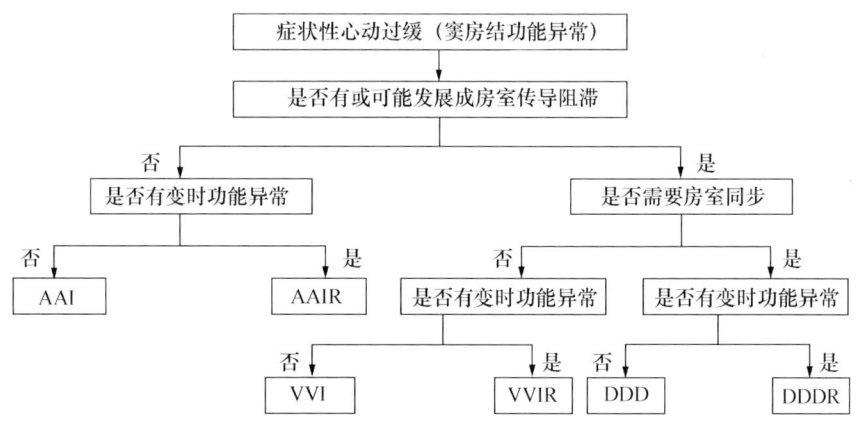

图 4-1 病态窦房结综合征患者的起搏模式选择

（二）房室传导阻滞患者的起搏器模式选择

在房室传导阻滞患者中，双腔起搏器与无频率适应功能的单腔心室起搏器相比能提高患者的运动耐量和改善症状；同样有频率适应功能的单腔心室起搏器与无频率适应功能的单腔心室起搏器相比能改善运动耐量和症状；但有或没有频率适应功能的双腔起搏器与有频率适应功能的单腔心室起搏器相比，在运动耐量方面无显著差异。可能维持房室顺序收缩对缓解休息或低运动量时的心动过缓症状占主要作用，而频率适应功能在提高运动耐量方面可能占有重要作用。

长期的非随机对照研究显示，在合并有心功能不全的患者中，房室顺序双腔起搏与单腔心室起搏相比，可以提高患者的生存率；在无心功能不全的患者中，房室顺序起搏并不能改善患者的生存率。另外，近期的随机对照研究发现，对于房室传导阻滞患者，房室顺序起搏可能可以降低心血管死亡、脑卒中及房颤的发生率，但与单腔心室起搏相比无统计学差异。

对于房室传导阻滞患者的起搏治疗，起搏模式选择只是一个方面，目前，研究比较多的是起搏部位的选择。众所周知，长期右心室心尖部起搏可能会引发起搏相关的心肌病。小规模的研究发现对于有左心室功能异常的患者，右心室流出道（或间隔）起搏与右室心尖部起搏相比，能减轻及阻止患者左心功能的进一步恶化；对于无左心功能异常的患者，这两个不同部位的起搏对左心功能的影响无显著差异。因此，近年来的研究重点转移到，比较右心室常规部位的起搏与双心室起搏对于有Ⅰ类起搏器植入适应证，伴或不伴左心功能异常的患者，其不同部位的起搏治疗的长期预后。

房室传导阻滞患者的起搏模式，简要选择流程如图4-2。

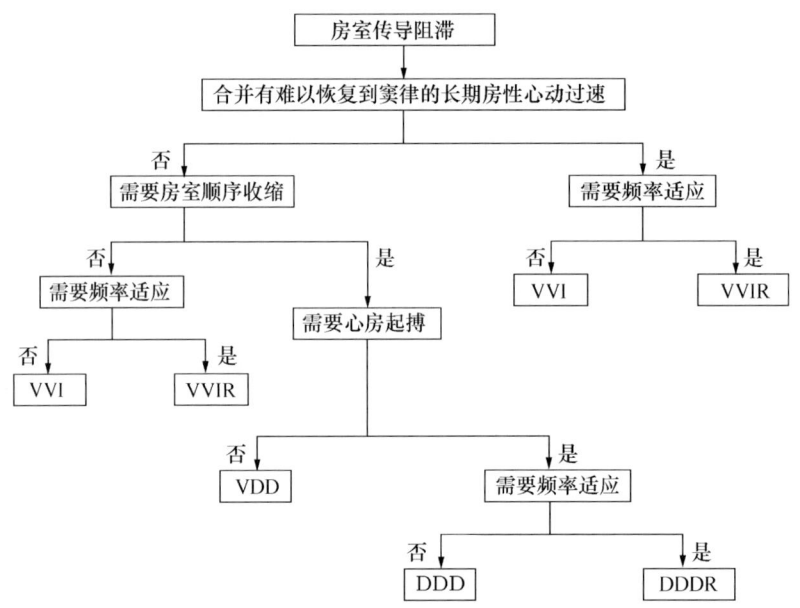

图4-2 房室传导阻滞患者的起搏模式选择

（三）心脏再同步治疗（CRT）——双心室起搏的临床选择应用

根据前瞻性、随机的临床研究结果，确定能从CRT治疗中获益的患者为：①充分抗心力衰竭药物治疗后，心功能分级仍在Ⅲ～Ⅳ级，QRS间期>120ms，窦性心律，左室射血分数（LVEF）<35%；②充分抗心力衰竭药物治疗后，心功能分级仍在Ⅱ级，QRS间期>150ms，窦性心律，LVEF<35%；③具有Ⅰ类起搏适应证的心衰患者，心功能分级仍在Ⅲ～Ⅳ级，QRS间期>120ms，LVEF<35%。使用CRT治疗的患者，70%的患者住院次数减少和运动状况改善，生存率也得以提高。但仅根据QRS波宽度进行植入患者的筛选，并不完全合适。目前，结合组织超声检查会更有利于患者的筛选，使更多的CRT治疗患者能从中获得益处。

（四）埋藏式心脏复律除颤器（ICD）的临床选择

ICD主要用于因持续性室速或室颤等致命性心律失常心脏性猝死存活者，器质性心脏病相关的自发性持续性室速患者，冠心病、左心功能衰竭伴非持续性室速患者，难治的非器质性心脏病持续性室速患者。根据患者是否存在窦房结、房室结的病变，或是否存在心功能不全，而选择单腔ICD、双腔ICD或具有心室同步化治疗功能的ICD。

六、起搏电极导线

（一）起搏导线编码

植入式心脏起搏导线又称起搏电极，它的作用是将脉冲发生器的电脉冲传到心肌，并将心脏激动的电信号回传至起搏器的感知放大器，起搏系统即这样通过导线完成起搏和感知功能。为了能简单、准确且标准化地描述起搏电极导线，1996年由北美起搏电生理学会（NASPE）和英国起搏电生理学会（BPEG）通过了第一个心脏起搏电极导线编码，简称为NBL编码。其由四位英语字母分别代表电极导线的结构，电极导线的固定机制，电极导线的绝缘材料，及有无药物释放功能。

表 4-5 NBD 起搏器编码

Ⅰ	Ⅱ	Ⅲ	Ⅳ
导线结构	导线固定机制	绝缘材料	药物释放
U＝单极 B＝双极 M＝多极	A＝主动 P＝被动 O＝无	P＝聚氨酯 S＝硅胶 D＝P+S	S＝激素 N＝非激素 O＝无

（二）起搏导线分类

1958年，人们开始采用心内膜导线植入技术。早期的心内膜导线形状单一，圆柱形，面积较大，直径较粗，且寿命短。20世纪60年代，导线的头部面积约为100mm^2，70年代中缩小至25～50mm^2，而现在已减小至6～12mm^2，阻抗500～1000Ω，随着导线头面积减小，局部电流密度明显增加，起搏阈值降低，起搏器寿命延长。近十多年来，起搏导线的研究和设计有了诸多改进，如改进形状、缩小起搏面积、设计多孔和微孔的导线表面，以及选用高惰性材料，如铂、碳等制造导线。此外分型镀覆导线和激素释放导线，很大程度降低了起搏电能的消耗。

根据导线的形状和特定起搏部位分为楔形、翼状、叉状，"J"形心耳导线，螺旋导线，"J"形心室流出道导线，冠状静脉窦导线；根据导线结构可分为单极、双极和多极导线；根据固定方式分为主动和被动导线；根据绝缘材料分为聚氨酯、硅胶、聚乙烯和碳化硅胶导线；根据药物释放与否分为激素和非激素类导线。

1. 按导线的结构分类

（1）单极电极：其头端作为一个阴极在心腔内，尾部与起搏器的负极输出部分相连接，可以与作为阳极的起搏器外壳，形成一个低电阻的刺激回路。起搏器电压释放后均匀地分布于两极之间，由于阳极起搏器外壳的面积比阴极电极的头端面积大1000倍，这样有利于电流流向面积较小的阴极头端，并降低起搏输出阈值。单极电极导线的优点为：导线细，柔韧性好，使用寿命长，起搏脉冲信号明显。其缺点为：抗干扰能力较差，使起搏器易受到肌电位及其他干扰电信号的抑制，给起搏依赖患者带来风险。

（2）双极电极：阴极和阳极均在一根电极导线上，阴极仍位于导线头端，阳极为居其后1～2cm处的宽约0.5cm的环状电极，两个极间由绝缘材料分隔，尾部能分别连接到起搏器相应的输出端。其优点为：抗干扰能力强，不易受电磁干扰，无局部肌肉刺激，可程控为单极电极使用。其缺点为：电极导线较粗、易折断，使用寿命短，起搏输出阈值往往高于单极导线，起搏脉冲信号较小。

2. 按导线的固定方式分类

（1）被动固定电极：顶端多为翼状，较易嵌入心肌肌小梁，2~3月后导线顶端被心肌纤维包绕，完成导线的被动固定。被动固定电极在植入手术中定位时对心肌的损伤较小，但不适合于有严重三尖瓣反流、心脏扩大纤维化后肌小梁稀少或希望进行特殊部位（如右心室流出道或间隔）起搏治疗的患者。

（2）主动固定电极：也称为螺旋电极导线，依靠将电极导线顶端的螺旋拧入心肌而固定于心内膜。主动固定电极导线，对心内膜创伤较大，对于心肌较薄的患者易出现穿孔。主动电极导线的使用，能使患者根据病情需要获得多种特殊部位的起搏治疗。

（三）左室电极导线

伴随着心脏再同步治疗在心衰患者中的使用，经冠状静脉窦植入冠状静脉分支的左室电极导线也得到不断的完善和发展。早期的左室电极导线，其头端为柱状，除了稍有弯曲塑形外，其他部分的结构与右心室导线相似，是双极电极导线。之后，借鉴PTCA技术发明了中空的，可以通过PTCA导丝的，更细的单极导线，头端弯曲程度更复杂，更利于固定于冠状静脉窦分支中。但对于部分冠状静脉窦分支特别粗大及直的患者，近来，发明了左室主动固定导线，与右室主动电极导线不同的是，左室主动固定不使用螺旋进行固定，而是在左室导线到达预定冠状窦分支后，推送绝缘层外层塑形支撑在血管壁上而达到主动固定导线的目的。由于左室导线从实质上来讲是定位于左心室心外膜的，故引起膈肌刺激的概率较高，为避免膈肌刺激，最近，又出现了所谓的双阴极左室导线、三阴极左室导线，其可以通过选择调整和改变发放刺激脉冲的阴极部位，而避免膈肌刺激。

（四）ICD电极导线

ICD的电极导线与普通起搏器的功能有所不同，其除了具有支持感知和起搏（抗心动过缓和抗心动过速）功能外，还支持电击除颤复律功能。但其同起搏电极一样，ICD的电极导线也有主动固定电极导线与被动固定电极导线，心内膜电极导线与心外膜电极导线等。在结构上其与起搏器导线不同的是，根据有无环状电极，ICD的心内膜电极导线分为真双极感知与整合双极感知。对于真双极感知的电极导线，感知与起搏发生在顶端电极与邻近的环状电极之间；而整合双极感知电极导线的感知与起搏发生在顶端电极与远端线圈之间。为了较好地感知到电击后的心室信号，远端线圈通常距离顶端电极较远，而且线圈本身较长，如作为感知电极的一部分，易对远场信号等发生过感知。因此，真双极感知电极导线的感知可能更为可靠。根据线圈的数量，ICD的心内膜电极导线可分为单线圈电极导线、双线圈电极导线。ICD的心内膜电极导线上至少有一个除颤线圈，通常位于电极导线的头端。如为双线圈电极导线，第二个线圈位于导线近端，植入后，远端线圈置于右室，近端线圈在上腔静脉与右心房之间，除颤时可构成金属外壳、上腔静脉线圈、右室线圈之间的组合，通常是金属外壳与上腔静脉线圈组成阳极，右室电极作为阴极，以获得较低的除颤阈值，有时也可反向设置。目前已有四极电极导线，即有两个除颤线圈，以及顶端电极与环状电极，从而构成双线圈真双极感知电极导线。具体的临床应用应根据患者的病情和植入医生的经验而定。

目前，起搏器电极导线的质量已远远高于早期临床上所使用的导线，随着人类寿命的不断延长，废弃或感染电极导线已越来越成为突出的问题。如何能安全、简洁、规范地处理废弃或感染电极导线，已成为目前临床上最值得关注的问题之一。

（顾　刚）

参考文献

[1] Parsonnet V, Furman S, Smyth NPD, et al. Implantable cardiac pacemakers: Status report and resource guidelines. Pacemakers Study Group, Inter-Society Commission for Heart Disease Resources (ICHD). Circulation, 1974, 50: A21-A35.

[2] Parsonnet V, Furman S, Smyth NPD, et al. A revised code for pacemaker indentification. Pacemaker study group. Circulation, 1981, 64: 60A.

[3] Bernstein AD, Camm AJ, Fletcher RD, et al. The NASPE/BPEG Generic Pacemaker Code for antibradycardia and adaptive-rate pacing and antitachyarrhythmia devices. PACE, 1987, 10: 794-799.

[4] Bernstein AD, Daubert JC, Fletcher RD, et al. The revised NASPE/BPEG Generic Code for antibradycardia, adaptive-rate, multisite pacing. PACE, 2002, 25: 260-264.

[5] Bernstein AD, Camm AJ, Fisher JD, et al. The NASPE/BPEG defibrillator code. PACE, 1993, 16: 1776-1780.

[6] Leung SK, Lau CP, Camm J. An overview of sensors: ideal characteristics sensor combination, and automaticity. //Ellenbogen KA, Kay GN, Wilkoff BL, eds. Clinical Cardiac Pacing and Defibrillation. 2nd ed. Philadelphia, Pa: WB Saunders, 2000: 219-248.

[7] Andersen HR, Thuesen L, Bagger JP, et al. Prospective randomised trial of atrial versus ventricular pacing in sick-sinus syndrome. Lancet, 1994, 344: 1523-1528.

[8] Andersen HR, Nielsen JC, Thomsen PE, et al. Long-term follow-up of patients from a randomised trial of atrial versus ventricular pacing for sick-sinus syndrome. Lancet, 1997, 350: 1210-1216.

[9] Connolly SJ, Kerr C, Gent M, et al. Dual-chamber versus ventricular pacing critical appraisal of current data. Circulation, 1996, 94: 578-583.

[10] Connolly SJ, Kerr CR, Gent M, et al. Effects of physiologic pacing versus ventricular pacing on the risk of stroke and death due to cardiovascular causes. N Engl J Med, 2000, 342: 1385-1391.

[11] Lamas GA, Lee KL, Sweeney MO, et al. Ventricular pacing or dualchamber pacing for sinus-node dysfunction. N Engl J Med, 2002, 346: 1854-1862.

[12] Cleland JGF, Daubert JC, Erdmann E, et al. The effect of cardiac resynchronization on morbidity and mortality in heart failure. N Engl J Med, 2005, 352: 1539-1549.

[13] Hunt SA, Abraham WT, Chin MH, et al. ACC/AHA 2005 Guideline Update for the Diagnosis and Management of Chronic Heart Failure in the Adult-Summary Article: A Report of the American College of Cardiology/American Heart Association Task Force on Practice Guidelines (Writing Committee to Update the 2001 Guidelines for the Evaluation and Management of Heart Failure). Circulation, 2005, 112: 1825-1852.

[14] Swedberg K, Cleland J, Dargie H, et al. Guideline for the diagnosis and treatment of chronic heart failure: executive summary (update 2005): The Task Force for the Diagnosis and Treatment of Chronic Heart Failure of the European Society of Cardiology. Eur Heart J, 2005, 26: 1135-1140.

[15] ACC/AHA/NASPE 2002 Guideline Update for Implantation of Cardiac Pacemaker and Antiarrhythmia Devices. A report of the American College of Cardiology/American Heart Association Task Force on Practice Guidelines (ACC/AHA/NASPE Committee on Pacemaker Implantation).

第五章　心脏起搏器模式及计时间期

第一节　常用的心脏起搏模式

目前的心脏起搏模式有单腔、双腔和三腔（双房及双室）。

一、单腔起搏

只有一根电极导线单独放置于心房或心室，连接单腔脉冲发生器 SSI（R）后形成 AAI（R）或 VVI（R）起搏模式。

1. AAI（R）模式　此模式的工作方式为心房起搏、心房感知，感知自身心房活动后抑制心房脉冲的发放。在 AAI 模式下，心室信号不被感知。

适应证：病态窦房结综合征（SSS）而房室传导功能正常者。

禁忌证：存在房室传导阻滞（AVB）、房颤和心房静止者。

优点：①能保持房室同步，符合生理；②用单根起搏导线，植入相对简单；③价格相对便宜。

缺点：如果疾病有进展，出现房颤或 AVB 则该心房起搏将不能有效起搏心室。

虽然 SSS 占永久性心脏起搏器植入原因的 50%，但由于 1/3 患者在植入起搏器时已伴有不同程度的 AVB，另外，即使在植入时没有 AVB 但日后亦不能除外在本次起搏器寿命内有发生 AVB 的风险，虽然发生概率很小（年发生率约 1%）。因此，在临床实际中更倾向于选择 VVI 和房室全能型起搏（DDD）起搏器模式。目前有些起搏器的起搏模式可在 AAI 和 DDD 之间进行自动转换，如 Medtronic 公司具有 MVP 功能的起搏器和 Ela 公司的 AAIsaferR 功能起搏器，有此功能的心脏起搏器避免了将来发生 AVB 的后顾之忧，又能最大限度保留心房起搏给患者带来的益处。

2. VVI（R）模式　此模式的工作方式为心室起搏、心室感知，感知自身心室活动后抑制心室脉冲的发放，又称 R 波抑制型心室起搏或心室按需型起搏。在 VVI（R）模式下，心房信号不被感知。VVI（R）只有在心室自身心率低于事先设置的起搏器标准时才发放脉冲信号。

适应证：各种类型的缓慢性心律失常。

优点：①只用单根电极导线，植入简单；②价格便宜。

缺点：主要为房室电机械活动不同步，由此可能会出现起搏器综合征并促发快速房性心律失常的发生和持续；如果为起搏器依赖，长期心尖部起搏可能会影响心功能，故建议最好用室间隔起搏方式。

3. 其他单腔起搏模式

(1) AOO、VOO 模式：为非同步起搏模式，又称为固定频率起搏。心房、心室只有起搏而无感知功能。起搏器以固定频率（非同步）定期发放脉冲刺激心房（AOO）或心室（VOO），脉冲的发放与自身心率快慢无关。至于能否夺获心房或心室，则以脉冲发放与心房或心室自身电活动不应期的关系而定。当脉冲刺激落在心肌不应期以外时，引起心房或心室激动，否则不能激动心房或心室，是无效刺激脉冲。弊端为无感知功能，故可导致起搏脉冲与自身电活动的竞争而产生竞争心律。若刺激信号落入心房易损期，可引起房性快速性心律失常，而落入心室易损期则可能导致室性心动过速甚至心室颤动（实际上起搏刺激落在心室易损期，引起心室颤动的可能性甚小，除非存在心肌缺血、药物作用、严重电解质紊乱或其他电活动不稳定的情况）。

固定频率起搏模式早已不作为单独的起搏器存在。它是 AAI 或者 VVI 起搏器磁铁试验时出现的起搏模式。亦可暂时用于评估起搏器的起搏功能（如在自身心率快于起搏器设定频率时评价起搏器能否夺获心房或心室）、判断和预防电磁干扰造成的感知异常（通常为过感知）以及偶尔可用于竞争起搏心室以终止患者合并存在的某些室性心动过速。另外，起搏器电池耗竭时也可能会出现此工作模式。

(2) ATT、VTT 模式：为心房、心室触发型起搏模式。心房、心室均具有起搏和感知功能，但感知自身房室电活动后的反应方式为触发（T）心房、心室脉冲的发放（而非抑制）。通常在感知自身 P 波或 R 波后 20ms 发放刺激脉冲，后者落入心房、心室自主除极电活动的有效不应期内，不能夺获心房、心室，从而避免与自身心律竞争。如起搏间期内未感知到自身 P 波或 QRS 波，则在起搏间期末发放脉冲起搏心房或心室。弊端为耗电，目前通常不作为一种起搏模式，但可用于诊断，因起搏信号能标记每一个感知事件，故可用来评估判断感知不良或感知过度。

二、双腔起搏

脉冲发生器具有两个导线输出孔，可将心房和心室两根导线分别放置在右心房和右心室。

1. DDD 模式又称房室全能型起搏，是具有房室双腔顺序起搏、心房心室双重感知、触发和抑制双重反应的生理性起搏模式。心房、心室脉冲的发放都能被心室感知事件抑制，如果在特定的时间周期内不出现自身的房室活动，脉冲发生器就会适时发放脉冲分别激动心房和心室。

DDD 双腔起搏会根据心脏自身的情况有四种工作方式：①心房起搏 AP，心室起搏 VP：VA 间期内未感知到 P 波，PAV 间期内未感知到 QRS 波；②心房起搏 AP，心室感知 VS：VA 间期内未感知到 P 波，PAV 间期内感知到 QRS 波；③心房感知 AS，心室起搏 VP：VA 间期内感知到 P 波，SAV 间期内未感知到 QRS 波；④心房感知 AS，心室感知 VS：VA 间期内感知到 P 波，SAV 间期内感知到 QRS 波。

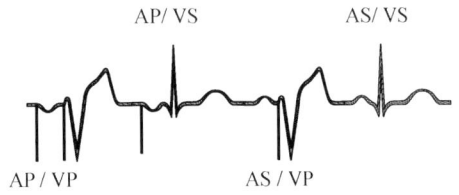

适应证：SSS 和（或）AVB 者。

禁忌证：存在持续心房颤动和心房静止者。

优点：能最大限度地保持房室同步，符合生理状态。

缺点：价格贵，因耗电相对较大而使用寿命短于 SSI，手术略比单腔起搏器复杂。在完全房室传导阻滞的情况下会增加心室起搏的百分比。

2. VDD 模式　又称心房同步心室抑制型起搏器。心房、心室均具有感知功能，但只有心室具有起搏功能。特点：P 波感知后可被心室起搏跟踪，QRS 波感知后能引起心室起搏抑制。在整个 VDD 起搏系统中，P 波的正确感知是其正常工作的关键。

适应证：用于 AVB 而窦房结功能正常者（因心房不能被起搏）。如植入后进展为 SSS，则失去心房起搏功能，因此不用于伴有 SSS 的患者。

优点：只需放置单根特殊电极导线，安置简单、方便。

缺点：①心房感知的敏感性和特异性问题（感知线圈在右心房腔内，与右心房壁不能始终保持紧密接触）；②不能进行心房起搏。

3. DDI 模式　心房、心室均具有感知和起搏功能，QRS 波感知后引起心室、心房起搏抑制，P 波感知后抑制心房起搏（与 DDD 相似），但不触发 AV 间期（I），即不出现心室跟踪。如患者有正常的 AV 传导，基本类似 AAI；如患者存在 AVB，则在心房起搏时房室可同步，而在心房感知时房室则不同步。心室脉冲是根据基础起搏频率间期（VV 间期）发放的，因此导致自身心房活动后房室延迟的时间长短不一。该起搏模式的特点为心房起搏时房室能同步，而心房感知时房室不同步。

它不作为一个单独的起搏模式而仅作为 DDD（R）发生模式转换后的工作方式。由于无心室跟踪功能，因此可避免房性心动过速导致的过快心室跟踪。对植入 DDD 起搏器患者出现快速房性心律失常时可程控为 DDI 模式。由于目前所应用的 DDD 起搏器均具有自动模式转换功能，当发生室上性心动过速时，可自动转变成频率较慢、无心房跟踪的模式，如 DDI（R）或者 VVI（R），一旦房性快速性心律失常终止，又能自动转成 DDD 或者 DDDR 模式。随访时只需要开启此功能即可。

4. DVI 模式　心房、心室都具有起搏功能，但只有心室具有感知功能。由于心房脉冲与自主 P 波无关，故此模式可能触发房性心律失常。房室可顺序起搏，但因心房无感知功能，故不出现心房激动后心室跟踪的现象。基本不作为永久起搏模式，只作为 DDD 起搏器可程控的一种模式。

5. VDI 模式　心房、心室都具有感知功能，但只有心室具有起搏功能；基本同 VVI，但其心房感知功能可用于诊断（如统计房性心动过速事件等）。基本不作为永久起搏模式，只作为 DDD 起搏器可程控的一种模式。

三、三腔起搏器

包括双房右心室起搏及右心房双心室起搏。双房右心室起搏适用于有植入起搏器指征且存在房间阻滞参与的快速房性心律失常，可将两个心房电极导线与 Y 型转换器连接组成新的双极电极（larger bipolar），并与双腔起搏器心房孔相连。右心房双心室起搏适用于存在心室不同步的心力衰竭患者，目前临床使用的脉冲发生器都具有三个孔，可分别与右心房、右心室和左心室相连，房室间期和两个心室之间的起搏间期都可以分别进行调整。

第二节 起搏器模式的合理选择

对具体患者选择何种起搏器是临床医师经常需要面临的问题。随着微电子工程的发展，起搏器功能越来越强大和多样化，也使起搏模式和工作方法的选择变得较以往复杂，目前的起搏器模式的选择注重生理性起搏，即除了传统的频率适应起搏外，还要关注最小化右心室起搏模式和具有预防心动过速多种算法的起搏器模式。结合患者情况有以下几种具体起搏模式选择方案：

1. 如存在慢性持续心房颤动或存在心房静止者，选择 VVI（R）。
2. 窦房结功能不全者如无 AVB 或预测近期 AVB 发生概率很低，选择 AAI（R），否则选择 DDD（R）或带有 AAI 与 DDD 模式互相转换功能的起搏器。
3. 房室传导阻滞者，如：①存在持续性房性快速心律失常，选择 VVI（R）；②存在 SSS，选择 DDD（R）；③窦房结功能正常或预期发生窦房结功能不全的概率低，可选择 VDD 或 DDD（R）。
4. 频率应答起搏器适用于慢心室率房颤或存在窦房结变时功能不全的患者。在植入起搏器时无变时功能障碍者也可选择植入具有 R 功能的起搏器，以备今后出现变时功能不全时开启此功能。
5. 如为快慢综合征患者，建议植入带有预防房颤功能的起搏器，如存在房间传导阻滞，可应用房间隔起搏。
6. 如因血管迷走性晕厥植入起搏器，建议选用具有频率骤降功能或闭环刺激系统的 DDD（R）起搏器。
7. 如肥厚型梗阻性心肌病（HOCM）患者选择起搏治疗，应选择 DDD 而非 VVI，但心室电极需放置在右心室心尖部。
8. 应根据患者具体心律失常的特点选择起搏模式。如预计植入后依赖心室起搏者（AVB 患者），更加倾向于植入 DDD（R）起搏器以达到房室同步，尤其是已存在心功能受损者（此时应选择起搏室间隔而非右心室心尖部）。而对于房室传导正常，因偶发长 RR 间期（因窦性停搏或窦房传导阻滞）而植入起搏器，预计术后很少依赖起搏器者，植入 VVI 起搏器对其可能是一种更好的起搏模式（相对于 DDD，能减少心室起搏比例，减少费用，减少一根心房导线异物及使用寿命延长等）。
9. 应结合患者的经济状况、年龄、一般情况及所合并的疾病进行综合考虑，如高龄、肿瘤晚期、长期卧床等患者可不必选择生理性起搏器以获得更加合理的性能-价格比。

第三节 起搏器计时间期

起搏器除了其发出脉冲刺激心脏外，它的复杂和灵巧还表现在能感知心腔的活动并作出相应的反应。起搏器能够保持正常的工作方式，其重要一点是其内部具有较复杂而完整的控时电路系统，使起搏脉冲在发放之前具有一段时间间隔。因而，起搏器的控时系统犹如一个"控时器"，控制着心房、心室脉冲的发放时机。单腔起搏器有一个计时器，控制心房或心室脉冲的释放时机。而双腔起搏器具有两个计时器，分别控制心房和心室脉冲的释放时机，两者既相互独立，又相互制约。这种时间间隔的组合称为起搏器的计时周期（timing cycle），它以 ms 为计算单位。

起搏器计时间期对了解起搏心电图，判断是否有起搏故障以及了解自身心电活动情况都是不可缺少的，起搏器公司各厂家对起搏计时周期的设计原则基本相同。

一、单腔起搏器的计时周期

以临床上常用的 VVI 起搏器为例，通常具有三个间期。

1. 起搏间期（pacing interval） 亦称基础起搏频率，为连续两个刺激信号之间的时间距离。

2. 逸搏间期（escape interval） 刺激信号与其前自身心室搏动之间的距离。

理论上，起搏间期＝逸搏间期，但实际上，起搏间期多＜逸搏间期，这是因为：①自身心室除极的兴奋波到达感知电极所在部位的心肌需要时间，尤其是存在右束支传导阻滞（RBBB）或左心室起源的异位室性期前收缩时，通常自 QRS 波开始约 20ms。②感知并非发生在 QRS 波起始处，而是感知心腔内心室除极电位的快速本位曲折或快速上升速率（斜率，$\delta V/\delta t$）。如果自身电活动是起源于电极导线顶端处的室性期前收缩或逸搏，则逸搏间期就近似于起搏间期。因此，当一个刺激信号落在 QRS 波任何部位（起始、中间或终末），尤其是存在 RBBB 或左心室起源室性期前收缩时，并不表示起搏系统感知功能不良。

3. 心室不应期（ventricular refractory period，VRP） 发放起搏脉冲或感知自身心室激动后心室感知放大器对外来信号不感知的一段时间。外来信号包括心室脉冲的后电位、T 波、期前收缩等信号。心室不应期分为绝对不应期（空白期）和相对不应期（噪声采样期，noise sampling period），前者对任何信号均不感知，即"看不见"任何活动，而在相对不应期内起搏器可感知心电信号外的干扰信号，并自动转换为干扰频率，一直持续到干扰消失为止。心室不应期可定义为任何信号都不能重置下限频率的一段时限，不管该信号是否被起搏器感知。设置 VRP 的主要目的是防止对上述非 QRS 波信号的过度感知。

二、双腔起搏器的计时周期

以具有代表性的 DDD 起搏模式为例介绍。

1. 房室延迟（atrio-ventricular delay，AVD） 起搏器的房室延迟相当于心脏的 PR 间期。又可分为：①感知 AV 间期（SAV）：自感知心房激动到发放心室脉冲之间的间期。②起搏 AV 间期（PAV）：自发放心房脉冲到发放心室脉冲之间的间期。由于感知 P 波起始后而非起始处（由于激动自窦房结传导至右心耳心房电极处心肌需要时间，且需达到一定的幅度），故如设置 SAV＝PAV，则体表心电图上的 PAV（心房起搏、心室起搏）间期＜SAV（心房感知、心室起搏）间期。而如设置 SAV＜PAV，则体表上的 SAV＝PAV（PAV 延迟部分补偿了感知心房激动的时间滞后），因此无论在感知或起搏心房时总能保持心电图上房室延迟时间的一致。一些起搏器具有随起搏频率快慢而自动调节 AV 间期的功能（动态 AV 延迟功能）。

划分 PAV>SAV 的意义：一方面保持了 AV 间期在体表心电图上的一致，另一方面是出于血流动力学方面的考虑，因右心耳起搏产生的 P 波传导至房室交界处的时间比窦房结冲动沿房间束下传至房室交界处的时间要长，因此应设置 PAV>SAV。

就房室传导功能而言，DDD 起搏器相当于给患者植入了一个人工房室结，窦性或其他室上性激动可通过自体房室结或起搏系统使心室激动，究竟沿何下传取决于 PR 间期和起搏器设置的 AV 间期孰长孰短。就血流动力学而言，无疑前者更好，因为后者引起的心室激动顺序无论室内还是左右心室间均不符合生理状态。

2. 下限（低限）频率间期　（low rate limit，LRL）　又称基础起搏频率。为两个心室或心房事件之间的最长间期。其目的是维持心搏频率不低于规定的频率（LRL）。起搏器可以设计为以心室激动为基准（ventricular-based，VV）或以心房激动为基准（atrial-based，AA）来安排起搏器的下限频率间期。VV 时间间期的特点是 VA 间期固定，心房率随房室传导时间而变化，因此，当有一个心房激动自身下传时，由于 SAV<PAV，故实际心率可能快于程控频率。AA 时间间期则不管房室传导如何，保证固定一致的 AA 间期，即心房率固定。本节以心室为基准介绍，即以起搏器释放的 V 脉冲或感知自身 QRS 波作为下限频率周期的计时基准。通常以心房逸搏间期（AEI，或称 VA 间期）来控制下限频率间期。

在下限频率间期内通常可发生三种情况：①如果没有达到 AEI 而发生了 P 波（不在心房电路的不应期内），则起搏器触发 SAV，如在 SAV 内感知到自身下传的 QRS 波则抑制心室脉冲发放，并以感知到的 QRS 波重整 VA 间期，否则在 SAV 末释放 V 脉冲，并以此 V 脉冲重启下一个 VA 间期。②如果没有达到 AEI 而发生了 QRS 波（不在心室电路的不应期内），则起搏器被抑制，并以此 QRS 波重整 VA 间期。③如果在 VA 间期内没有 P 波或 QRS 波发生，则起搏器于 VA 间期末释放 A 脉冲，以此 A 脉冲触发 PAV。

3. 心房逸搏间期（atrial escape interval，AEI）　即上述 VA 间期，为心室起搏或感知心室自主电活动后到发放下一个心房脉冲（A 脉冲）之间的间期。如上述，DDD 起搏时若在 VA 间期终止前自身 P 波被感知，则本次 AEI 终止并重新开始 SAV 间期。VA 间期由下限频率间期和房室延迟时间共同决定，即 VA 间期＝下限频率间期－房室延迟间期。

4. 心室空白期（ventricular blanking period，VBP）　这实质上是心室的一段绝对不应期，它开始于心房发放脉冲的同时，持续至心房除极后很短一段时间。心室空白期的时限各厂家的设计不同，一般 10～60ms，是可程控的。在这段时间内，起搏器的心室电路无感知功能。在此间期内，其他信号（包括心脏自身及外源性信号）均不会被心室电路感知。感知心房激动后不触发该间期。

设置心室空白期的目的是避免心室电路感知 A 脉冲后抑制发放心室脉冲，是避免交叉感知（cross talk）的重要时间间期。若 A 脉冲被心室电路感知，则起搏器不但不启动房室延迟，反而以此 A 脉冲为基准重整 VA 间期，如果在启动的 VA 间期内没有自身心脏激动出现，则在 VA 间期终末释放 A 脉冲，后者又被心室电路交叉感知并重复前面的过程，导致心室电路连续处于抑制状态，称之为起搏器的自我抑制（self inhibition）。若心脏在这段时间内没有自身逸搏出现，又得不到心室起搏的支持，将发生严重的不良后果。

5. 心室不应期　同上述的单腔 VVI 起搏器。

6. 心室安全起搏（ventricular safety pacing，VSP） 是指在心房脉冲发放后110ms间期内，包括心室空白期与生理性房室延迟结束前的一段交叉感知窗口，这段时间内，除了心室空白期以外，心室电路有感知功能，称为"交叉感知窗口（crosstalk window）"，又称为非生理性房室延迟（non-physiological AV delay，NPAVD），这时心室电路如果感知到心室自身激动（QRS波）或者心外干扰信号（例如肌电），则不抑制心室脉冲的发放，而是将在110ms处触发起搏器释放心室脉冲。显然，感知心房自身激动后不启动该间期。

设置VSP的目的是为了保证患者的安全，防止"噪声"干扰导致心室脉冲被抑制：表现在以下两个方面：①如果感知到的是心室自身QRS波，则V脉冲正好落在QRS波中，此为心室绝对不应期而非心室电活动的易损期，故是安全的。②如果感知到的是心脏外干扰信号，则可避免心室被抑制而不发放心室脉冲（漏搏）的风险。因安全起搏的脉冲是在生理性房室延迟前发放的，AV间期缩短为110ms，故称其为非生理性的。其弊端是有时容易被误认为是起搏器故障。易引起VSP的常见原因包括室性期前收缩和心房感知不良。

从上述时间周期可见发放心房脉冲后可能发生四种情况：①在心室空白期之内起搏器对外界任何信号均不起反应。②在心室空白期之后和非生理性房室延迟之前感知到心室信号，触发心室安全起搏（在110ms处）。③在非生理性房室延迟之后和程控的生理性房室延迟之前感知到心室信号，抑制心室信号输出。④在程控的生理性房室延迟之内未感知到心室信号，则在房室延迟末发放心室脉冲。

7. 心室后心房不应期（postventricular atrial refractory period，PVARP） 感知心室信号或发出心室脉冲后心房感知电路暂时关闭的一段间期，可程控。

其意义是防止心房感知电路对心室起搏脉冲、QRS波、室性期前收缩及逆行"P"的感知。如果不设置PVARP，一旦心房电路感知到上述信号，则在SAV末发放心室脉冲而使心室连续激动。特别是感知到QRS波逆传的P波后会引发起搏器介导的心动过速（PMT）。因此通常设置PVARP长于逆行P波的传导时间（VA传导）而使之不被感知。因室性期前收缩后更容易发生逆传P波，故有些起搏器在感知到室性期前收缩后将自动延长PVARP以防止心房电极感知逆行P波而启动下一个房室延迟，以便更好地预防PMT。另外，PVARP可改变总心房不应期（＝SAV＋PVARP），从而影响上限跟踪频率。

8. 总心房不应期（total atrial refractory period，TARP） 指心房通道感知事件不引起心室跟踪起搏的一段时间。此窗口内心房感知电路不能感知外界信号或即或感知（不应期内感知）到心房事件均被视为噪声而不会被心室跟踪。包括两部分，PVARP和房室延迟，即TARP＝PVARP＋AVD。因此，AVD心房感知电路总是在不应期内。

9. 上限频率间期（upper rate limit，URL）或称最大心室跟踪频率（maximum tracking rate interval，MTRI） 跟踪正常窦性心律是DDD起搏的优势所在。但如果跟踪快速心房率则会引起患者不适。URL为限制心室跟踪过快的心房频率而设置。MTRI反映了与一个感知或起搏心室波之间的最短起搏间期，它决定了最大心室跟踪频率，为心房活动被1∶1跟踪的最大心室跟踪频率。当心房率间期逐渐缩短接近及小于MTRI后，跟踪频率会产生渐进变化。

通常有两种限制最大心室跟踪频率的方法：①某些起搏器，URL由TARP自动决定，即 URL＝60000/TARP。TARP 延长，则 URL 下降，反之则 URL 上升。如 PAV＝150ms，PVARP＝300ms，则 TARP＝PAV＋PVARP＝150＋300＝450（ms），即 URL＝60000/450＝133 次/分。此时如果心房率＞133 次/分（即自身 PP 间期＜TARP），则有些 P 波会落在心房不应期内而不被感知，出现跟踪频率下降，称固定频率阻滞（fixed rate block）。②新一代的起搏器，均可独立程控上限跟踪频率，即 URL 不是由 TARP 计算所得，而是上限跟踪频率间期＞TARP（即上限跟踪频率＜由 TARP 决定的上限频率），两者之差即为起搏器文氏周期，这样可避免心室起搏频率的突然改变而引起患者的不适。

仍如上例，设置 URL＝100 次/分（600ms）（而此时由 TARP 决定的上限频率为 133 次/分），则起搏器对快心房率的反应表现为文氏现象，文氏周期为 600ms－450ms＝150ms。

综上所述，发放心房脉冲及感知心房信号后启动的时间周期不同。①心房起搏：发放心房脉冲后将启动 4 个时间间期：生理性房室延迟、心房不应期、心室空白期和非生理性房室延迟。②心房感知：感知自身心房激动后将启动两个时间间期：生理性房室延迟和心房不应期。

发放心室脉冲或感知心室信号后启动同样的四个时间间期：PVARP、VA 间期、心室不应期和上限频率间期。

在双腔起搏时间间期中，不论心房或心室在何处发生感知或发放脉冲，都将启动下一个计时周期。

三、频率适应性起搏器的计时周期

对于双腔频率适应性起搏器（DDDR），其低限起搏间期由频率适应性传感器控制，并设置自适应频率的高限，其他参考与 DDD 方式相同。DDDR 方式时，机体受负荷而需氧量增高时，一方面引起自适应的起搏频率增快，另一方面也可能导致心脏自身搏动的频率增快，两者之间的关系可能发生下列情况。

1. 自身心房频率增快，超过自适应的起搏频率。

此种情况见于没有窦房结变时功能不良的患者。根据患者的房室结传导功能又可分为两种情况：

（1）房室传导正常：心房激动以 1∶1 的方式下传到心室。起搏器的 A、V 脉冲都被抑制。因此，完全表现为心脏自身的节律。

（2）房室传导障碍：心房激动不能传到心室，这时心室搏动是起搏的。此种起搏的心室搏动可以是 P 波触发的心室起搏（VDD 机制），它要服从设置的高限频率间期的制约。其起搏的心室搏动也可以是自适应机制的心室起搏搏动。属于哪一种，取决于哪一种机制的频率快，它就取得主导地位。

2. 频率适应反应引起的心房起搏频率增快

当快于心脏自身的频率时，心房是起搏搏动。根据房室结功能又有两种情况：

（1）房室传导正常：心室搏动可以是心房起搏下传的心室搏动（AAI 机制）。

（2）房室传导障碍：这时心室搏动是起搏的。其起搏的心室搏动可以是心房脉冲启动的心室起搏搏动（DVI 机制），它要服从设置的高限频率间期的制约；其起搏的心室搏动也可以是自适应机制的心室起搏搏动。属于哪一种，取决于哪一种机制的频率快。

在DDDR起搏模式中，若呈自适应的房室顺序起搏方式，当起搏频率增加达到一定程度时，如果自身的P波落在起搏器的心房不应期中，则它不被感知，起搏器的运行方式就表现为DVI模式。如果自身的QRS波也落在心室脉冲启动后的心室不应期中，则它也不被感知，起搏器的运动方式就表现为"DOO"方式。其实这不是起搏器的故障，而是计时间期的组合不合理，合理设置各种计时间期，可以减少或防止上述现象的发生。

（毛家亮）

第六章　除颤基础理论

心室颤动（ventricular fibrillation，VF）是心源性猝死的主要原因。迄今为止，电击除颤是终止 VF 最有效的方法。自 1899 年 Prevost 和 Battlli 发现强电流可以终止 VF 至今已超过 100 年，体外除颤应用于临床也已超过半个世纪。循证医学研究结果显示，随着 20 世纪 70 年代后期埋藏式心脏复律除颤器（implantable cardioverter defibrillator，ICD）的应用，进一步降低了心脏性猝死的死亡率，改善了生存率。

但是，电击除颤的电生理机制仍未完全明确。本章将简要介绍电击除颤的基本电生理机制，同时评估各种测定除颤效果的方法以及波形、导线设计及其放置部位和药物对除颤的影响。

第一节　电击除颤的作用机制

新技术和新理论的涌现进一步加深了人们对除颤机制的认识。光学标测和电生理标测通过记录除颤前、除颤时和除颤后的心脏激动，可以直接观察心脏组织对电击的反应。同时，计算机模拟试验可以帮助理解除颤的电生理机制。目前与除颤机制相关的理论主要包括易损性上限（upper limit of vulnerability，ULV）理论，临界质量（critical mass）理论和进行性除极化（progressive depolarization）理论。

一、易损性上限理论

Fabiato 等首次提出了不同的电击能量在心室易损期内可产生不同的电生理效应。正常窦性或起搏心律下，一定能量范围内的电击落在心室易损期内可以诱发 VF（见图 6-1）。诱发 VF 最小的电击能量称为致颤阈值（ventricular fibrillation threshold，VFT）。但是，当电击能量达到一定强度，不论在易损期中何时发放都不能诱发 VF，这种不能再诱发 VF 的最小电击能量称为易损性上限（ULV）。VF 时，足够能量的电击可终止 VF（图 6-1），终止 VF 所需的最小电击能量即为除颤阈值（defibrillation threshold，DFT）。

易损区（area of vulnerability，AOV）指易损期内 T 波扫描能够诱发 VF 的区域，即电击能量和偶联间期构成的二维函数。研究显示由 ULV、VFT、易损区内缘和外缘 4 个点所限定的 AOV 是均匀一致的，即在易损区内的任何一点都可以诱发 VF，而且这些点的分布是均匀的（图 6-2）。

近年来随着电生理标测技术和光学标测技术的进步，对 ULV 形成的电生理机制有了进一步的认识。研究表明心肌纤维排列方向的差异性是 ULV 形成的解剖基质，随之而形成的激动传导不均一性是 ULV 产生的潜在电生理机制。计算机模拟和动物实验研究显示，发放单相波电击后，位于除颤电极附近的心肌组织可以同时产生去极化和超极化，极化状态相反的心肌组织之间所产生的电激动传导特性如同形成电极电偶的正负极，这种现象称为虚拟电极极化效应（virtual electrode polarization，VEP）。电击后，去极化心肌组织和超极化心肌组织交界处的被动电紧张电位的相互作用触发碎裂波（break wave front，BWF）的形成，该波只能单向沿着刚恢复兴奋性的心肌组织传导。当发放的电击能量和偶联间期恰当时，BWF 会在心肌组织上形成折返。较弱的电击能量触发的 BWF 在超极化心肌组织上传导的速度较慢，从而虚拟阳极附近的心肌组织有足够的时间恢复其兴奋性，BWF 可以继续传导形成折返环。相反，较强的电击能量作用在超极化心肌组织上，形成的动作电位幅度较大，BWF 的传导速度也较快。当 BWF 传导到虚拟阳极周边区域的心肌组织时，由于此处心肌组织尚处于不应期，BWF 发生传导阻滞，从而无法诱发 VF。计算机模拟试验进一步提示心肌纤维走向不均一性可能是 ULV 形成的电生理机制。研究者比较了两种不同肌纤维走向的心脏立体模型在易损期内接受不同电击能量和偶联间期后产生的电效应，发现在肌纤维走向均一的二维模型中随着电击能量的增加会产生极为复杂的 8 字形折返，而且其 ULV 值趋向于无穷大。但是，在肌纤维走向不均一的模型中存在着固定的 ULV，且多处存在 BWF，其 ULV 随着肌纤维走向不均一程度的增加而不同。

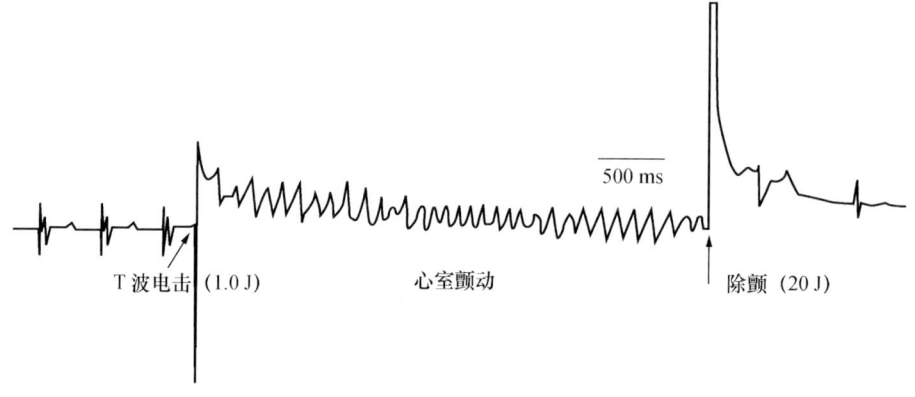

图 6-1 不同心律下不同能量电击的效应

图左侧为起搏心律，箭头处即 T 波波峰附近（心室易损期内），1J 的双相波电击诱发 VF；图右侧箭头处，VF 时，更高能量（20J 双相波）的电击终止了 VF。

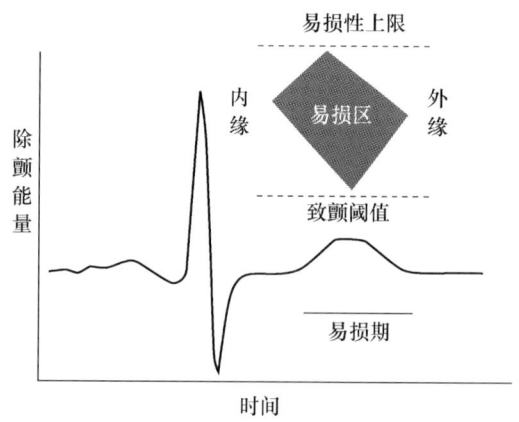

图 6-2 易损区的范围

T 波扫描诱发 VF 的最短和最长的偶联间期定义为易损区的内、外缘，内缘和外缘之间的距离定义为易损区的宽度，即易损窗；ULV 和 VFT 之间的距离定义为易损区的最大高度，即诱发 VF 的易损能量窗。

Ideker 等认为除颤的 ULV 假说与临床上 DFT 测试可能是同一机制的不同外在表现，而且 ULV 和 DFT 在数值上密切相关。除颤的 ULV 假说是指 VF 期间心肌组织也存在着 ULV 而且其数值等同于正常窦性心律时的 ULV，阈下电击之所以会诱发 VF 是由于电击后产生的波阵面落入到了某一块或更多心室肌的易损期内，而且其产生的电压梯度值小于某些心肌组织的 ULV，从而诱发出新的 VF，故要成功进行除颤，除颤能量必须高于整个心室肌的 ULV。

二、临界质量理论

能够维持 VF 的最小质量心肌，称为临界质量。许多证据表明，VF 的维持要依赖一定量的心肌，电除颤时，只要心肌除极化达到一定程度而使 VF 的心肌部分在临界质量以下，则 VF 部分终止。犬模型的实验发现，向右冠状动脉或左回旋支注射氯化钾（除极心肌，使其无法产生 VF）不像在左回旋支和前降支内都注射氯化钾那样经常能够终止 VF。与其相似的是，相同程度的电击，当电极板置于左室后部和右室心尖部时，终止 VF 的机会最多；而两个电极板都放在右室时效果不佳。无论注射氯化钾还是电击除颤，如果能使临界质量的心肌不产生 VF，则剩余的可兴奋组织就不足以支持游动性小波，心律失常即可终止。

三、进行性除极理论

进行性除极理论包括了前面两个理论的某些部分。Dillon 和 Kwaku 应用光学标测发现，即使对仍处于不应期的心肌，只要有足够强度的电击即能使心肌产生主动反应。因此，当电击的强度足够大时，心肌的不应期亦能被延长，其原因可能与电击致钠通道再度激活有关。额外除极时间的长短由电击的强度和时间共同决定。由于电击使复极晚期的心肌产生新的动作电位，使已除极心肌的除极时间额外延长，促使心肌再同步。因此，成功除颤的电击延长了总的心室不应期，限制了可兴奋组织产生颤动的可能性，使 VF 时的激动波自行消失，达到复极再同步化，而远处的心肌同时变为可兴奋状态，从而阻止了不应期的离散和折返的再生。实验证据提示，电压高于 ULV 的电击产生时间依赖性的不应期延长。相反，低能量电击可能产生分级反应，这种反应能产生短暂的阻滞和临界点，再诱发颤动。

综上所述，跨心肌电压梯度的作用取决于场强和作用发生的时间。电击的生物学效应有可能相互重叠。极低能量的脉冲对心肌可能没有影响，而较强的脉冲可使处于兴奋期内的心肌产生动作电位，后者引起脉冲的传播。随着电场强度的增加，发生在易损期的电击可诱发 VF。当电击强度增加超过 ULV（同时也超过除颤阈值）时，电击进入除颤区。极高能量的除颤有可能产生有害效应，包括细胞膜断裂、电击后传导阻滞、机械性功能不良和诱发新的心律失常。

第二节 测定除颤效果

一、阈值和能量反应曲线

在植入除颤器时，关键是确定所植入的系统是否能成功地终止 VF。评价系统终止 VF 能力的最常用方法是 DFT 测试。一定强度的电击有时可以终止 VF，但在临床状况无明显改变的情况下，对随后短时间内发生的另一次 VF 无效。许多因素与除颤效果相关，包括患者的基础疾病、VF 持续时间、缺血程度、电解质水平和不同药物使用等。通过剂量反应曲线可以计算一定能量电击的成功概率,除颤能量增加,成功的概率也增加,这样可对除颤进行更为精确的评估。曲线上的特殊点,如 ED_{50},代表 50% 成功率时的能量(图 6-3)。对除颤产生负面影响的因素可使能量反应曲线右移,这意味着需要更高的能量才能获得 50% 成功率,改善除颤效果的因素(如良好的导线位置以及改进的除颤波形或导线设计)可使曲线左移(图 6-4)。由于需要一定量的 VF 事件才能确定一条曲线,因此,临床实际工作中无法确定能量反应曲线,但能量反应曲线仍是评价影响除颤效果各因素的一个有用的研究工具。

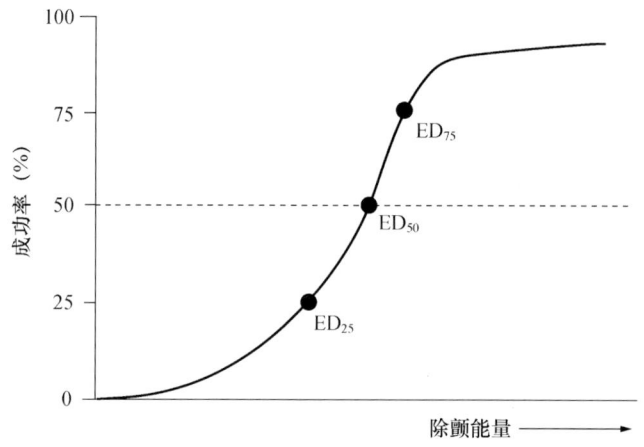

图 6-3 除颤能量反应曲线

除颤成功率与能量呈 S 形曲线,ED_{50} 代表除颤成功率为 50% 时的能量,其余以此类推。

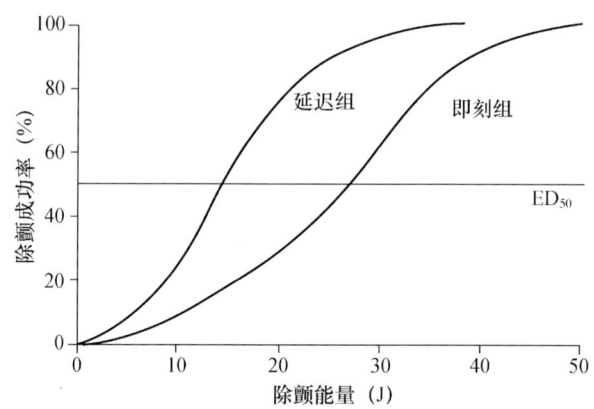

图 6-4 利用除颤能量反应曲线观察一种干预措施对除颤效果的影响

观察开胸对犬除颤效果的影响。开胸即刻使能量反应曲线右移,即需要更大的能量方能获得与开胸延迟组相似的除颤效果,本图说明开胸即刻降低了除颤效果。

二、除颤阈值和能量反应曲线的关系

若除颤被描述为一条能量反应曲线,那么如何明确 DFT 在曲线中的位置?以 DFT 能量成功除颤的概率与确定阈值所采用的方法密切相关。一种是能量逐步递减法,即逐步降低每次除颤的能量直至除颤失败,此时能成功除颤的最小能量为 DFT。因为开始的测试能量在能量反应曲线的上端,根据开始能量及每一步的大小,电击的成功率可能为98%、95%、88.8%不等。尽管每一次单独电击都有相当高的成功率,但在该范围内的电击中,通常总有一定数量的电击在曲线较高位点失败(图6-5A)。如果这一过程被重复多次,则产生一个DFT群及其平均值和预期范围(图6-5B)。在人体,逐步降低法获得的DFT的除颤成功率接近70%,但标准差接近25%。因此,在单次测定中,DFT能量电击的成功率在25%~88%,平均数为71%。另一种DFT测量方法为逐步递增法,即起始以低能量电击,然后逐步增加除颤能量直至除颤成功。在此方案中,尽管每一次电击的成功率相对较低,但只要发放足够多的电击,总有一次可以成功,以此来定义DFT,平均DFT的成功率为30%左右。而应用逐步递增递减法测得的DFT则接近ED_{50}。在此方案中,如果第一次电击除颤成功,则降低下次除颤所用的首次电击能量,如果第一次除颤不成功,则提高下一次除颤所用的电击能量。

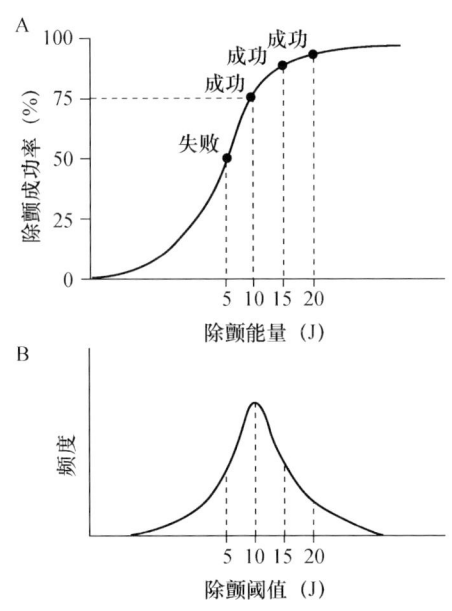

图6-5 能量逐步递减法测定除颤阈值

图A示通过4次能量电击(逐步递减),20J、15J和10J成功,至5J失败,此DFT为10J,此时的除颤成功率为75%。如果重复测试,可能在能量更高点除颤失败,若第2次就失败,则DFT为20J。同时,在某些情况下,4次除颤均成功。因此,重复测定DFT,有可能获得不同的结果。如果除颤次数足够,则如图B所示,得到一个DFT谱。

到目前为止,DFT测定是评价除颤效果的非常有用的工具,实验表明可在10个VF事件内完成的三重DFT测定可被复制为能量反应曲线的真性logistic回归模式,与其他判断能量反应曲线的模式相比,其具有较小的可变性。因此,在药物干预前后测定DFT能评估药物的除颤效果。

三、除颤能量安全界限的确定

鉴于DFT测定获得的除颤阈值是能量反应曲线上的一个估计点,按常用的逐步递减法获得的DFT能量除颤的成功率只有70%左右,因此临床上所使用的除颤能量必须较

DFT值升高一定的能量以此来增加除颤成功的机会。虽然所有ICD的电击都可被程控为最大能量，但采用能稳定终止VF的较低能量更具优势，包括充电时间减少，放电迅速（减少晕厥的机会），保存电池，降低发生房室传导阻滞的风险，减轻最高电压梯度区的心肌损害，减小电击后感知损伤的危险。因此，ICD程控时的除颤能量应高于DFT，保证电击在能量反应曲线的"平台"上，使其成功率超过90%。人体研究显示，在DFT的基础上增加10J的能量可使首次除颤成功率达到99.5%±4.3%。在ICD植入时，如果一次电击失败，则在有10J安全界限的情况下3次放电，如果2次成功，预期患者年猝死率低于1%。近年来，只行1次电击除颤，甚至不诱发VF的策略在临床实践中逐渐增多，但仍需进一步的临床试验证实其安全性。

四、术中除颤阈值测试

在了解了有关人体除颤能量反应曲线和除颤模式后，就可以采用一种实用的方法进行术中DFT测试。DFT测试的最初目的是：①确保高压电路的完整性；②确保VF时感知；③确保除颤成功；④确定DFT以设计程序。但是，DFT测试亦存在并发症，包括血流动力学紊乱、除颤困难、呼吸抑制、死亡等。同时，DFT测试未被证实可以改善临床预后。DFT测试的禁忌证主要有植入时血流动力学不稳定、心内血栓或有血栓风险、严重的主动脉狭窄、不稳定型心绞痛、近期卒中等。因此，目前对于是否进行DFT测试仍存在争议，同时存在不支持的依据。近年来DFT的使用呈下降趋势，很多医生在进行ICD植入时并不进行除颤测试，而随机对照试验仍有助于确定DFT测试是否必需。

如果DFT测定结果表明没有足够的安全界限（即以低于ICD最大输出10J的能量电击3次，成功次数少于2次），可按一定的顺序调整电击系统（见表6-1）。随着ICD工程技术的进步，目前很少需要在带有双相除颤波形的ICD中增加除颤导线和植入皮下电极。

表6-1　除颤阈值测定中能量过高或安全界限不足时的调整策略

反转电击极性
改变电击系统（发生器、导线）配置
除颤波形调整（对某些发生器适用）
调整发生器为"高输出"装置
排除药物引起的DFT升高
再植入上腔静脉内导线
再植入皮下除颤片或电极组
若发生器埋在右侧，则移至左侧

五、易损性上限（ULV）对安全界限的评价

目前临床ICD植入术中，最常采用的DFT测试方法是T波扫描诱发VF，然后将患者的除颤能量设置在较ICD最大输出能量低10J左右进行除颤。DFT测试时，诱发VF以及应用较高除颤能量对ICD植入患者具有一定的危害，如心肌缺血、心肌收缩延迟、脑缺血及DFT相关的死亡，特别是对于需要植入心脏再同步治疗-除颤器（CRT-D）的心力衰竭患者。目前多项研究表明大多数ICD植入术患者采用ULV替代DFT测试时，不需要诱发VF就可以获得临床上比较可靠的除颤能量安全窗，而且ULV测试时所发放的电

击能量较低，对心肌组织产生的损害作用较小。故临床上进行ICD植入术时，利用ULV来评估除颤安全性和有效性具有确切的现实意义。

为了验证ULV替代常规DFT测试的可行性和有效性，有研究者用多个偶联间期的方法对40例患者进行了ULV的精确测定。由于人类易损窗内的易损峰值范围比较窄，平均只有20ms左右，20ms的偶联间期误差将会导致ULV被低估5J以上，故要精确测量ULV，采用多个偶联间期是必要的，这样能让电击更好地发放在易损峰内。然后利用T波扫描对每位患者诱发VF 5次，以与ULV相当的除颤能量进行除颤。结果显示，200次除颤中有180次除颤是成功的，其除颤效率相当于理论上的90%成功率。一些多中心临床试验研究表明，在ULV的基础上加上3~5J除颤能量，除颤的成功率可高达100%，但前提是采用多个偶联间期进行T波扫描测出较为准确的ULV。

在窦性心律或起搏心律下，T波扫描后局部心肌组织复极化的方式是可预测的。相反，VF时，除颤电击后局部心肌组织复极化的方式是不可预测的。从这方面比较可以看出，ULV测试较DFT测试更具有可重复性。一临床试验直接在25例ICD植入患者中进行了两者可重复性的比较，发现ULV测试的可重复性高于DFT测试。在DFT测试中，第一次除颤能量和第二次除颤能量相差10J以上的有8例患者，而ULV测试中则不存在除颤能量相差10J以上的患者。再者ULV测试比DFT测试更安全，ULV测试不仅可以减少DFT测试时诱发VF所带来的风险，而且可以减少DFT测试时高能量除颤对心肌组织的损害作用。有研究显示，在大多数植入ICD的患者中，ULV测试并不需要诱发VF或少数情况下诱发一次VF，就足以获得临床上比较可靠的除颤能量安全窗。最近一项多中心临床试验（ASSURE研究）入选了426例ICD/CRT-D植入术患者，该试验比较了ULV测试和常规DFT测试诱发VF的次数以及除颤效果。ULV测试是先将发放的电击能量设置在14J，然后采用3个不同的偶联间期（相对于T波波峰为-20ms、0ms、20ms）进行T波扫描，如果3个偶联间期都未能诱发VF，说明此患者的ULV低于或等于14J，最后根据ULV和DFT的相关性将除颤能量设置在21J。结果显示，ULV测试时，76.7%的患者并不需要诱发VF，而且其最终的除颤成功率高达98.4%。Green UB等对14例ICD植入术患者也分别进行了ULV测试和DFT测试，他们发现DFT测试时VF事件的发生次数平均为（3.9±0.8）次，而ULV测试时VF事件的发生次数平均为（0.42±0.5）次，两者的差异具有统计学意义。

从以上临床试验可以看出，ULV与DFT密切相关，而且ULV测试的安全性和可重复性都优于DFT测试。因此，ICD植入术中，采用ULV测试来替代传统的DFT测试具有一定的应用价值和前景。

第三节　除颤波形的重要性

除颤波形与除颤效果密切相关。现代ICD多采用双相除颤波形，下文重点讨论双相波形对除颤的影响及相关原理。

一、除颤波形的产生

如同起搏器一样，除颤器中电池为除颤时心脏刺激的电源，因为电池不可能在除颤电击这么短的时间内发放所需要的充电量，所以必须在电容器中积累足够的充电量后才能进行高能电击。电容器通过被特定材料（导电性很差）分开的两个具有较大表面积的导体储存充电量，电容器的大小是埋藏式除颤器体积大小的一个重要决定因素，通常占 ICD 体积的 30%。如果把电看做一种流体类似物——电压是水压而电流是水流，那么电容器就类似于装满水的球囊，其顺应性取决于容积和压力之比。为了增加进入球囊中的水量，可以增加水压或换一种方式使其拥有电压，都能增加电荷的存储量。ICD 的发展趋势一直是采用较小的电容器从而减小装置的体积。

电容器存储的充电量由以下公式决定：充电量 = 电容（C）× 电压（V）

电容器向固定电阻负载放电的电压波形由以下公式确定：

$V_t = V_i \times e^{-t/RC}$（t 为时间，R 为电阻，$V_i$ 为起始电压）

与波形有关的能量通过下列公式表示：能量 $= 0.5CV^2$

在较长的脉冲（≥10ms）中，波形的"尾部"使心室再产生颤动，因而临床上采用的是截距波形。经典的单相截距波形如图 6-6B 所示。该波形以起始电压（V_i）、终末电压（V_f）、脉宽或倾斜度为特征。倾斜度表示起始电压的衰减百分比。波形的倾斜度是所用电容器大小、导线和电流所通过组织的电阻以及脉冲宽度的函数。倾斜度 $= (V_i - V_f)/V_i \times 100\%$。如图 6-7 所示，倾斜度对除颤效果产生重要的影响，随着倾斜度的下降，除颤效果进行性增加。对于以前用于临床的单相波形，理想的倾斜度是 50%～80%。

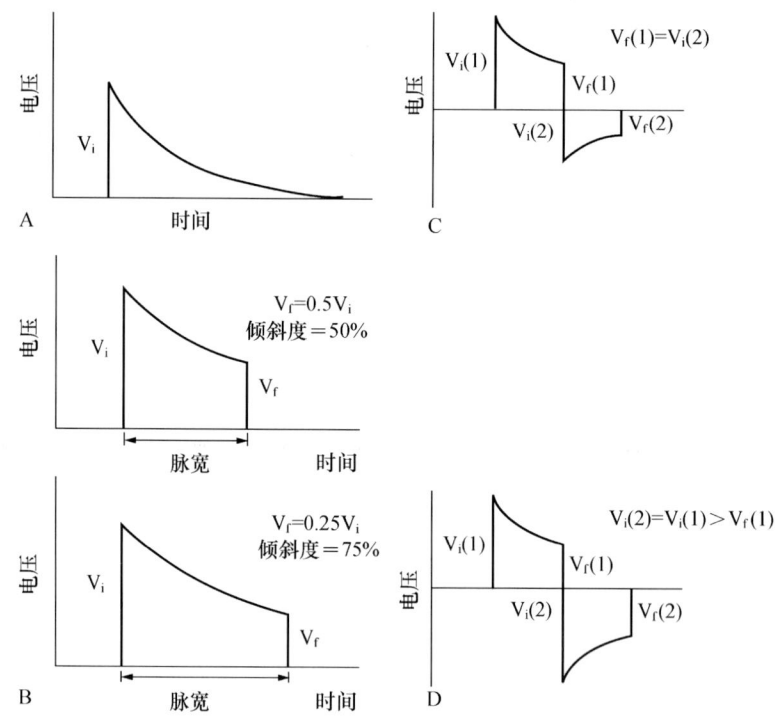

图 6-6 除颤波形

A，标准电容器放电；B，单相截距波形，标有起始电压（V_i）、终末电压（V_f）、脉宽和倾斜度（图 B 上方倾斜度为 50%，下方为 75%）；C，双相波形，第一个脉冲 $V_f(1) = V_i(2)$，因此该波形可在第一个脉冲完成后通过反转单电容器的极性产生；D，与 C 波形不同，$V_i(2) > V_f(1)$，故需要第二个电容器产生此种波形。

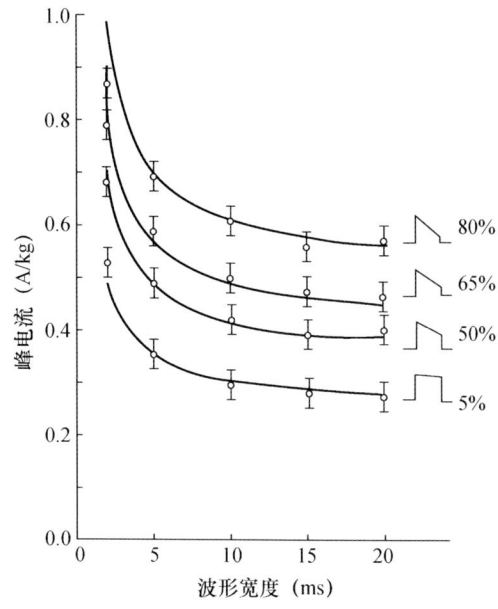

图 6-7　除颤阈值（峰电流）与除颤波形的宽度和倾斜度的关系

二、双相波形

恰当的具有特征性的双相电击能明显改善除颤效果，使 DFT 下降 30%～50%。所有目前使用的商业除颤器都采用双相波形，经典的双相波形见图 6-6C。双相波形有很多临床优势，都与其改善除颤效果有关。双相波形具有较低的 DFT，因而具有较大的植入成功率与较大的安全范围。因为安全范围增大，所以大多数病人不需要高能电击。由于双相波形的改善，与单相波形相比对电极的植入位置具有更大的耐受性，使植入操作更为容易。另外，双相波电击后窦性节律恢复得更快，终止持续时间较长的 VF 也比单相波电击更为有效。

双相波改善治疗效果的机制还不完全清楚，因而不能确定哪种双相波形更为理想。来自不同改良波形对 DFT 作用的经验性比较的大量证据显示，倾斜度、相宽以及电压-反转效率对双相波除颤效果有明显影响。然而，不存在一个最终波形，在既定的系统中最有效的除颤波形与植入的导线、电容密切相关，患者的临床特点亦可能发挥作用。另外，由于波形特征的相互影响（比如，电容器和电阻确定后，改变倾斜度则影响脉宽），很难确定某种改良的独立作用。不过，采用与目前所用除颤器相似的电路元件，某些波形特征有产生最低 DFT 的趋势，下面将讨论这些波形的一般特征。重要的是，第二个脉冲的前缘电压小于或等于第一个脉冲后缘电压的双相波形可由电容器在发放电击脉冲过程中反转极性产生。而第二个脉冲的前缘电压大于第一个脉冲后缘电压的波形需要两个电容器（图 6-6D）。

1. 相宽

如果在第一相放电量较大，双相波的效率更高。因此，在一个单相波中加入一个小的第二相波时，除颤效果就提高了。就目前除颤器的电容大小来说，如果总的脉宽保持不变而把第二相变宽（第一相缩短），DFT 就会逐渐降低到最小值。但如果第二相延长太多，

DFT 就会升高，最终会高于只发放第一相波的单相电击的 DFT（图 6-8）。这种相宽规律也有一些例外，将在下面的电压反转部分进行讨论。另外，这些脉宽资料是从大电容器和心外膜导线中获得的，经静脉系统的资料还不完全。经静脉导线和较小电容器的资料提示，可能有两种脉宽能使 DFT 降到最低，其中之一的第二相比第一相宽。

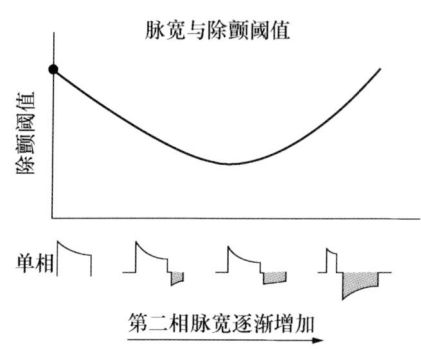

图 6-8　第二相脉宽与除颤阈值关系的理想曲线

2. 倾斜度

对于单相波形，理想的倾斜度在 50％至 80％之间。对于双相波形，在第一相和第二相倾斜度相等的单电容器波形中，各种理想的倾斜度在 40％至 65％之间。理想的倾斜度依赖于电容量和电阻，在许多 ICD 中，使用者都不能对其进行程控。另外，由于存在个体差异，适用于所有病人的理想倾斜度可能是不存在的。

3. 电压反转

对双相波除颤来说，电压反转的程度（从第一个脉冲后缘转向第二个脉冲前缘的电压变化幅度）具有重要意义。较大的电压反转伴随除颤效果的改善。在 Tomassoni 等分析的商用波形中，Ventritex 的波形具有较小的电压反转，其第二相前缘电压只有第一相后缘电压的一半，效果明显不如 CPI 波形，后者的第二相前缘和第一相后缘电压相同。Medtronic 的波形具有与 CPI 波形相同的电压反转，其 DFT 也与 CPI 波形的 DFT 相似。Ventritex 已不再采用小电压反转波形，很可能是因为其效率较低。

采用并联-串联电容器转换可以产生新的实验性波形，有关这方面的研究为电压反转的重要性提供了额外的支持。在这项技术中，两个电容器开始并联，提供较大的电容量，在放电期间发生时相变化时，电容器转换为电学串联，以附加的方式降低电容和增高电压，从而获得较大的电压反转。并联-串联模式转换波形比具有较小电压反转的单电容器双相波形的 DFT 低。并联-串联波形的第二相长于第一相，但效果改善了。然而，因第二相的电容量非常小，电压下降非常快，所以，第二相的有效电压宽度较低。假如认为较宽的波形易于再诱发 VF，而这种波形未再诱发 VF，可能的解释是其电压下降较快而有效脉宽较短。

4. 极性和双相波形

极性是单相除颤的一个重要决定因素，当右室电极是阳极时，经静脉系统具有较低的 DFT。有关双相极性的研究结果还不统一，一些研究显示双相研究有效，而另一些研究则显示无效。然而，有关极性效果的所有研究发现，右室电极第一相是阳极的波形更有效。另外，双相极性对 DFT 升高患者的影响最大，在一项包含 60 个患者的研究中，采用右室第一相阳极的双相波形，使 DFT≥15J 患者的 DFT 降低 31%，而对于 DFT<15J 的患者则极性作用不明显。尽管观察极性效果的研究显示心室第一相为阳极极性使患者群体的 DFT 获得相当一致的改善，但仍存在明显的个体差异，因而，对某一个具体患者，如果测试时未能发现足够的安全窗，进行反向极性试验是合理的，无论最初测试的极性如何。

5. 双相波改善除颤效果的机制

有几个理论已被建议用来解释所观察到的双相波优于单相波现象，但没有一种理论能完全解释所见到的益处，其基本机制仍有待于确定。

（1）作为"调节性"脉冲的第一相：通常在细胞处于未接受生理刺激状态时，要成功地除颤就需要激活钠离子通道。第一相脉冲可使阳极周围组织超极化，从而再激活仍处于失活状态的钠离子通道。这一调节性脉冲使心肌容易被随后的脉冲所兴奋。

（2）不应期缩短：双相脉冲的第一相可以缩短心肌细胞的不应期。而这一短暂的缩短可能有利于第二相脉冲有效地恢复钠离子通道，并最终使动作电位和不应期延长，这是一般认定的最重要的除颤机制。

（3）膜的稳定性：除了效果更好及除颤所需的电压更低外，双相波比单相波产生的不利影响小。在较高的电压梯度区域，电击可以导致膜的断裂和心肌损害。然而，双相波比单相波需要更高的电压梯度才能产生这些不利影响。有害的电击后效应可能是由于膜的微损害，后者导致离子的无选择性交换。电击期间的极性转换可以促进膜的调整和修复，从而减少电击后的功能不良。

三、临床实践中波形理论的应用

理想的双相波形对装置、导线和患者的要求是特定的。在许多商用的装置中，唯一可程控的选项是极性。因此，如果一个患者在植入 ICD 时没有足够的除颤安全界限，合乎逻辑的下一步做法是反转极性。如果仍未达到足够的安全界限，通常的做法是再加一个电极。对于可以改变倾斜度或脉宽的系统来说，下一步可以选择性地修改倾斜度或脉宽，尽管这一点在临床中并不常用（因为对某一具体患者而言很难预测理想的倾斜度）。

第四节　导线系统和除颤

最有效的导线系统是可以把电击平均分配至心肌并把高梯度和低梯度区域之间的电位差减到最小的系统。通过植入较大的心外膜电极片并使两个电极片中心的假想线穿过心室肌质量的中心可以很好地做到这一点。然而，因为心外膜电极片需要开胸植入，所以目前仅在很少情况下应用。

经静脉导线系统虽然本身效率不高，但由于采用了双相波形及脉冲发生器外壳作为活性电极的除颤器，因而目前几乎全部使用经静脉导线系统。因为脉冲发生器表面积较大，把它的外壳也作为活性电极，可以比仅使用双线圈除颤导线时的 DFT 降低 30%。某些研究发现，在应用单根远端除颤线圈的活性机壳系统时，加上一个近端线圈可以进一步降低 DFT。然而，如果对波形进行改良（极性反转，在较少情况下也可调节倾斜度和脉宽）后，仍不能获得满意的安全窗，下一步在右房和上腔静脉交界处植入第二个电极是合乎逻辑的。如果已经最佳放置了心内膜导线，仍不能获得足够的安全范围，植入皮下电极片或电极阵列可以进一步显著增加除颤电极的表面积，有利于引导更多的电流从有利的方向经过心室，使植入获得成功。皮下电极增加了系统的复杂性和合并症，好在使用双相活性电极脉冲发生器的患者只有3.7%需要应用皮下电极（图6-9）。当需要应用皮下电极时，电极阵列可能比电极片更有效，尽管我们发现这种获益在双相系统中被减弱。

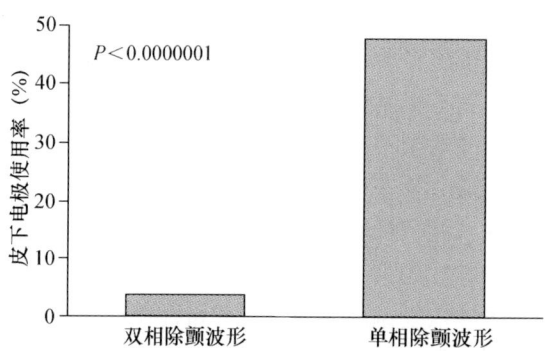

图6-9　除颤波形对皮下电极使用率的影响

98例以单相波形除颤患者，45例（48%）需要植入皮下电极方能满足植入标准；460例以双相波形除颤患者，仅有17例（3.7%）需要植入皮下电极以满足植入标准。

虽然双相波形的有效性及脉冲发生器较大的表面积允许电极的位置不理想，但理想的电极位置可以改善除颤效果。一般来说，除颤效果随着右室电极向三尖瓣环靠近而逐渐降低。因此，电极应尽可能放置在右室心尖部。另外，为了使电场尽可能覆盖左室心肌，理想的情况是将电极放置于间隔部位。在活性脉冲发生器机壳系统中，近端除颤线圈可以独立放置于上腔静脉内或上腔静脉与右房交界处或左锁骨下静脉内。

因为几乎所有商用除颤器的脉冲发生器机壳都作为电极，因而其部位也可以影响除颤效果。ICD最常放置的部位是左胸区域，典型的位置是胸前（皮下）平坦部位。然而，脉冲发生器的放置部位和放置的血管途径受多种因素影响，包括患者和医生的喜好、解剖异常、手术史、血管系统的完整性及是否有以前植入的永久起搏系统等等。除患者的特定因素外，植入位置的选择可能影响植入难易程度、除颤效果及长期的导线故障发生率。

对于习惯使用左手的患者、以前做过乳房切除或其他外科手术的患者，或由于解剖结构不能从左侧植入的患者，可考虑右胸植入。从右侧植入有远端和近端两个除颤线圈系统时，或者将近端线圈偏向右半胸（如果两个线圈在同一条导线上），或者将其推送至上腔静脉近心端的位置（双导线系统）。使用有电极活性的机壳脉冲发生器时，最大除颤电极面（即机壳）远离心室心肌。这些对电极位置的不利因素降低了除颤效果。对双相波形，我们发现右侧植入患者的DFT要较左侧植入患者的DFT高6J（左侧11.3J±5.3J，右侧17.0J±4.9J，$P<0.0001$）。尽管DFT是升高的，但在20例患者中19个成功地从右侧植入了ICD，一例患者因不能获得满意的阈值而放弃右胸途径。尽管考虑到右侧活性机壳使一大部分电场偏离心室可能对除颤产生不利影响，但机壳的大表面积弥补了这一缺陷，因此，当需要右侧植入时，应选择活性机壳ICD。然而，一般来说左侧植入优于右侧植入，只要没有不宜于左侧植入的强制性因素，应采用左侧植入。

腹部是另一个选择性的ICD植入部位，但该部位仅在少数情况下使用。虽然除颤效果不如左胸位置，但对于活性机壳系统来说，腹部植入似乎优于右胸位置植入。然而，腹部植入在技术上更为复杂，需要两个切口，做导线隧道，解剖腹部和全身麻醉。另外，虽然完全是经静脉系统，但该部位有较高的感染、腹膜损蚀以及导线断裂的危险性，因而只在很少情况下被采用。

第五节　药物和除颤器

ICD植入患者常需使用抗心律失常药物来治疗室上性心动过速，抑制室性心律失常的发生。研究表明，ICD植入合并使用膜活性药物（Vaughn-Williams分类中的Ⅰ类或Ⅲ类药物）者占12%～31%。ICD植入合并使用抗心律失常药物时需注意以下几方面：①注意心律失常的识别。大多数药物减慢室性心动过速的频率，如果频率减慢到低于识别标准的程度，则室性心动过速就不能被ICD识别，因而得不到治疗。室性心动过速患者在开始应用抗心律失常药物后，通常要进行ICD的测试来评价其对室性心动过速的识别情况。②注意起搏阈值的变化。抗心动过缓和抗心动过速起搏阈值可能受到药物的影响。③注意患者对起搏需求的变化。药物可能加重传导障碍或减慢窦性心率，增加抗心动过缓起搏频率或致起搏依赖。④注意药物的致心律失常作用。⑤注意DFT的改变。虽然药物能调节除颤效果，但药物-除颤之间的相互作用是复杂的。不同抗心律失常药物对DFT的影响并不一致，而且，麻醉药的影响、不同研究所用导线系统和波形的差异以及研究对象的不均一性都会使药物对除颤效果的影响发生差异，表6-2给出了抗心律失常药物对除颤阈值影响的常见实验结果。一般来说，阻碍快速内向钠电流（如利多卡因）或钙通道功能的药物（如维拉帕米）升高DFT，而抑制复极钾电流的药物（如索他洛尔）降低DFT。胺碘酮的效应是多样的，临床上，长期应用胺碘酮增加DFT，而短期静脉应用胺碘酮很少产生即刻影响。在开始应用可升高阈值的药物（特别是胺碘酮）时应该进行DFT测试，特别是对于DFT处于临界状态的患者。

表6-2　不同抗心律失常药物对除颤阈值的影响

抗心律失常药物		对除颤阈值的影响
ⅠA类	奎尼丁	升高
	普鲁卡因胺	无变化
	N-乙酰普鲁卡因胺	降低
	双异丙比胺	无变化
ⅠB类	利多卡因	升高
	美西律	升高
ⅠC类	氟卡尼	升高
	普罗帕酮	无变化
Ⅱ类	普萘洛尔	升高
	阿替洛尔	无变化
Ⅲ类	索他洛尔	降低

续表

抗心律失常药物		对除颤阈值的影响
	伊布利特	降低
	多菲利特	降低
	胺碘酮（口服）	升高
	胺碘酮（静脉）	降低或无变化
Ⅳ类	地尔硫䓬	升高
	维拉帕米	升高

参考文献

[1] Zipes DP, Camm AJ, Borggrefe M, et al. ACC/AHA/ESC 2006 Guidelines for Management of Patients With Ventricular Arrhythmias and the Prevention of Sudden Cardiac Death: a report of the American College of Cardiology/American Heart Association Task Force and the European Society of Cardiology Committee for Practice Guidelines (writing committee to develop Guidelines for Management of Patients With Ventricular Arrhythmias and the Prevention of Sudden Cardiac Death): developed in collaboration with the European Heart Rhythm Association and the Heart Rhythm Society. Circulation, 2006, 114 (10): e385-e484.

[2] Dosdall DJ, Fast VG, Ideker RE. Mechanisms of defibrillation. Annual review of biomedical engineering, 2007, 12: 233-258.

[3] Prevost JL, Battelli F. Sur quelques effets des d'echarges 'electriques sur le coeur des Mammifères. C. R. Acad. Sci, 1899, 129: 1267-1268.

[4] Beck CS, Pritchard WH, Feil HS. Ventricular fibrillation of long duration abolished by electric shock. Journal of the American Medical Association, 1947, 135 (15): 985.

[5] Zoll PM, Linenthal AJ, Gibson W, et al. Termination of ventricular fibrillation in man by externally applied electric countershock. The New England journal of medicine, 1956, 254 (16): 727-732.

[6] Ezekowitz JA, Armstrong PW, McAlister FA. Implantable cardioverter defibrillators in primary and secondary prevention: a systematic review of randomized, controlled trials. Annals of internal medicine, 2003, 138 (6): 445-452.

[7] Bristow MR, Saxon LA, Boehmer J, et al. Cardiac-resynchronization therapy with or without an implantable defibrillator in advanced chronic heart failure. The New England journal of medicine, 2004, 350 (21): 2140-2150.

[8] Kadish A, Dyer A, Daubert JP, et al. Prophylactic defibrillator implantation in patients with nonischemic dilated cardiomyopathy. The New England journal of medicine, 2004, 350 (21): 2151-2158.

[9] Hohnloser SH, Kuck KH, Dorian P, et al. Prophylactic use of an implantable cardioverter-defibrillator after acute myocardial infarction. The New England journal of medicine, 2004, 351 (24): 2481-2488.

[10] Bardy GH, Lee KL, Mark DB, et al. Amiodarone or an implantable cardioverter-defibrillator for congestive heart failure. The New England journal of medicine, 2005, 352 (3): 225-237.

[11] Zipes DP, Fischer J, King RM, et al. Termination of ventricular fibrillation in dogs by depolarizing a critical amount of myocardium. The American journal of cardiology, 1975, 36 (1): 37-44.

[12] Dillon SM, Kwaku KF. Progressive depolarization: a unified hypothesis for defibrillation and fibrillation induction by shocks. Journal of cardiovascular electrophysiology, 1998, 9 (5): 529-552.

[13] Sweeney RJ, Gill RM, Steinberg MI, et al. Ventricular refractory period extension caused by defibrillation shocks. Circulation, 1990, 82 (3): 965-972.

[14] Ideker RE, Hillsley RE, Wharton JM. Shock strength for the implantable defibrillator: can you have too much of a good thing? Pacing Clin Electrophysiol, 1992, 15 (6): 841-844.

[15] Strickberger SA, Daoud EG, Davidson T, et al. Probability of successful defibrillation at multiples of the defibrillation energy requirement in patients with an implantable defibrillator. Circulation, 1997, 96 (4): 1217-1223.

[16] Strickberger SA, Man KC, Souza J, et al. A prospective evaluation of two defibrillation safety margin techniques in patients with low defibrillation energy requirements. Journal of cardiovascular electrophysiology, 1998, 9 (1): 41-46.

[17] Moss AJ, Hall WJ, Cannom DS, et al. Improved survival with an implanted defibrillator in patients with coronary disease at high risk for ventricular arrhythmia. Multicenter Automatic Defibrillator Implantation Trial Investigators. The New England journal of medicine, 1996, 335 (26): 1933-1940.

[18] Buxton AE, Lee KL, Fisher JD, et al. A randomized study of the prevention of sudden death in patients with coronary artery disease. Multicenter Unsustained Tachycardia Trial Investigators. The New England journal of medicine, 1999, 341 (25): 1882-1890.

[19] The Antiarrhythmics versus Implantable Defibrillators (AVID) Investigators. A comparison of antiarrhythmic-drug therapy with implantable defibrillators in patients resuscitated from near-fatal ventricular arrhythmias. The New England journal of medicine, 1997, 337 (22): 1576-1583.

[20] Moss AJ, Zareba W, Hall WJ, et al. Prophylactic implantation of a defibrillator in patients with myocardial infarction and reduced ejection fraction. The New England journal of medicine, 2002, 346 (12): 877-883.

[21] Gold MR, Shorofsky SR. Transvenous defibrillation lead systems. Journal of cardiovascular electrophysiology, 1996, 7 (6): 570-580.

[22] Tokano T, Bach D, Chang J, et al. Effect of ventricular shock strength on cardiac hemodynamics. Journal of cardiovascular electrophysiology, 1998, 9 (8): 791-797.

[23] Strickberger SA, Klein GJ. Is defibrillation testing required for defibrillator implantation? Journal of the American College of Cardiology, 2004, 44 (1): 88-91.

[24] Russo AM, Sauer W, Gerstenfeld EP, et al. Defibrillation threshold testing: is it really necessary at the time of implantable cardioverter-defibrillator insertion? Heart Rhythm, 2005, 2 (5): 456-461.

[25] Swerdlow CD, Russo AM, Degroot PJ. The dilemma of ICD implant testing. Pacing Clin Electrophysiol, 2007, 30 (5): 675-700.

[26] Viskin S, Rosso R. The top 10 reasons to avoid defibrillation threshold testing during ICD implantation. Heart Rhythm, 2008, 5 (3): 391-393.

[27] Markowitz SM. To test or not to test during defibrillator implantation? A reassessment of the conventional wisdom. Journal of cardiovascular electrophysiology, 2008, 19 (4): 406-408.

[28] Swerdlow CD, Davie S, Ahern T, et al. Comparative reproducibility of defibrillation threshold and upper limit of vulnerability. Pacing Clin Electrophysiol, 1996, 19 (12 Pt 1): 2103-2111.

[29] Day JD, Doshi RN, Belott P, et al. Inductionless or limited shock testing is possible in most patients with implantable cardioverter-defibrillators/cardiac resynchronization therapy defibrillators: results of the multicenter ASSURE Study (Arrhythmia Single Shock Defibrillation Threshold Testing

Versus Upper Limit of Vulnerability: Risk Reduction Evaluation With Implantable Cardioverter-Defibrillator Implantations). Circulation, 2007, 115 (18): 2382-2389.

[30] Green UB, Garg A, Al-Kandari F, et al. Successful implantation of cardiac defibrillators without induction of ventricular fibrillation using upper limit of vulnerability testing. J Interv Card Electrophysiol, 2003, 8 (1): 71-75.

[31] Feeser SA, Tang AS, Kavanagh KM, et al. Strength-duration and probability of success curves for defibrillation with biphasic waveforms. Circulation, 1990, 82 (6): 2128-2141.

[32] Tomassoni G, Newby K, Deshpande S, et al. Defibrillation efficacy of commercially available biphasic impulses in humans. Importance of negative-phase peak voltage. Circulation, 1997, 95 (7): 1822-1826.

[33] Zhou X, Smith WM, Justice RK, et al. Transmembrane potential changes caused by monophasic and biphasic shocks. The American journal of physiology, 1998, 275 (5 Pt 2): 1798-1807.

[34] Friedman PA, Rasmussen MJ, Grice S, et al. Defibrillation thresholds are increased by right-sided implantation of totally transvenous implantable cardioverter defibrillators. Pacing Clin Electrophysiol, 1999, 22 (8): 1186-1192.

第七章 心脏起搏器现代功能与应用

　　1958年，Furman医生为一位完全性房室传导阻滞患者植入了世界第一台起搏器。这具有里程碑意义的治疗，开启了心血管疾病植入性器械治疗的新时代。心脏起搏疗法问世50多年来经过了从非生理起搏到逐渐生理起搏的发展过程，心脏起搏器已逐渐从单纯刺激心脏使其激动、免于心脏停搏的最初设计理念发展为具有诊断、存储、预防和治疗缓慢性及快速性心律失常以及治疗其他非心律失常性疾病（如某些类型的心力衰竭患者）的先进治疗手段。

　　本章节将脉冲发生器的功能按照安全性、生理性、自动化诊断治疗功能、远程监测、心功能检测和预警以及心肌缺血功能监测等部分分别进行简要阐述。

第一节　保证安全性的功能

　　毋庸置疑，虽然近年来为改善生活质量而植入心脏起搏器的患者在增加，但保证心脏不停搏仍然是心脏起搏器最重要的功能。近年来在这方面各个起搏器生产公司都进行了大量的研究开发工作，使很多产品在起搏电压输出、感知和阻抗监测自动化功能方面有了不少的进展。

一、起搏输出能量的自动调整

　　安全度是为能确保心脏持续有效地被起搏而实际设定的输出电压和脉宽的范围，通常认为安全度应设定为电压阈值的2倍，脉宽阈值的3倍。为保证植入起搏器患者的安全，通常需将起搏器输出电压设置为高于起搏阈值2～3倍的水平（安全范围），为此起搏器将消耗大量的电能。能确认每个心搏是否夺获并自动调节输出仅略高于起搏阈值的起搏器，无疑能在保证病人起搏安全的前提下最大限度地延长起搏器的寿命。近年来各公司在起搏能量自动调整方面进行了不少的研究，很多产品已应用于临床并取得了较好的效果。

　　（一）心室输出能量的自动调整

　　是该领域最先上市的成熟技术。因为从保障安全角度讲，心室要比心房重要得多。各家公司都先后开发了心室输出能量自动调整的程序，包括St. Jude公司的自动阈值夺获（autocapture）功能、Medtronic公司的阈值管理（threshold management）功能和Biotronic公司动态夺获控制（active capture control，ACC）等。

　　1. 自动阈值夺获（autocapture）功能：是最先应用于临床的具有心室起搏电压自动调整功能的一个程序。它有4个功能特点：①"beat-by-beat"确认夺获：系统通过电极导线顶端感知到的刺激除极波（evoked response，ER）来判断每一个刺激脉冲是否夺获心室，即能做到逐跳确认夺获与否；②丧失夺获后自动发放安全备用脉冲起搏：如果没有感知到 ER 波，将发出一个安全备用脉冲以保证安全；③自动搜索起搏阈值：自动阈值搜索的启动可由定时（每隔 8 小时）、阈值突然升高时、磁铁和程序控制来触发；④自动调节输出电压：通过测试获得起搏阈值后，在此基础上自动再加 0.25V 或 0.3V 为自动调整后实际输出电压．起搏器将以此输出电压输出（图 7-1）。

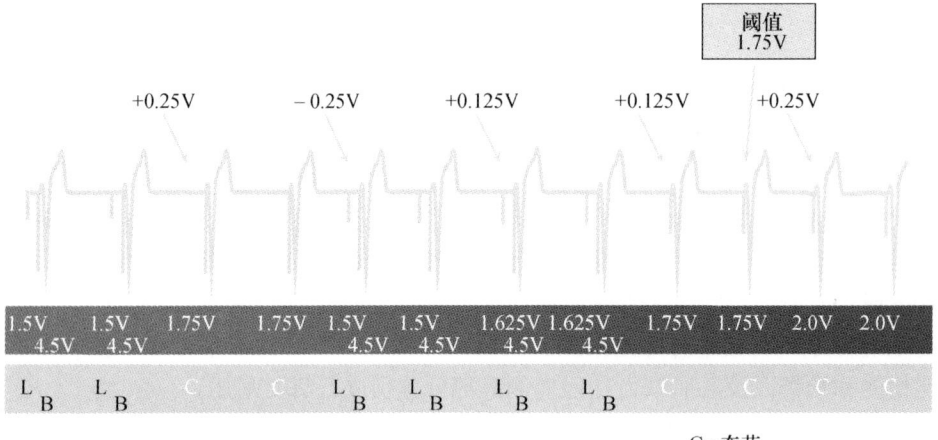

图 7-1　起搏阈值自动搜索和输出电自动调整

第一、第二个波形均为 1.5V 未能起搏（L）并发放了备用安全脉冲（B）。第三、第四个波形为输出增加 0.25V（1.75V）后夺获心室（C），第五、第六个波形减 0.25V 后仍为 L，第七、第八个波形加 0.125V（1.625V）亦为 L，第九、第十个波形加 0.125V（1.75V）后为 C，认为阈值为 1.75V。在此基础上再加 0.25V（2.0V）为其起搏输出电压，依此输出电压直到遇到再进行阈值自动搜索的情况。

2. 阈值管理（threshold management）功能：与 autocapture 功能相似，阈值管理功能判断脉冲是否夺获心室也是以 ER 波为准。两者不同点在于，autocapture 是根据其振幅，而阈值管理是根据 ER 波的斜率（即单位时间内电位幅度值的变化，单位 mV/s）来作出是否真正夺获心室的判断。

阈值管理的优点：①不受低极化和高极化电极的限制；②不受单极和双极的限制；③术中不需要测量 ER 值。其缺点：①起搏阈值是定期进行测试和调整的（而 autocapture 功能是时刻逐跳进行阈值确认的）；②无逐跳夺获确认，在两次测量间期内，如前次所设定的起搏输出不能夺获，则不能发放备用安全脉冲（存在失夺获可能）；③启动阈值测试需要诸如心率等符合要求，如心率快则不能启动测试过程；④每次测试脉冲后都会发出安全备用脉冲，不管是否已被测试脉冲夺获；⑤"倍数器"的安全余量设计的节电效果稍显逊色。

（二）心房输出能量的自动调整

是继心室能量自动调整功能上市 2 年后开发出来的新功能。保证心房的安全有效起搏同样有重要的临床意义。目前 Medtronic 公司及 St. Jude 公司都先后研制成功具有心房阈值管理功能的起搏器。

1. 心房夺获管理（atrial capture management，ACM）：EnPulse 系列起搏器是由美敦力公司设计开发的全球第一台临床上市的具有心房自动阈值管理功能的起搏器。ACM 的设计理念源于植入起搏器的医生术中测试心房起搏阈值的思路：①如果患者房室传导正常，通过增加心房起搏频率（超过自身窦性频率 20 次/分左右）观察 QRS 波频率是否增加，如果是，则心房被起搏，反之亦反。即通过提高心房起搏频率，观察心房起搏（AP）后的心室感知（VS）来确认心房是否被夺获。②如果患者存在房室传导阻滞，可通过增加心房起搏频率（超过自身窦性频率 20 次/分左右）观察起搏脉冲后（AP）是否有自身 P 波。如果有，则前面的心房刺激脉冲没有激动心房（如心房被刺激脉冲所激动，则产生不应期，窦性冲动不会再次激动心房），反之亦反。

ACM 的具体算法：包括①AVC 法则（atrial-ventricular conduction）：适用范围为 AP-VS，即病态窦房结综合征但房室传导功能正常的情况；②ACR 法则（atrial chamber reset）：适用范围为 AS-V，即 AS-VP 或 AS-VS，为感知心房后，不论房室传导功能正常与否，都将启动该运算法则（图 7-2）。具体算法可参照相关专著，在此不再赘述。

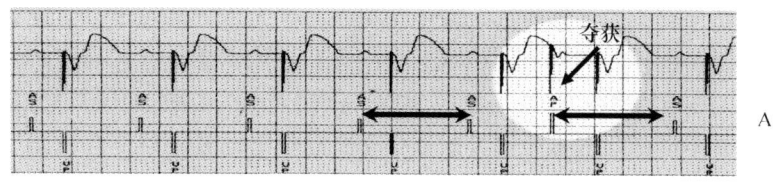

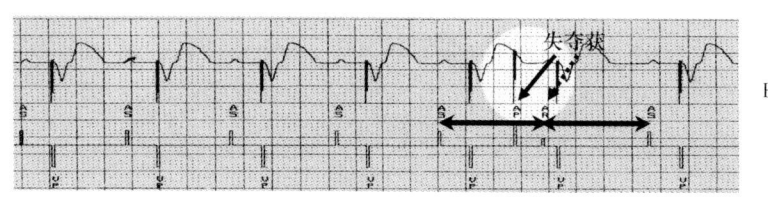

图 7-2　ACR 法则的运算实例

A. AP 脉冲夺获心房，AP 到下一次 AS 时间与 AS-AS 时间相等。B. AP 脉冲未夺获心房，AS 到 AR 间期与 AR 到下一次 AS 间期相等。

2. 心房夺获确认（atrial capture confirm，ACap™Confirm）：St. Jude 公司在 Zephyr DR 双腔起搏器中首先启用。如上述，心室阈值管理都是通过感知 ER 波的方式来判断心室是否被夺获。起初人们也想用同样的方法来判断心房的起搏阈值，但它存在的主要问题是心房的 ER 电位非常小，极易被极化电位干扰而不能被正确感知。经过长时间的努力，最终仍然利用 ER 波完成了心房起搏阈值的自动检测，但并不是依据 ER 波的振幅，而是取自 ER 波的面积，即起搏除极积分（paced depolarization integral，PDI）。ACap™Confirm 利用 ER 波的面积（area of evoked response）来工作。PDI 必须足够大以区分 ER 波和极化波从而确认是否心房被夺获。分别测试夺获和非夺获时的起搏脉冲，测量夺获时起搏刺激脉冲的目的为同时测试 ER 波和极化波，而测量非夺获时的起搏刺激脉冲的目的只是测试极化波。具体算法可参照相关专著。

与心室起搏电压自动调整相比，心房起搏输出电压自动调整功能的算法中无论是

ACM，还是 ACap™Confirm，开启条件明显复杂、苛刻，很多情况下不能正常开启监测和阈值调整功能。但无论如何，心房阈值管理功能的开发显示了起搏工程技术方面的进展，其算法巧妙、严谨，标志着起搏治疗向更加安全、自动化方面又迈进了一步。

（三）起搏输出能量自动调整的意义

1. 保证心室、心房起搏的安全，这是最重要的研发目的。
2. 由于输出能量可以下降，因此起搏器的预期使用寿命应会延长。

二、感知功能的自动调整

感知（sense）是起搏器除起搏功能外最重要的一个功能，在某些时候甚至比起搏更加重要，它决定了起搏脉冲发不发放以及何时发放。另外，现代起搏器的诸多诊断、存储及治疗功能，如房性心律失常的诊断，室性心律失常等事件的存储、计数和预防，终止 PMT 的程序等功能，无不依赖正确的心房和心室感知。

通常情况下感知的测试包括术中及术后两部分，后者只能是在患者就诊程控随访时或患者心电图发现存在感知问题时被动采取的检查措施。心腔内 P 波及 QRS 波的振幅并非是一成不变的，如原有心脏疾病进展、发生快速性心律失常等情况下都可能会有显著的变化，如不能及时随访程控，则很容易出现感知问题，导致不能正常开启起搏器的某些程序（如启动 AMS 程序）或出现竞争性心脏起搏等。以往上市的心脏起搏器感知灵敏度都只能设置为固定值，它不能随除极振幅高度的变化而自动作出调整，始终存在发生不感知或肌电干扰引起的过感知等临床情况的可能性。

感知灵敏度自动调节功能可自动测量自身心搏（P/R 波）的振幅，依此调整心房和心室的感知灵敏度。此功能可保证在动态情况下 100% 感知正常，提高病人的安全性。其工作原理是可持续监测自主除极信号（P 波和 QRS 波）的振幅，并与先前设定的感知灵敏度数值进行比较，自动调整感知灵敏度的设置。

三、起搏系统阻抗自动监测

阻抗不是一个恒定的值，在一定范围内会经常变化。其明显异常包括：①起搏导线损坏：绝缘层破裂会导致起搏电路短路而引起阻抗的显著下降，而电极导线的断裂则导致起搏电路的断路而引起阻抗的显著升高。②电极脱位或微脱位。③电极导线尾端连接器与起搏器接触不良或松脱。

以往起搏系统的阻抗测试都是用程控仪来测试的，后者是一个点的即刻数值，不能显示整个植入时期阻抗的变化。如果电极导线的故障是间歇发生的，则很难通过某个时间点的遥测来发现。如果起搏器具有阻抗自动监测功能，则通过程控遥测获得近期阻抗的趋势图，则很容易发现阻抗在某个时间段间歇性出现的剧烈变化，从而协助判断起搏系统的功能，避免漏诊和误诊。

具有起搏系统阻抗自动监测功能的脉冲发生器可定时自动测量心房及心室电极的阻抗并将其记录，通过起搏程控分析仪可调出自上次随访至本次随访期间起搏电极导线阻抗的变化（图 7-3）。

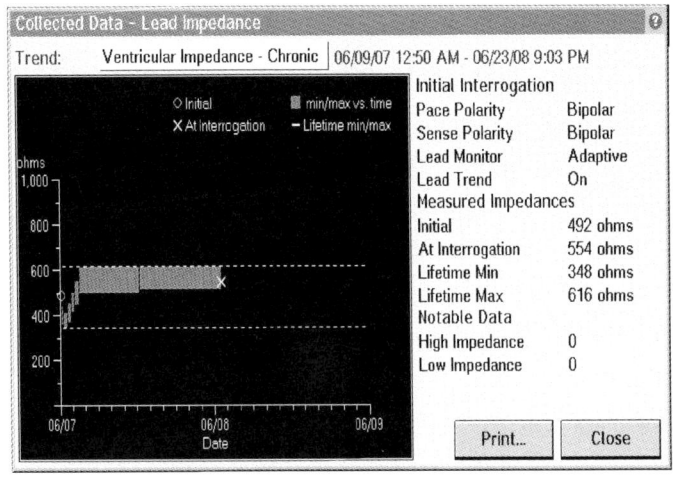

图 7-3　阻抗趋势图程控界面

显示 1 年来阻抗的变化范围为 400～600Ω。

第二节　保证生理性的功能

起搏器的发展自 20 世纪 60 年代初的 VVI 到 20 世纪 70 年代的 DDD 以及 80 年代的 DDDR。20 世纪 80 年代后，人们认为 DDDR 已几近完美无缺的生理程度，既能保持房室顺序收缩的同步性，又具有变时功能，DDDR 似乎已经解决了长期模拟正常心脏功能的"生理性起搏"问题。事实果真是这样吗？

答案是否定的。20 世纪 90 年代至本世纪是临床循证试验研究时代，在此期间针对起搏治疗也进行了很多临床试验。结果显示人们寄予厚望的"生理的"DDD（R）起搏模式在临床终点上与非生理的 VVI 起搏模式并无明显差别。令人意外的结果引发了人们进一步的思考。所谓生理性起搏，应能模拟窦房结及房室、室内传导系统的生理功能，提供与静息及活动相适应的心率并保持正常房内/房间、房室及室内/室间的电、机械活动顺序。实际上，目前无论是脉冲发生器还是起搏部位都不能满足要求，任何起搏治疗都不可能是完全生理的。①DDDR 及 AAIR 起搏器，虽然保持了房室同步，但无论心房起搏抑或心室起搏都存在左、右心房间或左、右心室间的不同步问题。②所谓的房室同步，也只是保持了右侧房室的同步，右心房起搏导致的左房激动延迟会使左侧房室延迟相对缩短，而起搏或感知房室延迟（AVD）与正常房室下传相比，都会或多或少地影响左室的舒张充盈功能。③频率适应功能由于所采用感受器本身的限制，肯定存在特异性及敏感性的非生理弊端（详见后文）。故从严格意义上讲，与自身房、室激动相比，所有的心脏起搏器均是非生理性的。

如何在目前心脏起搏的整体非生理条件下，尽量保护植入起搏器患者自身的生理功能是近年来起搏领域研究的热点。主要包括如何减少不必要的心室、心房起搏，如何应用起搏模式自动转换及发挥频率应答起搏器的功能等等。下面就起搏器保护生理性功能方面的一些新进展进行阐述。

一、最小化右心室起搏的功能

右心室心尖部（RVA）起搏虽然能够稳定起搏心室达到避免心脏停搏的目的，但其弊端也渐渐显现且被人们重视。选择该部位起搏的目的主要是基于起搏电极的稳定性而非血流动力学方面的考虑，实际上 RVA 是血流动力学表现最差的起搏部位，包括近年来的临床试验证据也充分证明了 RVA 起搏的弊端。2007《ESC 起搏植入指南》中建议缓慢性心律失常患者应植入双腔起搏器并尽量使其右心室起搏比例最小化（minimizing pacing of ventricle，MPV），以避免由右心室心尖部除极带来心室非同步的不利影响。2008 年《ACC/AHA/HRS 心脏节律异常器械治疗指南》中也推荐通过优化起搏器程控，鼓励减少不必要的右心室起搏。

减少右心室起搏的方法包括：①选择非右心室心尖部的其他部位进行心脏起搏，如目前较常应用的右室流出道间隔起搏；②调整起搏参数及利用起搏器内设程序，在保证安全前提下尽量减少心室起搏。本节主要介绍后者。

减少右心室心尖部起搏（MPV）的策略包括：

（一）起搏模式选择　对病态窦房结综合征而房室传导正常者，如能预测在脉冲发生器预期的 7～8 年寿命内不会出现房室传导阻滞，应选择单腔 AAI 起搏模式。当然，也可先置入 DDD 起搏后程控为 AAI 模式，如果今后出现 AVB，再程控为 DDD 模式。另外，植入具有起搏模式自动转换功能的起搏器也是一种很好的选择，见下文。

（二）起搏器的最小化右心室起搏功能

1. 滞后（hysteresis）功能　当人为设置逸搏间期（决定了滞后频率）＞起搏间期（决定了起搏频率）时，则滞后频率＜起搏频率。其优点是鼓励自身心室激动，减少心室起搏，节省起搏器电能。

2. 休息频率　允许脉冲发生器在病人没有活动时将起搏频率降到设定的自动休息频率。后者除了能适应患者的生理性心率变化外，客观上起到了鼓励自身激动，减少心室起搏的目的。

3. 睡眠频率　通常睡眠频率均比低限频率慢。其在设定的睡眠时间内，用睡眠频率来取代低限频率。

4. 程控 AV 延迟至大于自主 PR 间期　可通过程控 DDD（R）起搏器的感知和起搏房室延迟（atrio-ventricular delay，AVD），使其大于自身 PR 间期，从而使室上性激动有机会能通过房室交界自身下传，减少右心室起搏的概率。但是通常必须要程控 AVD 明显大于自身的 PR 间期才能达到真正减少心室起搏的目的。这是由于：①自身 PR 间期会随着自主神经的调节功能、使用的药物等而改变，如不将起搏器的 AVD 明显延长，则不能保证感知 AVD 总是比自身房室下传慢。②心房起搏后激动沿肌间隙下传引起房室交界、右-左心室激动的时间明显长于沿传导系统下传的速度。另外，由于位于右心室心尖部的起搏电极感知心室除极波（QRS）的位置是在 QRS 波起始后而非起始处（由于激动自上向下传导至 RVA 电极处的心室肌需要时间，且需达到一定的幅度才能被心室感知电路感知），因此心房起搏到心室感知（AP-VS）所需要的时间远超过常规正常沿传导束下传的窦性激动的时间。因此，PAV（起搏 AVD）应设置较长的间期才能避免心室脉冲的发放。

但如果过分延长 AVD，而此时自身房室传导也存在问题，会出现：①过长的 PR 间期会导致二尖瓣反流，产生血流动力学障碍；②过长 AV 间期后的心室起搏容易产生室房逆传，容易导致 PMT 发生。③AVD 延长后为了保持总心房不应期的不变而通常人为缩短 PVARP，后者会导致心室容易感知逆传的 P 波而发生 PMT。④延长 AVD 后会导致上限跟踪频率（MTR）下降，使患者活动量受限。因此，如能时刻检测患者自身房室下传情况，并能根据其数值随时自动调整 AVD（见下文），则能更加有效地降低心室起搏比例，又避免了过分持续延长 AVD 带来的弊端。

5. AV 延迟扫描　又称为 AV 间期自动调整。以往如想更改起搏器设定的 AVD 都需要人为进行体外程控。而目前应用的很多起搏器都具有自动调整 AVD 的功能，并可程控此功能的开闭状态。每个公司的名称、算法不太一致，但基本工作原理差异不大。如 St. Jude 公司的自动自身传导搜索（AICS）和心室自身优先功能（VIP），Medtronic 公司的 AV 间期扫描（Search AV+和 Vitatron）功能的精确的心室起搏（RVP）和 Biotronic 公司的 AV 重复滞后（AV Repetitive Hysteresis）和 AV 扫描滞后（AV scan Hysteresis）等。

6. 起搏模式自动转换　保证心室起搏安全的前提下尽量减少右心室起搏的最好方式是依据患者自身心律，能自动在 AAI/DDD 模式，即单、双腔起搏模式之间自动转换的起搏器。传统的起搏器不能做到这一点。近年来生产的某些起搏器具有起搏模式自动由双腔到单腔或单腔到双腔的相互转换功能。如 Medtronic 公司的心室起搏管理（managed ventricular pacing，MVP）及 Ela 公司的 AAIsafeR 功能。

MVP 的算法包括两部分，即 AAI（R）—>DDD（R）的模式转换及 DDD（R）—>AAI（R）的模式转换。①AAI（R）—>DDD（R）的模式转换：如果最近 4 个 A-A 间期中有 2 个无传导的 VS 事件，则起搏模式由 AAI（R）转变成 DDD（R）。在 AAI（R）模式时，当出现间歇性或暂时性丧失 AV 传导时，起搏器会发放心室备用脉冲（图 7-4）。②DDD（R）—>AAI（R）的转换：在转变的 DDD（R）模式下，每 1、2、4、8min 至 16h，临时性应用 AAI（R）时间间期去检测一个 A-A 间期中有无传导的 VS。通过传导检查如果发现存在 VS，起搏模式即刻从 DDD（R）转为 AAI（R），即所谓 1 跳（1beat）转换。MVP 能安全地鼓励自身 AV 传导，减少不必要的右心室起搏。AAIsafeR 的算法基本同 MVP 的算法。

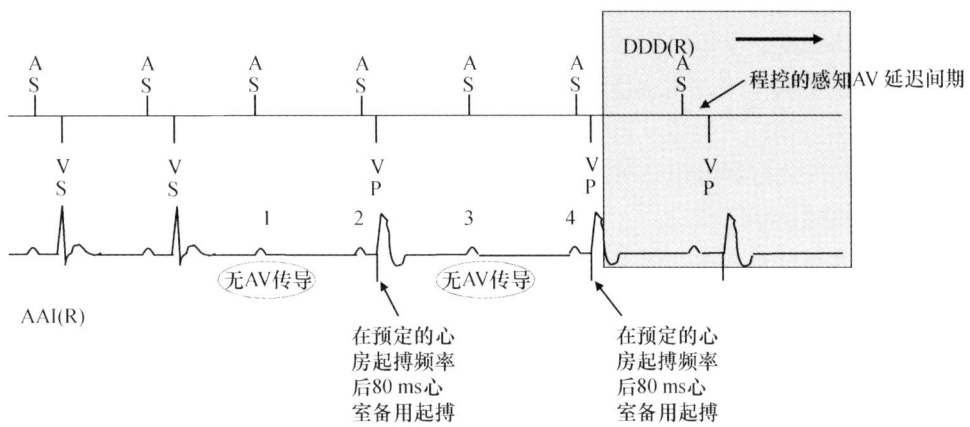

图 7-4　MVP 功能 AAI（R）模式到 DDD（R）模式的转换

其转换条件是最近 4 个 A-A 间期（图中 1、2、3、4）中有两个无传导的 VS 事件。实际上，该模式图显示 4 个 A-A 间期中无 VS 事件。当出现间歇性或暂时丧失 AV 传导时，会有心室备用脉冲发放。

SAVE PACe 研究证实了与传统的 DDDR 组相比，具有较少心室起搏功能算法的 DDDR 组心室起搏概率由 99% 下降到 9%，显著降低了心室起搏概率。

二、最小化右心房起搏功能

（一）右心耳起搏的弊端

RVA 起搏的弊端已逐渐被人们所认识，而右心房起搏所引起的电-机械活动的不同步问题不太被人注意。实际上，该部位的起搏同样可引起电及机械活动方面的诸多问题。具体表现在：

1. 电活动异常　激动由心房电极所在的部位（通常为右心耳）通过心房肌向房室交界区及左心房传导，速度明显比通过结间束传导要慢，从而引起左右房内、左右房间的不同步。

2. 机械活动异常　如上述，右心耳激动通过心房肌向左房传导，导致左房激动延迟，后者形成隐匿性左侧房室延迟缩短（左侧 PR 间期缩短），左侧房室不同步，使左心室充盈减少，产生血流动力学障碍。

（二）减少右心耳起搏的措施

包括采取非右心耳的其他部位起搏方法（如右、左心房同步起搏，右心房双部位起搏和低位房间隔起搏等）和减少右心起搏的算法。与前者相比，后者可能是更加简便有效的方法。包括：

1. 休息频率、睡眠频率或固定的心房滞后：方法及意义同心室起搏。

2. 具有自动搜索功能的心房滞后：如同减少心室起搏的房室自动搜索功能，具有带搜索的心房频率滞后（动态心房滞后）功能可主动定期延长 AA 间期以搜索鼓励自身窦性心律出现，达到进一步减少心房起搏的目的。

3. 窦性优先（sinus preference）：是 Medtronic 公司设计的 DDDR 工作模式，即在双腔频率应答模式下尽可能增加对自身 P 波跟踪，减少心房起搏的程序。

三、AV 间期自动优化

以往起搏器都具有出厂 AVD 的默认设置，但它并非适应于每一个具体的患者。理想的房室延迟对协调房、室电机械活动的同步性，增加心室的充盈，减少心房的压力和二尖瓣反流等具有重要的作用，尤其是对心功能已经受损的患者。最佳房室延迟会依患者心脏功能状况、房室内径、二尖瓣反流情况、心房及心室电极放置的位置（右心耳、房间隔、心尖部、流出道间隔部和流出道游离壁等）的不同而不同。因此，能做到个体化最佳房室延迟优化具有重要的临床意义。

以往针对起搏依赖患者，如拟优化其 AVD 的设置，通常要在心脏超声下进行。虽较相对可靠，但其缺点是耗时较长且需患者支付费用。另外，由于心脏超声机器资源等限制，难以应用于所有患者的常规随访。所以，实际上，临床上真正为植入起搏器患者进行 AVD 优化的比例很低或开展很少，除非是对于植入 CRT 的患者。

St. Jude 公司在其 Zephyr 起搏器中设计了该功能，称为 QuickOpt™ 算法。起搏器能随时对植入该起搏器的患者进行个体化的自动 AVD 优化。其原理是根据腔内心电图测到的 P 波宽度来评估房间传导延迟，根据测试值来计算感知和起搏的 AV/PV 间期。其目的是使前负荷最大化，保证二尖瓣完全关闭后才开始心室收缩。图 7-5 显示了 QuickOpt™

中感知 AV 间期（SAV）的算法。QuickOpt™ 的程控非常简单，只要在程控界面上按一下该键即可，即所谓一键式优化。整个优化时间约需一分钟，与超声相比，显著节约了随访优化时间。临床证明 QuickOpt™ 和超声之间的相关性高达 97.5%。

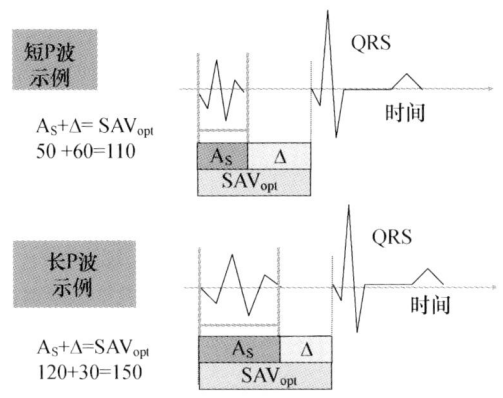

图 7-5 QuickOpt™ 感知 AV 间期（SAV）优化示意图

上图示短 P 波（即所测 P 波宽度＜100ms）时，优化感知的 AV 间期（SAV_{opt}）的算法，$\Delta=60ms$，下图示长 P 波（即所测 P 波宽度＞100ms）时，SAV_{opt} 的算法，$\Delta=30ms$。

具有 AVD 自动优化的起搏器比较适合于心室起搏依赖的患者。如存在自身房室传导，延长 AVD 让室上性激动通过房室交界自身下传可能是最好的选择。

四、频率应答感受器的联合应用

目前临床上常用的有体动传感器、每分通气量传感器、QT 间期传感器和心肌阻抗传感器。理想的传感器应具备以下特征：①模拟正常窦房结功能（生理性频率反应），频率适应性反应呈生理性，即能迅速加速、与活动量呈比例地稳定心率并平稳减速；②高特异性（无假阳性/假阴性反应）；③高敏感性（对活动及活动变化的反应）；④应该能反映出交感神经的变化和循环中儿茶酚胺的水平；⑤无需多次干预调整随访。实际上，目前临床上应用的单传感器都不能达到上述要求，它们均在特异性、敏感性等方面存在一定问题，不能自始至终提供合适的频率应答反应。如常用的体动传感器反应快，但特异性差，不能达到较高起搏频率，且停止运动后起搏频率迅速下降（运动终止后感受器便不再接收刺激信号）；而每分通气量和 QT 传感器特异性较好，能达到较高的起搏频率，但反应慢，包括开始运动时的起搏频率增加以及停止运动后起搏频率的下降都比较缓慢。

近年来双传感器系统得到了广泛运用。它主要将反应快速的感应器和反应较慢的感应器进行整合（sensor blending），使机体在静息至中度运动量时起搏器能快速起搏，达到快速增加心率的目的；而在高代谢水平时，能提供与代谢相贴近的心率，从而达到与活动量相匹配的起搏心率（图 7-6）。目前临床上应用的双传感器主要包括体动传感器＋每分通气量传感器、体动传感器＋QT 间期传感器和体动传感器＋心肌阻抗传感器。组合频率传感器的内置算法主要包括叠加、融合和交叉核对。某些双感受器还能进行感知斜率自动优化，通过每天采集患者的活动频率范围，使患者的感知斜率进行自动优化，自动逐步适应其新的起搏频率。此外，尚可自动通过每日频率轨迹及每月频率轨迹，并与目标频率轨迹相比较，进行频率的轨迹优化，对频率应答作出适当调整，提供优化的频率适应性功能。

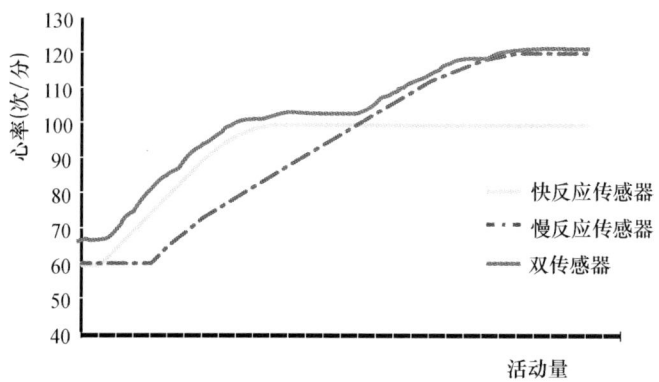

图 7-6　快、慢反应感受器和双感受器的活动量-心率反应曲线

可见双感受器整合了两者的优点。

双感受器适合人群主要是患有变时功能不全且较年轻的患者和需要锻炼的老年人。对这些患者双传感器比单体动传感器能提供更生理的频率适应性心脏起搏。已有不少的研究显示双感受器起搏器比单感受器起搏器具有更好的敏感性和特异性，更加符合生理。

第三节　自动化诊断治疗功能

随着工程技术的发展，目前起搏器的自动化功能越来越多（实际上，前两节所述内容其运行也都是自动化的）。另外，除了发出脉冲避免心动过缓的最基本功能外，起搏器的其他诊断、治疗功能也越来越多，并逐渐被临床医生所接受和应用。下面简述其中的一些诊断治疗功能。

一、自动模式转换功能

（一）为何需要自动模式转换功能？

植入 DDD 起搏器患者，虽可在窦性心律时保持房室同步，但当遇到快速房性心律失常时，无自动模式转换功能的双腔起搏器是以上限跟踪频率来限制心室率，此时起搏器以 2∶1 或文氏型方式起搏心室，患者会因心室率过快和（或）不规则而出现不适感。此时可采取如下措施：

1. 程控上限频率在较低的水平（如 90ppm），此时心室能避免跟踪过快的心房率，但可使患者运动后（窦性频率加快）出现房室传导的固定阻滞而降低病人的运动耐量。

2. 将 DDD 模式程控为 DDI 模式，此时感知的心房电活动不能触发 AVD，从而也能避免跟踪过快的心房率。但其弊端是只有当自身心房率低于程控的下限频率时才能保持房室同步，而当发生快速房性心律失常且患者存在 AVB 时，DDI 工作方式会引起房室不同步（心房起搏才能房室同步，而心房感知时则心室不会被跟踪）。

3. 在发作快速房性心律失常时临时将 DDD 模式程控为 VVI 或 DDI 模式，则心室不会再跟踪心房电活动，但显然不能做到及时、方便。

因此，临床上迫切需要这样一种起搏器：在窦性心律时为 DDD 工作模式（保持房室同步），而在发生快速房性心律失常时工作模式从 DDD 转换成非心房跟踪方式（VVIR 或 DDIR），而当快速房性心律失常终止后又自动恢复成房室顺序起搏模式（DDD）。由此，具有自动模式转换功能（automatic mode switch，AMS）的 DDD 起搏器应运而生。

（二）AMS 的算法

AMS 的算法如图 7-7 所示。

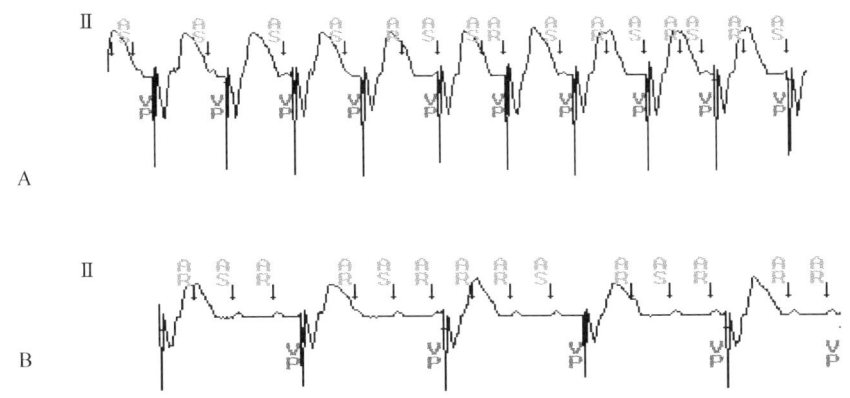

图 7-7　AMS 工作示意图

A. AMS 关闭时，房性心动过速造成高频率的跟踪，起搏器跟踪不应期外的感知事件，心室率在上限跟踪频率附近。B. 打开 AMS，起搏器自动转换到非跟踪方式（DDIR），心室频率由频率适应性感受器所决定。

目前临床上所有公司生产的双腔起搏器均有 AMS 功能，默认值通常为关闭状态。需要时可程控为开启，并可人为设置发生 AMS 转换的心房频率，通常范围为 140~180 次/分。AMS 的启闭由监测到的心房频率控制，当自主心房激动间期低于设置的 AMS 频率间期时，启动 AMS 功能；而当心房激动间期高于设置的 AMS 频率间期时，恢复原有的 DDD 工作状态。

二、预防心房颤动的起搏程序

（一）起搏预防心房颤动的途径

目前认为，起搏可通过起搏模式、起搏部位和起搏器的特殊程序达到预防阵发性房颤的目的。

1. 起搏模式　Danish、CTOPP 和 SAVE PACe 等研究结果显示，以心房为基础的起搏（AAI、DDD）比 VVI 起搏能降低心房颤动发生率约 20% 左右，而减少右室起搏累积比例能够预防房颤。心房起搏可通过两种机制预防房颤的发生：①防止心房率下降从而避免与心动过缓相关的房性早搏的发生。②心房起搏改变了心房激动的顺序从而改变了原房内折返的路径，后者可能具有预防房性折返性心律失常的作用。

2. 起搏部位　心房的起搏位点除常规的右心耳外，可选择左右心房、右心房双部位（右心耳+冠状窦或右心耳+房间隔）及房间隔等起搏位点，通过增加心房起搏部位可从多个方向同时激动心房，减轻局部传导延迟，使双房激动趋向同步，减少复极离散度及心房各向异性，对有房间传导阻滞参与的快速房性心律失常具有良好的预防作用。

3. 起搏器的特殊程序 预防房颤的起搏程序主要可归为两大类：①持续动态的超速心房起搏：通过动态持续超速心房起搏抑制自身心房律来调整心房的激动模式，如图7-8所示。各公司有不同的名称，包括St. Jude公司的DAO功能，Medtronic公司的心房优先起搏、Vitatron系列的起搏调控和频率修整以及Biotronik公司的预防性超速起搏等。②触发的超速心房起搏：针对房颤的常见因素触发脉冲发生器作出反应。包括：模式转换后超速起搏（房颤后反应）、房性早搏（房早）后超速抑制、房早后反应（预防短-长周期现象）、预防运动后频率骤降、抑制房早等功能。有研究显示，该类起搏算法较持续的超速起搏算法对预防房颤的复发、减少房颤负荷更有效。其具体算法可参见相关专著。

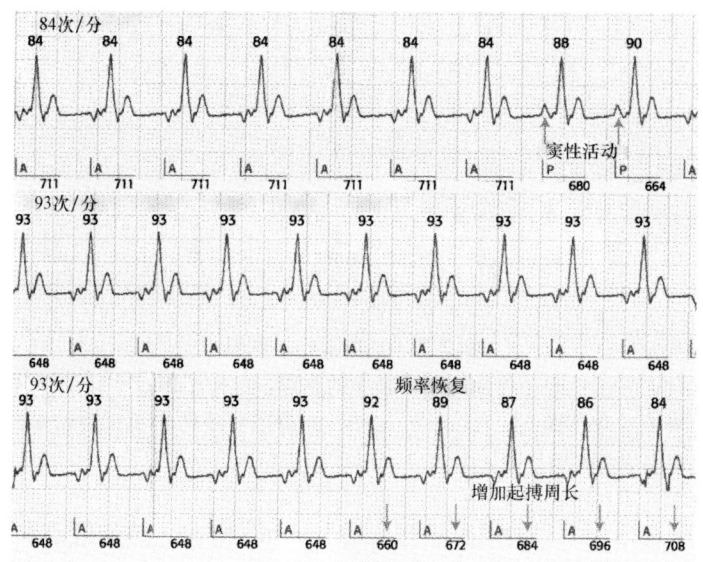

图 7-8 动态心房超速起搏工作示意图

连续感知2个P波，起搏频率由84次/分增至93次/分；超速起搏15个周期，开始增加起搏周长以恢复频率。如在频率恢复中，2个P波后会再次启动超速起搏。

（二）应用具有预防房颤功能起搏器的适应证

2002年《ACC/AHA/NASPE心脏起搏器植入指南》中将合并窦房结功能不良的，有症状的，药物难治的阵发性房颤患者作为Ⅱb类起搏预防心动过速的适应证。证据级别由原来的C类上升为B类。2008年《AHA/ACC/HRS植入性心脏器械治疗指南》中内容基本与此类同。值得注意的是，如果患者存在症状性窦房结功能不全，同时合并存在阵发性快速房性心律失常，应该是植入心脏起搏器的Ⅰ类指征。此处所说的Ⅱb类指征，是指从预防心动过速的角度而言。

结合指南，如果患者符合因心动过缓而需要植入心脏起搏器的指征，同时具有阵发性快速房性心律失常，此时选择具有预防房颤算法的心脏起搏器是合理的。

（三）预防房颤起搏脉冲程序的疗效

具有预防房颤起搏脉冲程序对房颤的确切疗效尚不十分肯定。当然，期望单纯通过心脏起搏器内置的程序算法就能完全有效预防房颤是不现实的。相信结合具体患者房颤发作的特点（可用程控分析仪将脉冲发生器记录的数据调出），对具体患者施以不同的起搏方法并能耐心仔细地进行随访、及时调整预防房颤的算法，应该能使患者获得利大于弊的效果。新近多中心的SAFARI研究显示应用预防房颤算法的起搏器能使房颤负荷下降。

对持续性症状性快速房颤，药物控制心室率不明显或不能耐受，尤其是房颤伴长RR间期者（需要植入心脏起搏器），消融希氏束＋VVI起搏器＋抗凝治疗是一个合理的、实用的治疗方法。

三、心律失常事件的长期监测功能

现代的心脏脉冲发生器都能对植入起搏器患者的心律失常进行长期的监测并通过程控随访调出这些数据（图7-9），这对医生选择进一步的有的放矢的检查方向和方法是大有帮助的。但该功能实际上很多时候都被临床医生忽略了。起搏器可提供以下心律失常信息。

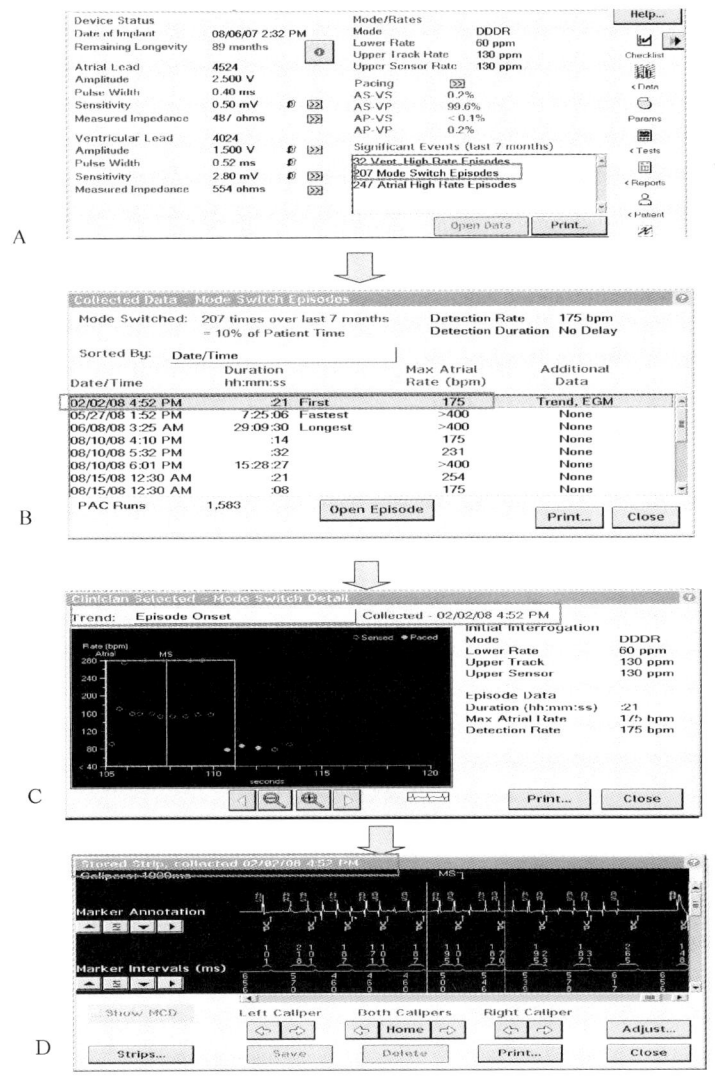

图7-9　程控界面心律失常事件的记录

A. 总的心律失常事件记录，包括房室起搏感知比例。B. 点击A中感兴趣的模式转换事件后显示具体的事件明细，包括房性快速性心律失常的发生时间、持续时间及心房频率等。C. 选定B中在02/02/08事件记录后心律失常的点状图，显示心房感知和起搏频率。D. 选定C中事件记录点状图下的放大镜或心电图标记后显示心律失常发生时的心电图及标记。

1. **总心律事件** 反映自植入之日起到程控随访期间总的房性、室性心律失常事件数，平均每日或每小时的心律失常发作次数，心房感知（AS）、心房起搏（AP）、心室感知（VS）、心室起搏（VP）的比例等。另外，如了解快速房性心律失常的发作情况，可查看具体的模式转换次数（反映心动过速发生的次数）、模式转换发生时间和持续时间（反映心动过速发生和持续时间）。

2. **具体心律失常事件的详情** 除了上述总心律事件的报告外，医生可选择感兴趣的某个时间点的心律失常，仔细查看该心律失常发生的具体时间、频率的快慢、持续时间等。如能观察到相对应时间的心律失常事件，我们可以针对性地采取相应治疗措施。而在未植入心脏起搏器的患者发生类似情况时真正回顾追溯其发病的具体情况是不可能的。

3. **腔内心电图（IEGM）**：如欲进一步明确发作心律失常事件的心电图变化，可调出发作时的 IEMG。这对进一步判断心律失常事件的真伪、判断室上性抑或室性心律失常事件等具有重要价值。

四、治疗顾问（therapy advisor）

随着起搏器功能的不断增强，起搏器的随访设置变得越来越复杂。目前的数字化起搏器的治疗顾问简化了决定过程，显著改善了随访效率，同时也提高了治疗的准确性。

遥测开始时，治疗顾问分析所有诊断信息，提醒医生需要关注的临床问题，显示哪些诊断信息反映了这些问题，并提供程控建议来最优化患者的治疗。图 7-10 显示数字化起搏器治疗顾问的程控界面。该程控界面反映了房颤负荷程度（24.4%）、房颤负荷变化（显示自上次随访房颤负荷下降23.1%）、房颤事件的长度（最长持续19h）以及房颤发作昼夜分布（直方图显示房颤发作多在午后和凌晨，多持续 5～20min）等。如需要，可一键式调出快心房率事件明细（日志）及相应的腔内心电图。图 7-11 显示治疗的程控建议，如本图显示的是建议开启触发预防房颤程序（房早抑制功能等）。

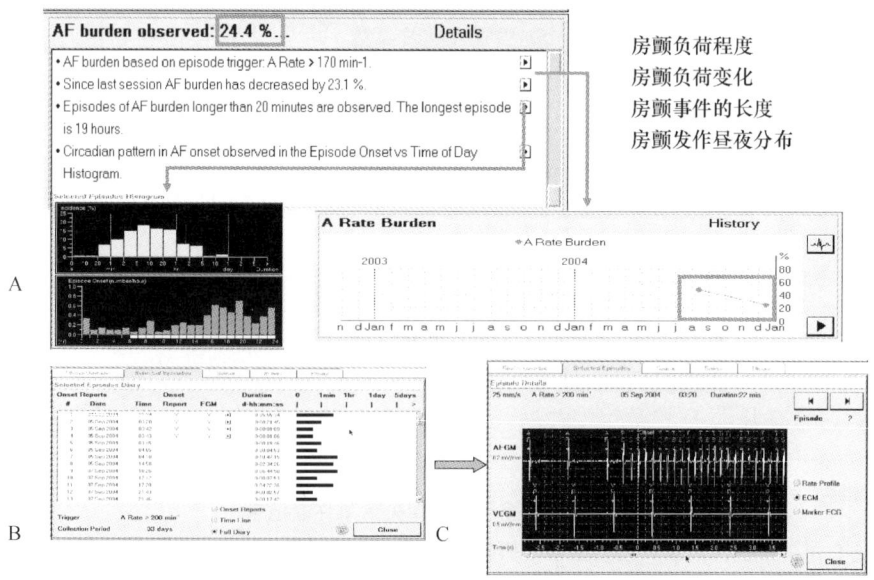

图 7-10 数字化起搏器治疗顾问显示界面（诊断发现）

A 显示了房颤负荷程度、房颤负荷变化、房颤事件的长度和房颤发作昼夜分布。B 和 C 分别显示了快心房率事件明细及相应的腔内心电图。

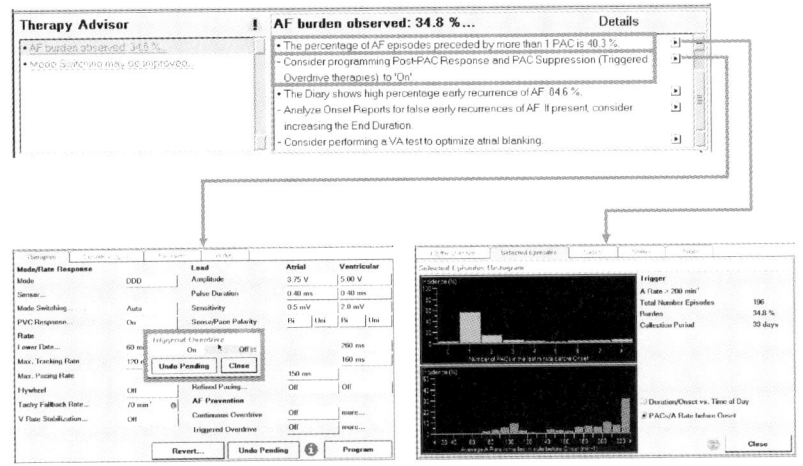

图 7-11　数字化起搏器治疗顾问显示界面（治疗建议）

显示 40.3% 的房颤由 PAC 触发并建议开启预防房颤程序。

五、预防和中止起搏器介导性心动过速（PMT）的起搏程序

植入双腔起搏器的病人，在心室肌自主或起搏除极后，激动可经室房逆传引起心房激动，该心房激动如果落在脉冲发生器心室后心房不应期（PVARP）之外，则被起搏器心房感知电路感知，此时若在启动的 AV 延迟内未感知到自身的心室除极，则在 AV 延迟末发放心室脉冲引发心室激动，后者又再次逆传至心房，如此反复导致 PMT。

（一）预防 PMT 的方法

应针对易导致 PMT 的常见原因进行预防。

1. 应用抗心律失常药物预防、减少室性早搏的发生。

2. 提高心房输出电压（夺获心房）。

3. 适当降低心房感知灵敏度（减少过感知），将正常较大的前传 P 波与较小的逆传 P 波区分开来以避免心室跟踪后者。

4. 程控 PVARP 使其延长（比通过心电图估测的室房逆传时间长 50～75ms）。

5. 增大感知 AV 间期，使总心房不应期（TARP）延长，从而使逆传 P 波落入 TARP 内而避免发生 PMT。

6. 启动起搏器对 PMT 的自动预防程序

（1）室性早搏反应（post-PVC response）　也称 PVC 滞后。当被感知的心室事件前面没有心房事件时起搏器会将该感知的心室事件定义为 PVC。所谓室性早搏反应即感知到 PVC 后自动延长 PVARP 至 400ms，如图 7-12 所示。如延长的 PVARP＞室房逆传时间，则逆传的 P 波落入 PVARP 内，心房感知电路不能感知该逆传 P 波，也就不能触发 AVD 而产生 PMT。

（2）感知到 PVC 后发放心房脉冲（PVC synchronous atrial stimulation）　当感知到 PVC 后触发心房电极发放脉冲，夺获心房，心房被起搏激动后产生心房不应期，阻止室房逆传，从而预防 PMT。通常从感知到 PVC 到发放心房脉冲之间的时间小于 40ms，从而使起搏的 P 波落入 PVARB 内而不被跟踪，达到预防 PMT 的目的。

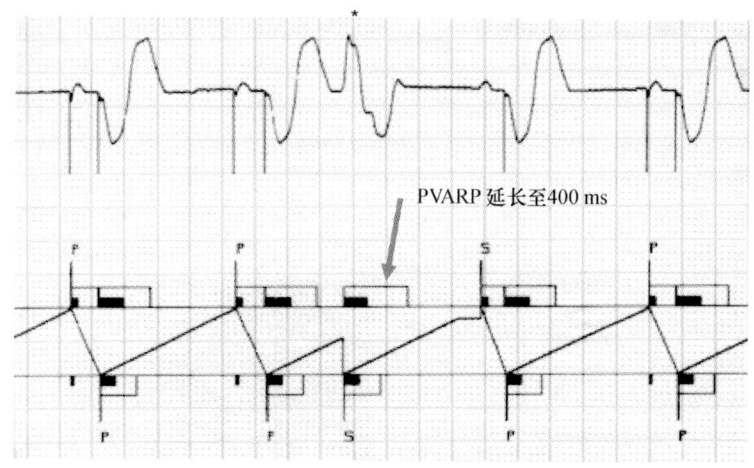

图 7-12　室性早搏反应图例

感知到 PVC（*所示）后，PVARP 自动会从 310ms 延长至 400ms（箭头所示）。

(3) 感知到 PVC 后抑制一次心室脉冲的发放，使可能逆传并被心房电极感知的 P 波不能引起心室触发脉冲的发放，从而阻止 PMT 的启动过程。

（二）终止 PMT 的方法

1. 起搏器上放置磁铁使起搏器变为 DOO 起搏方式而临时终止 PMT。

2. 延长 PVARP，使逆传的心房除极落在 PVARP 内（一般认为 300ms 的 PVARP 可消除绝大多数 PMT）而终止 PMT。

3. 通过临时程控为心房无感知模式（VVI、DOO 和 DVI 等）或心室无跟踪模式（如 DDI）可终止 PMT。

4. 降低最大跟踪频率，使心室率不至于过快。

5. 启用起搏器具有的 PMT 自动识别和终止程序。目前多数起搏器已具备自动终止 PMT 的程序，包括识别和干预两个部分。

(1) 识别 PMT　在连续 8 个 AS-VP（心房感知、心室起搏）事件后，若 VP 到 AS 的间期，即 VA 间期＜400ms，则起搏器自动延长一次 SAV。如心房感知电路感知到的信号不是逆传 P 波，则下一个 VA 间期肯定会缩短；但如若心房感知电路感知到的信号是逆传 P 波，则下一个 VA 间期不会有变化，如图 7-13A 所示。

(2) 终止 PMT 的程序　有多种方式，不同公司终止 PMT 的算法不同。①如确定是逆传 P 波，则起搏器 PVARP 自动延长到 400ms 一次，以终止可能存在的 PMT。也有些起搏器并不经过确认程序，只要有连续的 AS-VP 且 VP＜400ms，就将 PVARP 延长一次，以终止极有可能存在的 PMT。②一旦证实为 PMT，起搏器将模式转换并延长逸搏间期，发出心房同步起搏脉冲以试图恢复房室同步，见图 7-13B。③确认 PMT 发生后，脉冲发生器取消一次心室脉冲发放，使心室不能跟踪可能的逆行 P 波，从而终止存在的 PMT。

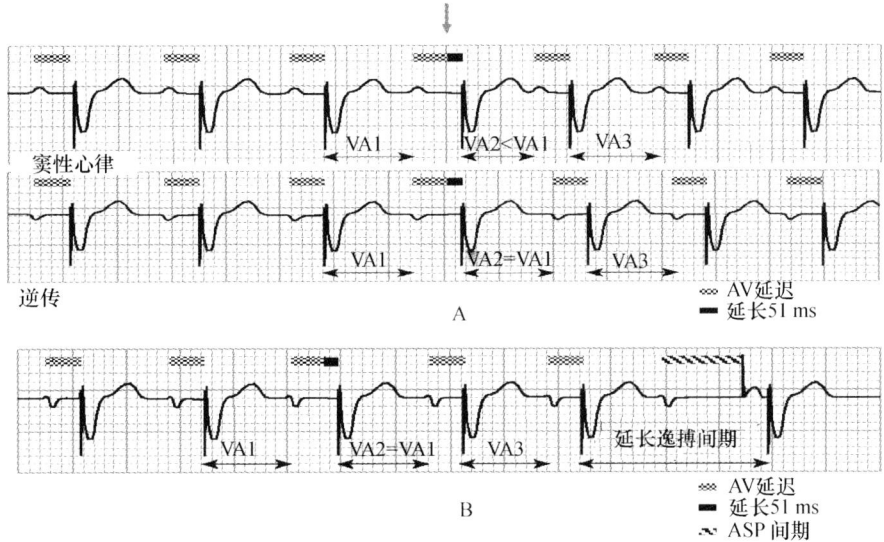

图 7-13 起搏器自动识别并终止 PMT（延长逸搏间期）

A. 如连续 AS-VP 且 VA 间期<400ms，则起搏器自动延长一次 SAV（如箭头所示，延长 51ms）。如延长后的 VA2<延长前的 VA1，证实 P 波为窦性而非逆传。如延长后的 VA2=延长前的 VA1，证实 P 波为逆传而非窦性。B. 如证实为 PMT，则起搏器将模式转换并延长逸搏间期，PMT 终止，并发出 ASP 脉冲。

六、预防血管迷走神经性晕厥（VVS）的起搏程序

心脏起搏一般不作为 VVS 的一线治疗，但对药物治疗无效或不能耐受的心脏抑制型和混合型 VVS 患者，植入永久性起搏器进行起搏治疗是有效的治疗方法。

（一）心脏起搏器的选择

随着起搏程序功能的进展，已经上市兼顾针对 VVS 患者的心脏起搏器。其中，具有频率骤降反应功能和带有心肌阻抗传感器的频率应答起搏器可能更加适合 VVS 患者。

1. 具有频率骤降反应的起搏器　即当患者自身心率突然下降并达到起搏器设定的持续时间后，起搏器会以高出平时基础起搏频率的起搏脉冲刺激心室，使心脏跳动次数明显增加，避免心排血量的突然下降而引起晕厥。

如 Medtronic 公司具有频率下降反应（rate drop response，RDR）程序的起搏器就是基于上述机制防止或减少晕厥的发生。当频率跌到或超出检测范围且频率骤降达到设定的范围时，起搏器即以干预频率起搏（可程控为 60～180ppm），持续起搏的时间由程控的干预间期所决定。在随后的 15min 内，频率逐渐降低并最终恢复到与自身频率同步。

2. 具有心肌阻抗频率感受器的起搏器　VVS 的始动机制即为交感神经张力增加和心脏收缩力的加强，由此触发迷走神经过度兴奋而引起心率减慢或停搏而诱发晕厥。心肌阻抗感受器（如 Biotronic 公司 Protos 系列起搏器）即利用闭环刺激原理，评估心肌阻抗，从而判断心肌收缩力，根据后者的变化调节起搏频率，即在血管迷走性晕厥发作前期起搏器即以一个快速的起搏频率在早期快速反应，从而及早防止心动过缓和血压下降，预防晕厥的发生，起到防患于未然的作用。理论上讲，具有心肌阻抗感受器的频率应答起搏器能

针对VVS的病理生理学起始阶段进行干预，应该具有较理想的效果。

(二) 适应证和疗效

1. 适应证：2008年新制定的《ACC/AHA/HRS心脏节律异常器械治疗指南》中将有明显症状的神经心源性晕厥，伴有自发的或直立倾斜试验时出现的明显的心动过缓作为Ⅱb类（证据水平B）起搏指征。指南中未提及在选择起搏治疗时其他治疗措施的疗效问题。实际上，如果其他治疗措施无效，且晕厥明显影响患者生活质量时，可能更加支持心脏起搏治疗，即适应证的级别可能会提高。

2. 疗效评价：植入起搏器后症状明显减轻，晕厥发作减少。起搏治疗可以大大延长从症状出现到意识完全消失的时间，使病人感觉到症状出现而预先采取防止晕倒的措施。植入后抗晕厥的总有效率为70%~80%。

七、治疗梗阻性肥厚型心肌病（HOCM）的程序

(一) 起搏治疗HOCM的机制

通过心脏起搏器可治疗HOCM。正常情况下心脏除极及收缩顺序为：

窦房结──→心房──→室间隔──→左心室──→右心室。而植入DDD起搏器患者的心脏除极收缩顺序为：窦房结──→心房──→右心室──→室间隔──→左心室。因此，右心室心尖部起搏会导致：①室间隔会提前收缩并向右室侧移动；②产生局部失同步，使室间隔基底部延后收缩。两者都能使心室流出道内径增加，减轻SAM现象，缓解左室流出道梗阻。

起搏治疗HOCM的优点：①相对无创、安全，术后并发症少。②对年龄较大、外科手术或经皮导管室间隔酒精消融（PTSMA）危险性大，尤其存在传导系统功能低下而应用药物治疗困难时，起搏治疗可能是最好的选择。③许多世界范围的医疗中心报道，DDD起搏可有效地使病人的症状消失或减轻。④长期起搏后（≥1年）随访，发现起搏疗法可抑制心脏重构，使室间隔变薄。

2008年新制定的《ACC/AHA/HRS心脏节律异常器械治疗指南》指出，对于药物治疗无效的症状性肥厚型心肌病患者，若静息或激发状态下存在显著的左室流出道梗阻，应考虑永久性心脏起搏（证据级别Ⅱb，证据水平A）。由于肥厚型心肌病是猝死的高危人群，因此，如存在心脏性猝死的高危因素（如猝死家族史、存在快速室性心律失常等），应考虑植入双腔ICD（Ⅰ类适应证），以缓解流出道梗阻并预防心脏性猝死。

(二) 起搏治疗HOCM时AVD的设置

针对HOCM患者，AVD的设置对充分发挥起搏器的作用至关重要。

1. AVD设置过长会导致窦性激动沿自身房室交界下传，起搏器不能夺获心脏，右心室心尖部不能提前被激动而失去减轻梗阻的疗效。

2. AVD过短则导致A峰被切，左房对左室的充盈作用明显下降，使左室充盈不足。而在HOCM患者，左室顺应性（舒张功能）下降，此时的左心室更加需要足够的充盈。因此，保证心室起搏相对较长的AVD是临床所需要的。

因此，如何既能保证右心室心尖部的起搏，又能最大程度地保证左室的充盈，是临床上应用起搏器治疗HOCM患者常遇见的一个现实问题。起搏器房室间期的自动负滞后及搜索功能较好地解决了这个问题。在此我们以St. Jude公司产品的算法为例进行说明AV负滞后搜索的算法。

①设置一个负数的滞后δ数值。②在设定的 AV/PV 延迟时间内如感知到自身的 QRS 波，系统将自动根据δ数值缩短 AV/PV 间期，缩短的时间是原 AV/PV 间期减去δ数值。③缩短的 AV/PV 时间在 32 个周期内有效，在此之后程控的 AV 或 PV 间期会自动恢复，脉冲发生器将继续监测自主传导。④如果在 32 个周期内又感知到了 R 波，将在接下来的 256 个心动周期内继续缩短 AV/PV 间期，直到出现心室起搏或达到最短的 AV/PV 设置。⑤心室起搏后将继续重复步骤 3 及其后续步骤，即设置的 AV/PV 在 32 个周期内有效，脉冲发生器将继续检测自主传导……，如图 7-14 所示。

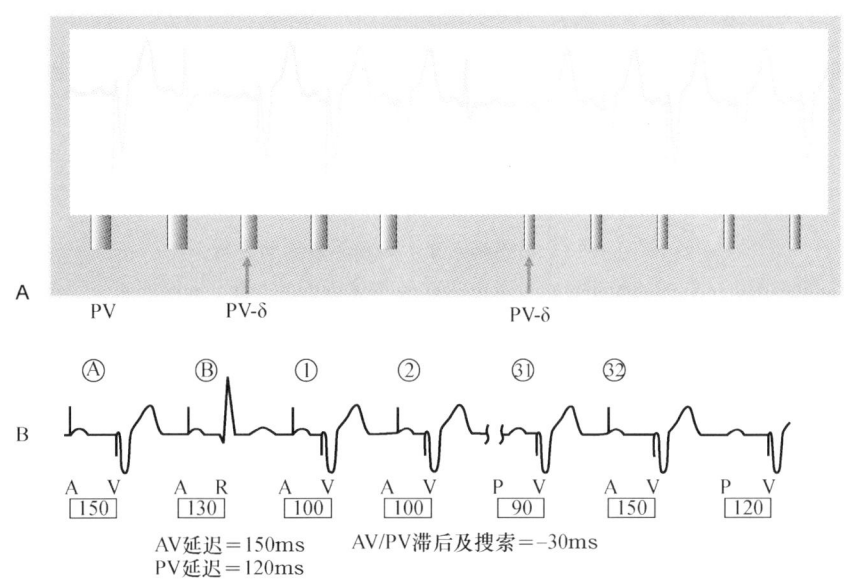

图 7-14　房室间期自动负滞后和搜索示意图

A. 第二个波为自身下传的 QRS 波，因此后续的 AVD 就缩短一个δ值；第六个又出现自身下传的 QRS 波，后续的 AVD 再在原有缩短的 AVD 基础上再次缩短一个δ值（箭头所示）。

B. 房室间期自动负滞后搜索间期示意图。搜索一次所确定的 AV/PV 在后续 32 个周期内有效，此后再重新回到原来的程控值并进行下一次搜索过程。

在考虑用起搏治疗 HOCM 时，使用具有房室负滞后功能的起搏器可能是一个合适的选择。

八、心室率稳定功能

房颤引起症状的原因包括心室率的增快和心室率的不规则。心室率控制措施中所使用的药物对减慢心室率是有效的，但它们不能控制心室率的不规整性。而心室率不规整是产生房颤症状的重要原因。

（一）心脏起搏使房颤心室率规整的机制

心室起搏不仅能避免长 RR 间期，也能减少短 RR 间期。随着起搏频率的增加，RR 间期会变得愈来愈规则。其发生机制是隐匿性传导增加的缘故。右心室起搏除能使电极所在位置的心室肌激动外，尚可产生室房逆传激动，后者在房室交界区与正向下传的房性激动发生作用，增加了房室隐匿性传导的发生，从而使无效的（不能通过房室交界区）房性激动增加，使心室率变得规则。很多研究都发现越多起搏，心室率越少出现不规则。平均频率的心室起搏就能够获得较稳定的心室频率（图7-15）。

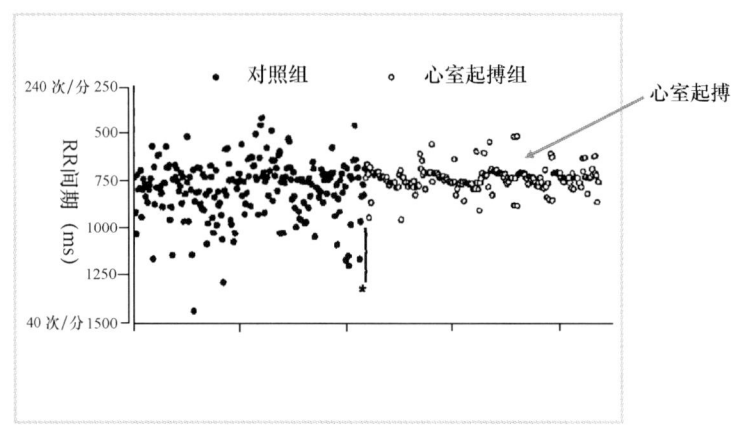

图7-15 起搏频率和不规则心室率的关系

显示在自身频率附近的起搏就能明显减少 RR 间期的不规则性。"●"示对照组（非起搏状态）的 RR 间期，而"○"示起搏组（心室起搏状态）的 RR 间期。两组频率并无明显差别，但起搏组 RR 间期的离散度明显减少。（摘自 Lee JK. PACE, 1999, 22：554.）

（二）起搏器稳定心室率起搏程序的分类

脉冲发生器设计的稳定心室率的起搏程序包括两类：①AMS 后触发的起搏程序：其只能在脉冲发生器发生 AMS 后，即发生快速房性心律失常（多为房颤）后才能发挥作用，如心室率稳定程序、自动模式转换基本频率和模式转换后超速起搏等。②与 AMS 无关，只要心室率的变化范围超过一定限度即发挥作用，如飞轮模式、心室反应性起搏等。限于篇幅，本文不再介绍，详细内容可参见相关专著。

第四节 远程监测功能

长期以来，在临床上存在重植入、轻管理的现象。尤其是在我国广大的区县级医院，随访工作很不够，很多医院无定期随访门诊。患者通常在不适时才想到去医院找医生，医患都处于被动应付状态，缺乏主动的管理。植入心脏装置后，患者的确是处于心脏器械时刻监护下，但谁来时刻监测心脏器械的工作正常与否？在远程监测功能出现之前，除非患者到医生处随访，否则器械工作的情况实际上是不得而知的，给患者造成一定程度上的安全隐患。

近年来，随着起搏工程技术和通讯技术的发展，具有远程监测功能的脉冲发生器系统开始在全球应用。几乎每家起搏器公司都在研发、开展远程监测技术，如 Biotronik 公司的家庭监测功能（home-monitoring）、Medtronic 公司的 Care link 和 St. Jude 公司的 Merlin@home。Home-Monitoring 功能首先引入我国，下面简要就其工作流程、适用人群及临床意义等作一简要介绍。

一、什么是家庭监测功能及其如何运作?

顾名思义,所谓家庭监测功能,即植入心脏性器械的患者在家中也能得到监测。此处的家庭,实际上泛指非医院的任何场所。它是结合无线通讯科技技术的产品。脉冲发生器发出的信号经无线传输系统传输给卫星并在欧洲信息处理中心接受这些信息,通过上网就可以在全球查询到这些数据信息。99%的事件记录会在5分钟之内传输完成,故能做到随时随地、快速高效。现有的Home Monitoring功能可在起搏器、ICD和CRT(D)中使用。

1. 拥有Home Monitoring的植入装置利用内置天线传输数据,它采用特有的医用传输频率(403MHz,得到CE/FDA认证)。其能量消耗极低(几可忽略不计),所需能量<整个电池耗能的2%,约相当于ICD一次30J的放电。

2. 数据移动发射器(Cardio Messenger):供患者体外使用。它接收脉冲发生器的信息并通过数据网络向信息处理中心传输信息。它使用世界通用的3GSM频段,100%完全自动,无需手工设置。可充电,待机时间为24~72h。可放置在家中的或外出时随身携带。它不需要用外接网络或电话线。

数据传输触发机制包括两种。①定时传输:每天一次(通常设置在午夜)定时将存储信息上传。②特定事件触发:可通过设置特定的事件来触发数据传输。这些事件包括脉冲发生器电池到达预估更换指示(ERI)、起搏电极阻抗过低或过高、感知振幅过低、CRT起搏比例过低、高频心房及心室事件、房颤负荷过高、电击治疗事件以及一些心衰设定的指标(如平均心室率)等。该过程完全自动,不需要患者任何操作,只需要将数据移动发射器放置在身边即可。

3. 信息处理中心:数据信息处理中心随时随地通过网路管理数据,可对患者进行自动分类管理、个体化设置、自动传输报告并能通过网络来浏览监测到的实时数据信息。

其工作原理见图7-16。

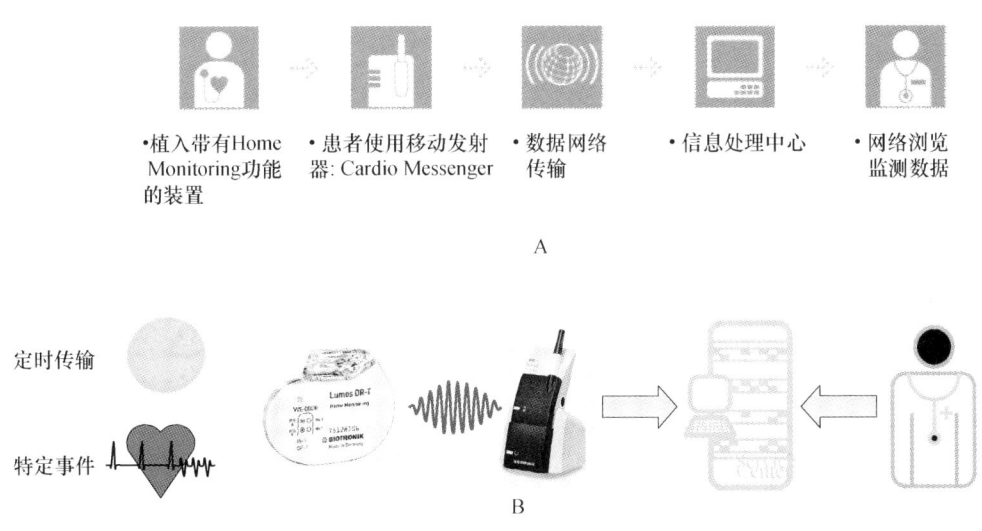

图7-16 Home Monitoring工作流程示意图

A. Home Monitoring工作流程。B. 触发数据传输的两种机制:定时传输和特定事件触发。

二、家庭监测功能的临床意义

Lazarus A（PACE，2007）等报道了 23 个国家入选的 11624 位患者植入 Home Monitoring 器械（4631 位起搏器患者，6548 位 ICD 患者，445 位 CRT 患者）监测 1~49 个月的随访结果。结果显示共发生 3 004 763 次事件传输。家庭监护功能可在临床症状发生之前早期识别异常情况以便及时给予预防性治疗，它能缓解患者因植入心脏起搏产品而产生的焦虑症状，改善患者的生活质量。另外，医生通过该功能可更好、更及时掌握每位患者植入装置的工作情况并给予个体化治疗，优化健康资源的分布。

此外，家庭监测功能代表了起搏器今后发展的方向。毕竟现在是一个网络时代，网络已深入人们生活的方方面面，越来越多的日常工作和生活都在快捷方便的网络上进行。家庭监测功能的出现标志着心脏起搏进入了网络时代。

具体的，家庭监测功能对医生的益处主要是避免无谓的随访，节省随访时间。对植入器械患者的随访占去医生的很多时间，尤其是对于大的医疗植入中心。实际上，多数植入器械的患者经过多次反复随访结果都是正常的。如医生能随时从网上查到患者的正常信息，可减少患者前来随访的次数。

家庭监测功能对患者的益处：①足不出户，及时发现问题，保证了安全。②增加了患者的安全感，减轻焦虑情绪。③节省了随访时间和费用，尤其是较远的地区，患者到医院来回随访一次的费用有时很昂贵。

第五节 心功能监测和预警

心力衰竭患者长期的心功能监测对估测患者预后、评价各种治疗方法的疗效和决定进一步的治疗方案等具有重要的指导意义。通常临床评价心功能的方法包括患者临床症状、超声心动图和运动耐量的测定等，但多存在主观、不能持续监测等弊端。目前临床使用的 CRT/CRTD 脉冲发生器除了具有治疗心衰功能外，对患者心功能可提供持续的监测，为医生更好地进行术后管理提供了一个有用的工具。

一、心功能监测的指标

通常脉冲发生器提供的无创心功能监测指标包括：

1. 心房高频事件、房颤负荷及房颤时的心室率　如果程控设定了高频事件的频率（如设置心房率>170 次/分为高频事件频率），则如监测到的 AS-AS 间期小于设定的数值，脉冲发生器将计数这次高频心房事件。通过高频事件及房颤负荷的随访，帮助医生了解患者房颤（尤其是无症状性房颤）的发作频繁程度，以使医生决定是否给患者应用或调整抗心律失常及抗凝或抗血小板药物等。

2. 患者的每日活动度　反映了每天每分钟活动量超过 60~70 步的总小时数。它提供了一个反映患者活动量的直观指标。如患者心功能改善，可以看到患者的活动量会增加，反之亦反。

3. 白天和夜间心率　持续记录患者的心室率对脉冲发生器来说是一件很容易做到的事。CRT 脉冲发生器可持续记录起搏器白天和夜间心率。显然，心率的提高反映了交感神经的兴奋，是心衰的代偿机制，提示心功能的恶化。白天和夜间心率的增加及其两者之间差异的下降都反映了心衰的加重。夜间休息时心率加快提示心衰患者的不良预后。

4. 心率变异性（heart rate variability，HRV） HRV 通过起搏器感知到的 5 分钟心房-心房间期的中位值（SDAAM）［与心电图标准时域分析中的正常窦性心率标准差（SDANN）的计算方法基本相同］来判断 HRV，它反映了心脏自主神经功能。HRV 的下降是心衰预后不良的独立危险因素。在反复住院和死亡率较高的患者中 HRV 通常较低。

5. 心室起搏百分比，包括心房和左、右心室起搏比例等。为保证 CRT 的疗效，理想情况下双心室起搏百分比应为 100%。如心室起搏比例减少，应及时对患者进行仔细检查，寻找导致不能双心室起搏的原因（如室性早搏、房颤等）并及时作出相应的处理。

二、心衰预警

在临床实际工作中，明确区分心衰的有无有时并非易事。作为左心衰竭主要临床表现的气急、乏力等是一个主观的症状，因人的感受不同会有很大的差别。虽然反映心衰较特异的指标氨基末端脑钠素前体（NT-proBNP）的检测工作已在临床上开始开展，但仍存在需要抽血化验（不方便）、费用较高、特异性问题（房颤、肝肾功能不全以及房室传导阻滞患者亦增高）以及不能区分左心衰竭还是右心衰竭等弊端。临床上经常能看到心脏很大、EF 值很低（如<30%）的患者其心功能良好（如走 3 楼无气急），而心脏并不大，EF 基本正常的患者稍事活动即感到明显气急，夜间不能平卧。如何早期诊断心衰并采取积极干预措施，这是医生经常需要面临的常见问题。

Medtronic 公司在其 InSync Scentry 系列中采用了 OptiVol 心衰预警装置，协助植入 CRT 的患者及时发现肺水肿的先兆，并提醒患者及时就医采取相应措施（如加强利尿、强心治疗等），避免心衰加重，打断心衰患者血流动力学的恶性循环过程。

心衰预警的工作原理：水是一种良好的导电体，因此当肺淤血（即肺水肿，心衰加重的结果）时，其跨胸腔的电阻抗就会下降。OptiVol™ 的主要工作原理是通过监测胸腔内阻抗的变化来判断肺内液体潴留状态。心衰患者肺淤血不明显，或肺淤血经治疗消退后，胸腔内阻抗增加；而当心衰加重时，液体会在肺内积聚（肺水肿），并由此导致胸腔内阻抗下降。它可以测量右室电极和脉冲发生器机壳之间液体的任何变化，包括血管性、间质和肺泡的充血或炎症变化。胸腔内阻抗测试可能受某些疾病的影响，如阻塞性肺气肿、肺部肿块及肺部炎症等，但不会受植入区域以外的充血状态（如周围性水肿及腹水等）的影响。

OptiVol™ 液体潴留监测系统可持续跟踪患者肺内液体潴留状况，并允许根据病人实际情况程控阈值设置。超过设定的阈值时会自动报警（图 7-17）。阻抗自动监测实际上为医生提供了观察肺内淤血程度变化的一种图形，根据后者医生可较直观地判断患者是否存在肺水肿并决定进一步的处理措施。当患者心功能恶化并超过预警指标后，机器会发出报警声，提示患者心功能恶化，让患者主动就诊，以便医生及时调整药物和起搏治疗参数，使患者在心功能恶化的初始阶段就得到及时干预，阻断其恶化过程。它改变了以往临床上被动处理心衰患者的局面，使心衰的治疗提升到能主动监测病情、主动治疗的"管理"阶段。

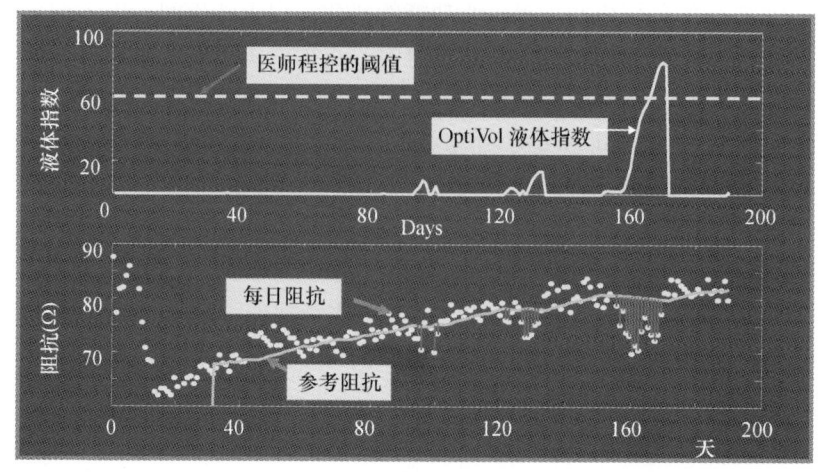

图 7-17　OptiVol™ 阻抗监测记录及液体指数示意图

上图：虚线示程控的报警阈值，而实线显示低于平均阻抗时的液体指数及出现的时间。超过设定的阈值时会自动报警。下图：显示每日阻抗和参考阻抗，后者是多日的平均阻抗变化。自身对照患者的每日阻抗与以往不同。垂直线条标出了该段时间内阻抗的下降（出现肺水肿）。

三、心功能监测和心衰预警的临床价值

综合近期相关研究发现，从装置中获得的每日活动量和心率变异性（HRV）与 CRT 疗效、NYHA 分级相关，监测的 HRV 指标与 LVESV、全因死亡率、紧急心脏移植和心衰住院等相关。胸内阻抗下降、低活动量、HRV 降低是植入 CRT 患者心衰住院的独立危险因素。PARTNERS HF 研究显示，心功能检测指标阳性者（长时间房颤、房颤时快心室率、达肺水肿阈值、低活动量、自主神经活性异常、低 CRT 起搏比例或发生电击、仅一项肺水肿指数>100）的心衰患者再住院率高出一般患者 5.5 倍。因此，器械提供的心衰诊断指标是可靠的。

CRT RENEWAL 研究发现，利用 CRT 装置的诊断功能，可明显提高心功能并具有降低心衰死亡的作用。与将预警关闭（off）组比较，开启（on）组可减少因心衰住院率（$P<0.001$），降低心衰住院及死亡的联合终点（$P=0.007$）。目前进行中的 DOT-HF 研究入选 2400 名 CRT/CRT-D 患者，随机分为将心衰监测系统 on 组和 off 组，观察全因死亡率、所有医疗问题的处置和生活质量等，结果预计在 2012 年公布。

第六节　心肌缺血功能监测

冠心病是 ICD 植入人群中的首位病因，尤其是 ICD 一级预防广泛开展后。对于存在心律失常性死亡高风险的冠心病患者，缺血是其死亡和 ICD 治疗的一个独立预测因子。及时发现缺血事件并采取积极措施至关重要。

缺血事件通常伴有心肌细胞复极的改变，表现为 ST 段及 T 波的变化。缺血导致的心电图变化通常是一过性的（正如心绞痛发生一样，除非发生了心肌梗死）。因此，通常的

体表心电图等很难捕捉到一过性缺血性改变。腔内心电图（IEGM）可较早和更可靠地诊断导致急性心肌梗死的冠状动脉闭塞病变，识别一些体表心电图上不能及时诊断的事件。研究文献显示 IEGM 较体表心电图具有更高的敏感性和特异性。

St. Jude 公司的 The AnalyST Accel 首次具备 IEGM，在 ICD 寿命期内获取连续的 ST 段监测诊断数据。其组件包括脉冲发生器、起搏导线、Merlin® 程控仪和报警装置。它利用机壳（阴极）和右室导线头端（阳极）构成单极回路，测量自身心室感知事件的 ST 偏差。首先获得基线参照点，后者被用做 24 小时后进行 ST 段偏移分析的参照。等电位线间期的定义为感知 R 波（VS）后向左 148ms，持续 60ms。而 ST 段的定义为 VS 后向右 78ms，持续 84ms。ST 偏差即为 ST 段和等电位线间期之间的差值。ST 偏移等于当前心跳的 ST 偏差减去 24 小时前收集的基线 ST 偏差（图 7-18）。

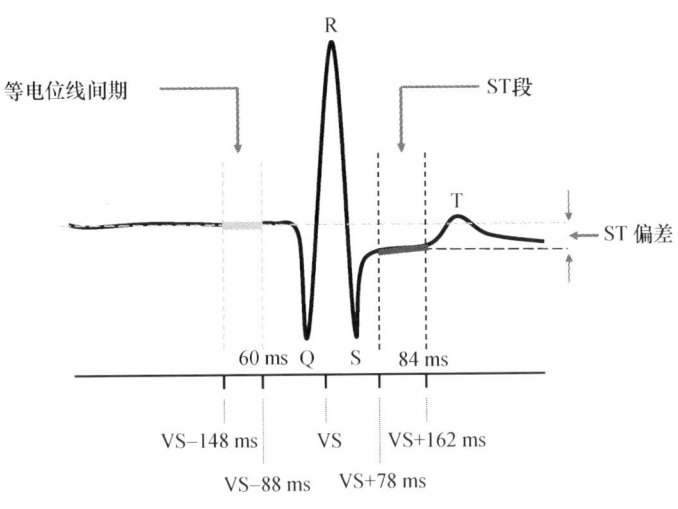

图 7-18　等电位线间期、ST 段和 ST 偏差的算法

ST 监测功能仅对心室感知事件进行评价，因此比较适用于房室传导功能正常的患者。因为植入后存在急性期损伤，所以植入后的最初 4 小时内不收集数据。ST 监测要求 8600 个感知事件和至少 4 天时间来收集数据，以提供 ST 偏移的推荐阈值。ST 正、负阈值将被程控为 R 波振幅的 100%。医生可通过 Merlin 系统获得这些数据。监测功能对脉冲发生器寿命的影响仅为 1%。

AnalyST Accel ICD 能提供 3 个诊断参数：ST 偏差趋势图、ST 直方图和 ST 发作日志。有研究检测 PCI 术中及术后 1 个月、3 个月和 6 个月的随访资料，显示心内 ST 变化与体表导联上看到的典型 ST 段变化是一致的，没有假阴性 ST 段抬高。另外，它还具有无体位影响、没有肌电干扰及无需皮肤电极贴片等优点。

（宿燕岗）

第八章　心脏起搏器植入技术

第一节　起搏器植入手术的准备

1. 手术人员安排

早期心脏起搏器均需开胸植入心外膜电极导线，起搏器埋藏在腹部，起搏器的安置由心脏外科医生在手术室完成。随着经静脉心内膜电极导线的应用及起搏器体积的大大缩小，现多由心脏内科医生在导管室内完成。麻醉方式也由全身麻醉改良为局部麻醉。

手术医生应接受起搏器植入和随访的正规培训，要求达到一定的年植入量。

除了手术医生外，常规应配备一名有经验的护士，一名可以协助参数测试和程控的技术员以及一名放射科技术员。必要时需有麻醉师的协助。

2. 手术设备要求

手术需在导管室内进行。必需的设备包括 C 臂 X 线机或数字减影血管造影（DSA），起搏分析仪，心电血压监护仪，血氧饱和度监测仪，除颤器及必要的抢救药品。

3. 手术器械准备

必需的手术器械包括：手术刀，撑开钳，拉钩，若干止血钳，无齿镊，有齿镊，持针器，缝线。

4. 术前准备

（1）采集临床资料：通过病史，体格检查，胸片、心电图（ECG）和超声心动图等辅助检查，血常规和电解质等化验检查，评判手术的必要性和可行性。注意有无可能影响起搏器植入途径和位置的事项，如病人的优势手（通常将起搏器放置在优势手的对侧），先天性畸形（如先天性心脏间隔缺损，异常的静脉引流，永存左上腔静脉），三尖瓣疾病和是否有三尖瓣的手术史等。

（2）签署知情同意书：告知手术风险和获益，起搏模式的选择等。

（3）术前手术区域备皮。

（4）如服用华法林，应停用 3 天。必要时可改用低分子肝素皮下注射，术前 6h 停用。如无禁忌，术前应停用抗血小板药物数日。

（5）术前患者禁食 6h。

（6）术前建立静脉通路，并予以心电血压监护。因行 ICD、CRT/CRT-D 植入的患者往往一般情况较差，手术时间较长，必要时应予以吸氧和血氧饱和度监测。

（7）手术多选用局部麻醉方式。如植入 ICD 则需在麻醉师的协助下进行静脉麻醉以进行诱颤测试。

（8）预防性抗生素的使用：目前尚存争议。目前普遍接受常规术前给予预防性抗生素治疗。对于有人工瓣膜植入史，先天性心脏病史或更换起搏器的患者等易感人群，以及手术时间超过 2h 的情况，建议术前预防性使用针对革兰阳性菌（尤其是葡萄球菌）的抗生素。

第二节 埋藏式起搏器的植入技术

目前95%使用的是局部麻醉（局麻）下经静脉途径的心内膜电极导线，仅在心内膜电极导线无效或不适宜时才选择需开胸手术的心外膜电极导线植入方式。

一、心内膜起搏导线植入途径

1. 经头静脉切开行起搏电极导线植入

切开左侧或右侧头静脉是最常用的电极导线植入路径。头静脉走行于三角肌胸大肌沟的脂肪垫中，该脂肪垫外侧为三角肌中缘，内侧为胸大肌外缘。沿此沟表皮行斜切口或垂直于此沟行横切口，逐层钝性分离，暴露头静脉后，在近端和远端各放置一根结扎线，结扎远心端，在两线之间用眼科剪切开静脉后用静脉拉钩将头静脉提起，送入电极导线（图8-1）。

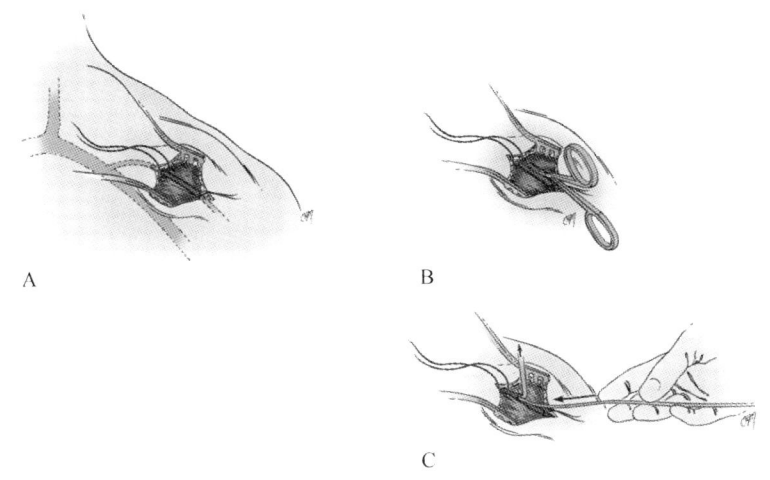

图8-1 头静脉路径植入电极导线示意图
A. 分离暴露头静脉；B. 切开头静脉；C. 沿头静脉送入电极导线。

头静脉路径的优点是安全，是所有静脉途径中并发症最少者。缺点是约有10%的患者因头静脉过细、痉挛、走行扭曲畸形或缺如而不能使电极导线顺利进入锁骨下静脉。另外经头静脉同时送入两根以上电极导线的成功率不高。

2. 经锁骨下静脉穿刺行起搏电极导线植入

经皮穿刺血管植入电极导线需用专用的穿刺导入器（图8-2），包括穿刺针，10ml注射器，弹性指引导丝，静脉扩张管和可撕性外鞘管。一般使用7~9F口径的导入器即可通过目前各厂家的电极导线。

锁骨下静脉是腋静脉的延续，它跨越第一肋骨走行于锁骨内侧1/2，位于锁骨下动脉的前下方。穿刺点通常在锁骨与第一肋交互成角的间隙内。穿刺针与皮肤呈15°角，针头指向胸骨上窝（图8-3）。该穿刺点因静脉相对较粗，且在肺尖内侧，故成功率较高而气胸等并发症较少。但该部位由于受锁骨、第一肋骨、锁骨下肌肉和胸锁韧带的压力发生所谓"锁骨下挤压现象"导致电极导线断裂或其绝缘层磨损的情况并不少见。Byrd等报道了一种"安全带"穿刺路径（图8-4）。

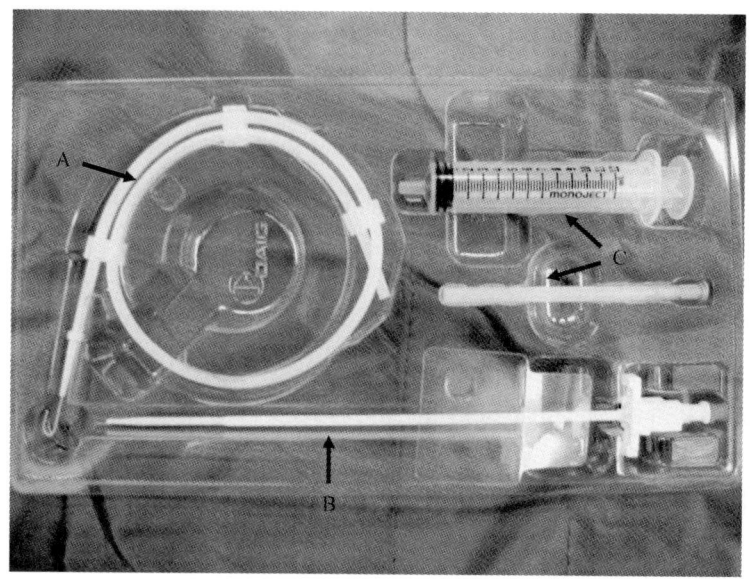

图 8-2　St. Jude 可撕性穿刺导入器

A. J形指引导丝，B. 外鞘和扩张器，C. 穿刺针。

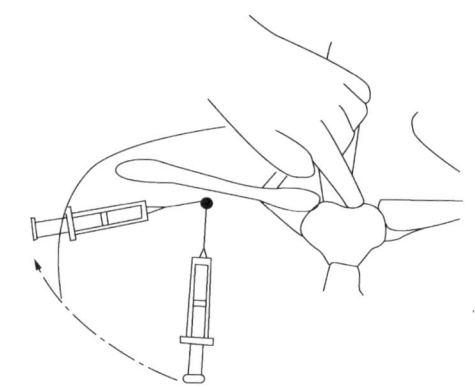

图 8-3　锁骨下静脉穿刺体表定位

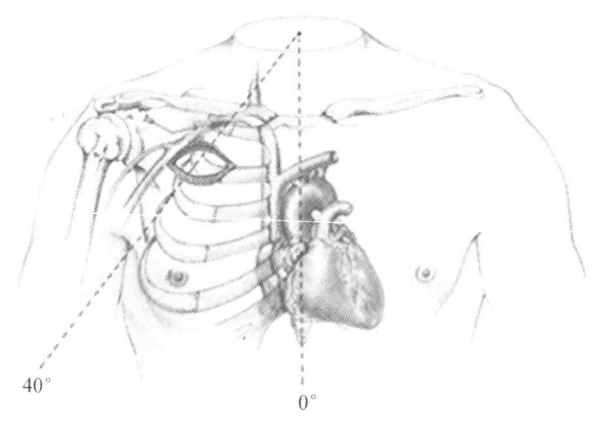

图 8-4　锁骨下静脉穿刺"安全区域"的解剖示意图

穿刺时，进针同时缓慢负压抽吸注射器，直至抽到静脉血，继而从针腔插入指引导丝，在X线透视下送至下腔静脉处，确定指引导丝在静脉系统内，再沿导引钢丝插入含有扩张管的可撕性鞘（如未经确认即插入扩张鞘有误入锁骨下动脉风险，有可能造成严重血胸并发症），拔除导丝及扩张管后快速送入电极导线，随后撕弃鞘管。指引导丝有时易进入颈内静脉，此时可回撤至两静脉交界处并转动导丝，通常能顺利进入无名静脉。

锁骨下静脉路径的优点是快速、可靠，且可同时送入多根电极导线。缺点是非直视下进行，有一定的近、远期并发症。近期有锁骨下动脉损伤、气胸、血胸、空气栓塞、臂丛神经损伤等。远期主要为电极导线可能在锁骨下入口处发生磨损、断裂。

3. 经腋静脉穿刺行起搏电极导线植入

锁骨下静脉穿刺虽然比较成熟且成功率很高，但存在潜在的并发症。由于"锁骨下挤压现象"导致的电极导线绝缘层故障甚至电极导线断裂并不少见。近年来双腔及多部位起搏的推广应用，要求植入的静脉粗大以便同时送入多根电极导线。因此近年来有人提倡采用腋静脉植入途径，既可避免锁骨下静脉穿刺导致的远期故障的可能性，又因腋静脉粗大，具有能同时放置多根电极导线的优势。

腋静脉实际上是锁骨下静脉的胸外段，是锁骨下静脉出上纵隔，横过第一肋时的延续。腋静脉前方有胸小肌、胸大肌和胸锁筋膜覆盖。平行于胸三角沟，起点位于锁骨中点下方锁骨与第一肋的间隙，向外侧喙突下三指处延伸。文献报道腋静脉穿刺法主要有以下几种：通过体表解剖标准进行"盲穿"；通过深部胸大肌等解剖标注进行"盲穿"；以第一肋为定位标志在透视下穿刺；经静脉造影定位穿刺；血管多普勒指引下定位穿刺；血管超声定位穿刺。目前多采用解剖标志定位进行"盲穿"，Belott描述的方法如下：以喙突和三角肌胸大肌沟为解剖定位标志，在锁骨下喙突水平行一切口与三角肌胸大肌沟垂直，暴露三角肌胸大肌沟后在其内1~2cm处与皮肤呈45°进针（图8-5），如未能穿刺到腋静脉，可在透视下找到第一肋，然后沿着第一肋向外向后进针，直至进入静脉。腋静脉穿刺应避免在第一肋和第二肋间隙进针，以免导致气胸。

穿刺成功后，指引导丝、扩张管和外鞘以及电极导线的植入方法同锁骨下静脉穿刺。

二、起搏导线放置技术

1. 心房导线的放置技术

常用"J"形翼状被动固定电极导线固定于右心耳。先将直的指引导丝插入心房电极导线内，当导线进入右心房近三尖瓣水平时，部分回撤指引导丝，使其顶端靠自然张力向上成J形，旋转电极导线使J形头部向左向前朝向胸骨方向，继而稍后撤电极导线即可使导线钩入右心耳。后前位X线透视可见电极导线顶端指向左前上（图8-6），并随心房收缩左右移动，随呼吸上下移动，深吸气时由J形变成L形，深呼气时由L形变成J形，则提示电极导线在右心耳固定牢固。

使用PSA检测起搏参数，要求P波感知振幅>2mV，起搏阈值<1.5mV，斜率>0.5V/s，系统阻抗在500~1000Ω。右心耳房壁腔内心电图P波高大，PR段抬高。由于双极电极导线的广泛应用及目前起搏器具有较高的感知灵敏度，P波振幅的要求标准也可适当放宽。

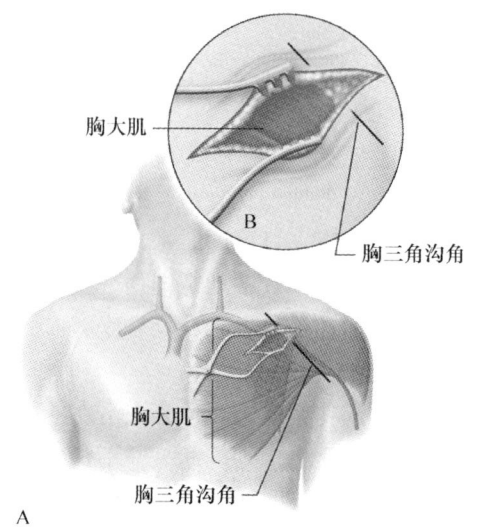

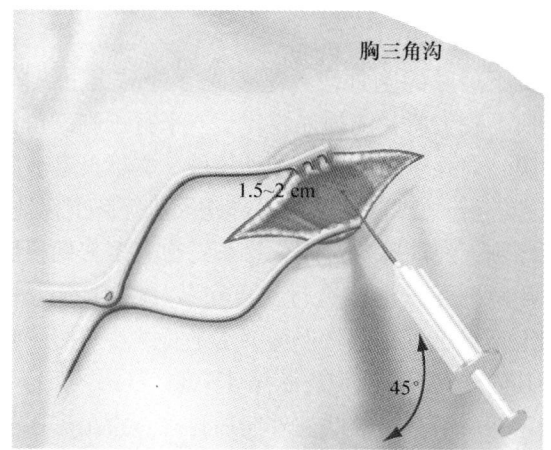

图 8-5 腋静脉穿刺示意图

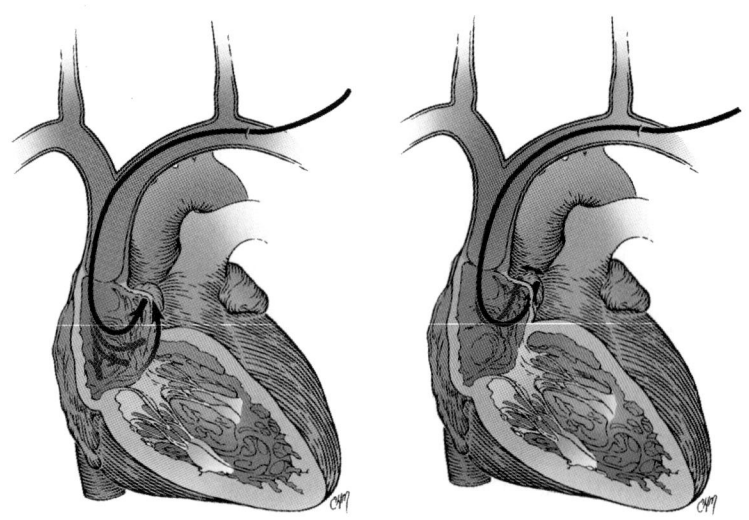

图 8-6 心房电极导线植入示意图

如固定困难、反复脱位、能固定的位置起搏参数不满意以及右心耳已被切除,可使用主动螺旋固定电极导线,术中在"J"形指引导丝的协助下将电极导线固定在适当的位置。

2. 右室导线的放置技术

右室电极导线的放置需依靠指引导丝的塑形以及指引导丝与电极导线的相对运动来实现电极导线顶端运动方向的改变。

(1) 定位于右室心尖部

右室心尖部是常规应用的心内膜起搏部位,其优点是操作简便,易于固定,脱位率低。

将指引导丝塑形成一定的弧度(根据心脏大小和位置决定指引钢丝前段弯度的大小),插入电极导线指引其到达右房三尖瓣口上方,通过旋转指引导丝令导线头端指向脊柱侧,稍推力即可进入右室流出道。之后部分回撤电极导线使其头端沿室间隔右侧下滑(此时可引起室性期前收缩或非持续性短阵室性心动过速),当其位于室间隔下三分之一时,回撤指引导丝2~3cm,这时导线头端会随着三尖瓣的开闭和右室的收缩而上下摆动。换用直的指引导丝顺势即可将电极导线送入右室心尖部(图8-7)。该方法可避免电极导线误入冠状静脉窦。亦可通过右前斜位或左前斜位透视来确认电极导线是否位于右室内。头端指向前方提示在右心室(图8-8),如指向后向脊柱并越过脊柱则提示进入冠状窦。室性期前收缩(早搏)也是判断电极进入右心室的简单、可靠的方法。

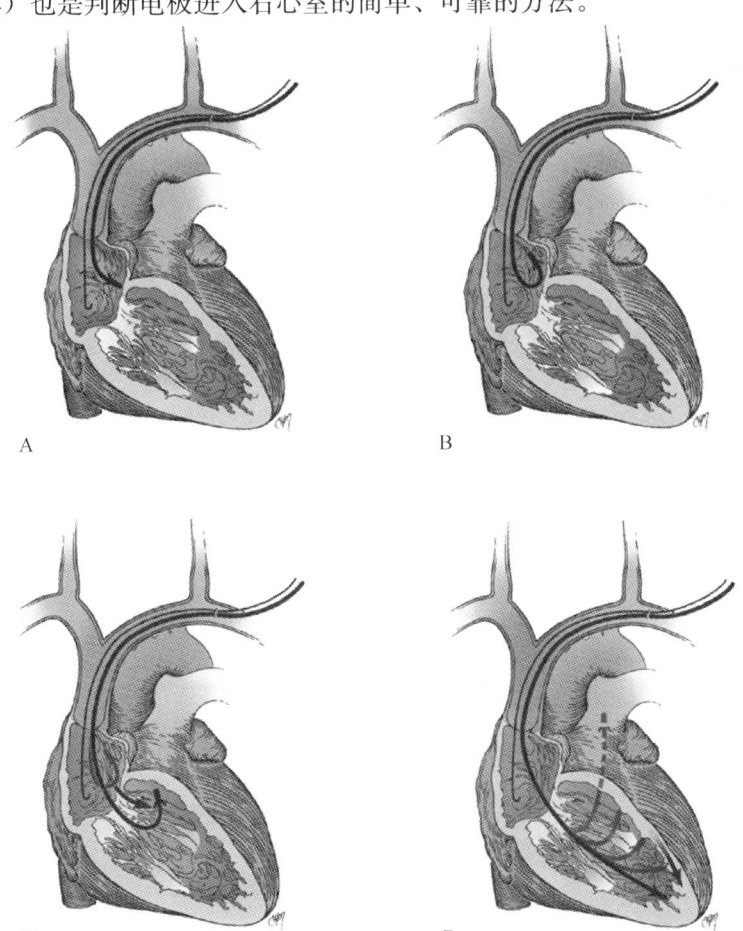

图 8-7 心室电极导线植入示意图

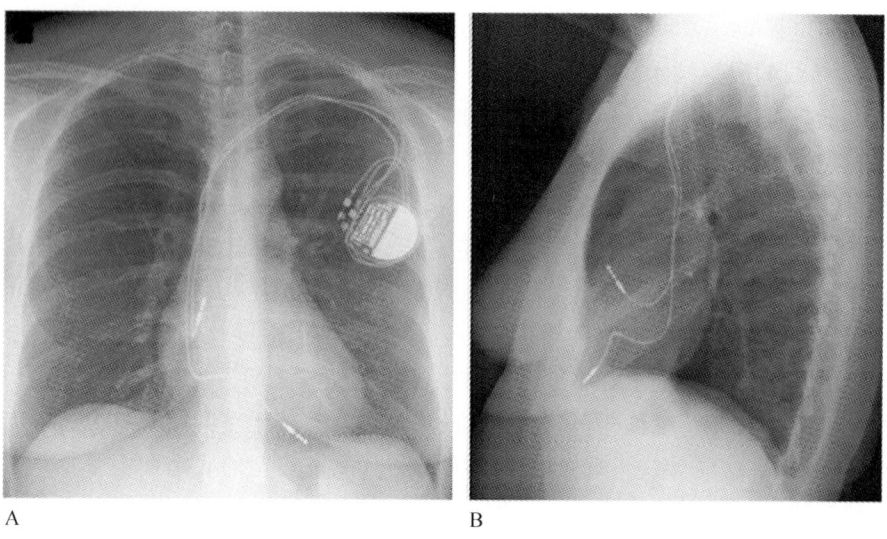

图 8-8　透视下心室电极导线的定位
A. 正位；B. 左侧位（箭头所指）。

（2）定位于右室流出道间隔部

鉴于目前越来越重视生理性起搏的观念，右室流出道起搏由于较好的血流动力学效果，其应用越来越广泛，尤其针对心功能不全患者或起搏依赖的患者。右室形状近似锥体，室上嵴将流出道分为固有心室肌和上方的漏斗部。右室流出道起搏实际上是流出道固有心肌的间隔部或后部起搏。由于该处无肌小梁，所以只能用主动固定电极。与一般右心室心尖部起搏相同，但跨过三尖瓣后需将电极导线头部送到右室流出道，指引导丝的头端往往塑形成"鹅颈"样，也可应用电极导线定位器（locator）来操作（图 8-9）。其定位主要靠起搏心电图和 X 线影像学来判断。起搏心电图表现为Ⅰ导联主波向下，aVF 导联主波向上（图 8-10）。X 线影像投照选择左前斜位（LAO）40°，透视下电极导线头端指向脊柱并与之垂直（不超越脊柱）（图 8-11）。

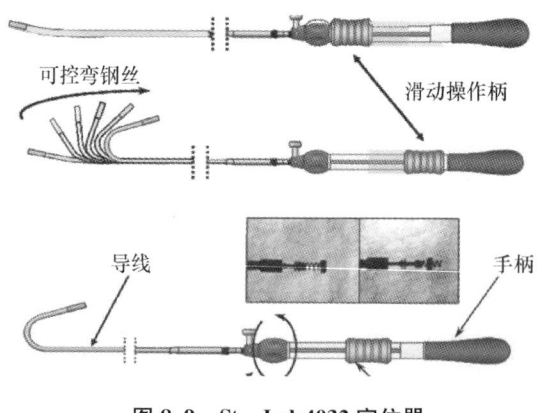

图 8-9　St. Jude4032 定位器

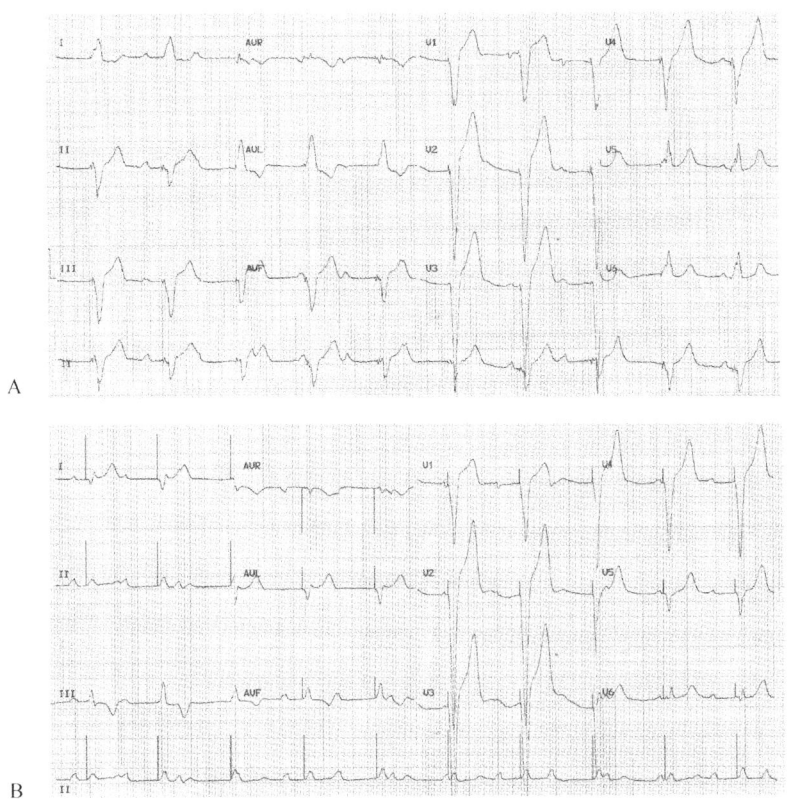

图 8-10 右室心尖部起搏（A）和右室流出道间隔部起搏（B）的心电图表现

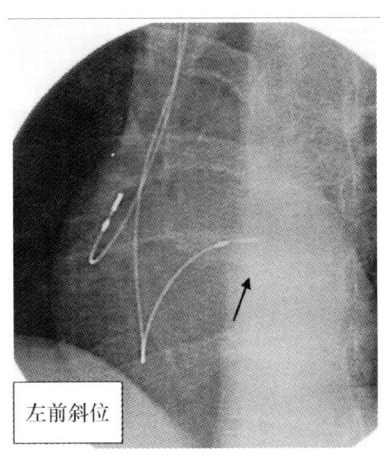

图 8-11 透视下心室电极导线右室流出道间隔部起搏定位（箭头所指）

无论是心尖部还是右室流出道，导线到位后必须确认电极导线固定良好。当导线顶端遇到阻力或轻微回撤导线有牵拉感时，表明导线固定稳定。也可在透视下通过病人深呼吸、咳嗽等动作来判断电极导线顶端的固定情况。而主动螺旋电极导线则不宜通过回拉电极导线来判断固定情况，否则易导致电极导线脱位并损伤局部心肌组织。

一旦判断电极导线到位且固定良好后，通常要描记心腔内心电图，以确认电极导线接触于心室内膜。方法为肢体导联按常规与心电图机相连，用鳄鱼夹把心电图 V_1 导联或肢体导联与电极导线尾端连接器相连，获得单极心腔内心电图。正常右心室心内膜腔内心电图呈 ST 段抬高样电流表现。

用起搏系统分析仪（pace system analyser，PSA）测试下列起搏参数。①起搏阈值：以比自主心率高出 10~20ppm 的刺激频率进行测试，用将输出电压逐渐降低或逐渐增高的方法来判断夺获心室的最小电压。现在通用的激素电极导线的起搏阈值多在 0.3~0.5V，要求起搏阈值<1V。②R 波感知振幅>5mV。③斜率>0.75V/s。④系统阻抗在 500~1000Ω。

一旦电极导线测试完毕，应当在电极导线进入静脉口或穿刺点处用非可吸收线结扎固定。注意不要用缝线直接结扎电极导线，而应结扎在电极导线固定保护套上或用周围组织包裹电极导线后结扎，以免对电极导线绝缘层造成永久性损伤。

从左侧静脉路径植入心室电极导线的线路较顺畅，如因某种原因需从右侧静脉路径植入，则由于有两个转折角度，相对不那么容易操作（图 8-12）。

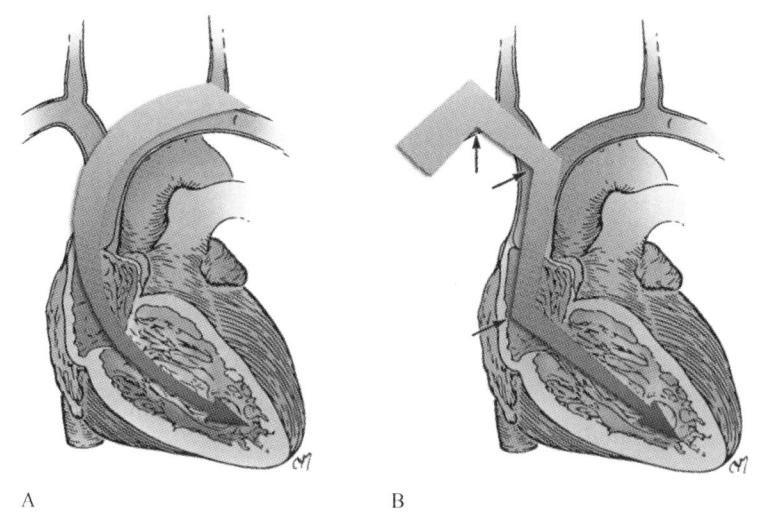

图 8-12　电极导线左侧（A）和右侧（B）路径示意图

三、起搏器囊袋的制作

起搏器的脉冲发生器一般埋于电极导线同侧的胸部皮下。囊袋的制作通常在手术的最后进行，也有医师在电极导线放置前进行并认为这样做有利于囊袋的充分止血，并减少手术操作误损伤电极导线的风险。

局麻下依起搏器大小做皮肤切口，分离皮下组织至深筋膜下，在筋膜表面钝性分离一皮下囊袋，其内充分止血。将电极导线的尾端连接器与起搏器脉冲发生器的终端插孔相连接，拧紧附有密封盖的固定螺丝。将多余的电极导线盘绕并压于脉冲发生器下，之后再放入囊袋内，这样可避免多余电极导线因张力压迫表面皮肤以及将来更换起搏器时损伤原电极导线。用缝线通过脉冲发生器上的缝合孔将其固定于筋膜上，尤其在老年人和肥胖女性，以免日后发生起搏器下坠导致电极导线脱位。如伤口或囊袋渗血较多，或服用抗凝或抗血小板药物的患者，可放置引流条。最后逐层缝合皮下组织和皮肤。

第三节　双心室起搏治疗技术

循证医学已明确心脏再同步治疗（cardiac resynchronization therapy，CRT）可以有效治疗顽固性心衰，减少心衰发作，提高生活质量，降低死亡率。而 CRT 治疗的核心是三腔（即右房、右室和左室）双心室起搏。右房和右室的起搏如前所述，左室起搏则有赖于将左室起搏电极导线经冠状静脉窦植入冠状静脉分支，在左室心外膜起搏左心室。

一、冠状静脉窦开口及冠状静脉

冠状静脉窦开口于右房，沿左房室沟走行（图 8-13），其分支分布于左心室表面，主要有心大静脉、侧静脉、侧后静脉和心中静脉。

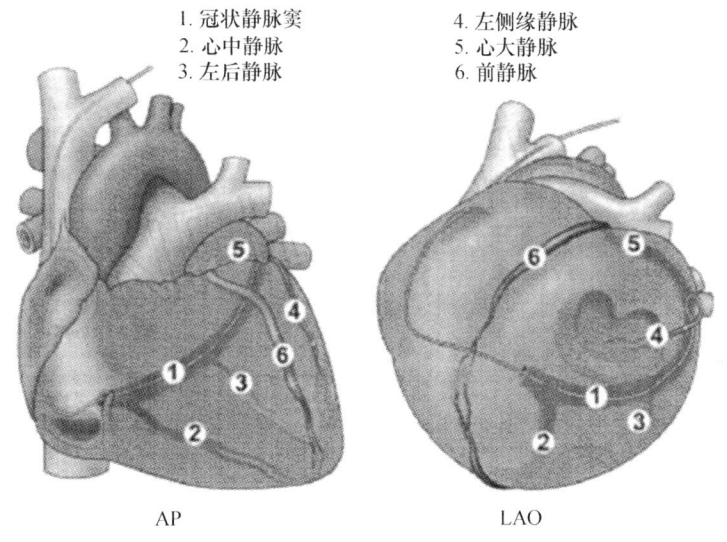

图 8-13　冠状窦及其分支示意图

二、左室电极导线植入工具

左室电极导线递送系统包括：长指引导丝、长扩张管、长鞘、止血阀、造影球囊导管和切割刀（图 8-14）。长鞘用于制造插入 EP 导管、造影导管和左心室电极导线的通路，造影球囊导管用于冠状静脉造影。另外还需要经皮冠状动脉血管造影（PTCA）导丝用于指引左室电极进入靶冠状静脉分支。

目前常用的左室递送系统有 Medtronic 公司的 Attain™ 系列（切开性导引导管），St. Jude 公司的 Apeel™CS 系列（可撕性导引导管）和 Biotronik 公司的 Scout™CS 系列（切开性导引导管）。

目前常用的左室电极导线有 Medtronic 公司的 4193、4194 和 4195 电极导线，St.

Jude 公司的 1056T 和 1258T 电极导线，Biotronik 公司的 Corox OTW75UP、Corox OTW-S75BP 和 Corox OTW75BP。

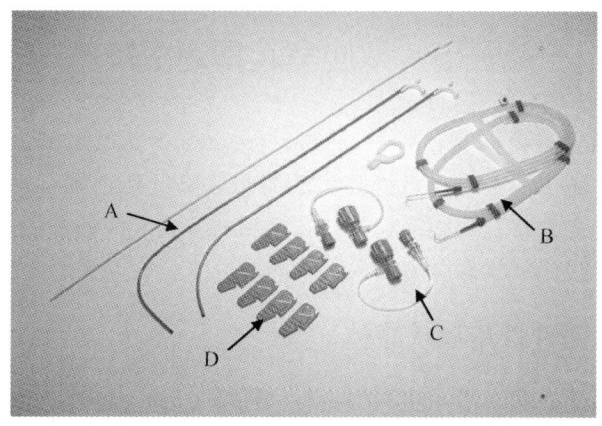

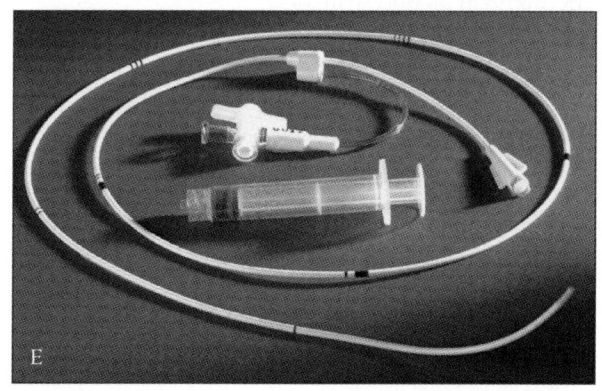

图 8-14 Medtronic Attain 左室递送系统和造影球囊导管
A. 长鞘和扩张器；B. 指引导丝；C. 止血阀；D. 切割刀片；E. 造影球囊导管。

三、左室电极导线植入技术

左室电极导线植入主要包括以下步骤：①寻找冠状静脉窦窦口并进行冠状静脉窦插管；②逆行冠状静脉造影；③冠状静脉电极导线植入；④参数测定；⑤撤除长鞘或冠状静脉窦指引导管。"植入过程的每一步都必须为可能出现的最复杂的解剖异常作好准备，这是 CRT 技术的黄金法则"。

通常经左锁骨下静脉通道送入左室递送系统，撤出扩张管保留长鞘，送入 EP 导管。在长鞘内操作 EP 导管进入冠状窦窦口后将长鞘沿 EP 导管向前推送并超出 EP 导管 2~3cm。然后移去 EP 导管，将造影球囊导管沿长鞘插入至长鞘远端。注入少量造影剂以明确造影导管的位置后，经充气孔对球囊缓慢充气直至感到有阻力。需强调的是应分别在后前位（AP）、左前斜位（LAO）和右前斜位（RAO）三个投射体位经注射孔注入造影剂（每次 5~8ml）进行逆行冠状静脉造影，以获得完整的静脉血管走向图（图 8-15）。将球囊放气后移去静脉造影系统。对照造影图像，结合术前组织多普勒超声显示的左室最晚激动区域，确定靶静脉，并根据靶静脉解剖特点选择左室电极导线。尽可能将左室电极送入与右心室电极导线头端有良好分开状位置的心侧后静脉。

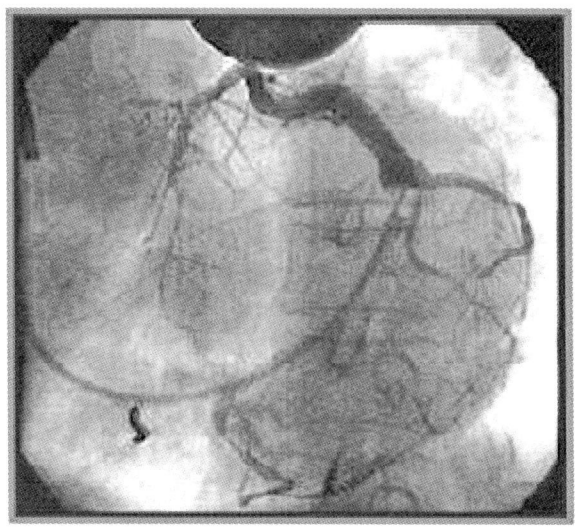

图 8-15　左前斜位（LAO）冠状静脉窦逆行造影图像

左室电极导线定位后，同样需测试阈值和感知灵敏度（要求基本同右心室电极导线），更要确定无膈肌刺激（左心室后壁靠近膈神经，故左室电极比右房、右室电极更加容易出现膈肌刺激，如出现，必须更换电极位置。目前有双极左室电极导线，也可通过程控极性来避免膈肌刺激）。最后，将左室电极导线外鞘管撤除。

注意事项：①由于植入的病人均为晚期充血性心力衰竭患者，心房、心室均扩大并常导致冠状窦入口的解剖位置发生改变，因此有时寻找窦口比较困难，要耐心。②左室电极导线和右房、右室电极导线不要通过同一静脉穿刺点通路植入，以免植入时相互影响；也可以选择两根电极导线经由锁骨下静脉或腋静脉，一根电极导线经由头静脉。③如病人合并存在房室传导阻滞或合并房颤拟行房室结消融，应先植入右心室电极导线。④撤除外长鞘时应在透视下进行以了解左室电极导线和长鞘的状态。⑤应先将长鞘撤至右房内然后再行外鞘的切开或撕开，撕开鞘时需助手固定导线/鞘管与穿刺入口处，如为切开鞘则先将导线嵌入切割刀片槽，术者必须固定持刀片的手，由另一手持外鞘快速将其撤出。⑥最后应于 LAO 透视下调整左室电极的张力。

如不能通过冠状静脉植入左心室电极导线（如找不到冠状窦窦口、左室电极导线电极植入及固定困难或起搏参数不满意等），可请胸心外科协助开胸或通过胸腔镜在左室侧后壁植入心外膜电极导线。

第四节　埋藏式自动复律除颤器的植入技术

除了前面所述的常规起搏器植入术前准备外，因埋藏式自动复律除颤器的植入术中需诱颤以测定除颤阈值，所以需有麻醉师协助静脉麻醉。期间必须进行氧饱和度监测，需配备面罩吸氧。此外，必须配备一台体外除颤仪，一旦 ICD 不能有效除颤，则可经体外除颤仪除颤。

一、除颤电极导线的植入技术

与普通起搏器一样,除颤电极导线多通过头静脉、锁骨下静脉或腋静脉途径植入除颤电极导线。除颤电极导线较普通电极导线粗,故选择锁骨下静脉或腋静脉较为理想。植入方法同普通电极导线。

电极导线通常定位于右室心尖部,也可置于右室间隔部。多采用主动固定电极导线以避免除颤时电极导线移位。

二、囊袋的制作

由于埋藏式自动复律除颤器的脉冲发生器体积较大,除了使用常规的皮下囊袋外,如果患者的皮下组织很薄,则应考虑在胸大肌和胸小肌之间制作脉冲发生器的囊袋。

目前常用胸大肌下囊袋的制作方法如图 8-16 所示,在胸大肌锁骨头和胸大肌胸骨头之间沿肌肉纹理方向钝性分离至胸大肌和胸小肌之间的疏松组织,用示指进入该间隙进行分离。注意避免损伤胸肩峰神经血管束,以避免出血、血肿形成或肌肉损伤。

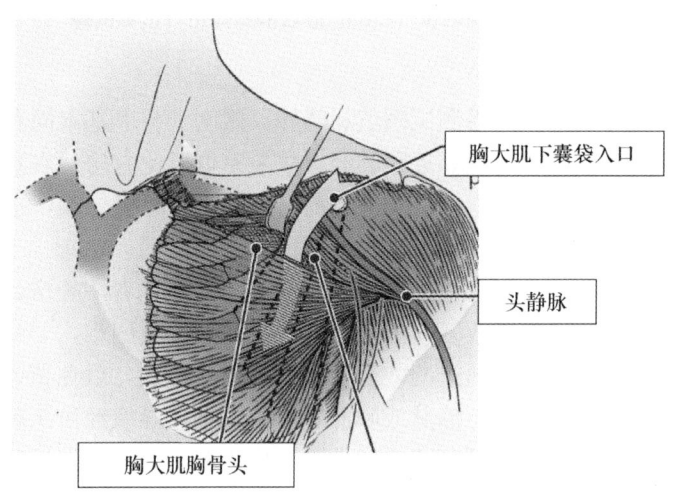

图 8-16 胸大肌下囊袋制作示意图

由于脉冲发生器的外壳通常被作为除颤电极的阳极,一般选择于左侧胸前制作囊袋,这样可使除颤电流通过大面积的心肌,提高除颤效果。

三、术中测定除颤阈值

电极导线位置固定满意后如前所述应进行常规参数测试。之后将电极导线与 ICD 脉冲发生器正确连接并放入囊袋内,然后进行 ICD 植入术中最重要的步骤,即测试除颤阈值(defibrillation threshold,DFT)。测试时需要麻醉科医生协助用异丙酚静脉麻醉,通常需要厂家技术代表的参与,用 ICD 厂家提供的测试仪进行 DFT 测试。将无菌塑料套包裹的测试探头放在植入的 ICD 囊袋上,用 T-shock 法(即 T 波易损期上用 1.0J 左右低能量电击诱发心室颤动)或直流、交流(50Hz)刺激方法诱发心室颤动(图 8-17)。可采用不同的方法测试 DFT。①逐级下降法:顾名思义即逐渐下调除颤放电值直到不能成功除颤。

该方法得到的除颤阈值精确但需多次除颤，由于多数临床医生对反复除颤存在顾虑，此方法多不被采用。②范围确认法：选择连续两次都能成功除颤的能量并证实除颤的安全范围。一般此范围应比 ICD 最大放电能量小 10J。例如 ICD 最高放电除颤能量为 34J，如应用 15J 两次都能成功，则至少存在 19J 的安全范围。推荐至少术中保证测试两次，一方面验证除颤的阈值；另一方面，由于除颤可能会导致电极微脱位、除颤电极接触部位心肌损伤使局部除极振幅下降（由此导致感知功能障碍）等，因此进行第二次除颤还是很有必要的，如能再次除颤成功则能进一步证实 ICD 系统的工作正常。两次除颤的诱发间隔要>5min。

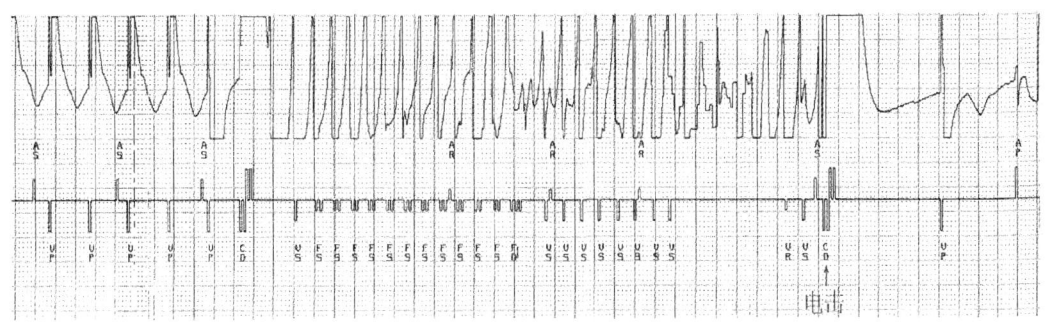

图 8-17　ICD 植入术中除颤阈值测试和诱颤过程

AS＝心房感知；AR＝心房不应期；AP＝心房起搏；VS＝心室感知；VP＝心室起搏；VR＝心室不应期；FS＝室颤确认；CD＝心律转复（电击）。

当除颤线圈电极导线植入术中测定除颤阈值不能达标时，可以用以下解决方案：①反转除颤放电电极的极性，即将右室除颤电极作为阳极，而脉冲发生器外壳作为阴极，有时反转后可使除颤阈值下降；②调整电极导线位置；③改用有两个除颤线圈的电极导线；④再植入皮下除颤电极贴片。

除颤阈值测试后建议对其他参数再重复进行测试以明确电极导线是否固定良好。

第五节　术后处理

随着起搏器、电极导线和植入技术的不断发展，手术创伤越来越小，并发症发生率已很低，植入术后并不需要常规及严格的心电监护。通常的术后处理及注意事项包括：

1. 观察心律/心率、血压和呼吸情况，观察切口囊袋局部有无渗血或血肿形成，观察有无发热等全身症状。

2. 常规术后记录 12 导联心电图，判断起搏系统的感知、起搏功能，并作为资料保存以协助今后可能出现的诸如电极导线移位等并发症的判断。

3. 拍摄后前位和侧位胸片以获得起搏器、电极导线位置和两者联结情况的资料，了解有无气胸、心包积液或胸腔积液。并可为以后随访提供参照。

4. 囊袋处以沙袋加压 6~8h 以防止囊袋内出血。

5. 及时更换敷料，观察切口愈合情况。如为普通缝线缝合，则 7 天可拆线。

6. 患者可平卧数小时，并鼓励下肢活动，不宜平卧太长时间以免出现肺部感染、下肢静脉血栓形成或肺栓塞等并发症。也有人主张术后即可下床活动。

7. 可预防性应用抗生素 3d。

8. 恢复抗凝治疗。华法林在手术后当天晚上即可重新恢复使用。由于植入早期有发生囊袋血肿的可能，因此抗凝药物宜从小剂量开始。

9. 出院前作好宣教工作，包括如何识别起搏器囊袋的并发症（如感染、出血和血肿）的征象以及如何定期随访。告知患者植入起搏器的一侧上肢避免举重物或剧烈活动（尤其是剧烈的外展动作）。

10. 提供病人有关起搏器的资料，包括注明起搏器和电极导线制造商、型号和序列号以及植入日期、植入医院和医生的卡片。

（柏　瑾）

参考文献

[1] Belott PH. Byrd CL. Recent developments in pacemaker implantation and lead retrieval. In Barold SS. Mugica J. (eds) New perspectives in cardiac pacing2. New York：Futura，1991：105-131.

[2] Byrd CL. Safe introducer technique for pacemaker lead implantation. PACE，1992，15：262.

[3] Belott PH，Reynolds DW. Permanent pacemaker and implantable cardioverter-defibrillator implantation. In Ellenbogen KA. Kay GW. et al. (eds) Clinical cardia pacing，defibrillation，and resynchronization therapy. Saunders：Elsevier，2007：581-593.

[4] Belott PH. Blind percutaneous axillry venous access. PACE，1999，22：1085.

[5] Worley S. Left ventricular lead implantation//Ellenbogen KA. Kay GW. Clinical cardia pacing, defibrillation，and resynchronization therapy. Saunders：Elsevier，2007：653.

[6] 宿燕岗，柏瑾. 心脏再同步化治疗的总结与分析，中国心脏起搏与电生理杂志，2010，24（2）：131-136.

第九章 心脏起搏器、心脏再同步治疗、埋藏式心脏复律除颤器的并发症及处理

自1958年第一例植入型起搏器手术以来,心脏起搏技术不断发展和普及,挽救了无数患者的生命并改善他们的生活质量。但和其他任何治疗一样,心脏起搏也可能发生我们所不期望的并发症。所幸的是,这些相关的并发症多数是轻微的,很少是致命的。

对于心脏起搏并发症,目前尚无统一的分类方法。有按发生时间早晚分为急性和慢性的;也有按临床表现分为植入术有关的并发症,起搏器植入前症状的复发,继发于植入起搏器的症状和无症状的心电图异常等。为了便于叙述,本章仍将按术中及术后的常见并发症及处理加以讨论。

第一节 术中并发症及处理

一、锁骨下静脉穿刺并发症

经锁骨下静脉穿刺置入电极导线已经被临床广泛采用,是目前最常用的起搏导线植入途径之一。由于锁骨下静脉位置毗邻锁骨下动脉、神经和肺尖,且关系密切,若操作不当特别是盲目穿刺可能引起相当严重的并发症。

1. 气胸

气胸是锁骨下静脉穿刺最常见的并发症。研究显示,气胸的发生率约为1.5%。多与穿刺点偏外、穿刺过深和重复多次穿刺有关。如果发生气胸,在起搏器植入术中或术后48小时可以出现临床症状,以下情况提示可能发生了气胸:锁骨下穿刺抽到气体、不能解释的低血压、胸痛和呼吸困难。怀疑气胸时可进行直立位的X线胸片检查以确诊。如果小量气胸,肺压缩小于30%,患者症状不明显,可不作特殊处理,但须密切观察,气体一般可在术后1~2周逐渐被吸收。如果肺压缩面积大于30%,且症状明显或进行性加重,则应行胸腔穿刺排气或闭式引流。

2. 血胸

血管如锁骨下动脉和胸膜被刺破,则形成血胸或血气胸,这是锁骨下静脉穿刺的严重并发症,多需外科手术治疗。对于局部解剖结构可能存有变异者,外周注入造影剂及透视下行穿刺可以减少并发症的发生。

3. 误穿锁骨下动脉

锁骨下动脉在锁骨下静脉的右上方,误穿锁骨下动脉较为常见,其发生率报道在1%~20%之间,常由于进针过长、过深或太靠近外侧进针而引起,穿刺时应加以注意。

如果误穿锁骨下动脉，可见动脉血颜色鲜红、压力高而喷出，应立即退出穿刺针，局部按压数分钟，一般可无严重后果。如果已经贸然置入扩张管，则绝对不可匆忙拔出，以免发生严重后果，应急请外科介入缝合动脉创口。因此，锁骨下静脉穿刺成功后，应按常规在X线透视下，确认指引钢丝已进入下腔静脉后方可进入扩张管和套管。

4. 静脉空气栓塞

静脉空气栓塞较为少见。穿刺或切开大静脉如颈内静脉、锁骨下静脉等时，如患者深呼吸或咳嗽时胸腔成为负压，空气可能从静脉穿刺口吸入形成空气栓塞。气体不多时可无明显症状，多于5~10分钟后被吸收；气体多时可致急性呼吸窘迫、低血压、低氧血症和心搏骤停。预防的方法是穿刺时取头低脚高位或嘱患者呼气后屏气、避免深呼吸。

5. 其他可能出现的并发症

包括动静脉瘘、胸导管损伤、臂丛神经损伤和皮下气肿等。尽管这些并发症很少出现，但只要选择经锁骨下静脉植入起搏器，就应熟知这些并发症。

二、心肌穿孔

心肌穿孔是一种严重的并发症，虽然临床并不多见，但也并非罕见，不同作者报告其发生率约为0.6%~5.2%。由于电极导线的植入部位，心肌穿孔多发生于右心室。其发生多与操作电极导线的手法和患者的临床状况有关，心脏过大、心室壁薄、心功能差者（如扩张性心肌病、老年人）较易发生。

心肌穿孔大多可以是无症状的，或仅表现为起搏阈值升高和（或）感知功能异常，一般不易被临床所发现，也可表现为：①心包炎的表现，如心前区疼痛和（或）心包摩擦音；②刺激肋间肌或膈肌，表现为胸腹部肌肉抽动；③完全性或间隙性心室夺获和感知丧失；④心包积液、心脏压塞的表现。

导线致心肌穿孔的处理，取决于起搏系统的功能和临床后果。如超声心动图提示少量积液且无血流动力学症状，可在超声监测下严密观察。心肌穿孔如引起血流动力学变化，则必须紧急处理。如临床表现和超声心动图都提示心脏压塞，则应行心包穿刺引流，症状解除后通常留置猪尾巴导管以防再次发生血流动力学障碍，并准确记录引流量。如心包腔内无继续渗液，可在48~72小时拔除引流管，并对患者进行密切观察和定期超声复查。如起搏阈值稳定，可不必调整导线位置；如起搏阈值高，则应回撤导线，重新调整导线的位置。任何时候回撤心肌穿孔的导线，都可能导致心包积血。

三、心律失常

常见的是起搏电极导线操作过程中机械刺激所致的室上性或室性心律失常。通常是一过性的，调整导线位置即可消失，很少持续。心房导线的操作一般很少引起持续性的房性心动过速、心房扑动或心房颤动。轻轻操作电极导线顶向心房壁或使用超速起搏有时可终止房性心动过速。心房扑动和心房颤动的处理较为困难，可能需要使用抗心律失常药物或行直流电转复以恢复窦性心律。操作心室电极导线时，短暂的室性心律失常较为常见，通常也较易控制。有自发持续性室性心动过速史的患者，心室电极导线的操作可能再次诱发室性心动过速。因此，在行起搏器植入手术时必须进行心电监护，并备有相应的抢救设施和除颤器备用状态。植入术后早期，由于导线对心肌接触面的刺激，可能出现室性期前收缩，即顶端期前收缩（tip extrasystoles），通常与心室起搏图形相同，一般在植入术后的 24 小时内消失，极少需要特殊处理。

除心动过速外，也可发生缓慢性心律失常。对间歇性房室阻滞和左束支阻滞的患者，导管操作时如损伤右束支可引起完全性房室传导阻滞。心动过缓多见于测试起搏阈值时，通常由起搏心律超速抑制所致。对可能发生心脏停搏或完全性房室传导阻滞的高危患者，谨慎的术者主张先行临时起搏器植入术或放置体外电极板行经胸体外起搏，以策安全。

四、起搏导线误植入左室

经静脉起搏导线误植入左室者并不少见，最常见的原因是导线经未闭的房间隔或室间隔进入左室，少见经误穿的锁骨下动脉植入起搏导线。如果心室导线抬高，应怀疑在左侧，即导线在心房最低部位之上时进入左侧，行侧位或左侧位透视或摄片可清楚显示其位置，此时导线靠右方。导线进入左室最令人担心的潜在危险是血栓栓塞。虽然右室导线导致小的血栓栓塞也并非罕见，但其很少引起明显的临床征象。相反，体循环系统任何小的血栓栓塞都可能导致灾难性的后果。因此，对导线误植入左室者应予重视。对于没有右向左分流的患者，如果术后几天内发现导线误植入左室，应撤回导线重新放置。对伴有右向左分流的患者，应考虑植入心外膜电极。如最初几天内未发现导线误植入左室，这一并发症则可能在相当长的一段时间内被忽视。如数月后被发现，处理方法需要个体化。如导线在左心系统，必须用华法林抗凝，并告知患者有发生血栓栓塞的潜在危险。尽管也有争议，但仍应考虑拔除导管。由于拔除导管的过程中可能发生小血栓脱落导致栓塞的危险，有些学者主张开胸直视下拔除导管。然而，那些有丰富拔除导线经验的专家则认为发生栓塞的危险很小，可以使用标准的方法拔除导线。

五、电极导线尾端与脉冲发生器连接不紧或错接

电极导线尾端与脉冲发生器接口连接不紧可以导致起搏器不起搏或间歇起搏。通常可由于起搏电极导线的尾端未达到起搏器连接插孔的最顶端，或起固定作用的螺丝未拧紧，或在拧紧后拔掉螺丝刀时出现旋转引起固定松脱等，放射影像学可以帮助诊断。此外，某些起搏器出厂默认起搏电极为双极，而实际植入的如果是单极导线，也会导致起搏器不工作，需要先将起搏器的电极模式程控为单极模式。另外也有心房和心室电极错接的情况发生，引起起搏器工作障碍或不起搏，应及时加以纠正。

六、导线损伤

起搏器植入术中的导线损伤比实际认识的更多见，锋利的手术刀或剪刀很容易损伤起搏导线，且修复困难。聚氨酯导线易被结扎线直接固定所损伤，为安全起见，几乎所有的聚氨酯导线都配有保护套或"蝶状"套，应用其包住导线再固定于有支撑力的组织上以避免损伤导线。

在植入术中，钢丝也可损伤导线，如过度用力可使钢丝打折而穿破导体和周围的绝缘层，如发生这种情况，应予以更换，重新操作。

七、膈神经刺激

如果心肌电极置于心包附近太靠近膈神经则可引起膈神经刺激，如术中发现应重新将电极置于离膈神经远一点的位置。右心耳的"J"形导线移位或主动性固定导线在右房侧壁，可刺激右侧膈神经。右心外膜电极在右房外侧太靠近膈神经表面，亦可刺激膈神经。移走和重新调整导线位置，可消除此并发症。

八、膈刺激

膈刺激和膈神经刺激虽然结果相同，但并发症是不一样的。从脉冲发生器发出的非生理性能量经肌壁薄的右室传导，直接刺激下面的膈肌，也可因电击进入右心室壁或急性右心室穿孔而刺激膈肌，右心室穿孔还可出现起搏失夺获。

在起搏植入时，当导线固定后应常规应予以10V、0.5ms起搏强刺激，观察患者有无胸部或腹部跳动，如有跳动则需重新定位。个别患者虽经上述测试，仍于手术结束后出现膈肌刺激，多于左侧卧位时发生，也有与体位无关者，可能与心内导线移位有关。经1~2周可逐渐减轻，甚至消失，症状持续存在者，可通过体外程控降低输出电压至既能起搏又可避免膈肌刺激的理想值。如仍不能消除膈刺激，症状明显者，则需要再次手术调整导线位置。

九、麻醉意外

植入永久心脏起搏器手术通常采用局部麻醉，常用的麻醉药物是2%利多卡因，局部麻醉时应注意麻醉药物勿注入血管。少数患者可能对麻醉药物过敏，如发生严重过敏甚至休克，应及时处理。

第二节　术后并发症

一、血肿形成

植入术后的血肿形成是最常见的与装置植入相关的并发症之一。其发生常常与植入技术有关，但有时即使有经验的医生也难以避免。其发生的原因主要有：①筋膜撕裂：分离或撕裂筋膜至皮下组织或肌肉时可能伤及小动脉、小静脉和毛细血管，引起出血、渗血，并在囊袋内形成血肿。②动脉出血：囊袋内的动脉出血可迅速发展形成血肿，严重者沿组织间隙扩展导致囊袋扩大或因张力过高可致缝合的切口裂开。③静脉血逆流：心力衰竭、Valsalva呼吸动作和咳嗽等可以导致静脉压升高，导致血液沿电极导管逆流入囊袋形成血肿。

血肿形成后易发生溶解和机化。溶解形成的小碎片可增加囊袋内的渗透压致液体回流入囊袋，从而引起出血性渗出。严重者，随着出血性渗出的增加，囊袋内的张力不断升高可致囊袋沿夹层扩展或致缝合的切口裂开。这和严重的动脉出血所致的血肿一样，都需重新予以手术。

起搏器植入术后局部淤血较为常见，无论面积大小，如果不继续扩大，可保守进行观察。这种情况在应用抗凝或抗血小板药物（如阿司匹林、氯吡格雷等）的患者中尤易出现。而大剂量肝素的使用，无论是连续或分次使用，是最常见的血肿形成的独立预测因子。因此术中严密止血极为重要。因此，对于应用抗凝药的患者应等凝血酶原时间接近正常、INR控制在1.5～1.7时再进行植入手术最好。

血肿形成可表现为局部肿胀隆起，切口处疼痛，触诊可有波动感。对早期的轻度血肿可采用局部压迫如沙袋加压，可使出血停止，血肿逐渐吸收，一般不主张引流以防增加感染的机会，但应严密观察。如局部囊袋很紧、张力过大，皮肤肿胀、饱满，波动感明显，可在严格消毒无菌的条件下抽吸血液，但应避免重复抽吸，以免增加感染机会。但也有作者反对抽吸血肿，认为血肿是无菌的，即使注意无菌技术，还是会增加感染的机会。

囊袋血肿的再手术率约为0.1%～0.5%。如经局部压迫仍不能止血且疼痛明显的严重血肿，有切口裂开的危险，应考虑尽早重新打开囊袋，清除血肿，并找到出血的血管严密结扎止血。避免长时间观察，延误处理的时机。未经处理的血肿可引起伤口裂开、起搏器移位、局部皮肤溃破和感染等。

二、感染

感染是起搏器植入最常见的并发症之一，其表现形式各种各样，可以出现皮肤溃烂乃至心内膜炎。起搏器植入术后感染的发生率约为0.8%～5.7%。感染的发生多与以下因素有关：①手术时无菌操作不严格，切口或起搏系统污染，囊袋内遗留纱布等异物；②手术时间过长；③脉冲发生器过大、囊袋过小，造成局部压迫缺血或磨破皮肤；④囊袋内血肿形成，为细菌繁殖创造了条件。因此，认真、规范的手术操作和贯穿始终的无菌观念，对于避免感染至关重要。术前、术后预防性应用抗生素可根据具体情况。

起搏系统的感染应尽早发现并正确处理，其表现如下：①起搏器囊袋的局部炎症和脓肿形成。②起搏系统部分磨破皮肤并继发感染。③发热和血培养阳性伴或不伴其他部位感染灶。

临床上最常见的是脉冲发生器周围的局部感染，脓毒血症并不多见。术后早期感染多由金黄色葡萄球菌引起，多发生于植入术后的数周内，常伴有发热和全身症状，多与局部脓液积聚有关。后期的感染多由表皮葡萄球菌所致，可在植入后数月至数年发生，其发展较隐匿，常无发热或全身症状。Hayes等认为，对于这两种细菌所致的感染，均应取出整个起搏系统包括脉冲发生器和导线，才能控制感染。早期和晚期的感染也可由其他细菌（包括真菌）引起。1/3～1/2的感染发生于新植入者，其余的发生于再次手术更换脉冲发生器和重新放置导管者。

感染发生后，细菌可黏附于起搏系统（如电极导线）的表面形成菌落，其表面覆盖的分泌物具有防止机体和抗菌药物攻击的作用。因此，单用抗生素治疗常难以奏效，最彻底的解决方法是尽早采取外科清创手术，将被感染的整个起搏系统取出，在远离原感染病灶的部位或对侧胸壁重新植入新的起搏系统。另一种方法是先取出感染的起搏系统，如果需要，即行临时起搏术，待感染基本控制后再在对侧植入新的起搏系统。

电极导管感染所致的结果，轻至局部皮肤溃破（erosion）形成窦道，重至危及生命的全身感染（败血症、急性或亚急性感染性心内膜炎）。如不拔除电极导管，持续感染所致的死亡率可高达66%。因此，即使在老年的高危患者，如果必要也应行导管拔除术（包括开胸拔除导管）。

三、皮肤粘连和溃破

脉冲发生器与皮肤粘连（skin adherence）常预示感染发生，囊袋可能溃破。如果皮肤接近磨破（太薄以至近于透明），应紧急处理，一旦皮肤溃破则感染难以避免。发生皮肤粘连前，起搏器可以轻轻移动，此时如无感染，清创并重新缝置囊袋多可获成功，原位置和原起搏器也可重新使用。皮肤粘连发生后，炎症反应随之发生，细菌穿过皮肤污染囊袋。因此，发生粘连后，囊袋的处理原则同溃破。

溃破是指囊袋表面的皮肤失去完整性以致起搏器系统外露的现象。皮肤溃破并不常见，尽管常发生于起搏器植入术后很长时间，但常与植入技术有关。皮肤溃破可由以下原因引起：①起搏器囊袋无痛性感染；②手术时囊袋制作过小，造成皮肤张力过大；③起搏器植入过于表浅，尤其是在儿童和瘦小的成人，由于缺少皮下脂肪，即使囊袋足够大，局部皮肤仍显"紧张"；④起搏器植入过于靠近腋窝侧。其中感染是溃破最常见的原因，其他原因较少见。当溃破发生时，对原植入部位的外科修复是唯一的选择。如伴感染，整个起搏系统包括脉冲发生器和电极导线必须被取出。然后，在远离感染的清洁部位重新植入新的起搏系统。如不伴感染，可以对原植入位置进行修复，扩大囊袋，修复皮肤使其满意覆盖或置入胸大肌下。即使没有脓性分泌物，感染也可能存在，因此，最好在术前细菌培养阴性后再行囊袋修复。

四、电极导线移位和微移位

电极导线移位是起搏器术后常见的并发症，多发生在安装术后一周内，尤以24h内发生率最高。近来由于导线的结构和功能不断的改进，导线的移位率明显降低。一般认为，对于心室导线来说，因各种原因需再次放置导线的比率应<2%；心房导线再次放置的比率应<3%。导线移位可分为完全移位和微移位。完全移位在X线下可以发现导线离开原植入位置，心电图可见不起搏及不感知现象。微移位在X线检查时不易发现，心电图可显示起搏和（或）感知不良，程控仪检查时可发现导线阻抗明显增高。导线移位的发生主要与操作者的技术和经验有关，另外导线的设计、心内膜结构光滑、过早活动等因素也有一定的关系。

发生电极导线移位，可先通过改变起搏器程控参数，如增加输出电压和感知灵敏度。若不能解决，则应尽早再次手术行电极导线复位。若为早期，复位相对容易。后期复位时，因局部组织粘连，结构模糊，难度增加。应耐心操作、小心分离寻找原静脉入口处。如无感染，可使用原有的电极导线，实在困难时可用新的电极导线改道放置，必要时改用主动电极。

五、疼痛

起搏器植入部位都会有局部的不适，通常会逐渐减轻并消失，一般给予止痛药如对乙酰氨基酚即可缓解。偶尔有些患者主诉囊袋内或附近疼痛，且程度较严重，这类患者疼痛缓解常需较长的时间。但长期疼痛并不正常，如患者主诉长期疼痛应认真对待。

疼痛的诊断主要依据病史和体格检查，尚缺乏精确的辅助检查手段。疼痛的原因包括神经受累、瘢痕组织的炎症、脉冲发生器的移位和肌肉-骨骼系统的损伤等。

神经受累的疼痛一般与肢体活动无关，但由于探查很难发现受累的神经，最好的解决方法是取出脉冲发生器和导线，重新植入到对侧。瘢痕组织的炎症通常较明显，局部呈红色并伴有触痛，使用皮质激素可以减轻炎症反应，并缓解症状。与肌肉-骨骼系统损伤相关的疼痛主要是与最初缝制囊袋的位置或脉冲发生器移位有关。囊袋过于靠近三角肌-胸大肌肌间沟致脉冲发生器损伤毗邻组织是常见的原因，通过触诊和向正中移动手臂可诱发疼痛予以诊断。与脉冲发生器移位有关的疼痛并非移位本身所致，而是移位导致新的解剖位置损伤的结果，如肋骨和肋骨-软骨交界处的损伤是最常见的原因。在其他部位重新制作皮下或胸大肌下囊袋是有效的解决办法。胸大肌损伤的另一个原因是局部缝合、撕裂或磨溃的结果，绝大多数患者表现为典型的肌肉痉挛痛，胸大肌肱骨附着端触痛，颈部肌肉痉挛也并非少见。随着肌肉损伤的愈合，疼痛可逐渐消失。

六、体外电磁干扰（electromagnetic interference，EMI）

起搏器和其他电子仪器一样也可能受到体外电磁干扰。尽管随着起搏工艺的提高，现代起搏器的屏蔽功能已大为改善，但从谨慎的角度来讲，实际生活中还是应该予以重视。

目前已知可能产生 EMI 的有：射频消融术、电灼术、电除颤术、体外碎石术、磁共振成像术、放射性治疗、经皮神经刺激术及雷达、电弧焊机、电按摩器等。

当起搏器发生 EMI 抑制可能引起心动过缓，表现为头晕、乏力，甚至晕厥。应快速终止 EMI 或迅速撤离该场所。如因医疗关系必须接受该诊断或治疗措施时，可将起搏器程控为 VOO 或 DOO 方式予以解决。

七、肌电干扰

肌电干扰较 EMI 更为普遍，单极起搏系统容易受到影响。尽管骨骼肌（胸大肌）等肌电干扰的发生率可达 30%～85%，但日常生活中引起症状的只占 15%～20%。诊断方法是：①详细询问病史，如植入起搏器后是否有头晕、乏力、黑矇、晕厥症状及症状发生前后的活动状况。②心电监测下行肌电干扰试验，如：使患者双手掌对推或推墙壁、左手压右肩或右手压左肩、仰卧位双手支撑起坐和 Valsalva 动作等，如试验过程中一过性的电脉冲不发放，患者出现相关症状，可将脉冲发生器程控为触发式（如 AAT、VVT）或非同步方式，如仍有症状，可行动态心电图检查以助诊断。对具极性程控功能的起搏器，如电极导线为双极的，将原设的单极程控为双极可能解决肌电干扰问题。

八、肌肉刺激

肌肉刺激是单极起搏系统可能发生的问题，此时脉冲发生器为阳极，刺激附近的骨骼肌引起局部肌肉跳动，给患者带来不适和烦恼；而双极起搏系统则不会发生。脉冲发生器带棱角，体积小，容易发生此并发症。肌肉跳动的原因可能与脉冲发生器外壳绝缘不良、导线绝缘层破损或输出电压过高引起漏电所致。通过降低输出电压或给脉冲发生器套上绝缘套可解决问题。

九、电池提前耗竭

电池耗竭是预期会发生的，由于脉冲发生器的能量供应是消耗性的，因此起搏器电池耗竭本身并不属于起搏器的并发症。但如果脉冲发生器电池耗竭比预期寿命提前出现，则应查明原因。电池提前耗竭可能是程控为不必要的高输出或由于导线完整性丧失导致过量电流外漏所致；少数也可能与电路障碍有关。

判定起搏器电池耗竭的主要指标包括：基础起搏频率或磁频下降10%以上，或脉宽增加、起搏模式自行发生改变，有时起搏程控参数不能改变或起搏参数不能调出，也提示起搏器电池已接近耗竭或完全耗竭。

如果电池耗竭非常严重，不能单靠程控脉冲发生器来解决。电池耗竭晚期程控起搏器，有时可致输出突然完全丧失。解决的方法是更换脉冲发生器及破损的导线。

十、起搏频率"奔放"

是一种可危及生命的严重并发症。由于电子元件失效、电池耗竭、电路不稳等原因，脉冲发生器突然发放快而不规则的电脉冲信号，频率高达100~400次/分，常导致快速而不规则的室性心律失常如室性心动过速或心室颤动。这种并发症在20世纪70年代以前曾高达2%~4%，其死亡率可达30%~40%。目前，由于起搏器电路设计的改进，已极少发生，国外报道其发生率已低至0.04%。同时，现代起搏器由于内置安全电路，设定了上限频率限制（如140次/分），这样即使发生了起搏频率"奔放"现象，也不会导致严重后果。

对于这种并发症，可通过使用程控仪将起搏输出降低至失夺获、使用磁铁置于脉冲发生器上使其转为固定频率模式等方法予以解决。经皮切断导线是可选用的最后一项措施，可毁坏起搏系统，如患者无有效的逸搏心律，在无紧急体外起搏或临时起搏保护下，这样处理可能因心脏停搏而致严重后果。

十一、旋弄综合征（twiddle syndrome）

是指植入起搏器患者有意或无意地触弄脉冲发生器，可致起搏器转位、导线扭曲，最终引起导线断裂或移位的一类综合征。脉冲发生器通常不受损害。旋弄综合征常因起搏器囊袋过大或起搏器移位，使起搏器在囊袋内过于松弛所致。因此，发生这种情况应重新处理囊袋。用缝线充分固定脉冲发生器或用衣袖套固定导线于浅筋膜，可防止这种情况的发生。也有建议将脉冲发生器放入一个合适的涤纶袋内，通过促使组织向内生长和稳定脉冲发生器，以减少起搏系统的移位和扭转。

十二、起搏器综合征

起搏系统功能正常，由于心室起搏后血流动力学及心电生理学方面的异常，患者出现明显症状或限制患者获得最佳功能状况的现象，称为起搏器综合征（pacemaker syndrome）。起搏器综合征最初是在心室起搏模式（VVI）中发现的，后来发现只要存在房室分离，任何起搏模式都可能发生。起搏器综合征的发生率难以确定，这取决于如何定义。如果定义限于任何起搏模式所致房室分离的临床表现，则发生率在VVI起搏的患者中为7%~10%。在一项DDD起搏的研究中，将患者随机分为DDD或VVI起搏模式1周，然后交换起搏方式，结果83%的患者在接受VVI起搏治疗期间存有不同程度的起搏器综合征。该试验表明，在有比较的基础上，可能会有更多的VVI起搏者能意识到起搏器综合征的存在。

起搏器综合征的发生在植入起搏器前是难以预料的。VVIR 起搏模式不能防止起搏器综合征的发生。双腔起搏模式在左房激动明显延迟、A-V 间期程控的过长等情况下也有发生起搏器综合征的可能。

起搏器综合征最常见的症状有气短、头晕、乏力、颈或腹部搏动、咳嗽和忧虑。除这些症状外，尚有心室起搏时血压下降，但在窦性心律或双腔起搏时血压正常，提示血流动力学受损。如发生起搏器综合征，可通过心房起搏（房室传导功能正常者）或 A-V 延迟适当的双腔起搏来重建房室同步收缩，从而消除起搏器综合征。

十三、起搏器介导性心动过速（pacemaker mediated tachycardia，PMT）

PMT 是与起搏器相关的心律失常。如果任何原因（最常见于室性期前收缩）导致房室同步分离，则室房逆传可产生逆行 P 波，逆行 P 波如果被起搏器心房线路感知，启动 A-V 间期以近似最大跟踪频率起搏心室，心室起搏可以再次引起室房逆传，形成持续性的快速折返环路。PMT 可以通过延长心室后心房不应期（post-ventricular atrial refractory period，PVARP），使其足够长而不能感知逆传 P 波来预防，或通过启动起搏器的特殊程序（如程控为 PMT ON），以识别和终止这类心动过速。

十四、起搏器过敏

起搏器过敏极少见，通常是由脉冲发生器的保护性套袋引起，也可能是对硅胶、聚氨酯或金属过敏。实际上，所谓的过敏往往存在不同程度的感染。因此，在诊断过敏前必须排除感染。

十五、脉冲发生器故障

主要是元器件的故障和电池提前耗竭，可表现为频率变化、不能夺获、感知低下、工作模式自动转换（如 DDD 转为 VVI）等。现已十分罕见，如果发生，则需要更换脉冲发生器。

十六、导线断裂和绝缘层破裂

多见于起搏器植入晚期。早年发生率较高，由于技术的进步现已不常见。导线断裂与导线本身质量有关，也与植入技术有关。通常发生在脉冲发生器附近或其进入静脉的位置即受压点。经锁骨下静脉穿刺置入的导线尤其容易在肋骨-锁骨间隙受到挤压磨损。导线固定结扎部位即使有保护外套，也容易损坏绝缘层。双极同轴导线常发生内部绝缘层破损，即导线内层两根螺旋导丝间的绝缘层破损，而非表层的外部绝缘层破裂。直接外伤也可损坏导线，但较少见。导线完全断裂时起搏没有输出，在心电图上没有起搏信号。部分断裂时导线阻抗升高，起搏阈值升高，可出现起搏无效。导线绝缘破坏时，阻抗降低，起搏无效。另外，导线断裂或绝缘层破裂都可以因漏电而引起局部肌肉跳动。X 线检查有助于明确诊断。无论是导线断裂还是绝缘破裂都需要重新更换导线以恢复起搏功能。如果是双极导线断裂，且起搏器极性可程控，可尝试将其程控为单极而恢复起搏，但这仅仅是权宜之计，不能替代导线的更换。

十七、传出阻滞（exit block）

传出阻滞有多种定义。最普遍接受的临床定义为起搏阈值增高，通常呈进行性，而不能用影像学上的导线移位或穿孔来解释。如调整导线位置后能获得并维持正常的阈值，则传出阻滞不成立。真正的传出阻滞在植入时的阈值常常良好，与通常3～6周内逐渐升高而后下降并保持某一水平的情况不一样，其阈值一直维持在高水平。传出阻滞不常见，似乎与心肌组织和电极界面存有异常有关。对传出阻滞的原因尚存争议，有人认为与导线设计有关，也有人认为是患者心肌本身对电极的过度反应所致。激素洗脱导线（steroid-eluting）常能有效地防止传出阻滞。

十八、静脉血栓形成

起搏器植入后静脉血栓形成较罕见。如果血栓累及上腔静脉、腋静脉，包绕右心房或右心室内的起搏电极导线则会产生一些问题，包括：上腔静脉阻塞、上腔静脉综合征；上腔静脉、右心房或右心室血栓形成引起血流动力学障碍；肺动脉栓塞以及锁骨下静脉血栓形成引起上肢水肿和疼痛等。

不完全阻塞或无症状的血栓形成常见，除非要更换起搏系统，通常无需临床处理。当血栓形成限制导线的静脉通路而又必须植入新导线时，有人采用静脉扩张成形术的方法予以解决。

如患者发生静脉血栓，可考虑采用几种治疗方法。静脉血栓最常见的表现是上肢轻度水肿、疼痛和沉重感。保守治疗包括卧床休息、抬高上肢、静脉注射肝素等，通常可以减轻症状。有报道对起搏器植入后血栓形成并出现症状者进行溶栓治疗，尽管这种方法有效，但对近期手术者有发生囊袋内出血的危险。锁骨下静脉血栓形成后长期抗凝对患者是否有利尚存争议。有的学者主张肝素治疗后继续应用华法林3个月。对于受累更重的血栓形成患者如上腔静脉综合征，可考虑其他的介入治疗措施。

十九、栓塞

肺栓塞少见，发生率1%～3.5%，可采用抗凝治疗和开胸取出右房内血栓。

二十、药物作用

拟交感神经药物如肾上腺素、麻黄碱、异丙肾上腺素等和皮质类固醇激素可使起搏阈值降低，而Ⅰa、Ⅰc类抗心律失常药物则可增高起搏阈值。此外，高钾血症也可引起起搏阈值升高。

第三节 埋藏式心脏复律除颤器的相关并发症

包括植入过程中的并发症和植入后并发症。植入过程中的并发症包括锁骨下静脉穿刺引起气胸及其他并发症、心肌穿孔、电极刺激引起各种心律失常或诱颤后室颤无法终止等；植入后并发症中，与机器相关的近期并发症有血肿形成、电极脱位等，远期有囊袋感染、血栓形成、电极导线断裂或绝缘层破坏等，处理与起搏器手术并发症相似，在此不再复述。就埋藏式心脏复律除颤器（ICD）而言，其体积较大，如囊袋过紧，易磨损皮肤继发感染，一旦发生，同起搏器囊袋感染的处理一样，应取出感染的 ICD 系统。植入后并发症中，与心动过缓起搏治疗相关的并发症有起搏器综合征、起搏介导的心动过速、心外组织刺激等；与心动过速治疗相关的并发症包括频繁放电、无效治疗、延迟治疗等。在此主要讨论与心动过速治疗相关的并发症。

一、ICD 不适当的治疗

不适当的治疗是指由于任何非室速/室颤原因引起的 ICD 放电。主要原因包括对室上性心动过速的误感知及在无心律失常时的误感知；对于可以通过抗心动过速起搏终止的室性心动过速的放电治疗也应认为是不适当的放电。对于后者应考虑降低治疗级别，更多地使用 ATP 治疗的方法。不适当的治疗会给患者造成严重的不安或恐惧，同时也会明显缩短 ICD 的使用寿命。

1. 室上性心律失常

室上性心动过速的心室率达到 ICD 检测标准，是 ICD 不适当治疗最常见的原因，约 70%~80% 的 ICD 不适当放电是由于室上性心动过速引起，包括窦性心动过速（简称"窦速"）、房速、房颤、房扑、房室及房室结折返性心动过速等。病史采集中，如有室上性心动过速病史、ICD 放电前正在进行体力活动窦速、超过两次的连续电击（窦速电击无效）等提示可能由室上性心动过速引起 ICD 误放电。仔细分析 ICD 存储的心律失常发作时的资料，将有助于作出正确的判断。如房颤不规则的心室律、远场电图与近场电图相似等；对于双腔 ICD，通过心房通道上可记录到房波快于室波、房室 1:1 的关系或碎裂的心房波。其中需注意双重心动过速，如在房颤伴室速（心室率规整、心室波与基础状态时不同），以及室房 1:1 逆传等情况。

对于室上性心动过速引起 ICD 不适当放电的处理，包括重新设置 ICD 参数，如提高识别频率或打开增强识别功能等。增强功能有多种选择，如用突发性来鉴别窦速，窦速时心率是逐渐加快的，而室速的心率是突然加快的；用稳定性即规整性来鉴别房颤，室速的心律一般是规整的，而房颤的心律是不规整的；用心律失常发作时心内电图的波形变化和宽度来区分没有束支传导阻滞的室上性和室性心动过速，室上速或规整房室传导的房扑心内电图的形态与窦性心律时一致，而室速时要宽于窦性心律；双腔 ICD 还可以通过心房、心室 P-R 的不同逻辑关系来区分室性和室上性心动过速。

对于发作频繁室上性心律失常患者，有时可以加用抗心律失常药物或使用减慢心室率的药物予以控制；对于阵发性室上性心动过速、典型的房扑和阵发性房颤还可以通过射频消融的方法予以根治。

2. 感知过度

很多情况下，患者未发生心动过速但发生误感知，包括对 T 波、远场 P 波、肌电位的误感知；宽 QRS 波双倍计数；由于导线故障、螺丝松动、电极脱位等产生的误感知；废弃导线噪声感知；同时装有起搏器患者的起搏信号与 R 波的双感知以及电磁干扰等，都可能导致 ICD 在无心律失常时过度感知，进而出现误放电。

对于感知过度者，应在分析出原因后予以对应处理，如降低心室感知灵敏度、调整导线位置或重置/更换导线、拧紧螺丝、去除干扰/脱离产生电磁干扰的场所等。

3. 频繁放电

不论放电是否适当，频繁放电会增加患者的痛苦和心理压力，不恰当电击还可能导致心律失常。频繁放电的原因可能是以上所述的由于室上性快速性心律失常或误感知引起的误放电，但也可能是反复室性快速性心律失常发作引起的正确 ICD 治疗。如为反复室性快速性心律失常发作，24 小时内发生 3 次或以上称为电风暴，需要明确病因后予以抗心律失常药物等方法控制其发作。一般情况下，如果室速是 ICD 治疗的主要原因，在血流动力学稳定的情况下，可以考虑调整 ICD 治疗方案中 ATP 的应用，以减少患者痛苦，延长 ICD 使用寿命；其次，也可采用药物或导管消融的方法来控制频繁室性快速性心律失常的发作。

二、ICD 治疗延误或缺失

针对室性心律失常的 ICD 治疗缺失或治疗延误的情况并不多见，但一旦发生，将会导致严重的后果，甚至危及患者的生命。因此，应该系统地进行检查评价，及时发现并加以处理。发生治疗缺失或延迟的原因可能是感知不良、检测标准不当、ICD 自身故障等。

感知不良应通过随访明确原因，调整参数设置；而抗心律失常药物等原因使室速频率减慢，低于检测标准，或增强功能的打开降低了检测敏感性，可以导致延迟治疗，需调整检测标准；ICD 如暴露于磁场等环境下，可能失灵，或者其本身存在故障，需排除，此种情况发生的可能性较小。

1. 心室感知不良

其原因可能是电极局部心肌炎症、充血、水肿、纤维化、心肌梗死、药物影响或不成功的电击等使 R 波振幅降低；也可能是导线及脉冲发生器问题，如导线移位、断裂、绝缘层破坏、脉冲发生器感知电路功能障碍以及脉冲发生器与导线连接故障等；如果患者同时装有起搏器，起搏器与 ICD 相互影响可能导致起搏器对室颤波感知不足而发放心室起搏。如果是单极起搏，ICD 有可能只感知高大的起搏信号，而不能感知室颤波。不过目前 ICD 均具备起搏器的功能，不需要再单独植入起搏器，因此这种情况发生极少。

处理方法：如果发现 ICD 对快速性室性心律失常未识别或治疗延误、缺失等情况，一定要通过程控仪测定 R 波的振幅，在 R 波振幅低于 5mV 时还应该进行电生理检查，以确保 ICD 的识别功能。对于感知不良者可以程控提高心室感知的敏感度，必要时可能还需要重新调整导线位置；对于导线故障者需手术重置导线或者更换导线和（或）脉冲发生器。

2. 心律失常识别不良

最主要的原因是由于程控参数设置不合理。比如设置的室速频率标准高于临床实际发生的室性心动过速的频率，此时尽管心室感知正常，但由于室速的频率标准不满足，ICD 室速诊断不成立。服用抗心律失常药物是使室性心动过速的频率减慢的常见原因；另外，过多的或不合理设置室速的增强识别指标，比如突发性、稳定性、EGM 宽度等指标，虽然可以增加鉴别室速的特异性，但也会降低检测的敏感性。上述情况可以通过程控合理的参数，如降低室速识别频率，合理选择、组合使用不同的增强识别指标，关闭不必要的增强识别功能等予以解决。

3. ICD 自身的问题

由于手术使用电灼等原因，为了避免发放不适当的除颤电击，ICD 的检测和（或）治疗功能经常在手术前临时程控为关闭状态,而术后如果忘记打开恢复;ICD 与起搏器中的磁性装置有明显不同,将磁铁与 ICD 接触,其起搏功能不会改变,而检测室性心动过速和发放治疗的功能可以被关闭;同样,如果患者置身于强磁场中也可以失活 ICD,其后果均可能是致命的。不过这些情况很少发生,根据不同生产商,这一功能为自动默认模式或仅在人工开启磁性设置后方"生效",以防外界磁场失活 ICD。此外,失活后的 ICD 会发出连续性警报声,应告知患者如果听到 ICD 发出声音要及时与医生联系。

三、ICD 治疗无效

ICD 的治疗关系到患者的生命,如果不能有效地终止心动过速其后果常常是很严重的,甚至于立即致命。无效治疗包括 ATP 治疗失败和除颤失败。

ATP 治疗失败的原因有多种情况,患者的基础疾病及病情的变化、心律失常机制的改变、室速频率的变化、药物等对起搏阈值的影响以及相应起搏刺激的设置等都可能影响 ATP 的治疗效果。分析影响 ATP 治疗效果的原因,予以重新调整 ATP 参数,有助于恢复 ATP 的疗效。对部分患者可能需要关闭 ATP 功能。

电击除颤失败是最严重问题,通过分析 ICD 存储资料以及放射影像学检查可以基本作出诊断。如果是电池耗竭、导线移位、导线断裂、绝缘层破裂及脉冲发生器故障导致的电击无效,需及时通过手术来解决,包括调整或重置导线、更换脉冲发生器等;另一常见原因是高除颤阈值。除颤阈值可随着时间的变化而升高,并受体内外多种因素的影响,如心肌梗死、心功能恶化等心脏本身病变的影响以及电解质紊乱、药物的影响等。对于电击无效的患者,除改善相应的临床状况外,必须重新测定除颤阈值。部分患者可以通过 ICD 程控得以解决,如提高输出能量、改变除颤极性(右室为正极或负极)、程控除颤波的斜率和脉宽、程控除颤波为单向/双向、程控上腔静脉线圈(On/Off)等。如果仍然不能解决,必要时需要手术调整电极导线位置、增加皮下片状电极或更换为能提供更大电击能量的 ICD。

四、ICD 报警

新一代的 ICD 都配有报警装置,当某项参数超出正常范围时即发出声音报警信号。如 ICD 电池电压过低或导线阻抗异常、电容器充电时间延长、心室事件检测和治疗异常或 ICD 接触强磁场等,ICD 都会发出响声。这些报警功能可以被程控为"关闭",但大多数厂家建议打开部分报警功能。

报警装置对于及时发现 ICD 严重故障非常有用,但因其敏感性较低,不能替代 ICD 常规随访。常规建议患者听到 ICD 警报声应尽快与医生联系,如果 ICD 询问不能解释警报的原因,应取得生产厂家的技术支持。

第四节 心脏再同步治疗的相关并发症

心脏再同步治疗(CRT)植入术的关键环节是置入左心室电极导线,其操作过程复杂、技术难度大,加之植入术对象为严重的器质性心脏病患者,因此危险性明显高于普通起搏器植入术。除了传统起搏器植入术常见的并发症外,CRT 独特的并发症主要与左心室电极导线定位过程有关，如冠状静脉窦插管失败、冠状静脉窦夹层、穿孔、心脏压塞等。国内一项 117 例 CRT 植入术并发症的研究显示，冠状静脉窦夹层、膈肌刺激、电极导线脱位的发生率分别为 3.4％、1.7％和 1.7％。冠状静脉窦夹层和穿孔的后果通常不会很严重，仍可成功植入 CRT。若出现左心室导线脱位，多需再次手术调整其位置，否则将失去 CRT 疗效。因此，术前应制订好各种应急措施，术中密切观察患者各项生命体征，发现问题及时处理。

一、左心室电极导线植入失败

有研究显示左心室电极导线植入的失败率约为 8％。目前认为，左室侧静脉或侧后静脉是左室起搏的最佳选择点。CRT 患者由于心脏扩大明显，冠状窦解剖位置改变较多或冠状窦开口角度较大，使冠状静脉窦插管失败；或者没有合适的冠状静脉分支可供选择等，是导致左室电极导线植入失败的主要原因。近年来，随着左室电极输送系统的不断改善以及新的左室主动电极的问世，使左室电极导线植入的成功率不断增加。并且，如果经冠状静脉窦植入左室电极失败，还可以通过心外科微创开胸手术的方法经心外膜置入左室电极系统，使 CRT 植入最终获得成功。

二、冠状静脉窦夹层、穿孔

与普通起搏器植入术相比，CRT 植入过程中冠状静脉窦夹层和穿孔的发生率明显增加。文献报道明显的冠状窦夹层的发生率约为 2％～4％，并有 0.9％左右发生穿孔伴心脏压塞。一般夹层表现为造影剂在局部潴留，如果没有明显心包积液或心脏压塞，在密切观察下可以继续手术；如果造影剂潴留严重并向心包腔内弥散，则应立即终止手术并根据具体情况给予相应处理。

三、心肌穿孔、心脏压塞

CRT 患者心脏一般都显著扩大，加之心肌病变，可能局部心肌较薄，而起搏导线均有一定的硬度，如果操作不当或导线张力过大，较易导致心肌穿孔。大多数心肌穿孔在导线回撤后可自行愈合，但也有少数可能发生心脏压塞，甚至导致心功能恶化。因此，一旦发生心脏压塞应采取积极的措施，密切观察病情变化，及时行心包穿刺及引流，必要时需要心外科急诊手术治疗。

四、其他

CRT 手术过程中进行冠状静脉造影需要使用造影剂，对于心、肾功能不全的患者可能加重肾功能不全，导致造影剂肾病的发生。手术中应选择合适的造影剂、尽量减少造影剂使用剂量，术后应常规随访肾功能。另外，CRT 患者心功能基础差，手术中可能出现心功能恶化、各种严重的心律失常、低血压甚至心源性休克等危及生命的情况，术前应加以充分的评估及准备，术中、术后密切观察，及时发现并处理问题。

（潘文麒　吴立群）

参考文献

[1] Parsonnet V, Bernstein AD, Lindsay B. Pacemaker-implantation complication rate: An analysis of some contributing factor. J Am Coll Cardiol, 1989, 13: 917-921.

[2] Higano ST, Hayes DL, Spittell PC. Facilitation of the subclavian-introducer technique with contrast venography. Pacing Clin Electrophysiol, 1990, 13: 681-684.

[3] Mitrani RD, Klein LS, Hackett FF, et al. Radiofrequency ablation for atrioventricular node reentrant tachycardia comparison between fast and slow pathway ablation. J AM Coll Cardiol, 1993, 21: 432-435.

[4] 马长生, 胡大一, 杨新春, 等. 1200例锁骨下静脉穿刺的并发症. 心脏起搏与心电生理杂志, 1995, 9 (1): 6-8.

[5] Glenn MP, Erica Z, Hemal N, et al. Proper Management of Pericardial Tamponade as a Late Complication of Implantable Cardiac Device Placement. Am J Cardiol, 2006, 98: 223-225.

[6] Molina JE. Perforation of the right ventricle by transvenous defibrillator leads: prevention and treatment. Pacing Clin Electrophysiol, 1996, 19: 288-292.

[7] Chauhan A, Grace AA, Newell SA, et al. Early complications after dual chamber versus single chamber pacemaker implantation. Pacing Clin Electrophysiol, 1994, 17: 2012-2015.

[8] Fahy GJ, Kleman JM, Wilkoff BL, et al. Pinski SL. Low incidence of lead related complications associated with nonthoracotomy implantable cardioverter defibrillator systems. Pacing Clin Electrophysiol, 1995, 18: 172-178.

[9] Rubenfire M, Anbe DT, Drake EH, et al. Clinical evaluation of myocardial perforation as a complication of permanent transvenous pacemakers. Chest, 1973, 63: 185-188.

[10] Ghani M, Thakur RK, Boughner D, et al. Malposition of transvenous pacing lead in the left ventricle. Pacing Clin Electrophysiol, 1993, 16: 1800-1807.

[11] Wiegand UKH, LeJeune D, Boguschewski F, et al: Pocket hematoma after pacemaker or implantable cardioverter defibrillator surgery: Influence of patient morbidity, operation strategy, and perioperative antiplatelet/anticoagulation therapy. Chest, 2004, 126: 1-16.

[12] Bracke FA, Meijer A, Van Gelder LM. Lead extraction for device related infection: a single center experience. Europace, 2004, 6: 243-247.

[13] Eggimann P, Waldvogel FA. Pacemaker and defibrillator infection. In Waldvogel FA, Bisno AL, (eds): Infections Associated with Indwelling Medical Devices. Washington, DC: American Society for Mibrobiology Press, 2000: 247.

[14] Byrd CL, Schwartz SJ, hedin NB, et al. Experience with 234 pocket infection: what works? PACE, 1992, 15: 510-514.

[15] Furman S. Spacemaker syndrome (editional). Pacing Clin Electrophysiol, 1994, 17: 1-5.

[16] Heldman D, Mulvihill D, Nguyen H, et al. True incidence of pacemaker syndrome. Pacing Clin Electrophysiol, 1990, 13: 1742-1750.

[17] Spittell PC, Hayes DL. Venous complications after insertion of a transvenous pacemaker. Mayo Clin Proc, 1992, 67: 258-265.

[18] Neuzner J, Pitschner HF, Schlepper M. Programmable VT detection enhancements in implantable cardioverter defibrillator therapy. Pacing Clin Electrophysiol, 1995, 18: 539-547.

[19] Grimm W, Flores BF, Marchlinski FE. Symptoms and electrocardiographically documented rhythm preceding spontaneous shocks in patients with implantable cardioverter-defibrillator. Am J Cardiol, 1993, 71: 1415-1418.

[20] Glikson M, Trusty JM, Grice SK, et al. A stepwise testing protocol for modern implantable cardioverter-defibrillator systems to prevent pacemaker-implantable cardioverter-defibrillator interaction. Am J Cardiol, 1999, 83: 360-366.

[21] Grimm W, Flores BF, Marchlinski FE. Electrocardiographically documented unnecessary, spontaneous shocks in 241 patients with implantable cardioverter defibrillators. Pacing Clin Electrophysiol, 1992, 15: 1667-1673.

[22] Dunbar SB, Warner CD, Purcell JA. Internal cardioverter defibrillator device discharge: experiences of patients and family members. Heart Lung, 1993, 22: 494-501.

[23] Abraham, WT, Fisher WG, Smith AL, et al. Cardiac resynchronization in chronic heart failure. N Engl J Med, 2002, 346: 1845-1853.

[24] Ricci R, Anasalone G, Toscano SG, et al. On behalf of the InSync Italian Registry Investigators. Cardiac resynchronization: Materials, technique and results. The InSync Italian Registry. Eur Heart J Supp, 2000, 21: 6-15.

第十章 心脏起搏器的程控与随访

对于起搏治疗而言,起搏器的植入只是一个开始,临床随访与程控应该贯穿于起搏器系统的整个使用期限。起搏器的程控随访,也就是定期在单位时间内,通过外部程控仪对患者体内起搏器系统工作的有效性、合理性进行评价;必要时,结合起搏器的诊断功能,针对每一个患者的不同情况进行参数调整。

随着现代工艺水平的不断提高,起搏装置日趋精密复杂,同时各种新型起搏器不断问世,程控参数增多,功能多样化,起搏器的随访和程控也更加复杂,同时也更需加强。目前我国尚无统一的随访标准,各家医院工作情况差异较大,因此,就需要有更多的对植入装置有全面了解的专业人员,并对接受起搏治疗的患者建立长期的随访计划。一般来说,如果脉冲发生器在整个使用期限中始终维持出厂参数或最初设定参数,患者是不可能从起搏器治疗中获得最大收益的。完善的随访管理对于患者的长期疗效有着同样的重要性。

心脏永久起搏器的随访方法有多种,如定期的起搏门诊随访;一定频率的门诊随访与电话传输监测(TTM)相结合;或者仅仅以电话传输监测作为随访的方法等。在我国还是以定期门诊随访为主。

一、随访目的

1. 了解患者反应和起搏器治疗效果。
2. 评价起搏器的工作状况和电极性能,及时发现和处理所发生的起搏系统故障及可能相关的并发症。
3. 根据个体化要求,进行最优化的体外程控,充分发挥起搏器的功能,最大限度地适应患者需要,并确保适当的安全范围。
4. 评估起搏器电池寿命,调整起搏参数以延长电池寿命。
5. 患者宣教,资料管理,进行流行病学调查。

二、随访时间

由于患者和医院情况不同,植入起搏器后多长时间随访一次,难以统一。一般分为三个阶段,即近期随访、长期随访和更换前随访。近期随访的时间一般为植入术后3~6个月。原则上植入术后应每1~3个月定期随访一次。植入近期和更换前期应加强随访,甚至1~2周一次,以发现早期故障和后期电池耗竭,便于及时处理;中间阶段由于电极导线和脉冲发生器性能稳定,可以适当延长随访期限,每6~12个月随访一次。对于ICD或CRT植入患者,应在患者临床情况发生变化时尽早进行随访,了解起搏器的工作状态,及时调整参数设置。

起搏器电池容量的设计通常能保证使用寿命在5~8年。但受各种因素的影响,各个型号间的设计寿命有较大差别。具体最终能用多长时间取决于个体的起搏器工作方式和工作状态。对于自然耗竭的起搏器,主要标准是起搏频率减慢10%。不同起搏器电池耗竭时的参数反应是不同的,如磁频率下降、电池电压下降、电池内阻抗升高等,达到一定程度时,起搏器会在程控时显示建议更换提示,如择期更换指征(ERI)、电池寿命终点(EOL),通常在没有出现起搏器工作异常的情况下就已经能够检测到电池的不足。因此患者的术后随访非常重要。

三、随访内容

起搏器植入术患者出院时或首次随访时,应建立随访卡,记录患者的详细资料。包括简要的病史、诊断、心律失常类型、手术日期以及起搏器厂家、型号、系列号、起搏方式、频率及脉宽等有关情况,以后记录每次随访的情况。

1. 病史和体检　主要询问上次就诊以来的病情变化,以了解患者对起搏治疗的反应。如有无脑供血不足所致的眩晕、黑矇及一过性晕厥,有无心悸及心悸发作的情况,有无新的症状、是否与起搏器植入有关等。还要询问应用药物的情况,尤其是抗心律失常药物的应用等。体检主要是检查心率及节律、有无新的杂音等。随访早期要特别注意观察起搏器埋藏部位的局部情况,如皮肤颜色、温度、局部张力、有无压痛及波动感等。

2. 常规心电图　心电图是简单易行而实用的诊断工具,一般3~6个月做1次。通过心电图能明确起搏系统功能是否正常,有无起搏和感知或其他故障等异常情况,具有重要的诊断价值。

3. 动态心电图　间歇发生的起搏系统功能故障,常规心电图有时难以发现,动态心电图可以把患者症状发生时的心电图记录下来,证实或排除患者的症状是否与起搏系统故障有关,为进一步起搏参数的程控提供参考信息。

4. 活动平板运动负荷试验　可评价患者窦房结和房室结功能,确定可否采用AAI、VDD等工作方式,此外对程控适当的起搏器参数亦有帮助。

5. 超声心动图　可评价患者的心功能及血流动力学变化。了解起搏治疗前后的心脏大小、心脏结构的变化、心功能的变化、瓣膜反流情况以及有无心包积液等,指导调整不同起搏模式或起搏参数,优化血流动力学。

6. 胸部透视和摄片　建议每年1次,并与前一次及植入时胸片作比较,以观察起搏器位置、电极导线有无移位或断裂、有无心脏穿孔及心脏大小、有无心包积液等情况。对判断电极导线位置、导线断裂情况等极有帮助。

7. 起搏器的遥测询问　通过程控仪的遥测询问键,可以将起搏器存储的所有资料通过程控仪调出并打印出来,这些资料有助于获得最佳的程控和诊断间歇性出现的症状。并以此检查和核实起搏器各项功能及各项参数,发现可能出现的起搏器故障,以便及时处理。

8. 磁铁试验　常用于:①估计起搏器的电能,如起搏器的磁铁频率指示某一个特定需要更换的频率数值时,提示电能将耗竭。②当自身频率超过按需起搏器频率时,可用于测试起搏功能。③某些厂家的起搏器,可利用磁铁进行起搏阈值边缘试验。磁铁试验是检测起搏器功能的一种简单而重要的方法,尤其适用于完全为自身心律、无起搏信号的患者。

四、体外程控

体外程控是在体外通过程控仪将预先设置的参数传输至起搏器，达到改变起搏方式和调整各项起搏参数的目的。体外程控是起搏器患者随访中不可缺少的部分，起搏器的程控是无创的，可以反复进行。通过程控可以发挥起搏器最大治疗效果，某些起搏系统故障也可以通过程控解决，避免了再次手术；并且在安全的前提下，可达到节省电源，延长起搏器使用寿命的目的。目前所有的起搏器均具有程控功能，各个厂家也均有相应的程控仪，适用于本厂生产的起搏器。程控的内容非常多，可根据患者的需要选择不同的项目，例如输出能量（电压和脉宽）、起搏频率、感知灵敏度、不应期工作方式、AV 间期、特殊功能的启动与关闭等。以下对常用起搏参数的程控作一简单介绍。

1. 起搏方式　根据患者个体化需要，选择不同的起搏方式，主要分为单腔起搏和双腔起搏。具体又分为 AAI/VVI、AAT/VVT、AOO/VOO 和 DDD、VDD、DDI、DVI、DOO、VAT 等方式。应结合患者临床具体情况及需要，尽量选择生理性起搏，以优化血流动力学，避免起搏器综合征的发生。目前最常用的起搏方式是 AAI/VVI（R）和 DDD（R）方式。DDD 起搏器可以根据自身心率和房室结传导的情况，自动调整起搏工作模式：①自身心率快于起搏器设定的下限频率，自身 PR 间期长于设定的 AV 间期时，表现为心房感知、心室起搏的 VDD 模式工作；②自身心率慢于起搏器设定的下限频率，自身 PR 间期短于设定的 AV 间期，则以 AAI 模式起搏心房；③自身心率慢于起搏器设定的下限频率，自身 PR 间期长于设定的 AV 间期时，表现为心房心室顺序起搏的 DDD 工作模式。

2. 起搏频率　起搏频率是指每分钟起搏器所发放的电脉冲次数。包括基础起搏频率、睡眠频率、滞后频率、上限频率、下限频率等。

(1) 基础起搏频率：一般出厂时默认设定为 60 次/分，具体可根据不同患者的临床个体化要求，通过体外程控选择适当的起搏频率，其可程控范围在 30~150 次/分。如对于某些心功能不全的患者、慢频率依赖的心律失常患者以及儿童等，可通过提高起搏频率，改善患者症状或满足其生理需求；而对于非起搏依赖的患者，可以通过适当降低基础起搏频率，以支持自身心律，达到最小化心室起搏，这样不但可以延长起搏器电池使用寿命，还可以减少由于起搏所带来的不良事件的发生。

(2) 睡眠频率：在患者睡眠或静息状态时，起搏器通过特殊的感受器确认或在预先设定的时间内，以低于基础起搏频率 10 次/分或独立的低限频率起搏，从而适应患者的生理需求。程控设置为 ON/OFF，出厂默认为 OFF。

(3) 滞后频率：起搏器感知自身心律以后，延长或缩短下次起搏脉冲发放的时间间隔。一般多为负滞后，使起搏频率下降，有利于鼓励患者的自身心律。而利用正滞后，使起搏频率加快，可以起到一定的抗快速性心律失常的作用。

(4) 上限频率：起搏器允许的最大起搏心室率。DDD 起搏器一般均设有上限频率控制，也就是最大跟踪频率（MTR），其目的就是为了防止过快的心室跟踪起搏。在上限频率内，心房感知后触发心室起搏，保持 1∶1 房室同步起搏；当心房频率超过上限频率（如快速性房性心律失常或肌电干扰等）时，起搏器通过固定型阻滞、文氏型阻滞、频率回退作用或频率平滑作用以及模式转换方式等限制心室跟踪起搏，避免过快的心室起搏造成血流动力学的改变。

3. 感知灵敏度　是起搏器能感知心房 P 波或心室 R 波的最小幅度。一般以毫伏（mV）作为计量单位。感知灵敏度设置数值越大，起搏器的感知灵敏度就越低，可能导致感知不足；感知灵敏度设置数值越小，起搏器的感知灵敏度就越高，可能导致感知过高，易受干扰。一般设置感知灵敏度在实测感知灵敏度阈值的 1/2 以下。一些具有感知保障功能的起搏器具有自动检测感知阈值的功能，并以此自动调整感知灵敏度。

4. 起搏输出能量　包括起搏输出电压和脉宽，起搏输出能量=起搏电压×脉宽。起搏器出厂时起搏输出电压一般默认设定为 3.5~5.0V，可程控范围在 0.25~8.0V。起搏器植入术后 3 个月左右，起搏阈值趋于稳定，可通过程控将起搏输出电压适当调低，以节省起搏器用电，但至少保证在测定的起搏阈值的 2~3 倍以上，以确保安全。当起搏器植入术后有膈肌或胸大肌刺激时，也可以尝试通过降低起搏输出电压来解决，从而避免再次手术；而提高起搏输出电压则可以保证起搏夺获心肌。脉冲宽度出厂默认值为 0.5ms，可程控范围为 0.05~2ms。一般临床上较少程控脉宽。如果起搏输出电压提高后仍不能有效起搏，则可以尝试调宽脉宽；当然，在保证安全的前提下，调窄脉宽可以起到节能的作用。一些起搏器具有阈值管理或心室自动夺获（auto capture）功能，可以定时自动测定起搏阈值，并根据测定结果自动调整起搏输出能量。与传统的程控相比较，这些自动功能可以降低安全范围从而延长电池寿命。

5. 导线极性的程控　双极起搏器一般均可程控为单极或者双极的工作方式，包括起搏单、双极和（或）感知单、双极的不同组合。单极起搏体表心电图记录的信号明显，易引起胸肌及膈肌的刺激，但对于某些导线断裂的患者，将双极改为单极起搏可能避开导线断裂部分形成回路，从而暂时恢复正常起搏功能；双极起搏体表起搏信号不明显，但对邻近组织刺激小，可以改善因单极起搏引起的局部肌肉刺激。同样，因为单极感知回路较大，容易受到外来电信号或干扰信号的影响；而双极感知回路小，可避免感知不期望的电信号或干扰信号，但有时可能会感知不足。如今很多起搏器都具有自动极性转换功能，可以根据临床情况自动转换。

6. 不应期的程控　起搏器的不应期是指起搏器在发放一次电脉冲后或感知一次自身心律后的一段时间内，不再感知任何信号，也不再发放任何脉冲的时间间隔，以 ms 表示。起搏器不应期通常设为 300ms 左右，其可控范围在 150~500ms，可以根据需要进行程控调整。

设置不应期的主要目的是为了避免对自身或其他电信号的误感知，防止产生不必要的脉冲发放或抑制；以及避免因不应期设置不当造成的竞争心律。延长不应期主要用于：①防止 T 波误感知，当降低感知灵敏度仍不能避免 T 波感知时，可程控延长不应期；②防止感知起搏脉冲的后电位；③心房起搏时防止远场感知 QRS 波；④DDD、VDD 起搏时防止感知逆传 P 波而引发的起搏器介导的心动过速。调短不应期主要用于：①避免漏感知，例如当配对间期较短的室性早搏因落在起搏器的不应期而未被感知，起搏器按周期发放的电脉冲却可能正好落在室性早搏的 T 波上，可能造成不良后果；②当程控为较快频率起搏时，起搏器的不应期也应根据起搏频率相应缩短。

7. 房室间期的程控　房室间期是指心房刺激脉冲至心室刺激脉冲或感知心房事件后至触发心室刺激脉冲发放之间的时间间期，相当于体表心电图上的 PR 间期，包括 PAV 和 SAV。SAV 是指起搏器感知自身心房事件后至触发心室脉冲起搏心室的时间。在

DDDR、DDD 和 VDD 模式，如果在 SAV 间期内未感知到心室事件或其他信号，心室刺激将在预定的 SAV 后发放。PAV 是指心房起搏至心室起搏的时间间期，只在 DDDR 及 DDD 模式中发挥作用，如果在 PAV 间期内未感知到心室事件或其他信号，心室刺激将在预定的 PAV 后发放。

目前的双腔起搏器可分别对 PAV 和 SAV 进行设置，出厂设置一般为 120～180ms，SAV 间期设置要短于 PAV 间期。因为心房线路对 P 波的感知并不在 P 波的起点，而是在 P 波的类本位曲折，两者相差 30～50ms。临床应用中，根据不同的目的调整 AV 间期：对于房室传导功能正常的患者，调长 AV 间期可以使更多的自身心律下传，以获得更好的血流动力学效应并节省起搏器耗电；而调短 AV 间期可以保证心室常处于夺获状态，例如用于治疗肥厚型梗阻性心肌病的患者。

正常的房室传导随着心率的变化而变化，心率加快时 PR 间期缩短，频率适应性的 AV（RAAV）模拟了这一特性，使 AV 间期随着心房率的变化而变化，这样可以更好地改善血流动力学；一些双腔起搏器还具有 AV 滞后的功能，当起搏器感知到自身窦性心律下传后 AV 间期自动缩短或自动延长，满足不同患者的起搏需要。

非生理性 AV 间期：也称为心室安全起搏，其设置目的主要是为了防止交叉感知抑制心室脉冲的发放而出现心室停搏的现象，对于起搏完全依赖的患者这可能会导致严重的后果。一般出厂设置在 100～120ms，不能被程控。

8. 模式转换的程控　在双腔起搏的工作状态下，为了避免过快的心室跟踪起搏，当起搏器检测到快速的房性心律失常时，可以自动地由 DDDR、DDD、VDD 等心房跟踪模式转换成 DDIR、DDI、VVI 等非心房跟踪模式工作，当心房扑动、心房颤动转复为窦性心律时，又可自动地转回心房跟踪模式工作。

程控步骤：将 AMS 功能置于 ON；设定房性心动过速检测频率（ATDR），ATDR 必须超过最大跟踪频率或最大感知器频率 20 次/分，一般设置在 175～200 次/分；程控心房导线极性、感知灵敏度、AV 间期和心室后心房不应期（PVARP）。

9. 起搏器介导的心动过速（PMT）自动检测及终止的程控：PMT 是与起搏器相关的心律失常。当任何原因（最常见于室性期前收缩）导致房室同步分离，室房逆传产生的逆行 P 波如果被起搏器心房线路感知，启动 AV 间期以近似最大跟踪频率起搏心室，心室起搏可以再次引起室房逆传，形成持续性的快速折返环路。在这一折返环路中自身传导途径作为心动过速的逆传路径，而双腔起搏器则作为心动过速的前传路径。

目前多数双腔起搏器都设有 PMT 自动检测及终止的程控功能，其工作原理基本一致，主要通过延长心室后心房不应期（PVARP），使其足够长而不能感知逆传 P 波来预防 PMT 的发作；或者通过停止发放心室脉冲来终止这类心动过速。

10. 频率适应性起搏的程控：频率适应性起搏能通过感知躯体运动或其他生理性参数的变化，调整合适的起搏频率，以适应患者在不同状态下的需要，是生理性起搏的方式之一。

可采用的传感器有多种，如体动感知、呼吸感知、QT 间期感知、中心静脉血温度/血氧饱和度感知、心室除极斜率感知、每搏量感知、δp/δt 感知等。目前最常用的传感器有体动感知、每分通气量感知和 QT 间期感知等。单独应用任何一种传感器均有其优缺点，因此一些起搏器厂家设计了双传感器系统，将两种传感器组合在一起来扬长避短，既增加了敏感性又提高了特异性，使得起搏更为有效。

频率适应性起搏器的程控设置一般可在术后 6～8 周进行，通过参考这一阶段患者活动情况及起搏器内存储的活动时心率变化资料，同时结合动态心电图或运动试验进行相关参数的设定，一些具有双感知频率应答功能的起搏器术后会自动打开频率应答功能。

程控参数：

（1）感知反应阈值：指起搏器能感知到的引起起搏频率增加的躯体活动或其他生理参数的最小变化。以体动感知为例，也就是能引起起搏器频率增加的最低活动量，一般分 3～5 档，低档针对较小的活动量（如穿衣、刷牙等），高档是指针对相对较大的活动量（如快步行走等），出厂一般设置为中档，可根据临床需要及患者的适应情况作相应调整。程控为低档时敏感性增高，但容易受到其他因素的干扰。

（2）频率应答时间：包括加速时间和减速时间，加速时间是指从基础起搏频率上升到上限频率所需要的时间，一般为 0.25～1min；减速时间是指感知的躯体活动或其他生理参数变化停止后，起搏频率从上限频率恢复到基础频率所需要的时间，一般为 2.5～10min。具体可根据个体化要求分别进行程控。

（3）频率适应性起搏器上下限频率的程控：根据个体化的原则，依据患者年龄、性别、职业、活动量、心脏基础疾病、心功能情况的不同，并结合患者自觉症状和运动试验时心率的变化等指标进行综合设置，例如年纪轻的、活动量大的、无器质性心脏病的患者，可适当将上限频率设置高一点如 120～150 次/分；而老年人、日常活动量小或有冠心病心绞痛发作史的，应将上限频率设置相对低一些，既要考虑改善患者的活动耐量又要以不能诱发心绞痛为限。

五、ICD 的程控随访

ICD 的规范化程控与随访尤为重要，正确及时地识别和适当的治疗参数设置，可以有效地终止室性心动过速或心室颤动；ICD 的程控参数不适当或其他功能障碍都可能增加患者的痛苦甚至危及患者的生命。

ICD 的随访时间除了近期随访、长期随访和更换前随访等常规时间规定外，还应注意加强随访。例如发生 ICD 电击后，应在 24 小时内安排 ICD 随访；如发生 ICD 电击并伴有晕厥、胸痛等症状，或 24 小时内连续发生 2 次或 2 次以上的 ICD 电击，应立即联系 ICD 相关医务人员进行 ICD 程控检查，明确是否需要调整 ICD 设置或采用其他治疗措施；在开始使用某类作用于心脏的药物，或大幅改变其剂量或者发生其他显著临床变化时，也应联系相关人员安排 ICD 的随访；此外，对于要进行外科手术的患者，尤其是需要应用电灼能量时，为避免可能引起的不良后果，术前也应进行 ICD 的随访，并根据患者情况决定是否需要采用特定的临时设置，术中同时作好相应准备。

ICD 的随访内容还包括相关病史的采集，ICD 植入部位的体检，评估 ICD 电池电压、充放电时间以及电极状况，检查所有事件的文件和心电图记录，决定是否需要修改参数，最后保存相关报告存档。相关病史采集包括心律失常相关症状如心悸、胸痛、头晕、晕厥等，有无 ICD 电击感，近期生活或治疗上有无特殊变化等；因 ICD 体积较大，在 ICD 植入部位附近进行体检时，应注意囊袋附近皮肤有无红肿、溃破等感染征象，同时检查皮下附近可触及的导线情况；询问 ICD，了解 ICD 的电池电压、充电时间、电极阻抗（起搏阻抗与高压阻抗）等；进行 ICD 起搏、感知阈值的测试，判断 ICD 工作环路是否正常，导线有无移位或断裂等情况；检查所有事件的记录，包括近期室性心律失常发作情况，ICD 是否能够被正确地识别，治疗是否合适、及时、有效、有无误放电情况等，以及对于缓慢性心律失常治疗时起搏百分比的评估；其后决定是否需要调整 ICD 的识别与治疗参数，保存相关资料。此外，还应对患者和家属进行有关心脏性猝死的科普教育及 ICD 工作等知识的介绍，对患者进行心理疏导。

要进行 ICD 的程控随访，必须了解 ICD 的常见功能及基本设置原则，包括 ICD 对快速性室性心律失常的感知和识别功能以及 ICD 的分层治疗。

（一）ICD 对快速性心律失常的感知和识别功能

1. 感知功能　ICD 的心室感知与抗心动过缓起搏器有所不同。因为 ICD 既要有足够的感知灵敏度以感知到低幅的颤动波，以便及时发放治疗；同时又要避免感知过度导致不适当的治疗发放。这就要求 ICD 在感知中采用动态的方式，常用的有自动调整感知灵敏度与自动增益控制两种。自动调整感知灵敏度，其设置的心室感知灵敏度是 ICD 在心室所能感知的最低振幅，在感知或起搏的心室波后，感知灵敏度数值会按一定规则升高（感知灵敏度降低），随后按一定的时间常数衰减，最低不低于设置的心室感知灵敏度数值（最高感知灵敏度），其中还设有一些空白期，从而既避免对 T 波等信号的误感知，又能感知到低幅的颤动波；对于自动增益控制，当主导节律由窦性节律转为室颤时，放大器的增益按一定规则自动增高，使低幅的颤动波被感知，恢复窦性心律时，心室波增大，增益自动下降，避免对 T 波等信号的误感知。目前临床常用的 ICD 主要采用自动调整感知灵敏度的方法。

2. 识别功能　是 ICD 对最近出现的心室除极波进行逐跳的动态分析及诊断，并确定是否发生了心动过速且是否为快速性室性心律失常的功能。一旦诊断明确，再决定是否按预先设置的治疗方案给予治疗。分为识别指标和再识别指标两部分。

（1）ICD 的识别指标

包括基本识别指标和增强识别指标，基本识别指标主要用于识别室速和室颤，包括心率标准和持续时间标准。增强识别指标用于鉴别室速与室上性心动过速（室上速），常用的有突发性、稳定性、QRS 宽度标准等。

a. 心率标准：是 ICD 用于自动识别室速和室颤的最主要及最基本的方法，达到设定的诊断标准时，其他标准则被启动。根据感知的心动过速的频率，ICD 系统设置诊断室速、快速室速、室颤的定义和心率标准，并相应地分为 3 个区。如果患者只有室颤而没有室速，也可以只设置室颤区，或只设室速、室颤两个区。识别室速的频率间期一般在 280～600ms 间进行选择，一般设置为小于 400ms（大于 150 次/分），识别室颤的频率间期标准在 240～400ms 之间，一般设置为小于 300ms（大于 200 次/分）。

b. 持续时间标准：在确定了室速和室颤不同的心率标准后，还要预先设定心动过速持续时间（周期）的标准，通常用识别数目（NID）来表示。室速持续时间的诊断标准是连续性的，初次识别 NID 一般设置为 16/16 个（数值可在 12～100 之间程控），即连续 16 个心动周期均要满足室速的诊断标准，如果有 1 个心动周期未能达到标准，计数器即在未达标的周期清零。室颤的心室周期不规则，初次 NID 可设为 12/16，即 16 个心动周期中有 12 个 VV 间期符合室颤频率标准即可。为了缩短恶性室性心律失常持续时间并达到快速有效的治疗,再次识别的诊断标准要比初次识别宽松,例如对室颤的诊断标准,再次识别可设为 9/12,对于室速再次识别时可设定为 8 个周期。在临床实际中,设定识别数目时应根据 VT/VF 频率以及可能导致的血流动力学变化等指标进行调整。

  c. 突发性标准:为一种增强识别指标。该标准主要用于鉴别窦性心动过速,因为窦性心动过速发生时,心率逐渐增加,而绝大多数室速发作时心率突然增加,具有突发性,因此可以将两者进行鉴别。

  d. 稳定性标准:为一种增强识别指标。该标准主要用于鉴别伴有快速心室率的心房颤动(房颤)。其设计的原理是室速的频率间期是相对稳定的,而房颤是绝对不规则的,其 RR 间期的变化要明显大于室速。稳定性设定的数值可在 30~100ms 之间选择,一般为 50ms。心动过速发生时,检测 8~20 个心动周期,若心室的 RR 间期变化超过设定值,ICD 将其识别为房颤而不是室速。在设置稳定性数值时,应参考患者室速发作的特点,兼顾敏感性和特异性,因为室速发生时亦可能有一定范围的心率变异,当该值设定过低时(例如 30ms),可能会漏诊部分室速而延误治疗。

  e. 腔内电图(EGM)宽度标准:为一种增强识别指标。该标准通过对心动过速发作时心室除极波的宽度与窦性心律时 QRS 波群的宽度进行比较并鉴别诊断,当心动过速时的 QRS 波群宽度超过设定值时,室速的诊断成立,反之认为是室上性心动过速。设置前要预先测定室速未发作时的 EGM 宽度,并以此为依据设置室速的 EGM 时限。另外,要先设定斜率,QRS 波群宽度的测定值与受检测选定的波形斜率有关,斜率过大时 QRS 波群宽度值小,反之 QRS 波群宽度值增大。当患者室上速发作伴室内传导障碍(功能性束支传导阻滞或室内差异性传导),或服用抗心律失常药物时,可以导致 QRS 波群的宽度增加,使得 EGM 宽度标准无法进行鉴别。

  f. 形态识别标准:也就是 QRS 波形态标准,为一种增强识别指标。ICD 可以定期获取窦性状态下 QRS 波形作为模板,当心动过速发作时,ICD 将发作时的 QRS 形态与之前存储的标准 QRS 波形进行比较,包括比较 QRS 波的数目、顺序、极性、振幅以及波峰下的面积等,相似时得分,不相似时不得分,比较两者的匹配率。若两者匹配度达到一定程度时(如大于 70%),提示心动过速的 QRS 波与窦性心律 QRS 波相似而诊断为室上速,反之,则诊断为室速并发放相应的治疗。

  g. P-R Logic 诊断标准:双腔 ICD 分别放置有心房、心室导线,可以各自感知心房信号 P 波和心室信号 R 波,通过分析 P 波和 R 波之间的逻辑关系,可以更准确地鉴别室上性心动过速和室性心动过速,并对远场 R 波等干扰信号进行识别。当心动过速的 P 波小于 R 波时,室速或室颤的诊断确定,立即发放相应的治疗;当心动过速的 P 波大于或等于 R 波时,心动过速的诊断不能确定,需要通过 QRS 波形态学及其他标准进一步进行鉴别诊断。

  上述各项识别指标仍有一定的局限性,不能完全避免 ICD 误识别和误治疗的发生,尤其是在单腔 ICD 比双腔 ICD 中更常见。如稳定性标准可以用来鉴别快心室率房颤与室速,但与窦性心动过速、规则的快速室上性心律失常(如心房扑动、室上速等)无法鉴别。突发性标准可以鉴别窦性心动过速与室速,但不能完全区分心房扑动、阵发性室上速与室速的差别。另外,过多的或不合理设置室速的增强识别指标,虽然可以增加鉴别室速的特异性,但也会降低检测的敏感性。因此,临床上应根据个体化原则程控参数,合理选择、组合使用不同的增强识别指标。

(2) ICD 的再识别

再识别是任何一次 ICD 治疗发放以后的再次识别过程。通过监测可能有三种识别结果：①快速性心律失常已经终止；②心动过速未终止，再识别原来的心律失常；③心动过速未终止，再识别一个与原来不同的新的心律失常，也可能是室速的加速或恶化为室颤。再识别的时间比初始识别的时间更短。

(二) ICD 对快速性室性心律失常的治疗功能

针对不同的室性心律失常，目前大多数 ICD 可采用三种不同强度的方式进行分层治疗，即抗心动过速起搏（ATP）治疗、低能量同步电转复、高能量除颤。后两种方式实际上是一种形式，电转复是针对室速而言，而除颤电击仅针对室颤而发放。此外，有分层治疗功能的 ICD 也都具有抗心动过缓起搏的功能。

1. 抗心动过速起搏（ATP） 抗心动过速起搏是一种通过发放比 ICD 识别到的心动过速更快的频率起搏，以超速抑制终止心动过速发作的方法。具有治疗发放快、患者无痛苦、电池消耗少等优点，通常能有效地终止折返引起的心动过速，可应用于一些单形性室速。但是抗心动过速起搏对于有些患者是无效的，甚至有加速室速或使之恶化为室颤的风险，需要有电转复或除颤作为后备治疗。

(1) 常用的抗心动过速的脉冲发放方式有：短阵快速起搏（Burst）、周长递减起搏（Ramp）和 Ramp＋刺激等类型。

a. 短阵快速起搏：是发放一阵相同间期的脉冲（常用 4～12 个），脉冲间期为室速心动周期的一个设置的百分比（如 70%～90%）或者是一个绝对数值。如果第 1 阵电脉冲不能有效地终止心动过速，则释放第 2 阵、第 3 阵，最多 10 阵，一般设置为 3～5 阵。各阵序列间的起搏间期可以相等或是递减，递减幅度可以程控设置（如 10ms、20ms、30ms、40ms）。

b. 周长递减起搏：为一阵间期递减的起搏脉冲，每阵序列末增加一个脉冲。其联律间期也是室速心动周期的一定百分比，第 2 个起搏间期开始递减，一般每次递减 10ms，直至起搏间期达到设置的最小值（一般限定最小周长为 200ms）为止。如果第 1 阵电脉冲不能有效地终止心动过速，则第 2 阵序列末增加一个起搏脉冲，依此类推。

c. Ramp＋刺激：为 Burst 与 Ramp 的结合。例如：一阵 Ramp 序列（2 个脉冲）后紧跟一阵 Burst 序列，每阵序列末增加一个起搏脉冲。阵内起搏间期递减，各阵序列间的起搏间期也递减。

(2) 可程控的参数

a. 序列：一次治疗中 ATP 发放的次数（最多 10 阵），一般设置 3～5 阵。

b. 脉冲：每阵序列中发放脉冲的个数（1～15 个），Burst 常用 4～12 个，Ramp 常用 3～4 个。

c. 发放脉冲的频率：（% 或 ms），通常设置为室速平均心动周期的一个百分比，如 70%～90%。

d. ATP 最小间期/频率限制：ATP 治疗允许的最快程控频率（最短间期），一般限定最小周长为 200ms。

e. 输出能量：脉宽、电压振幅。ATP 治疗的振幅和脉宽不同于备用抗心动过缓起搏的振幅和脉宽,其能量必须设置在较高的水平,以保证ATP起搏夺获并侵入室速折返环路而终止室速。

2. 同步电转复(简称CV) 低能量电转复主要用于终止室速,特别是对于一些单形性室速,在ATP治疗无效后ICD可根据预先设置的治疗步骤,给予5J以下的低能量进行同步电复律,以避免高能量电击。电转复是非约定式的电击治疗,必须与一个感知的R波同步化放电,如果因心律失常终止而不能同步,则CV治疗无效。低能量同步电转复充电时间较短且节省能量,其成功率较高。但也有使室速加速甚至恶化为室颤的危险,在其后面一定要设置高能量电击作为成功治疗的保障。如果在随访中发现低能量电转复治疗不能有效终止室速甚至有恶化为室颤的可能性,必须要首先保证患者的安全,应在ATP治疗无效后直接设置高能量同步电转复,以免延误治疗。

3. 高能量除颤(简称CD) 高能量除颤是ICD治疗程序中最强的也是最后的选择。其能量的设置必须保证在除颤阈值以上一定的安全范围。所谓的ICD除颤安全范围是指ICD系统能释放的最高除颤能量应高于ICD植入术中所测定的除颤阈值的一个差值,通常该安全范围应大于10J以上。

目前,大多数ICD的最高除颤能量为35～40J,ICD在识别并确认室颤后,即进入自动充电除颤程序。除颤是约定式治疗,在第一个非不应期R波同步放电,如果不能同步,则在同步间期结束时非同步放电。目前应用较多的ICD可以连续发放电击治疗6～8次,除颤能量可以分别程控设置,可以根据除颤阈值选择从低能量逐渐依次增加,直到ICD能够提供的最大能量输出,也可根据临床情况直接从最高能量开始。除颤能量越高,转复室颤的可能性越大、成功率越高,两者实际上是一个量-效函数关系。终止的标准一般为8个慢于室速识别区的窦性心律和(或)起搏事件。

发放电击的波形有单相波(释放的能量向一个方向)和双相波(释放的能量从一个方向翻转至对侧)两种。目前ICD电除颤所采用的脉冲波形多为双相波,除颤时放电的方向可以进行选择。以A表示机壳,X表示上腔静脉除颤电极,B表示心室除颤电极。单线圈导线:A>B表示电流从机壳向心室除颤电极,B>A则表示电流方向从心室向机壳。双线圈导线:AX>B表示电流从机壳、上腔静脉除颤电极向心室除颤电极,B>AX则表示电流从心室向机壳、上腔静脉。

4. 抗心动过缓起搏 目前的ICD也都有与传统起搏器相似的抗心动过缓起搏功能。对于没有显著心动过缓病史而植入ICD的患者,其起搏模式通常是VVI,起搏频率可程控到相对较低水平(如30～40次/分),以减少不必要的右室起搏。但有些患者可能需要大剂量的β受体阻滞剂或使用其他抗心律失常药物,这可能导致症状性心动过缓,并需要改变起搏频率与模式。对于同时需要心脏起搏治疗的患者,可根据起搏器的常规程控原则来进行设置。

在ICD的各个心动过速区,都可按需要设置一系列的治疗程序。如室速区可先设置ATP治疗与低能量同步电复律,但其后应设置高能量除颤作为保障。室颤区直接设置高能量除颤,有能量及除颤方向的选择。在设置3个快速性心律失常区的室速区,ATP治疗可以被设置作为唯一的治疗方法,而关闭心律转复和除颤电击选择。如果这样,在所有的ATP治疗结束后,即使心动过速仍未终止也不会有进一步的治疗发放,除非原来的心动过速有新的变化而被识别在较高的区内。快速性心律失常发作一旦被识别,ICD就按照预先的设置依次发放治疗，直到心动过速被终止或这一级别所设置的所有治疗全部发放完毕。每个相继的治疗程序，依次进行，其后一个治疗的能量设置必须大于或等于前一个治疗，也就是说如果电击治疗被发放，ATP治疗就不能再发放，或者说高能量释放后不能再设置低能量释放，以确保安全。

ICD植入术后应根据患者的不同情况进行个体化的程控设置。对于心动过速发作频率较慢、血流动力学相对稳定、较易耐受或经常容易自动转复的患者应相应延长识别时间，尽量多利用ATP治疗来终止心动过速，以减少ICD能量的消耗，同时减轻患者的痛苦。而对于那些心功能本身较差、容易引起血流动力学变化的、不易耐受的患者应加快治疗节奏，在程控设置上更为积极一些。另外，每次随访均应对前次随访以来ICD存储的信息进行仔细分析，特别是出现过心律转复的患者，了解其心动过速发作的性质、次数，以及ICD的识别、诊断及治疗过程和结果，并判断是否需要调整参数。

六、CRT的程控随访

CRT植入术后必须定期随访，以确保患者获得最佳的起搏治疗和优化的药物治疗。常规随访的时间及其基本内容与普通起搏器类似，但CRT术后随访有其特殊性，特别要关注以下内容。

（一）临床疗效的评价

应详细询问患者有无心功能不全、心律失常的症状（如胸闷、心悸、气促、水肿）；仔细进行体格检查如心律、心率、心音、肺部啰音、肝颈静脉反流征、水肿情况及起搏器切口、囊袋情况，观察有无胸壁刺激、膈肌起搏等。进行客观检查包括运动耐量测试，通常采用6min步行试验，SF-36生活质量评分；进行心电图或动态心电图评价起搏情况，是否存在房性、室性心律失常；进行X线胸片观察肺淤血情况、心脏大小、心胸比率改变、电极位置；进行超声心动图检查观察心脏同步性，心功能改变及心脏重构；生化指标可选择脑利钠肽（BNP）测定。

目前大多数型号的CRT都配有心力衰竭患者综合管理的诊断功能软件，它能提供以下几方面的信息：①症状相关信息，帮助确认患者是否失代偿。②CRT的有效性。③药物治疗的有效性。④患者可能经历的心律失常类型。⑤三种心力衰竭监测趋势：平均夜间心率趋势、心率变异性趋势和活动度趋势。提供的这些信息在心力衰竭的综合管理中是非常有用的。房颤事件的发生情况、房颤时的心室率、患者的活动度趋势和心率变异性趋势可用于评价心力衰竭的进展情况和制订或改进心力衰竭的药物治疗方案；心率变异性减低是心力衰竭进展并导致死亡的预测因子，而其在CRT术后一般都能得到较明显的改善。

（二）起搏器设置与参数的设置

CRT心室起搏推荐设置右心室＋左心室同步化起搏方式，单纯右心室或左心室起搏只用于判断右心室或左心室起搏功能。左心室电极起搏极性推荐为LVtip/RVring。心室感知提供右心室感知、左心室感知、RV-LVtip/LV-LVtip双心室感知，对于起搏依赖患者推荐使用右心室感知，避免左心室感知不良导致心室输出抑制，左心室电极稳定后也可以用RV-LVtip/LV-LVtip。在RV-LVtip/LV-LVtip感知情况下打开心室感知反应，起搏器在AV间期内发生心室感知就启动双心室起搏，保证心室事件时的双心室同步。起搏参数测试包括心房、左心室、右心室电极的起搏阈值、感知、阻抗。起搏阈值要求心房

<1.5V，右心室<1.0V，左心室<3.5V；感知要求心房>2.0mV，左心室、右心室>5.0mV，阻抗要求<1500Ω。程控过程中同时需要观察双心室起搏百分比，最好在95%以上；观察心房、心室高频事件发生情况，指导临床抗心律失常药物的应用；观察心率变异性、夜间心率、患者活动趋势。资料表明，心力衰竭加重时心率变异性变小、夜间心率增快。

（三）AV、VV间期的优化

术后对患者进行个体化最佳AV、VV参数的设置将会对CRT的疗效起到至关重要的影响。

1. AV间期优化　理想的AV间期使左心房的收缩峰压出现在左心室收缩开始时，使左心室的被动充盈时间最长，同时不限制左心房收缩引起的主动充盈。目前超声心动图技术被广泛应用于房室间期的优化，通过超声指导最佳AVD设置可增加左室充盈约10%～20%。目前AV间期优化的主要方法有以下几种。

（1）Ritter方法

Ritter等提出应用多普勒超声评估电机械间期的方法，在保证双心室完全起搏的前提下，分别用一个较短的AV间期（如50～80ms）和一个较长的AV间期（如200～250ms）起搏，同时在心尖四腔切面上用脉冲多普勒记录经二尖瓣前向血流频谱，分别测量从心室起搏信号（QRS波起点）到二尖瓣关闭（A峰）的时间（$QA_{短}$和QA_K）。根据公式计算最佳AV间期：Optimal AV = $[(SAV_K+QA_K) - (SAV_{短}+QA_{短})] + SAV_{短}$。

Ritter公式应用于CRT患者存在一定的限制，且未得到明确有效的验证。另外，由于部分患者图像信号不理想，识别QRS的起点和A波终点较为困难、差异较大，故目前临床上已经很少使用。

（2）主动脉或左室流出道速度时间积分（VTI）

左室流出道速度时间积分反映了左心室向主动脉的每搏射血量。每搏输出量=左室流出道面积×速度时间积分（VTI），其中左室流出道面积固定，VTI越大，每搏输出量也就越大。进行AV间期优化时，可以测量不同AV间期时的VTI，最大VTI对应的AV间期也就是最大每搏量对应的AV间期，即最佳的AV间期，该方法是目前常用的方法。有研究证实应用VTI进行AV间期的调整优于经验性AV间期设置。

（3）二尖瓣充盈时间（EA时间）和二尖瓣血流的速度时间积分（EA VTI）

二尖瓣充盈时间和速度时间积分是目前AV间期优化最常用的方法之一，可选择最大的充盈时间或速度时间积分作为最佳的AV间期。通过记录二尖瓣前向血流频谱，一般如果E峰和A峰分开且A峰的结束与二尖瓣关闭线一致，可以不需优化，如果A波无法识别、E峰和A峰融合或A峰被切，则需要进行AV优化。有研究认为二尖瓣血流最大VTI的测量是最准确的优化方法，该方法与以导管测得最大左室$\delta P/\delta t$ (max)的AV间期的方法相比，两者有很好的相关性。

（4）心腔内心电图（IEGM）

各家公司均研发了根据起搏器的心腔内心电图自动优化AV的功能，如St Jude公司和Boston Scientific公司分别推出的具有AV、VV间期优化程序的QuickOpt™和具有AV间期优化程序的Smart Delay™CRT脉冲发生器已经在临床上应用，研究显示该方法与超声优化的方法具有较好的相关性，但还需要更大样本的研究证实。

2. VV 间期的优化　由于不同的患者左室电极植入的位置有所不同，心室内不同步的部位不同，个体化的左右心室起搏顺序可能进一步改善心室同步性，目前设置最佳 VV 间期的主要方法有以下几种。

(1) QRS 宽度

通过对 VV 间期程控，获得最窄 QRS 波形的 VV 间期即被认为是最佳 VV 间期。研究显示 CRT 治疗对 QRS 波越宽的患者可能获益越大；CRT 术后双心室起搏常见 QRS 波变窄，但也有研究显示机械收缩的同步并不一定要求电学的同步；QRS 波变窄与血流动力学的最大获益并不完全相关。

(2) 血流多普勒

以左室流出道主动脉瓣血流速度时间积分（VTI）作为评价指标，选择最大 VTI 值所对应的 VV 间期即为最佳 VV 间期，是目前较常用的优化方法。

(3) 组织多普勒

在组织多普勒超声指导下评价心室功能或心室收缩的同步性，获得最大化心室同步所对应的 VV 间期即为最佳 VV 间期。

(4) 导管测量左室收缩功能

应用心导管测量左室 $\delta P/\delta t$ 作为评价左室功能的参数，以测得最大左室 $\delta P/\delta t$（max）的 AV 间期为最佳 AV 间期，但这是一种有创性的检查方法。

(5) 心腔内心电图（IEGM）

各家公司也研发了利用心腔内心电图进行快速优化 VV 间期的功能，如 St Jude 公司推出的具有 AV、VV 间期优化程序的 QuickOpt™CRT 脉冲发生器已经在临床上应用，并且显示该方法与超声优化的方法具有较好的相关性，但还需要更大样本的研究证实。

CRT 的治疗目标是改善心脏的不同步，术后合理的程控参数可以使 CRT 植入患者获得最大的收益。个体化调整 AV、VV 间期，可以显著改善房室间、左心室内和左右心室间的不同步。同样，动态优化程控也是十分重要的。例如某个特定的电极位置，VV 间期在基础状态下很理想，但如果患者运动或其病情发生改变后，这些变量就可能完全不同，这就需要对这些变量进行个体化的动态优化；有研究结果表明随着随访时间的延长，最佳 VV 间期逐渐缩短，而最佳 AV 间期则逐渐延长，因此认为定期调整最佳 AV 间期及 VV 间期是很有必要的。

（潘文麒）

参考文献

[1] Goldschlager, Ludmer, Creamer. Follow-up of the paced outpatient. In: Ellenbogen KA, Kay GN, Wilkoff BL. Clinical Cardiac Pacing. Philadelphia: WB Saunders, 1995: 780-808.

[2] Levine PA, Sanders R, Markowits HT. Pacemaker diagnostics: measured data, event marker, electrogram, and event counter telemetry. In KA Ellenbogen, CN Kay, BL Wilkoff. Clinical Cardiac Pacing. Philadelphia: WB Saunders Company, 1995: 639-655.

[3] Sweeney MO, Hellkamp AS, Ellenbogen KA, et al. Adverse effect of ventricular pacing on heart failure and atrial fibrillation among patients with normal baseline QRS duration in a clinical trial of

pacemaker therapy for sinus node dysfunction. Circulation, 2003, 107: 2932-2937.

[4] The DAVID Trial Investigators. Dual-chamber pacing or ventricular backup pacing in patients with an implantable defibrillator: the dual chamber and VVI Implantable Defibrillator (DAVID) Trial. JAMA, 2002, 288: 3115-3123.

[5] Freudenberger RS, Wilson AC, Lawrence-Nelson J, et al. Permanent pacing is a risk factor for the development of heart failure. Am J Cardiol, 2005, 95: 671-674.

[6] Furman S. Dual chamber pacemakers: upper rate behavior. Pacing Clin Electrophysiol, 1985, 8: 197-214.

[7] Higano ST, Hayes DL. Quantitative analysis of Wenchebach behavior in DDD pacemakers. Pacing Clin Electrophysiol, 1990, 13: 1456-1465.

[8] Ribeiro AL, Rincon LG, Oliveira BG, et al. Automatic adjustment of pacing output in the clinical setting. Am Heart J, 2004, 147: 127-131.

[9] Simeon L, Duru F, Fluri M, et al. The impact of automatic threshold tracking on pulse generator longevity in patients with different chronic stimulation thresholds. Pacing Clin Electrophysiol, 2000, 23: 1788-1791.

[10] Boriani G, Biffi M, Branzi A, et al. Benefits in projected pacemaker longevity and in pacing related costs conferred by automatic threshold tracking. Pacing Clin Electrophysiol, 2000, 23: 1783-1787.

[11] Hayes DL. Endless-loop tachycardia: the problem has been solved? In: SS Barold, J Mugica. Mount Kisco. New Perspectives in Cardiac pacing. New York: Futura Publishing Company, 1988: 375-386.

[12] Friedman PA, Stanton MS. The pacer-cardioverter-defibrillator: function and clinical experience. J Cardiovasc Electrophysiol, 1995, 6: 48-68.

[13] Wilkoff BL, Kuhlkamp V, Gillberg JM, et al. Performance of a dual chamber detection algorithm (PR LogicTM) based on the worldwide Gem DR clinical results (abstract). Pacing Clin Electrophysiol, 1999, 22: 720.

[14] Swerdlow CD, Gunderson BD, Gillberg JM, et al. Discrimination of concurrent atrial and ventricular tachyarrhythmias from rapidly-conducted atrial arrhythmias by a dual-chamber ICD (abstract). Pacing Clin Electrophysiol, 1999, 22: 775.

[15] Li HG, Thakur RK, Yee R, et al. Ventriculoatrial conduction in patients with implantable cardioverter defibrillators: implications for tachycardia discrimination by dual chamber sensing. Pacing Clin Electrophysiol, 1994, 17: 2304-2306.

[16] Bardy GH, Poole JE, Kudenchuck PJ, et al. A prospective randomizes repeat-crossover comparison of anti-tachycardia pacing with low-energy cardioversion. Circulation, 1993, 87: 1889-1896.

[17] Hammill SC, Packer DL, Stanton MS, et al. Termination and acceleration of ventricular tachycardia with auto-decremental pacing, burst pacing, and cardioversion in patients with an implantable cardioverter defibrillator. Multicenter ICD Investigator group. Pacing Clin Electrophysiol, 1995, 18: 3-10.

[18] Neuzner J, Liebrich A, Jung J, et al. Safety and efficacy of implantable defibrillator therapy with programmed shock energy at twice the augmented step-down defibrillation threshold: results of the prospective, randomized, multicenter Low-Energy Endotak Trial. Am J Cardiol, 1999, 83: 34D-39D.

[19] Fotuhi PC, Epstein AE, Ideker RE. Energy levels for defibrillation: what is of real clinical importance? Am J Cardiol, 1999, 83: 24D-34D.

[20] Sawhney NS, Waggoner AD, Garhwal S, et al. Randomized prospective trial of atrioventricular de-

lay programming for cardiac resynchronization therapy. Heart Rhythm, 2004, 1 (5): 562-567.

[21] Jansen AH, Bracke FA, van Dantzig JM, et al. Correlation of echo-Doppler optimization of atrio-ventricular delay in cardiac resynchronization therapy with invasive hemodynamics in patients with heart failure secondary to ischemic or idiopathic dilated cardiomyopathy. Am J Cardiol, 2006, 97 (4): 552-557.

[22] Yu CM, Chan YS, Zhang Q, et al. Benefits of cardiac resynchronization therapy for heart failure patients with narrow QRS complexes and coexisting systolic asynchrony by echocardiography. J Am Coll Cardiol, 2006, 48: 2251-2257.

[23] Leclercq C, Faris O, Tunin R, et al. Systolic improvement and mechanical resynchronization does not require electrical synchrony in the dilated failing heart with left bundle-branch block. Circulation, 2002, 106: 1760-1763.

[24] Ansalone G, Giannantoni P, Ricci R, et al. Doppler myocardial imaging in patients with heart failure receiving biventricular pacing treatment. Am Heart J, 2001, 142: 881-896.

[25] Chan KL, Tang AS, Achilli A, et al. Functional and echocardiographic improvement following multisite biventricular pacing for congestive heart failure. Can J Cardiol, 2003, 19: 387-390.

第十一章　起搏系统感染的处理及导线拔除

一、概述

永久心脏起搏器（起搏器）、埋藏式心脏复律除颤器（ICD）和心脏再同步治疗（CRT，包括 CRT-P/D）等心血管植入电子装置（CIED）的应用，不仅提高了患者的生活质量，还挽救了更多患者的生命。然而，随着植入数量的激增，CIED 感染问题日渐明显，特别是感染后不恰当的处理给患者带来的危害同样不容忽视，因此充分了解和掌握 CIED 感染的深层问题和规范化处理策略是当务之急。

近年我国 CIED 临床应用迅速发展，CIED 感染并发症增多和处理棘手问题已显突出。越来越多的患者因处理不规范反使病情恶化甚至死亡。近几年来，北京大学人民医院每年将接受近百例来自全国各地因起搏系统感染而需要救治的患者，其中绝大多数病例已经因起搏系统感染反复接受清创、深埋、转移植入部位、导线离断等。虽然经过这些保守措施也有少数成功的病例，但大多数患者常以失败告终。纵观欧美这些起搏系统植入大国的情况，起搏器植入量远远多于我国，尤其是近年来 CRT-D 和 ICD 的植入量猛增，起搏系统感染率也逐渐增多。2010 年 Uslan DZ 等报道 CRT-D 和 ICD 的感染发生率是普通起搏器的 9 倍。因此，起搏系统感染也成为目前起搏领域的突出问题，他们的处理经验也越来越多，遇到的问题也越来越复杂。因此，美国心律学会（HRS）和美国心脏病协会（AHA）先后再次重新对 CIED 感染与处理以及电极导线拔除专家共识进行了更新。我国 1964 年开展了第一例经心外膜起搏治疗，1973 年成功植入第一台经静脉起搏器。从 1980 年我国起搏年植入量的 215 台增加到 2010 年的近 5 万台，从 1994 第一台经静脉 ICD 到 2010 年的 1300 台 ICD 和 1800 台 CRT。我国在数量上的迅猛增加，遇到的问题与国外如出一辙，而且在我国开展起搏器规范化培训较晚，植入 CIED 医师分散，术者经验差异大，缺乏规范的起搏器管理，缺乏电极导线拔除专业医师，缺乏对 CIED 感染（包括血行感染）的认识及正确防范与处理规范。因此对起搏系统感染问题必须引起高度重视。

二、发病机制

1. 易患因素

CIED 系统感染是由病原体、植入装置及宿主之间复杂、多因素相互交叉作用所致。CIED 感染的形式主要有两种：囊袋感染和心内膜炎，前者占多数。引起 CIED 感染变化的情况的确切原因尚不明确，其可能原因包括：起搏适应证的拓宽，受益患者群改变（如患者群预期寿命增加和日益高龄化、免疫功能低下、口服抗凝剂、合并糖尿病、心衰和肾功能不全）；CIED 系统更换和使用时间延长；术者的手术经验不足；对心脏植入装置感染的诊断方法和认知程度不足等诸多因素。

2. 微生物因素

(1) 葡萄球菌

导致 CIED 感染最常见的细菌为葡萄球菌，占报告病例的 60%～80%。金黄色葡萄球菌（金葡菌）多为致病菌，表皮葡萄球菌偶尔致病，腐生葡萄球菌一般不致病。葡萄球菌可根据细菌表面分泌的凝固酶分为凝固酶阴性或凝固酶阳性两类。凝固酶阴性葡萄球菌（CON）感染多与异物相关，其可分泌多种黏附素，具有较强的黏附力。术中污染的 CON 可直接黏附于装置表面的塑料多聚物上，而术后血液循环中的 CON 则可附着在包被着基质蛋白（纤维蛋白原、纤维蛋白和胶原）的电极上。已有报道多种凝固酶阴性的葡萄球菌（CON）是 CIED 感染的主要原因，在 CIED 感染的标本中有时可分离到 1 种以上 CON。近年来耐甲氧西林葡萄球菌菌株也在不断变化，并且影响了 CIED 感染的最初治疗。葡萄球菌黏附在装置表面后，在多聚糖黏附素的作用下，细菌之间、细菌与固体表面之间稳固相连，形成生物膜，使菌落被包裹在细胞外黏滞物内，生物膜内的微生物（葡萄球菌）对抗生素和宿主的防御反应有更强的抵抗力，生存力更强。金葡菌菌血症能引起装置感染，但是难以确定其发生率，并且其与植入术中污染引起装置感染的关系也未明确。

(2) 其他微生物

小部分 CIED 感染与棒状杆菌、痤疮丙酸杆菌、革兰阴性杆菌（包括铜绿假单胞菌）和念珠菌有关。真菌和非结核性分枝杆菌很少引起 CIED 感染。革兰阴性杆菌感染时很少发生 CIED 的血液播散。目前尚无数据表明其他革兰阴性球菌或真菌尤其是念珠菌能够引起植入装置感染的血液播散。

3. 装置因素

CIED 系统的理化特性对引发感染也是至关重要的。主要包括 CIED 系统，CIED 与电极导线的生物材料类型，外表质地和形状。如乙烯树脂和聚氨酯材料，其表面张力低，吸附纤维蛋白原和血小板的能力低于表面张力高的生物工程材料。一旦纤维蛋白和血小板吸附在材料表面就会在其上形成表面结合物。植入的电极导线可引起三尖瓣反流，导致血流紊乱，剪切力改变，在血液湍流区域，剪切力下降，促进内皮细胞激活，血小板聚集和微生物黏附，这有利于微生物寄生。

患者的全身状态也影响感染的发生。术后 1～3 个月，CIED 系统表面的内皮化对防止感染的发生具有至关重要的保护作用。最近的一项回顾性对照研究显示，既往有 CIED 系统感染史，恶性肿瘤，长期应用皮质醇激素，多次 CIED 修整术，长期中心静脉置管，超过两条起搏电极导线植入，术前 24h 内发热，临时 CIED 植入和先期有介入治疗等，以及 CIED 术前的牙病治疗史、外科治疗史、外伤史都增加 CIED 植入后的感染机会。预防性使用抗生素有一定的保护作用。CIED 系统尤其是电极导线作为体内异物，极易成为人体内潜在微生物的适宜生存"宿主"，而使抗生素的作用受限。

三、诊断

1. 临床表现

(1) 起搏器囊袋局部感染

囊袋局部感染轻者仅见切口红肿、有脓痂覆盖或分泌物、伤口愈合不良；重者表现为囊袋处及周围组织疼痛,有张力和波动感,皮肤侵蚀破溃,形成瘘道及渗液甚至起搏器/导线不同程度外露。慢性者多经历囊袋及周围组织肿痛、皮肤变薄、颜色变深坏死直至溃破的临床过程。囊袋局部感染者发热和其他系统中毒症状十分少见,作者所在医院未见1例因起搏器囊袋局部感染引起发热的情况。

(2)起搏系统继发全身感染

部分血行性感染的患者可不表现系统性感染的症状(如白细胞增多等),早期仅出现乏力不适、厌食、活动耐力下降等不典型症状;少数患者囊袋局部无炎症反应,但反复发生不明原因的发热。大多数起搏器相关感染性心内膜炎患者会伴随有囊袋局部症状及全身症状,如发热、反复肺部感染等,但脾大、血栓栓塞现象以及心脏杂音的改变在ICED相关心内膜炎中也相对少见。因其感染多为右心系统感染,与临床常见的左心系统感染性心内膜炎有许多不同之处。

2. 影像学检查

超声心动图检查对检出起搏器相关的感染性心内膜炎,进而果断实施起搏系统拔除术具有重要意义。疑似起搏系统相关的心内膜炎的成人患者,经食管超声心动图检出心内导线赘生物而确诊心内膜感染的敏感性达90%以上,经食管超声心电图对检出上腔静脉近端的导线附着物、二尖瓣瓣周赘生物的敏感性比经胸超声心动图更有价值。即使经食管超声未观察到导线附着物,但可能会发现导线表面不光滑,也不能排除导线感染,临床高度怀疑但首次超声阴性者须再次复查,对赘生物不明显的患者,临床医师需结合临床表现决定下一步处理。

3. 病原学检查

起搏器术后患者出现不明原因发热和(或)血象增高应及时行血培养加药敏试验,疑似CIED感染的患者应用抗生素前至少进行2次血培养。血培养阳性尤其为葡萄球菌阳性时,高度提示临床症状由CIED感染引起。在CIED移除时应对囊袋处组织和导线顶端进行培养,有助于辨别致病菌和确立诊断。囊袋处切除组织培养的敏感性较囊袋内涂片培养阳性率高。除厌氧菌和需氧菌培养外还应做革兰染色。如革兰染色阴性需要对切除的囊袋组织和电极导线顶端做真菌和分枝杆菌培养。不建议进行囊袋的经皮穿刺取样培养,因为理论上存在将微生物导入囊袋并引起装置感染的风险。

四、处理

(一)保守处理

1. 定义

即以全身抗生素治疗结合囊袋局部处理来控制CIED感染,保留植入电极导线和(或)植入电子装置的治疗策略。

2. 适应证

①未累及植入装置或电极导线的囊袋表浅或切口局限性感染;

②囊袋局部虽然有红肿、发热或脓肿形成,但处于病变早期且感染较局限,无明显全身反应,无败血症、感染性心内膜炎、其他局部或全身性感染、栓塞及血栓性静脉炎等并发症者;

③慢性囊袋感染,囊袋组织增生较明显,但无局部及全身急性炎症反应者;

④合并CIED感染但植入装置及电极导线取出困难、尝试取出失败或患者存在拔除电极导线禁忌证者。

3. 抗生素的使用

囊袋浅表处或切口感染未累及装置则不需要进行CIED移除。适当的处理方法为口服抗葡萄球菌的抗生素7~10天。

对于CIED感染的患者，抗生素作为辅助治疗，无论开始治疗的时间早晚都不应当推迟装置的移除。选择抗生素应当基于病原菌的鉴别和药物敏感（药敏）试验结果。近年来由于耐甲氧西林葡萄球菌检出率逐年升高，万古霉素已逐步成为经验治疗的首选。严重感染，如合并败血症或感染性心内膜炎等常需联合两种抗生素，如万古霉素及三代头孢菌素或碳青霉烯类抗生素。目前尚无资料证明CIED感染后抗生素使用最佳持续时间。

影响药物治疗抉择的因素包括装置感染的范围、病原微生物种类、血液感染的发生和持续时间，以及相关并发症如瓣膜受累、感染性血栓性静脉炎或者骨髓炎（如图11-1所示，疑似CIED感染时抗生素治疗的选择）。

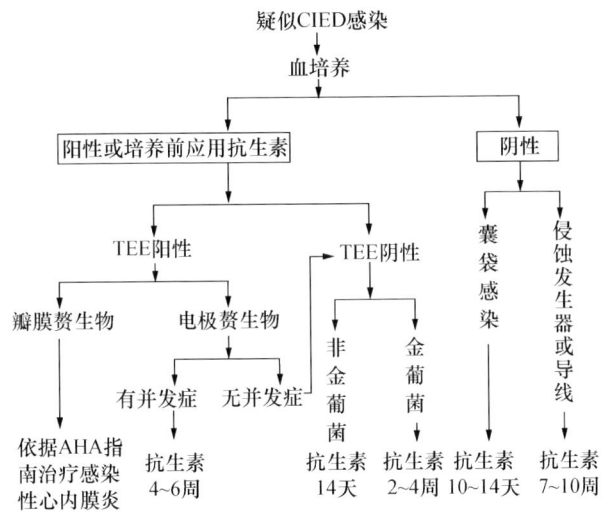

图11-1 疑似CIED感染患者抗生素的选择

并发症为瓣膜受累、感染性血栓性静脉炎或者骨髓炎等。

CIED感染抗生素应用建议：

Ⅰ类

①根据病原菌药敏试验结果选择抗生素（证据水平 B）；

②囊袋感染导致CIED取出时，抗生素应持续应用10~14天（证据水平 C）；

③血行感染导致CIED取出时，抗生素至少持续应用14天（证据水平 C）；

④对于复杂感染，抗生素至少应用4~6周（例如，感染性心内膜炎、血栓性静脉炎、骨髓炎、植入器械取出后使用合适的抗生素后仍然出现血行感染）（证据水平 C）。

4. 囊袋局部处理

①局部培养：在原切口或囊袋处切开后首先取出囊袋内积血、脓液或渗出液做细菌培养（包括需氧菌、厌氧菌培养及药敏试验）。

②局部处理：尽可能彻底清除坏死组织及局部新生的肉芽组织。对于慢性病灶局部纤

维瘢痕严重者，局麻药渗透性差导致手术时患者疼痛明显，因此建议最好在全麻下彻底切除坏死及瘢痕组织，也可结合当地医院和患者的实际情况处理。

③局部止血：清除瘢痕组织创伤大、出血多，容易并发术后血肿，增加再次感染的风险，因此术中必须彻底止血，最好使用电刀。对于局部渗血多者可以在伤口内涂抹凝血酶。

④囊袋冲洗：在彻底清创及止血后，局部冲洗囊袋的顺序为：双氧水→甲硝唑液→庆大霉素→生理盐水，每一种液体至少冲洗2～3遍。如果出血少或止血彻底一般不需要放置引流条，出血明显者建议采用电凝止血，不建议采用丝线结扎止血。

⑤植入装置及电极导线的处理：建议封闭原囊袋，在对侧或远离原切口处做一新的囊袋放置植入装置。

⑥术后物理疗法：对于感染重、清创术后有血肿或淤血较重者可以选用物理疗法，如紫外线照射等。

（二）电极拔除

借助专用工具或更为复杂的操作程序去除电极导线称为拔除电极导线（lead extraction）。适用于电极植入超过一年或需要特殊设备进行操作的患者，即使植入时间短于一年，拔除ICD电极也需要特殊工具。一般从原植入静脉拔出，必要时可以选择非植入静脉，包括颈静脉、股静脉和锁骨下静脉。某些特殊情况时，需要经穿心房或心室途径。移除任何电极导线时均应十分小心，即使植入时间少于一年的患者，仍有可能发生拔出困难。

1. 适应证

感染

Ⅰ类

①因出现瓣膜性和电极相关性心内膜炎、败血症而确定CIED系统感染的患者，建议将装置和电极导线完全移除（证据水平 B）；

②表现为囊袋脓肿、装置腐蚀、皮肤粘连、慢性窦道的囊袋感染患者，没有血管内电极系统参与的证据，建议将装置和电极导线完全移除（证据水平 B）；

③瓣膜性心内膜炎患者，即使没有电极或CIED参与的证据，仍建议将装置和电极导线完全移除（证据水平 B）；

④隐匿性革兰阳性菌菌血症（非污染）患者，建议将装置和电极导线完全移除（证据水平 B）。

Ⅱa类

持续的隐匿性革兰阴性菌菌血症患者，建议可以考虑将装置和电极导线完全移除（证据水平 B）。

Ⅲ类

①表皮或切口感染患者，无电极或CIED参与的证据，不建议移除CIED（证据水平 C）；

②非CIED导致的慢性菌血症，需长期使用抗生素治疗的患者，不建议移除CIED（证据水平 C）。

慢性疼痛

Ⅱa类

CIED或电极植入部位严重的慢性疼痛，患者明显不适，药物及外科治疗无效并且没有选择的其他治疗方法，可以考虑移除装置和（或）电极导线（证据水平 C）。

血栓和静脉狭窄

Ⅰ类

①发生严重血栓栓塞事件，电极或电极残端发现血栓，建议拔除电极导线（证据水平 C）；

②双侧锁骨下静脉或上腔静脉阻塞，妨碍经静脉植入电极，建议拔除电极导线（证据水平 C）；

③计划在已容纳电极的静脉中置入支架，为防止电极缠结，建议拔除电极导线（证据水平 C）；

④上腔静脉狭窄、阻塞，伴有局限症状的患者，建议拔除电极导线（证据水平 C）；

⑤需要植入额外电极，但同侧血管阻塞，且植入对侧血管伴有禁忌证时，建议拔除电极导线（证据水平 C）。

Ⅱa 类

需要植入额外电极，但同侧血管阻塞，而植入对侧血管无禁忌证时，也可考虑拔除电极导线（证据水平 C）。

功能电极

Ⅰ类

①伴有继发于遗留电极的致命性心律失常（证据水平 B）；

②由于电极设计缺陷或故障，并可能立即威胁患者安全（例如 Telectronics ACCU-FIX J 电极断裂膨出）（证据水平 B）；

③电极干扰 CIED 的正常工作（证据水平 B）；

④电极干扰恶性肿瘤的治疗（放射治疗、外科重建手术等）（证据水平 C）。

Ⅱb 类

①弃用的功能电极带来干扰 CIED 正常工作的风险（证据水平 C）；

②原有电极设计缺陷或故障，并可能在未来威胁患者安全（证据水平 C）；

③功能存在但未被使用的电极（如升级为 ICD 后遗留的右室电极）（证据水平 C）；

④由于 CIED 而无法进行特殊影像学检查（如 MRI），无其他可选择的检查手段以确定诊断（证据水平 C）；

⑤为植入可进行 MRI 检查的 CIED（证据水平 C）。

Ⅲ类

①预计生存时间短于一年的患者；

②已知患者通过非正常静脉或心脏结构放置电极（如锁骨下动脉、主动脉、胸膜、心房或心室壁、纵隔）。如果必须拔除，可能需要外科治疗（证据水平 C）。

无功能电极

Ⅰ类

①伴有继发于遗留电极的致命性心律失常（证据水平 B）；

②由于电极设计缺陷或故障，并可能立即威胁患者安全（证据水平 B）；

③电极干扰 CIED 的正常工作（证据水平 B）；

④电极干扰恶性肿瘤的治疗（放射治疗、外科重建手术等）（证据水平 C）。

Ⅱa

①由于电极设计缺陷或故障威胁患者安全，不会立即但可能在未来发生风险（例如

ACCUFIX 电极发生膨出）（证据水平 C）；

②植入 CIED，需要一侧血管容纳 4 条以上电极，或上腔静脉容纳 5 条以上电极（证据水平 C）；

③由于 CIED 而无法进行特殊影像学检查（如 MRI），并且无其他可选择的检查手段确定诊断（证据水平 C）。

Ⅱb 类

①植入 CIED 时，无电极拔除禁忌证（证据水平 C）；

②为植入可进行 MRI 检查的 CIED（证据水平 C）。

Ⅲ类

①预计生存时间<1 年；

②已知患者通过非正常静脉或心脏结构放置电极（如锁骨下动脉、主动脉、胸膜、心房或心室壁、纵隔）。如果必须拔除，可能需要外科治疗（证据水平 C）。

2. 器械

①简单工具：主要使用植入电极时的器械，仅需要额外的牵引工具，包括标准钢丝（非锁定钢丝）、固定螺栓回撤装置。

②牵引装置：包括特制的锁定导丝，捕抓器，用于啮合、捕捉电极导线或残端。锁定钢丝是特殊设计的牵引工具，能将拉力引至电极远端，在拔除过程中防止电极拉长。

③机械鞘：由金属、特氟龙、聚丙烯或其他材料制作而成，人工将其推送至电极头端，并通过机械力将电极与纤维组织分离。

④激光鞘（Laser）：通过激光分离电极和纤维组织。

⑤电外科鞘：使用射频能量分离纤维组织。

⑥可旋转螺纹头端鞘：头端装配可旋转的机械装置，可以通过头端的机械力装置、螺栓分离纤维组织。

⑦伸缩鞘：任何拔除鞘管都可以配备这种装置，应用两个鞘管将有益于内鞘的固定，提高外鞘的硬度，防止鞘管打结。增加鞘管推送至电极远端的有效性，防止电极应力过大。外鞘多为机械鞘，内鞘可以是激光、电外科或螺纹头端鞘。

3. 临床目标

①清除感染（囊袋感染，装置相关的感染性心内膜炎）；

②阻塞静脉再通；

③消除电极或电极残端导致的临床风险（心脏压塞、心律失常）；

④保留所需的起搏模式；

⑤移除无功能电极；

⑥解除囊袋相关的所有症状（如疼痛）。

4. 术前准备

（1）患者准备

必须在术前进行完整的病史采集和细致的体格检查，了解患者植入装置的适应证、发病率及其可能在术前、术中和术后产生的影响，监测患者是否起搏依赖，明确原来植入的不同电极导线的植入时间和现存功能，进行胸片检查。并在术前确定有无造影剂过敏等情况。体格检查中要特别关注解剖细节。术前的静脉造影可以提示静脉是否通畅以及是否需要血管成形术或拔除电极导线。

(2) 告知内容

手术方案需要与患者及家属讨论。患者及家属必须清楚拔除电极导线是一项可能致命的危险操作，要告知患者及家属所在中心的手术量、术者的经验及其手术的结果。

(3) 手术及治疗方案的制订

术前必须制订关于并发症处理、是否需要 CIED 治疗以及如何提供治疗等方案。确定术前、术中及术后抗生素的使用方法，包括剂型、种类、使用时间等。术前还应当考虑装置和电极位置、术中临时起搏、起搏器程控等问题。

①装置和电极位置（连接的和弃用的）：操作前，术者必须清楚装置和电极的位置，无论是正在工作的还是已经弃用的。询问患者是远远不够的，应该尽量查找患者前次手术的报告和植入装置的相关信息。胸片可能是术前唯一能够确定装置和电极数量的方法。术者需要决定电极和脉冲发生器的型号和具体数据，熟悉所有电极的结构特点。仅仅了解是主动电极还是被动电极是不够的，一些主动电极需要特殊的固定钢丝以解除固定（例如 ACCUFIX 电极和 Guidant 的 ICD 电极），了解相关信息对电极导线拔除的成功十分重要。

②术中的临时起搏：起搏器依赖的患者，则需要在术中进行临时起搏。在拔除电极之前应植入临时起搏电极。对于病态窦房结综合征（病窦）患者进行全麻时，也应当考虑术中临时起搏，建议将起搏器频率降至患者自身心率以下。建议在一侧股静脉植入鞘管，以便紧急时植入临时起搏电极，不建议应用对侧锁骨下静脉或颈内静脉植入，因为永久起搏器再植入时会采用对侧植入。

③起搏器的质询和再程控：术前需要对所有起搏器进行质询，记录设置和电极参数，以便于术后再次程控。此外，也可以比较继续使用的保留电极与术前是否发生变化，以便确定是否发生了电极损伤。术前应该关闭频率应答功能，防止出现快速起搏。快速心律失常治疗装置需要关闭诊断功能，防止不适当放电。

(4) 一般准备

包括血常规、交叉配血（常规术前准备压积红细胞 800ml），高危患者应在手术室作好相应准备。患者需全程进行心电监护和血压监测，可以采取无创血压监测，但有创动脉血压监测能够提供更加快捷的数据变化。患者备皮，以便紧急情况时进行心包穿刺术和开胸手术。准备体外除颤和起搏的电极贴片。作者所在医院目前对所有患者均在术前采用患侧、剑突下和双侧股静脉四个部位消毒后铺单，以便在术中即时采用不同的处理措施和抢救方式。

5. 成功指标

①完全操作成功：移除所有目标电极，并且没有严重并发症及操作引发的死亡。

②临床成功：移除所有目标电极，或者残留部分电极但不影响操作的临床效果。残留的部分可以包括电极头端或电极的小部分（脉冲发生器线圈、绝缘层），而且这部分不增加穿孔、血栓和持续性感染的风险，也不导致其他临床后果。

6. 相关并发症

记录严重的并发症是疗效评价和提高的中心环节。评价并发症需要考虑时间和严重程度。患者可能在不同的医院做过多次处理，所以持续记录十分必要。

根据并发症时间分类：

①术中并发症：自患者进入手术室开始至离开手术室，发生与操作相关的任何事件，或者在操作中症状加重，包括与术前准备、麻醉、切口及缝合相关的并发症。

②术后并发症：在术后30天内出现的与操作相关的任何事件，或者在操作中出现的症状加重。

根据并发症严重程度分类：（表11-1）

①严重并发症：由手术操作引起的危及生命的并发症或死亡，手术导致的永久性致残，或需要外科介入以防止发生上述情况的并发症，如死亡、心脏破裂（需要开胸手术、心包穿刺术、闭式胸腔引流或外科修补）、脑卒中等。

②轻度并发症：任何与操作有关，但仅需用药物治疗或小的手术操作即可使患者康复，或对患者身体功能有伤害但并不威胁生命也不导致人体功能严重损害的并发症，如无需心包穿刺术或外科治疗的心包积液；无需闭式胸腔引流的血气胸等。

7. 医生资质

电极导线拔除是一项有创操作，需要专业培训以保证安全性和有效性。从事这项工作的医生应该进行拔除技术和并发症处理等方面的相关培训。只有通过严格的训练、重复和实践才能取得足够的经验。更加宽泛的临床模拟方案也有利于医疗团队的建设和应对紧急情况时的反应。模拟系统将成为初学者培训以及保持医生技术状态的重要方法。

最小训练量和手术量的建议

①在有经验的医生指导下完成至少40例电极导线拔除，并包括多种静脉途径，采用多种拔除技术和器械，这是培训所需的最小数量。

②作为主要术者如果完成前期40例手术培训并保证每年20例的手术量，则达到要求。

③培训需要在经验丰富、手术量充足的中心进行。指导人员需要具备75例电极导线拔除手术经验，并且安全性和有效性达到标准。

8. 医院条件

成功的电极导线拔除方案需要团队的配合。除了合适及充分的人员准备以外，医院还需要相关的器械设备以保证电极导线拔除的安全性和有效性。

必须在心脏外科手术室或心导管室进行电极导线拔除术，并保证能够迅速进行心脏外科治疗。手术室空间必须足够，以便进行胸骨切开等操作。

（三）外科处理

CIED感染外科移除导线适应证：①经胸拔除后有明显残留的患者。②导线赘生物直径＞2cm，经皮拔除发生肺栓塞的风险高，优先选择外科手术。经验提示，巨大赘生物实施经皮导线拔除可以不发生临床上明显的肺栓塞，赘生物直径＞2cm时是进行经皮拔除还是外科手术还应基于临床指标进行个体化选择。

（四）再植入

1. 再植入前的评价

对于发生CIED感染的患者，必须进行再植入评估。前期提示CIED植入的病理过程逆转，临床环境改变或者缺乏先前的临床植入证据等原因可以避免植入新的CIED，从而避免新装置的感染。

仔细评估前不要取出感染装置,特别是完全性传导阻滞起搏器依赖患者或接受心脏再同步治疗(CRT)的患者。如果必须植入新装置,必须预防感染的再次发生。目前欧美等国不建议应用重新消毒再次使用装置的方法,在中国和第三世界国家,可能因经济状况不能植入新装置者,必须经环氧乙烷彻底消毒后再植入,不建议经消毒液或酒精浸泡后即植入。我院已对消毒后再植入的30余例病人进行了1~2年的随访,目前尚未发现再感染情况的发生。

2. 再植入的部位

建议进行对侧再植入。对侧植入受到限制时,可以通过皮下隧道,植入腹部、肩背部等。外科瓣膜术后移除CIED,如果需要再次植入,应考虑经心外膜植入CIED系统。

3. 再植入的时间

重新植入装置的最优时间目前尚无足够的临床证据支持。目前认为再植入应当参考以下几个方面因素:①血培养结果(细菌感染患者,平均13天后再植入;非细菌感染患者,平均7天);②病原菌的差异(凝血酶阴性葡萄球菌,平均7天;金黄色葡萄球菌,平均12天)。目前推荐在血培养阴性后再进行重新植入。

取出感染CIED后重装植入新CIED的建议:

Ⅰ类

①进行详细评估,确定是否需要植入新的CIED(证据等级C);

②再植入的位置优先选择对侧、腹部或者心外膜(证据等级C)。

Ⅱa类

①如果取出装置时血培养阳性,应在装置取出后继续进行血培养检查,直至血培养阴性后至少72h方可再植入(证据等级C);

②如果有证据显示瓣膜感染,应该在CIED取出14天以后方可进行新的静脉内电极植入(证据等级C)。

五、预防

(一)术前预防措施

1. 抗生素的预防性应用

植入术前应保证患者无临床感染症状。推荐一代头孢(头孢唑啉1~2g或头孢拉定1~2g)作为预防性抗生素的应用;对糖尿病、高龄等易感患者也可选用二代头孢(头孢呋辛1.5g);对β-内酰胺类抗菌药物过敏者,可选用克林霉素预防葡萄球菌感染;对耐甲氧西林葡萄球菌检出率高的医疗机构,也可选用万古霉素或去甲万古霉素预防感染。

一代头孢应在术前1h静脉使用,万古霉素推荐在手术前90~120min使用。

应根据本医疗机构抗菌药物临床应用和细菌耐药的监测结果,适时对预防性抗菌药物临床应用进行调整。

对已植入CIED的患者,进行与CIED无关的牙科或其他有创性手术时,既往常预防性应用抗生素预防血行性感染,但可能增加细菌的耐药性,引发致命的过敏反应以及医疗费用的增加,且文献报道牙科、消化道、泌尿系统等有创诊疗中预防性使用抗生素预防CIED感染的证据不足,因此,对这些患者不推荐预防性使用抗生素预防CIED感染。

预防性使用抗生素的建议

Ⅰ类

预防性使用针对葡萄球菌的抗生素，一代头孢应在术前1h静脉注射，如果应用万古霉素，则应在术前2h静脉注射。

Ⅱ类

进行与CIED无关的牙科或其他有创性手术时，不推荐预防性使用抗生素预防CIED感染（证据水平C）。

2. 植入环境

为防止手术室空间的带菌微粒沾染伤口，应做到以下几点：①重视手术室的一般清洁；②加强人员流、物品流的管理；③可利用超滤、紫外线和消毒剂擦拭等减少室内细菌数量；④严格无菌操作。

可采用一般的人工通气装置输入经滤过的空气，以减少来自大气中的尘埃，但不能阻止很小的微粒进入手术室。目前推荐应用层流洁净系统，使空气接近无菌程度。建议在有条件的医院，CIED的植入环境应当逐步达到洁净系统的百级标准。

3. 皮肤消毒

手术区皮肤的准备目的是消灭切口处及其周围皮肤上的细菌，如果皮肤上有较多的油脂或者胶布黏贴的残迹，可以首先应用汽油或者松节油拭去。然后用2.5%～3%碘酊涂擦皮肤，待碘酊干后，以75%酒精涂擦两遍，将碘酊擦净。手术区消毒范围要包括手术切口周围15cm的区域。如手术有延长切口的可能，则应事先扩大皮肤消毒范围。

注意事项：涂擦消毒药液时，应由手术中心部位向四周涂擦。如为感染伤口，则应由手术区外周涂向感染伤口处，已经接触感染部位的药液纱布，不应当再返擦清洁处。

（二）术中预防措施

1. 囊袋制作

如果患者皮下组织较少或者是营养不良，皮下囊袋出现破溃的风险将增加，可以考虑做胸大肌后囊袋。

2. 避免囊袋血肿

囊袋内血肿是CIED发生感染的危险因素之一。因此，术中应尽量避免血肿的出现，为此可采用以下干预措施：①对出血点进行电凝止血；②在囊袋内放入浸泡了抗生素的海绵进行压迫止血；③局部使用凝血酶；④术中使用含抗生素的液体进行囊袋冲洗；⑤单线缝合皮下层，可以避免术后皮下组织蜂窝织炎；⑥皮肤缝合后进行12～24h的加压包扎；⑦术后尽量避免使用低分子肝素。

总之，起搏系统感染是临床棘手问题，目前国内总体处理经验有限，主要集中在少数综合条件好、处理经验多的中心。然而，对CIED感染的正确处理应当是每位医生掌握的内容，不恰当地盲目处理，会使问题变得复杂化，并可能导致医疗纠纷发生。遵循指南，合理处理是当务之急。

（李学斌）

第十二章　小儿起搏器植入

需要永久埋藏式心脏起搏的人群中，儿童仅占不到1%。成人经心内膜方式永久起搏器植入技术已相当成熟，但儿童，尤其是婴儿，因为体格较小，某些先天性心脏病术后患儿伴有的特殊心脏解剖及起搏器植入后涉及的生长发育等问题，婴儿及儿童经心内膜方式起搏器植入技术、程控及随访等有一些与成人起搏不同的特殊性。以下介绍儿童心脏起搏的指征、起搏系统的选择、植入技术、起搏模式选择、体外程控、随访以及儿童心脏起搏的一些特殊问题。

一、儿童心脏起搏的指征

美国心脏病学会/美国心脏协会/美国心律协会（ACC/AHA/HRS）2008年修订了此前发表的心脏起搏器和抗心律失常装置的植入指征，本文摘录与儿科有关的部分章节，供参考（表12-1）。分类方式与以前相同：Ⅰ类为无争议的起搏指征；Ⅱ类为有争议的起搏指征，其中Ⅱa类为倾向于植入起搏器，Ⅱb类为倾向于不植入起搏器；Ⅲ类为无需起搏治疗的心律失常。每一指征按其资料来源的客观性又可分为A、B、C三级：A级为文献报道的资料来自多个随机临床试验且涉及较大的病例数；B级为文献报道的资料来自为数不多的临床试验且涉及的病例数也不多；C级为该指征来自专家意见。儿童病例不包含A级资料，其原因是儿科病例数较少。

由于先天性心脏病心脏外科技术的发展，许多复杂性先天性心脏病患儿存活期延长，这些患儿常接受姑息治疗，因此，发生心动过缓症状的机会比接受根治手术的患儿为少。这些患儿的起搏指征主要取决于症状而不是绝对的心率标准。儿童心动过缓的定义因年龄而异，如在青少年运动员的某个心率可考虑正常，但同样的心率在患先天性心脏病的新生儿可能是起搏的指征。

先天性完全性房室传导阻滞而无先天性心脏病的新生儿，若心室率≤55次/分应接受永久心脏起搏。伴先天性心脏病或呼吸窘迫的新生儿，心室率≤70次/分也应接受起搏器植入。宽QRS逸搏节律更是起搏器植入的指征。在年龄较大的儿童，有报道心室率≤40次/分或宽QRS逸搏节律可导致晕厥或猝死。睡眠时心率≤30次/分及>4秒长间歇也是永久起搏的指征。复杂性室性心律失常如与先天性房室传导阻滞有关也需要起搏治疗，双腔起搏后这些患者的室性早搏通常消失。

先天性完全性房室传导阻滞的患儿出现逸搏灶传出阻滞的表现，如R-R间期2倍或3倍于基本逸搏周期，可能预示有晕厥或猝死的可能。Michaelsson等建议患先天性房室传导阻滞的患儿应在青春期前接受永久起搏以预防晕厥、猝死和不可逆性心肌功能异常。对此，目前尚有不同意见。

表 12-1 儿童、青少年及先天性心脏病患者永久心脏起搏的指征

分类	指征
Ⅰ类	1. 高二度或三度房室传导阻滞合并症状性心动过缓、心室功能异常或低心排血量（C级） 2. 合并有与年龄不符的心动过缓症状的窦房结功能异常患儿；心动过缓的定义依据患儿的年龄及预期心率（B级） 3. 术后高二度或三度房室传导阻滞无缓解趋势或至少持续至心脏术后 7 天（B级） 4. 先天性三度房室传导阻滞伴宽 QRS 逸搏节律，复杂室性异位心律或心室功能异常（B级） 5. 先天性三度房室传导阻滞的婴儿心室率<55 次/分；合并有先天性心脏病者心室率<70 次/分（C级）
Ⅱa类	1. 先天性心脏病伴窦性心动过缓者为预防反复发作的心房内折返性心动过速；窦房结功能异常者可以是原发性的或继发于抗心律失常治疗（C级） 2. 年龄大于 1 岁的先天性三度房室传导阻滞患儿平均心率<50 次/分或有突发的 RR 长间歇，持续时间为基本心动周期 2～3 倍，或因心脏变时性功能不全而有临床症状者（B级） 3. 合并复杂先天性心脏病的窦性心动过缓患儿静息心率<40 次/分或心室长间隙>3 秒（C级） 4. 先天性心脏病患儿因窦性心动过缓和房室收缩不同步而导致血流动力学异常（C级） 5. 先天性心脏病术后出现短暂完全性房室传导阻滞，伴残留束支传导阻滞发生不能解释的晕厥，并排除其他原因者（B级）
Ⅱb类	1. 一过性术后三度房室传导阻滞转为窦性节律，伴双束支传导阻滞（C级） 2. 先天性三度房室传导阻滞的儿童或青少年，心率在可接受范围，窄 QRS 波，心室功能正常，无临床症状（B级） 3. 先天性心脏病双室修补后无症状性窦性心动过缓，静息时心率<40 次/分或有>3 秒的长间歇（C级）
Ⅲ类	1. 术后一过性房室传导阻滞恢复正常房室传导且无任何临床症状者（B级） 2. 先天性心脏病术后发生无症状的双束支阻滞，伴或不伴一度房室传导阻滞，无先前一过性完全性房室传导阻滞者（C级） 3. 无症状的二度Ⅰ型房室传导阻滞（C级） 4. 无症状性窦性心动过缓，最长 RR 间期<3 秒，最低心率>40 次/分（C级）

二度房室传导阻滞也可能成为儿童心脏起搏的指征。莫氏Ⅱ型的二度房室传导阻滞不同于固定的 2∶1 房室传导阻滞，虽在儿童少见，但在某些情况下可能需要起搏。由显著 QT 间期延长而引起的 2∶1 阻滞是起搏的指征。莫氏Ⅰ型（文氏现象）的二度房室传导阻滞不是永久起搏的指征。

术后高二度或三度房室传导阻滞无缓解趋势或持续 7 天以上是永久起搏的指征，但也有人认为可推迟至术后 3 周，理由是有些资料显示 30％的外科获得性房室传导阻滞在术后 14 天仍能完全恢复传导。

非外科原因所致的获得性房室传导阻滞在儿童少见。这种情况通常是由于病毒或细菌感染引起，需根据其恢复程度决定是否需安置永久起搏器。

神经肌肉疾病伴任何程度房室传导阻滞（包括一度），无论是否有症状，也可能需要接受起搏治疗，因这些患者房室传导阻滞可能发生不可预测的加重。

肥厚型心肌病的患儿可应用起搏器预激右室心尖来减少左室流出道的压力阶差。该指征争议很大，但在经选择的患儿疗效明确。具双腔起搏功能的 ICD 可用于肥厚型心肌病伴室性心律失常或濒临猝死的年长儿。

一些伴充血性心力衰竭及左束支传导阻滞的扩张型心肌病成人患者，接受双心室再同步起搏后，QRS 持续时间缩短，心室收缩更协调，因而血流动力学及心功能改善。这一

方法在儿科的应用鲜有报道,这可能是因为儿童患者,特别是先心病患儿,室内传导阻滞多涉及右束支。

儿童血管迷走性晕厥反复发作也有用永久起搏治疗的报道。

二、起搏系统的选择

对于每一个具有起搏指征的患儿需选择最恰当的起搏发生器、起搏方式和起搏电极等,其中涉及多方面的因素。决定因素包括心律失常的电生理特征(例如是窦性心动过缓还是房室传导阻滞)、心脏的结构和功能、患儿的年龄和体重、起搏器需刺激(或感知)的时间百分率以及需要的电池寿命的长短。起搏系统的目的是尽可能多地模拟正常传导系统以改善患儿的血流动力学(图12-1)。

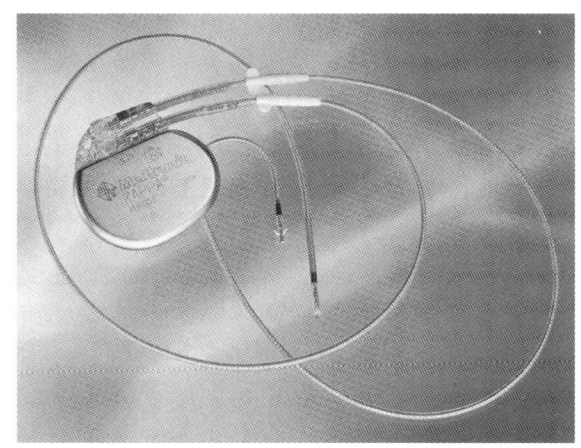

图12-1 永久性心脏起搏器及电极导管

1. 起搏发生器

应用的起搏发生器(起搏器)应尽可能与患儿的起搏指征相符。选择的起搏器应能以多种方式起搏(起搏器代码见表12-2)。窦房结功能正常的完全性房室传导阻滞患儿,最适合能心房同步起搏(DDD)的起搏器。在窦房结功能异常的完全性房室传导阻滞患儿,可能需要增加频率应答功能(DDDR)。如果怀疑前者在以后可能会发生窦房结功能异常,植入的装置也应有频率应答起搏特性,但开始时可不打开此功能。

表12-2 修订的NASPE/BPG起搏代码*

位置1 起搏腔	位置2 感知腔	位置3 对感知的反应	位置4 程控特性,频率应答	位置5 抗心动过速功能
O=无	O=无	O=无	O=无	O=无
A=心房	A=心房	T=激发	P=单一程控	P=抗心动过速起搏
V=心室	V=心室	I=抑制	M=多项程控	S=电转复
D=A+V	D=A+V	D=A+I	C=遥控	D=P+S
			R=频率应答	
	S=单一 (A或V)**	S=单一 (A或V)**		

注:* 位置1~3专用于抗心动过缓功能;** 制造商指定。

有窦房结功能异常而房室结功能正常的患儿,优先考虑心房起搏(AAICO)方式。如存在变时性功能异常,采用单腔起搏加频率应答特性最合适。如有心房内折返性心动过速或疑及以后可能会发生,心房抗心动过速起搏(AAICP)是首选的方式。起搏百分比低的患儿适合无频率应答特性的单腔心室起搏(VVICO)。静脉进入途径困难的患儿可应用有频率应答特性的单腔起搏(VVIRO)。发达国家单腔心室起搏在儿科人群的应用越来越少,国内限于多方面的条件,多数患儿的家长不能负担安装生理性双腔起搏器的昂贵费用,因此当前仍普遍应用VVI型起搏器。

频率应答特性的需求取决于患儿是否具有正常心脏变时功能,即在需要时能增加窦性频率。频率应答系统多使用以下传感器中的一种,如加速计,压电晶体,或检测指示代谢变化的微量通气变化等。

某些程控特性在儿科患者极为重要。许多儿科患儿,上限跟踪频率达180次/分以上,因此,这要求装置能提供高的上限频率。适当的AV间期及较短的心室后心房不应期(PVARPs)在儿童起搏器接受者是重要的。后者允许在起搏频率上限时发生文氏现象而不是2∶1阻滞。由于许多先心病术后患儿有发生房性心动过速的危险,能将起搏方式切换为抗心动过速起搏方式或能提供DDI起搏方式的装置是最合适的。

2. 电极导管

起搏电极导管的选择首先取决于应用心外膜还是心内膜植入技术。心外膜途径因损伤大、起搏阈值高、电极导管易断裂及电池寿命短等缺点目前一般仅用于心内膜途径禁忌的少数患儿。适合心外膜起搏的情况包括:体重小于5kg;有心内分流;上腔静脉在心房水平无连接;因解剖异常而不能通过静脉途径将电极导管置入需起搏的心腔,如伴完全性房室传导阻滞的Fontan术后先心病患儿。

心外膜电极导管的选择余地较小。虽有穿过心房壁放置心内膜双极电极导管的报道,但最常用的还是单极心外膜起搏电极导管。三种最常用的单极电极导管是:鱼钩状电极导管,螺旋电极导管及激素缓释电极导管。后者已成为国外某些中心首选的心外膜起搏电极导管,因为它的接触面小、慢性期阈值低、感知特性佳及可用于心房和心室的长期起搏。心外膜发生严重纤维化的患儿不适用这种电极导管,在这种情况下可使用鱼钩状或螺旋电极导管。

当采用心内膜或经静脉植入技术时,双极电极导管优于单极电极导管。双极电极导管虽较单极电极导管稍粗,但由于双极电极导管两电极的空间位置近,感知和刺激骨骼肌的可能性比较小。患儿体形较小或先心病术后的患儿放置心房电极导管时适宜采用主动固定的螺旋电极导管。被动固定的锡电极导管可放置于心室。总的说来,硅化橡胶绝缘持续的时间较聚乌拉坦长,因而更适合于儿科应用,因为在儿科需起搏系统的寿命更长。激素缓释电极导管不管是主动固定还是被动固定,因其急性期及慢性期起搏阈值均较低,故起搏器电池消耗寿命较长。可伸展及回收螺旋的主动电极导管固定及日后的拔除容易,但缺点是较硬,对患儿心脏的刺激及损伤较大(图12-2、图12-3)。在儿科有报道用单根电极导管以VDD方式心房同步起搏,但儿童在生长期心室起搏电极与心房感知电极间的间距变化很大,易引起电极脱落而致房室失同步。此外,这种电极导管稍脆,易断裂。

电极导管长度的选择很重要。由于儿童的生长发育,过短的电极导管可因过度拉紧而断裂或脱落。通常在小婴儿心外膜起搏时,电极导管的长度可选择35cm规格,而年龄较大的患儿可选 50cm 规格。心内膜起搏时，在电极导管固定处应用可吸收缝线允许电极导管随患儿生长而向内移动。同样，心内膜起搏时电极导管长度也不要选得太短以延长使用寿命。

此外，在决定选用电极的固定方式时还需考虑以后可能的拔除问题。一般来说，主动固定电极比被动固定电极易于拔除。

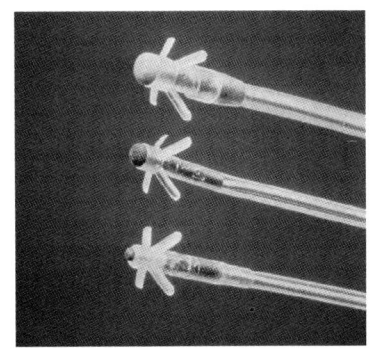

图 12-2　翼状头激素缓释电极导线

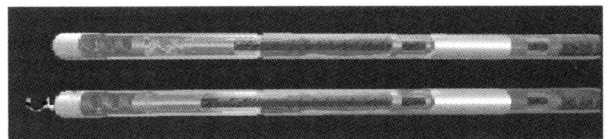

图 12-3　螺旋头电极导线

三、植入技术

如前所述，植入途径常由患儿的体重、是否有心内分流、上腔静脉阻塞是否存在、心房水平的连接是否中断以及是否有阻碍心内膜电极导管放置的解剖异常决定。每例接受起搏器植入的患儿须有完整的病史及相关检查，包括心电图、动态心电图（Holter）、运动试验、先前的手术或导管检查报告、目前的用药情况。超声心动图检查可确定是否有心内分流，如有心内分流则心内膜起搏时发生栓塞的机会增加。

1. 心内膜技术

选择插管的静脉途径有经头静脉、锁骨下静脉、颈内静脉及颈外静脉途径。每个途径均有其优缺点。头静脉途径技术成熟，但有时头静脉很纤细而难以插管（尤其是患儿较小时），当使用双腔起搏器时第二根管要经颈外静脉插入。锁骨下静脉穿刺插管在临床应用后促进了儿童起搏技术的飞跃发展，使经静脉心内膜起搏方式成为操作简便和安全的最常用方法，且管径粗可容插入两根导管。但偶可致气胸或其他并发症。个别患儿（多为小婴儿）如经锁骨下静脉与头静脉途径均不能送入导管，则可经颈内静脉或颈外静脉穿刺将电极导管送入。以下简述经头静脉途径 VVI 型起搏器植入技术。

全身麻醉下，上肢静脉造影，确定头静脉解剖，切开皮肤，分离皮下组织，找到头静脉，远端结扎，部分切开头静脉，送入起搏电极至右心室心尖部，适当固定，右房内电极导线打一小圈以适应患儿生长（文献报道圈过大可能引起早搏）。记录心腔内心电图及测定起搏阈值等，活动患儿躯体观察是否仍起搏良好。头静脉与起搏电极 3 圈结扎（用可吸收缝线）。同侧胸大肌表面横切口，分离皮下组织至胸大肌的肌肉下层制作囊袋，范围以能容纳心脏起搏器为度，仔细止血。以含抗生素的溶液冲洗囊袋后，放入起搏器，电极与起搏器相接，螺帽固定，多余电极导管置电池下（图 12-4）。

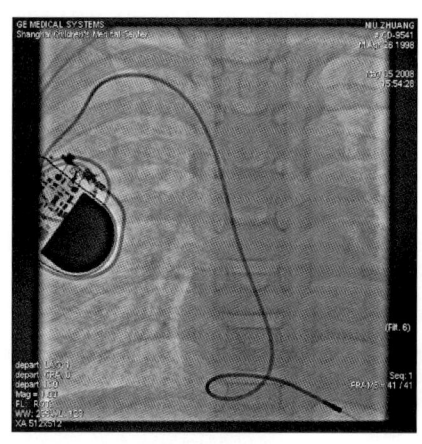

图 12-4 儿童心内膜永久起搏器植入

儿童心内膜起搏存在的特殊问题是如何使电极导管随着儿童生长而相应伸长，否则由于导管长度不够会导致电极移位与起搏失效。目前采用的解决方法是让导管在右心房形成一个环形圈，为以后导管延伸留有充分余地。静脉入口处采用可吸收缝线固定可允许电极导管随患儿生长而向内移动。

起搏器的埋藏部位最好位于胸大肌的肌肉下层，而不是如成人埋于皮下组织与肌肉之间，这样做的优点是：囊袋的皮肤张力减少，不会磨破皮肤；就美容角度而言可减少植入的起搏器在体表的可视性；更重要的是由于在起搏系统的表面增加了一层组织而减少了感染的机会。

电极导管在心腔内的固定位置，儿童与成人也有所不同。由于儿童心腔小，心室导管如置于右室心尖部靠近膈肌处，易发生膈肌刺激，故主张电极导管最好放置于心尖靠心室间隔部。心房导管除了侧壁靠近膈神经的位置外，其余位置均可放置。大动脉转位行心房改道术的患者，心房导管应置于解剖的左心房顶部，避开左侧外缘，避免刺激左侧膈神经。电极导管位置固定后用高输出能量（10V 电压，2ms 脉冲宽度）起搏心房和心室，以确定是否有膈肌刺激。

2. 心外膜技术

这是早期儿童置入永久起搏器的主要方法，目前仅限于应用在那些不适宜经静脉心内膜起搏的少数患儿。手术切口因人及不同单位习惯而异，有正中胸骨切口、剑下途径及胸廓切口等。心外膜起搏系统的安置在手术室进行。安装时需将不同类型的电极头刺入右心室前壁的心肌组织内并用缝线将电极导线的端部缝扎于心外膜上，以免滑脱，电极头应刺入无血管区，以防止刺入部出血，出血易引起阈值增高影响起搏效果，多余的导线应卷于胸腔内以便随儿童体格增长可有延伸余地，导线尾端由剑突下引入肋缘下内侧以备接永久心脏起搏器。然后作肋缘下横切口分离腹直肌前皮下组织使呈袋状，或切开腹白线分离一侧腹直肌后组织，分离范围以能容纳心脏起搏器为准，仔细止血。放入心脏起搏器时将负极面背向腹直肌，以免引起腹直肌受起搏脉冲刺激而不断跳动。

心外膜起搏手术创伤大，并发症多与开胸手术及心包切开有关，后期起搏阈值容易增高，也较易发生电极导管断裂。

四、术中测试

1. 起搏器程控

即将植入的装置应在植入前在其无菌包装内预先程控。电极导管的极性应与起搏器极性一致。由于大多数装置在植入前程控为默认设置，因此某些程控值应视具体情况而作调整。由于急性期起搏阈值在术后最初数周内将上升至峰值，起搏器植入时可用 3.5V、0.5ms 的标准输出设置。脉冲发生器频率的设置应满足患儿的个体需要。在双腔系统（DDDCO），患儿可接受的最低心房率可作为永久程控的下限频率。在频率应答系统，选择的下限频率应与年龄相适合，并具有较高的感知器驱动上限频率。在接受心房抗心动过速（AAICP）装置的患儿，选择的起搏频率应比通常的心动过缓起搏频率要快，这样可减少异位节律，预防心动过缓诱发的心动过速发作。

装置的感知在术前程控，但可能需要依电极导管放置后的心腔内电图重新调整。虽然心房感知设置为 1.0mV 是可接受的，但一般设置为 0.5mV，因为心房内电图的振幅在儿童随活动而降低。这种设置用于心房内心动过速的患儿常可导致对 R 波过度感知，但如感知设置较低又可导致对房性心动过速的感知减弱。心室感知依心室 R 波振幅程控为 2.8~4.0mV。

双腔装置上限频率的程控应适合患儿的年龄及血流动力学状态。术后患儿不一定要感知 180 次/分的心房率。同时，真正的跟踪频率必须被视为是总心房不应期（即房室延迟与 PVARP 的总和）。如总心房不应期低于程控的上限频率，装置将在文氏阻滞前出现 2∶1 房室阻滞，这可使跟踪频率突然下降。上限频率适当时则表现为文氏现象。

房室延迟在新生儿设置为 75~100ms，年长儿和先心病术后患儿则设置为 120~150ms。频率应答房室延迟在儿科患儿很有用，因为其可模拟随心房率的增加 P-R 间期相应缩短的生理现象。

心室不应期（主要用于避免 T 波过度感知）一般可程控至 200ms。心室空白期（ventricular blanking）应设置至室性早搏可适当感知并且同时对在心室通道上心房信号的感知又较弱的数值。对大多数患儿此值可设置至最低有效水平，同时又不出现不良后果。

频率应答参数术前程控至"正常设置"，术后进行测试以确保对每个患儿提供最合适的设置。外科术后的一些特殊情况，如胸部拍击或机械通气，可影响植入时频率应答参数的程控。

在多数情况下抗心动过速功能的程控须依赖于患儿临床心动过速的情况，应该是患儿和心动过速特异性的。在许多患儿，可检出高频率突然发作的方案足以识别大多数心房内折返性心动过速。

2. 急性期阈值测试

电极导管放置后，无菌测试电缆与电极导管和起搏系统分析仪（PSA）连接。电极导管阻抗在 5V、0.5ms 时测量，依电极导管极性和不同的制造商而不同。在急性期电极导管的可接受阻抗范围是 200~1000Ω。如所得结果超出该范围，应对自 PSA 至电极导管的所有连接进行检查，然后重新测试。当在更换脉冲发生器时测试慢性期电极阻抗时，所测值与最初测量值相差 200Ω 是可接受的。

急性期起搏阈值是指 100% 起搏心腔的最低输出设置（伏特）。这一阈值可以是同一脉冲宽度值时的伏特阈值，也可以是同一伏特值时的脉冲宽度阈值。心房可接受的急性期起搏阈值范围为 0.5～2.5V，心室为 0.5～2.0V。上述这些伏特阈值均是在 0.5ms 脉冲宽度时测定的。

心房电图的信号至少应有 1.0mV，可接受的范围是 1～3mV。心房电图最好几乎无 R 波。心室内电图或 R 波电图范围应在 4～7mV，并与植入的脉冲发生器的有效心室感知值设置相容。

一旦所有急性期阈值测定已经完成，发生器已连接好并已放入囊袋，可进行遥控测试。此时可获得基础阻抗值，并可在关闭囊袋前确定有无连接问题。此外，还可用无菌磁铁检测植入装置的起搏与夺获。

五、随访

起搏器植入后需密切监护随访，观察有无并发症发生，了解起搏功能是否正常及电池寿命。国外随访一般由门诊随访及经电话起搏器功能传输监测组成，但国内目前经电话传输监测尚未很好开展。

门诊随访计划的制订应个体化，依患儿的基本心律、是否伴心脏结构异常、患儿年龄及装置植入的时间、先前的起搏器历史（如是否曾发生过阈值升高或电极导管断裂）等情况而定。一般而言，2 岁以下的患儿、接受心外膜起搏者、起搏器依赖者、有复杂性先天性心脏病者及先前有阈值问题的患儿应每 6 个月随访一次。其他患儿则每年一次随访。如电池将近耗尽，随访间期应缩短。

门诊随访应包括病史、体检及全套起搏器功能测试。病史获取很重要，如出现眩晕、新出现的运动不耐受、晕厥及无力等一些症状，常提示起搏器功能异常。体格检查不但可评价患儿的整体状态，还能检出一些与起搏系统直接有关的问题，如心律不规则、起搏器囊袋感染、瓣膜功能改变等。

随访检查还包括 X 线胸片、运动试验、超声心动图、12 导联心电图及 24 小时动态心电图。17 岁以下的患儿应至少每年摄 X 线胸片一次以评价电极导管的长度、位置，是否有电极移位或对心功能是否有影响。伴先心病的患儿应接受超声心动图检查。

运动试验很有价值，可获得许多静态测试无法获得的资料，如患儿运动后出现非期望的上限频率表现（2∶1 房室阻滞），运动量增加时起搏心率增加过慢或过快，起搏阈值随运动而变化，由运动时心房电图电压变化而引起的心房感知灵敏度降低等。这些问题大多可通过参数的重新程控来纠正。

24 小时动态心电图检查能提供重要信息，这对不能接受运动试验的小患儿尤其重要。它可发现一些间歇出现的问题，如某一时期的感知灵敏度降低或过度和起搏未夺获。此外，还可检出起搏与自身节律间的竞争。患儿的某些症状是否与起搏系统有关也可予以证实。

起搏器电池的电压及阻抗应定期测量，并与先前的资料比较以估计电池的寿命及确定以后随访的间期。在大多数锂电池，电池阻抗将随电池伏特的下降而增加。电极导管阻抗的测量是反映电极导管功能情况的很好指标。正常电极导管的阻抗随电极极性而异，其范围在 200～1000Ω 之间。测量值应与先前的数值比较以确定是否有任何明显变化。阻抗超出上述正常范围应引起重视，并在同一脉冲宽度及电压下重复测量来验证。一般而言，电极阻抗的突然降低提示有电极绝缘问题,而阻抗增加则提示可能存在电极导管断裂、起搏器接头问题、电极头端腐蚀或即将发生传出阻滞。

儿科患儿的程控起搏频率应随年龄的增长而定期调整。患儿达 16 岁时,在频率应答或心房同步方式,下限频率可程控至 40 次/分。在患有术后快慢综合征的患儿,可选择高于正常的下限频率。在青少年,此频率通常为 80 次/分,以预防心动过速发作。

其他可程控的参数包括房室间期、频率应答参数、抗心动过速的识别及终止方案。由于正常 P-R 间期随运动而缩短,在大多数起搏患儿频率应答性房室延迟优于固定房室延迟。此值可设置成低至 50ms 而无不良反应。频率应答参数的设置应依感受器的类型而个体化,以满足不同患儿的特殊需要。在大多数情况下,设置值的合适与否应借助运动试验和(或)24 小时动态心电图来评估。抗心动过速识别与终止方案的程控应依据心动过速的特征而定,通常也应个体化。如果开始应用抗心律失常药,则该方案需重新评估。

术后急性期失夺获(failure to capture)应即予处理。在大多数情况下,这可通过加大程控输出量来纠正。如起搏阈值≥5V、0.2ms 而无激素应用的禁忌证者,可口服泼尼松 60mg/(m^2·d)。在 7 天至 10 天内剂量逐渐减少至 10mg/(m^2·d)。如情况许可,这可在门诊进行。否则,患儿应住院持续心律监护。静脉应用地塞米松收效更快。

膈神经刺激虽不多见,但仍可在随访期出现。这主要表现为呃逆。在大多数患儿可通过减少脉冲幅度并延长脉冲宽度来减轻甚至消除。如不能缓解,而患儿又不能耐受,可能需重新放置电极导管,甚至更换导管。

由于目前大多数市售脉冲发生器的感知灵敏度设置范围较宽,感知异常大多可纠正。在患有快慢综合征及先心病的患儿,具有心房抗心动过速功能的装置可能须使 R 波感知过度,否则有可能导致心房内折返性心动过速的感知不足。一些双极电极导管由于心腔内电图的信号减弱可发生感知不足,这可通过程控感知方式为单极,程控起搏方式为双极来纠正。

起搏器介导的心动过速(PMT)在儿科罕见,因大多数需植入装置的患儿都无完整的逆向传导通路。PMT 可通过延长 PVARP、降低心房感知灵敏度和(或)消除激发 PMT 发作的室性早搏来缓解。

在随访期还可能出现一些其他的可通过程控来纠正的情况,如:在植入房性抗心动过速装置的患儿出现房性心动过速复发,在以 DDDCO 方式起搏的患儿出现新发作的房性心动过速等。

六、并发症

尽管近年来起搏技术得到了长足的发展,但儿童永久性心脏起搏治疗并非没有并发症,其再次手术率就比成人高得多。儿童安装永久埋藏式心脏起搏器常见的并发症是电池过早耗竭、电极导管断裂及电极移位、感染、起搏器故障等。

多伦多儿童医院对 31 年间 397 例患儿资料的回顾分析显示,起搏器植入后 2 年内再手术率 23%,10 年时为 59%。再手术的最常见原因是电池耗竭、传出阻滞、导线断裂及电极移位。Villafañe 和 Austin 回顾性研究了 29 个患儿起搏器植入后 20 周内心房与心室起搏、心外膜与心内膜起搏时传出阻滞的发生率,他们发现心室起搏时传出阻滞的发生率较心房起搏高 4 倍,心外膜起搏较心内膜起搏高 11 倍,激素缓释电极不管植入的位置或方式如何均无传出阻滞。上海交通大学医学院附属新华医院 1992 年报告安置心外膜埋藏式永久起搏器 11 例，使用的为国产或进口心脏起搏器或电极导管，并发症有电极导管断裂 2 例，电池破裂 1 例，电极导管周围感染 1 例，起搏器周围感染 4 例次（其中 2 例因橡皮筋腰裤带压迫起搏器处皮肤，发生坏死感染，故使用心外膜起搏的患儿应穿背带裤）。并发症多发生在 1986 年以前。近年来，随着心脏起搏器及电极导管材料性能日益完善，术后并发症明显减少。

避免并发症的主要措施包括使用激素缓释电极以减少瘢痕、降低起搏/感知阈值；慎重选择插管的静脉；尽可能使用心内膜而不是心外膜电极；在电极导管固定处应用可吸收缝线等。

七、儿童起搏治疗新进展

1. 右室流出道起搏

长期随访发现，单纯右心室心尖部（right ventricular apex，RVA）起搏可造成功能性二尖瓣关闭不全、左室收缩功能下降、房颤和心力衰竭，使患儿临床症状加重，生活质量下降。究其原因考虑和 RVA 起搏使心室间/内的电-机械活动异常有关。正常心室间电信号是通过 His 束、左右束支传至心室，使左右心室几乎同步兴奋-收缩，而 RVA 起搏兴奋-收缩顺序迥异，为右室心尖部—室间隔—左室心尖—左室侧壁—左室基底部。右室心尖部和室间隔先收缩，左室侧壁收缩延迟，造成二尖瓣关闭不全，出现二尖瓣反流；室间隔和心尖部先收缩，左室侧壁和基底部后收缩使左心室收缩不协调，造成左室射血减少，导致心功能不全。此外，研究发现电极刺激部位心肌灌注减少，心肌纤维化以及肌纤维排列紊乱也与心功能异常有关。有鉴于此，目前有部分治疗中心采用右室流出道（right ventricular outflow tract，RVOT）起搏，治疗效果理想。

RVOT 起搏是指将电极固定在 RVOT 间隔部位。RVOT 解剖区域介于肺动脉瓣下缘、三尖瓣装置上缘（和 His 束在同一水平），外侧为心室游离壁、内侧为室间隔，可简单地分为前壁、后壁、游离壁和间隔壁。动脉圆锥部位间隔位置高，表面光滑，不利于电极固定；室上嵴下的间隔，有肌小梁，为电极固定的常用部位。电极安装在右室流出道，由于临近 His 束，其电兴奋传导接近正常顺序，可明显减少心室间不同步现象。

RVOT 起搏电极常选用主动螺旋电极，将电极在体外拧入室间隔。由于 RVOT 间隔部上部临近升主动脉，为避免损伤主动脉瓣，电极常固定在低位。婴幼儿心腔小，间隔少，固定困难，限制了这一技术在低龄儿童中的应用。目前由于导线输送装置的改进，在年长儿操作相对容易，电极固定成功率可达 80% 以上。此外，临床研究发现，儿童由于右室流出道相对狭小，固定电极导线时易将其固定在游离壁上，由于冠脉前降支走行于前室间沟内，游离壁固定容易损伤冠脉，需注意。因此在电极固定前需通过不同投照视角来观察电极位置以防误操作（图 12-5），也可以根据心电图来判断（图 12-6）。

RVOT 起搏由于起搏位置临近正常传导束，起搏后兴奋沿左右束支传导至心室，使双侧心室基本同步兴奋-收缩，从而避免了由于 RVA 起搏所致心室间不同步收缩导致的二尖瓣反流和心功能不全。在儿童中的研究表明无论是术后早期还是长期随访均发现，RVOT 起搏左右心室不同步现象明显小于 RVA 起搏，其心肌灌注、左室心肌收缩和心功能无明显改变，二尖瓣反流和房颤发生率少，心内膜下心肌活检无肌纤维排列紊乱等现象。尤其是术前合并心功能不全者，单纯 RVA 起搏可加重心功能不全症状，而行 RVOT 起搏，可明显改善心功能、减轻临床症状、增加 6 分钟步行距离、并提高其生活质量。RVOT 起搏为主动固定电极，术后不易发生移位，安全可靠，且容易拆除。并发冠状动脉和主动脉瓣损伤罕见；有一过性肺高压报道，为术后急性发作，原因不明，应用药物治疗后症状消失。

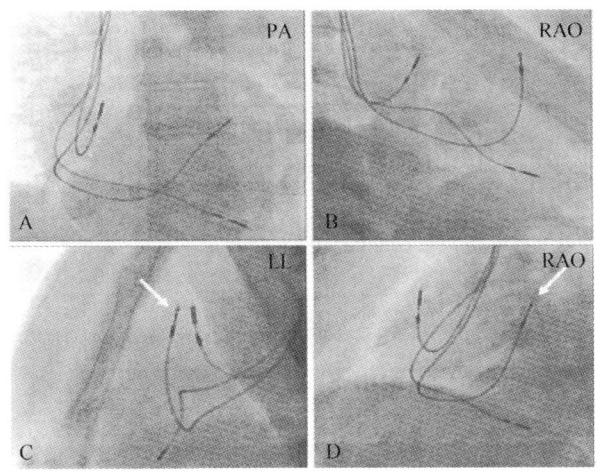

图 12-5　不同投射体位，电极导线位置

PA 位有时较难判断，参考 RAO 位较容易；LL 位当电极末端指向后方时，电极位于间隔部，其特异性为 100%，指向前方时，则是游离壁；LAO 位当电极位于间隔部时，其末端指向右后，当位于游离壁时，则指向左前。PA，后前位；RAO，右前斜位；LL，左侧位；LAO，左前斜位。

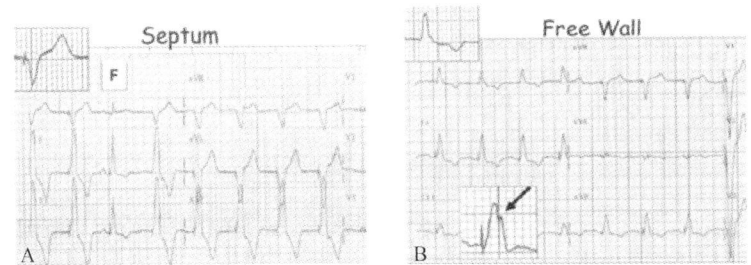

图 12-6　起搏导线位于不同位置的体表心电图

A. 电极安装在室间隔，Ⅰ导联主波向下；B. 电极安装在游离壁，Ⅰ导联 R 波向上，Ⅲ导联 R 波向上，且有切迹，其特异性可达 90%。

2. 心脏再同步治疗

许多心衰患者，如扩张型心肌病、缺血性心脏病和先天性心脏病术后患儿，在终末期心衰时多存在左右心室收缩不同步，这种心室间收缩不协调不仅增加心肌氧耗，而且降低其收缩有效性，使心室射血分数（EF）减少，并出现二尖瓣反流，药物治疗效果差。为改善患者临床症状，提高其生活质量，目前多采用在适当药物治疗基础上，以恰当的心脏辅助刺激，纠正这种心室间不同步收缩，改善心功能，这种治疗称为心脏再同步治疗（cardiac resynchronization therapy，CRT）。

CRT 一般采用双腔（左、右心室）起搏或三腔（心房和左、右心室）起搏，1994 年最初应用于成人心衰患者，随后的大样本研究如 MUSTIC-SR、PATH CHF、COMPANION 和 CARE HF 等均证实 CRT 治疗可明显改善心功能、逆转心脏重构、缩短住院时间和降低死亡率。儿童由于体格小、心脏结构复杂（先心病）、操作困难，临床应用较少，目前的治疗指征主要参考成人（表 12-3）。

表 12-3　有严重收缩性心功能衰竭患者行 CRT 治疗的建议*

Ⅰ类：
　　EF≤35%，QRS≥0.12s，窦性心律，纽约心功能分级Ⅲ级或经合理药物治疗后无需卧床的心功能Ⅳ级患者可行具备或不具备 ICD 功能的 CRT（A 级）

Ⅱa 类：
　　1. EF≤35%，QRS≥0.12s，房颤，纽约心功能分级Ⅲ级或经合理药物治疗后无需卧床的心功能Ⅳ级患者可行具备或不具备 ICD 功能的 CRT（B 级）
　　2. EF≤35%，纽约心功能分级Ⅲ级或经合理的药物治疗后无需卧床的心功能Ⅳ级但需行心室起搏患者，建议行 CRT（C 级）

Ⅱb
　　EF≤35%，经合理的药物治疗后纽约心功能分级Ⅰ级或Ⅱ级，已经安装永久起搏器和（或）ICD 既往有频繁心室起搏者，可行 CRT（C 级）

Ⅲ类
　　1. 无症状的 LVEF 减低，且无其他需起搏指征者，无需行 CRT（B 级）
　　2. 其心功能状态和寿命预期主要由非心脏原因所致，无需行 CRT（C 级）

* 2008 年 ACC/AHA/HRS 心脏节律异常器械治疗指南。

但严格以此标准纳入的患者，行 CRT 有效率仅为 70% 左右。此前认为 QRS＞0.12s 时，尤其是伴有 LBBB 时，常预示左、右心室间除极不同步，其除极不同步必然伴随收缩不同步。但部分患儿 QRS＜0.12s，心脏超声却发现心室间收缩不同步，而有些患儿 QRS＞0.12s 时，心脏超声结果却正常，而 CRT 疗效和是否存在心室间收缩不同步有明显正相关。因此现在认为，不能单纯依靠 QRS 波宽度来判断心室间收缩是否异常，而要结合一些心脏超声如传统超声、组织多普勒、应变率成像和组织示踪技术以及三维超声等结果来综合判断。对于一些心功能为Ⅰ级或Ⅱ级的患者是否需行 CRT，目前尚有争议。有研究发现，心功能Ⅱ级，但出现 QRS 增宽和超声证实有心室间/内收缩不同步，行 CRT 后，可逆转心室重构，提高 EF 值，改善临床症状。

在成年患者，心室起搏右室电极放在心尖部，左室电极通过冠状窦放在心静脉的侧支或后侧支，年长儿童也可行此法。由于右侧心脏扩大、冠状窦解剖变异、心肌瘢痕导致起搏或感知阈值不理想以及膈肌刺激等原因，只有约 70% 左室电极可经冠状窦静脉找到合适位置。年幼儿经冠状窦植入左室电极较困难，一般多在手术时，将左室电极植入心外膜，但植入部位因人、因病而异，没有统一标准（如图 12-7）。心外膜电极较易磨损和发生移位，疗效不确定。由于 CRT 疗效和左室电极植入位置是否恰当有关，因此，这也是儿童行 CRT 治疗有效率低的一个原因。

CRT 按功能分为同步起搏（CRT-Pacing，CRT-P）和同步起搏-除颤（CRT-Defibrillator，CRT-D）两种。CRT-P 仅具起搏功能而 CRT-D 兼具起搏和除颤功能。多数临床研究发现与单纯药物治疗相比，CRT-P 和 CRT-D 均可明显改善患者心功能，降低其猝死率，但两者之间对猝死的预防无显著差异，无论是缺血性心脏病还是非缺血性心脏病导致的心衰，情况均是如此。

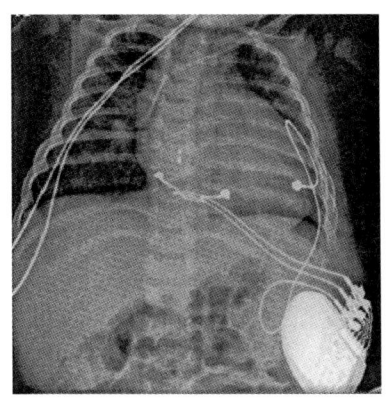

图 12-7　心外膜电极，起搏器植入部位

　　CRT 随访主要对 LVEF、6 分钟步行距离、住院时间以及生活质量等几项内容进行评估。无心脏结构异常者如扩张型心肌病患者行 CRT 可改善其临床症状，但无法逆转心脏重构，EF 变化小。对于缺血性心肌病患者 CRT 疗效差。一些先心病术后患儿，由于电极放置位置难统一，疗效难以比较。一些功能性单心室术（Fontan 术）后患儿，电极植入位置应参考超声结果，以左室收缩最迟部位为电极安放处，一般多放在左室侧壁、近基底部；或者在心尖部和基底部之间，原因是由于侧壁预先激动可使基底部提前激动，以减少其延搁，同时激动乳头肌，减少二尖瓣反流，改善心功能和降低氧耗。

　　CRT 不作为急性期心衰的治疗手段，必须在合理的抗心衰药物治疗基础上实施。对一些需持续静脉给予正性肌力药物、反复水钠潴留和进行性肾功能不全的患儿，行 CRT 可增加死亡率。CRT 常见并发症包括囊袋血肿、电极移位、肺水肿、低心排血量、胸腔积液、膈肌刺激、术后起搏阈值异常以及心功能恶化等。

　　儿童和先心病患者与成人有很大不同，其年龄小，解剖结构复杂，因装置选择、导线摆放位置不同以及起搏模式各异等都会具有自己独特的血流动力学和生理状况。为保证安全，减少并发症，治疗团队必须由一些专家组成，这些专家必需熟知 CRT 治疗的指征、安装技巧、并发症处理以及仪器程控和随访。不仅如此，还要给小儿必要的心理支持和情感照顾。

（李　奋）

参考文献

[1] Gillette PC, Heinle JS, Zeigler VL. Cardiac pacing. In: Gillette PC, Garson A Jr, eds Clinical Pediatric Arrhythmias. 2nd ed. Philadelphia: WB Saunders Company, 1999: 190-220.

[2] Molina JE, Dunnigan AC, Crosson JE. Implantation of transvenous pacemakers in infants and small children. Ann Thorac Surg, 1995, 59: 689-694.

[3] Gillette PC. Pacing indication and choosing the most appropriate generator. In: Gillette PC, Zeigler VL. eds. Pediatric Cardiac Pacing. Armonk. New York, 1995: 9-36.

[4] Glikson M, Espinosa RE, Hayes DL. Expanding indications for permanent pacemakers. Ann Intern

Med, 1995, 123: 443-451.

[5] Connolly SJ, Kerr C, Gent M, et al. Dual-chamber versus ventricular pacing. Critical appraisal of current data. Circulation, 1996, 94: 578-583.

[6] Ragonese P, Guccione P, Drago F, et al. Efficacy and safety of ventricular rate responsive pacing in children with complete atrioventricular block. Pacing Clin Electrophysiol, 1994, 17: 603-610.

[7] Rosenqvist M. Antitachycardia pacing: which patients and which methods? Am J Cardiol, 1996, 78: 92-97.

[8] Fukushige J, Porter CB, Hayes DL, et al. Antitachycardia pacemaker treatment of postoperative arrhythmias in pediatric patients. Pacing Clin Eletrophysiol, 1991, 14: 546-556.

[9] Rhodes LA, Walsh EP, Gamble WJ, et al. Benefits and potential risks of atrial antitachycardia pacing after repair of congenital heart disease. Pacing Clin Electrophysiol, 1995, 18: 1005-1016.

[10] Silka MJ. Implantable cardioverter-defibrillators in children. A perspective on current and future uses. J Electrocardiol, 1996, 29 (Suppl): 223-225.

[11] Case CL, Gillette PC, Zeigler V, et al. Problems with permanent atrial pacing in the Fontan patient. Pacing Clin Electrophysiol, 1989, 12: 92-96.

[12] Porter CJ, Garson A. Incidence and management of dysrhythmias after Fontan procedure. Herz, 1993, 18: 318-327.

[13] Rosenthal E, Qureshi SA, Crick JC. Successful long-term ventricular pacing via the coronary sinus after the Fontan operation. Pacing Clin Electrophysiol, 1995, 18: 2103-2105.

[14] Fishberger SB, Wernovsky G, Gentles TL, et al. Long-term outcome in patients with pacemakers following the Fontan operation. Am J Cardiol, 1996, 77: 887-889.

[15] Adwani SS, Sreeram N, DeGiovanni JV. Percutaneous transhepatic dual chamber pacing in children with Fontan circulation. Heart, 1997, 77: 574-575.

[16] Nishimura RA, Symanski JD, Hurrell DG, et al. Dual-chamber pacing for cardiomyopathies: a 1996 clinical perspective. Mayo Clin Proc, 1996, 71: 1077-1087.

[17] Rishi F, Hulse JE, Auld DO, et al. Effects of dual-chamber pacing for pediatric patients with hypertrophic obstructive cardiomyopathy. J Am Coll Cardiol, 1997, 29: 734-740.

[18] Groh WJ, Sillka MJ, Oliver RP, et al. Use of implantable cardioverter-defibrillators in the congenital long QT syndrome. Am J Cardiol, 1996, 78: 703-706.

[19] Glikson M, Hayes DL, Nishimura RA. Newer clinical applications of pacing. J Cardiovasc Electrophysiol, 1997, 8: 1190-1203.

[20] Connolly SJ, Sheldon R, Roberts RS, et al. The North American Vasovagal Pacemaker Study (VPS). A randomized trial of permanent cardiac pacing for the prevention of vasovagal syncope. J Am Coll Cardiol, 1999, 33: 16-20.

[21] Rao V, Williams WG, Hamilton RH, et al. Trends in pediatric cardiac pacing. Can J Cardiol, 1995, 11: 993-999.

[22] Villafane J, Austin E. Cardiac pacing problems in infants and children: results of a 4-year prospective study. South Med J, 1993, 86: 784-788.

[23] 周爱卿. 心导管术: 先天性心脏病诊断与治疗. 济南: 山东科学技术出版社, 1997: 648-655.

[24] 丁文祥, 苏肇伉. 小儿心脏外科学. 济南: 山东科学技术出版社, 2000: 614-620.

[25] 马长生, 盖鲁奥, 张奎俊, 等. 介入心脏病学. 北京: 人民卫生出版社, 1998: 983-989.

[26] Gregoratos G, Abrams J, Epstein AE, et al. ACC/AHA/NASPE 2002 guideline update for implantation of cardiac pacemakers and antiarrhythmia devices: summary article: a report of the Ameri-

can College of Cardiology/American Heart Association Task Force on Practice Guidelines (ACC/AHA/NASPE Committee to Update the 1998 Pacemaker Guidelines). Circulation, 2002, 106: 2145-2161.

[27] Walsh EP, Cecchin F. Recent advances in pacemaker and implantable defibrillator therapy for young patients. Curr Opin Cardiol, 2004, 19: 91-96.

[28] Kaye G, Stambler BS, Yee R. Search for the optimal right ventricular pacing site: design and implementation of three randomized multicenter clinical trials. Pacing Clin Electrophysiol, 2009, 32 (4): 426-433.

[29] Tantengco MV, Thomas RL, Karpawich PP. Left ventricular dysfunction after long-term right ventricular apical pacing in the young. J Am Coll Cardiol, 2001, 37 (8): 2093-2100.

[30] Yu CC, Liu YB, Lin MS, et al. Septal pacing preserving better left ventricular mechanical performance and contractile synchronism than apical pacing in patients implanted with an atrioventricular sequential dual chamber pacemaker. Int J Cardiol, 2007, 118 (1): 97-106.

[31] Victor F, Mabo P, Mansour H. A randomized comparison of permanent septal versus apical right ventricular pacing: short-term results. J Cardiovasc Electrophysiol, 2006, 17 (3): 238-242.

[32] Tse HF, Wong KK, Siu CW, et al. Upgrading pacemaker patients with right ventricular apical pacing to right ventricular septal pacing improves left ventricular performance and functional capacity. J Cardiovasc Electrophysiol, 2009, 20 (8): 901-905.

[33] Ng AC, Allman C, Vidaic J, et al. Long-term impact of right ventricular septal versus apical pacing on left ventricular synchrony and function in patients with second-or third-degree heart block. Am J Cardiol, 2009, 103 (8): 1096-1101.

[34] Batra AS, Balaji S. Cardiac resynchronization therapy in children. Curr Cardiol Rev, 2009, 5 (1): 40-44.

[35] Silva JN, Canter CE. Current management of pediatric dilated cardiomyopathy. Curr Opin Cardiol, 2010, 25 (2): 80-87.

[36] Silva JN, Ghosh S, Bowman TM, et al. Cardiac resynchronization therapy in pediatric congenital heart disease: insights from noninvasive electrocardiographic imaging. Heart Rhythm, 2009, 6 (8): 1178-1185.

[37] Ten Harkel AD, Van Osch-Gevers M, Helbing WA. Real-time transthoracic three dimensional echocardiography: normal reference data for left ventricular dyssynchrony in adolescents. J Am Soc Echocardiogr, 2009, 22 (8): 933-938.

[38] Gonzalez MB, Schweigel J, Kostelka M, et al. Cardiac resynchronization in a child with dilated cardiomyopathy and borderline QRS duration: speckle tracking guided lead placement. Pacing Clin Electrophysiol, 2009, 32 (5): 683-687.

[39] Takabayashi S, Shimpo H, Mitani Y, et al. Pediatric cardiac remodeling after cardiac resynchronization therapy. Pediatr Cardiol, 2006, 27 (4): 485-489.

第二篇 心脏电生理及导管消融

第十三章 心律失常介入基本技术——血管穿刺术

血管穿刺术是心脏电生理检查和射频消融治疗的一项基本技术。本章拟讨论血管穿刺术的术前准备以及各种血管穿刺术的具体操作方法、并发症和注意事项。

一、穿刺术前准备

（一）患者准备

1. 心理准备

手术医生应在术前向患者和家属解释将要接受的手术，包括操作过程、治疗目的、成功率、失败率和可能的并发症（危险性）及其发生率。术者应帮助患者消除或减轻对血管穿刺术和随后的电生理检查及射频消融治疗术的恐惧感，使患者在心理上作好准备，充分配合整个操作过程。

2. 术前检查和评价

术者在术前需对患者进行必要的检查和评估，对提高手术的成功率和降低并发症的发生率非常重要。术前检查和评价包括：①详细病史；②体格检查；③实验室检查包括：血常规，出、凝血时间，肝、肾功能，乙肝相关抗原和抗体等；④心电图及超声心动图；⑤如果病史和查体提示某些脏器可能有问题，则需要做相关进一步检查如X线胸片等；⑥若患者患有其他相关疾病，则需要了解后者的严重程度、预期生存期以及是否影响心电生理检查和射频消融治疗过程。

3. 术前停药

对准备接受电生理检查及射频消融治疗术的患者，应注意停用抗心律失常药物达5个半衰期的时间，避免因使用药物抑制心律失常的诱发及其相关电生理特点。

4. 禁食

成人要求禁食6h以上，对可能需要术中电复律和除颤者需禁食8h以上。儿童根据是否需要全身麻醉决定是否禁食8h。

5. 备皮

对患者将要穿刺的部位，如腹股沟区和锁骨下穿刺处，应剃除阴毛和胸毛，充分暴露穿刺处视野，减少医源性感染和加压包扎时给患者带来的不适。

（二）无菌技术

血管穿刺术应在无菌条件下进行，从而降低医源性感染的发生率。无菌技术主要包括：①术者应戴好消毒口罩和帽子，用消毒液洗手，穿无菌手术衣，戴消毒手套。②对穿刺部位和周围区域进行消毒液（如碘伏）消毒。股静脉和股动脉穿刺的腹股沟区消毒范围：以腹股沟为中心，上至肚脐水平，下至大腿中部，两侧至大腿内外侧下缘。锁骨下静脉穿刺部位消毒范围：上至颈与下颌交界处，下至乳头水平，两侧至肩臂外侧下缘。③铺无菌布巾，在穿刺处留一开口，准备穿刺。

（三）麻醉技术

多数情况下，成人患者采用局部麻醉。最常用的局麻药为1%利多卡因，剂量为5～10ml，穿刺部位皮下注射后，可很快阻断局部神经末梢的感觉冲动。对于部分手术时间要求较长、患者精神较为紧张者可以采用静脉全身麻醉。对于年龄较小的患者（例如＜9岁）多需要静脉全身麻醉使检查得以顺利进行。

二、血管穿刺术

Seldinger技术是临床最常用的血管穿刺技术。此技术于1953年由Seldinger医生最先用于经皮动脉造影的血管穿刺，掌握该技术可以快速可靠地进行各种血管穿刺。

（一）股静脉穿刺术

股静脉穿刺是电生理检查最常用的穿刺途径，可用于放置高位右房、希氏束和右心室导管，也可用于冠状窦导管的放置。一般建议用左侧股静脉放置诊断性电生理导管，以便右侧股静脉放置消融导管或者其他标测导管，更方便于操作者进行操作。

1. 局部解剖关系

股静脉为下肢静脉干，其上段位于股三角内。股三角的上界为腹股沟韧带，外侧界为缝匠肌的内侧缘，内侧界为长收肌的内侧缘，前壁为阔筋膜，后壁凹陷由髂腰肌、耻骨肌及其筋膜组成。在股三角内，由外向内分别是股神经、股动脉和股静脉（图13-1），偶见变异是股静脉在股三角内位于股动脉的前方或外侧。掌握这些局部解剖关系对提高穿刺成功率，降低并发症发生率非常重要。

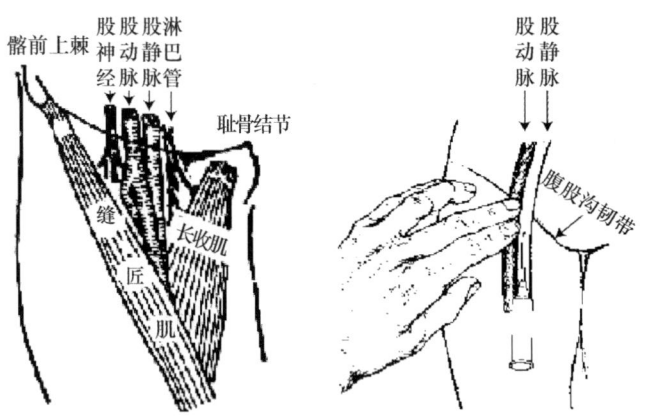

图13-1 股静脉局部解剖关系和穿刺示意图

2. 操作步骤

（1）定位：患者取平卧位，充分暴露腹股沟以便进行解剖标志的定位。股静脉穿刺时，以股动脉搏动为标志，在腹股沟中、内1/3交接处扪及股动脉搏动最明显处，取其下方2～3cm、内侧0.5～1.0cm处为穿刺点。

（2）局部麻醉后，在预定穿刺点作一小切口，用文氏钳钝性分离皮下组织。

（3）以另一只手触压股动脉搏动点帮助定位并保护股动脉免被误穿损伤，穿刺针与皮肤呈30°～40°角进行穿刺。

（4）注射器保持一定负压下缓慢进针，进入股静脉或触及髂骨膜，若触及骨膜则缓慢回撤穿刺针。一旦穿刺针位于股静脉，注射器内即可见流畅的回血。

（5）左手固定针头，右手卸去注射器，将导引钢丝柔软端插入穿刺针，顺股静脉送入钢丝约10cm。

（6）钢丝进入过程中不应遇到阻力，若遇阻力，可轻柔地旋转钢丝后再试。若持续遇到阻力，应拔出钢丝，重新接上注射器缓缓后撤穿刺针，直到再次看到流畅的回血。

（7）一旦钢丝顺利进入静脉，便可撤出穿刺针，然后将适当大小的血管鞘（包括外鞘管和扩张管）沿钢丝送入血管，注意导引钢丝必须有一段暴露在套管尾端外约5～10cm。

（8）在鞘管全部送入血管后，从鞘管中将扩张管和钢丝一起拔出，最后抽吸并冲洗鞘管以备用。

3. 并发症和注意事项

一般来说，与颈内静脉和锁骨下静脉穿刺相比，股静脉穿刺很少发生严重的并发症，主要是可以避免损伤胸腔内脏器和结构。对于已知或怀疑股静脉或下腔静脉血栓形成、活动性下肢血栓性静脉炎或静脉炎后综合征、腹股沟感染、双侧下肢截肢、极度肥胖以及严重的外周血管病变导致的股动脉搏动不能触及的患者，应当避免使用股静脉穿刺。与股静脉穿刺相关的并发症主要包括：

（1）误穿股动脉：此为股静脉穿刺较常见的并发症，多见于股动脉搏动不明显者。若误穿股动脉，可拔出穿刺针，并局部压迫数分钟，随后再次行股静脉穿刺；

（2）假性动脉瘤；

（3）动静脉瘘；

（4）血肿：大多数血肿是自限性的，但是，若患者存在凝血功能障碍，血肿可能延伸至腹膜后；

（5）肠穿孔：很少见，可能发生于股疝患者，穿刺导致的肠损伤多是自限性的，但是若引发血管污染，可能发生严重的并发症；

（6）膀胱穿孔：可能发生于膨胀的膀胱；

（7）腰肌胀肿；

（8）股神经损伤致感觉异常；

（9）感染；

（10）股静脉或髂静脉血栓形成。

（二）股动脉穿刺术

股动脉穿刺常被用于左侧旁路和左心室室性期前收缩（早搏）和室性心动过速的消融。

1. 局部解剖关系

股动脉是髂外动脉至腹股沟韧带以下的部分。位于股三角内，由外向内分别是股神经、股动脉和股静脉（如图13-1所示）。在腹股沟中、内1/3交接处扪及股动脉搏动最明显处，对于肥胖患者，需稍加压才能触及明显的股动脉搏动。

2. 操作步骤

（1）定位：左手示指、中指和无名指在腹股沟韧带上或稍下方持续触及股动脉搏动最强处并定位其走向，将腹股沟韧带下方2～3cm处作为穿刺点。

（2）局部麻醉后，在预定穿刺点作一小切口，用文氏钳钝性分离皮下组织。

（3）右手持穿刺针向预设穿刺点进针，穿刺针与皮肤呈30°～40°，与正中线呈10°～20°。

（4）当针头靠近股动脉时可以感到轻微的搏动感，一旦向下突破股动脉，穿刺针尾即可见搏动性喷出的动脉血流。如血液喷射不畅，可稍微前后调整穿刺针。

（5）确定针尖完全位于血管腔内，此时左手固定针头，右手迅速将导引钢丝柔软端插入穿刺针，并沿股动脉送入钢丝15～20cm。

（6）随即撤出穿刺针，沿钢丝插入动脉鞘管，此时注意导引钢丝必须有一段暴露在套管尾端之外。

（7）用湿纱布清洁导引钢丝，在鞘管全部送入血管后，从鞘管中将扩张管和钢丝一起拔出，最后抽吸并冲洗鞘管以备用。

（8）注意进入左心系统必须使用肝素并需肝素化。一般给予3000～5000单位冲击量，继以每小时1000单位维持或根据需要加减，使活化全血凝固时间保持在250～300s。

3. 并发症和注意事项

股动脉穿刺时，若向血管内送入导引钢丝需注意手感，避免用力过猛。若遇到阻力，应退出钢丝，观察穿刺针尾部是否有血流喷出，确定穿刺针是否仍在血管内。若血流消失或呈点滴状，需轻柔地调整穿刺针方向或角度，直至血流呈喷射状，随后再次推送导引钢丝。若血流很好，但钢丝推送不畅，可以在X线下观察钢丝走向，确定钢丝在动脉内。

股动脉穿刺时，选择穿刺部位不能过低或过高。过高，撤管后不易压迫止血，易造成后腹膜血肿；过低，易进入浅表股动脉，而不是股总动脉，术后易形成假性动脉瘤。与股动脉穿刺相关的并发症主要包括：

（1）股动脉穿刺过程中的并发症

1）动脉夹层：在股动脉导管插入过程中，由于髂股动脉狭窄或走行迂曲致较粗硬的导丝或导管通过不畅，若强行插入，可使导丝或导管头端进入血管内膜下形成夹层。

2）导引钢丝嵌顿：在股动脉穿刺过程中导丝可嵌顿于股动脉分支，出现导丝前进时有阻力而又不能回撤的局面，如强行拔出可导致导丝折断或撕裂股动脉壁。

3）导引钢丝滑入股动脉内：导丝滑入股动脉是一种操作失误所致的并发症，为鞘管跟进过程中扩张器将短导引钢丝带入股动脉所致。

4）鞘管进入血管周围间隙：导丝沿穿刺针跟进过程中，如碰到穿刺针易使之移位于股动脉鞘内，或者导丝直接穿出股动脉，导丝沿腰大肌前缘进入腹膜后间隙。

（2）股动脉穿刺后并发症

1）血肿：股动脉穿刺最常见的并发症。

2）血栓形成：股动脉穿刺部位血栓形成是常见的股动脉穿刺点并发症之一，其主要原因包括股动脉内膜损伤、鞘管内外壁血栓形成、股动脉穿刺部位存在粥样硬化的基础病变等。

3）假性动脉瘤：主要发生原因有：①穿刺部位偏低。股浅动脉因管径细、位置深及周围无股动脉鞘包裹，穿刺不易成功。如刺入股浅动脉，一则因血管口径细小致损伤相对较大，二则拔管后因血管周围均为软组织不易压迫止血。②动脉导管或鞘管的型号过大。③技术不熟练及压迫不当。④术中及术后使用抗凝药物。⑤术后过早活动。⑥老年、女性、肥胖亦是主要危险因素。预防假性动脉瘤的关键是准确的股动脉穿刺和拔除鞘管后的有效压迫止血和加压包扎。

4）动静脉瘘

5）血管迷走反射：因常在拔管时发生，又称为"拔管综合征"。

(三) 颈内静脉穿刺术

1966 年，Hemosura 首先报道了成人颈内静脉穿刺术。颈内静脉穿刺术主要用于冠状窦导管的放置。

1. 局部解剖关系

颈内静脉从颅底颈静脉孔穿出，颈内静脉、颈动脉与迷走神经一起被包裹在颈动脉鞘内，与颈内和颈总动脉伴行，先位于颈内动脉后侧，然后在颈内与颈总动脉的外侧下行，最后，在锁骨下静脉汇合处，颈内静脉在颈总动脉的外侧稍偏前方。颈内静脉上段在胸锁乳突肌胸骨头内侧，中段在胸锁乳突肌 2 个头的后方，下端位于胸锁乳突肌胸骨头与锁骨头构成的颈动脉三角内。颈内静脉末端后方是锁骨下动脉、膈神经、迷走神经和胸膜顶，在该处颈内静脉和锁骨下静脉汇合，汇合后右侧进入右头臂静脉，左侧进入左头臂静脉。右胸膜顶较左侧低，右侧颈内静脉的穿刺点到乳头的连线处，几乎与颈内静脉的走向平行，比左侧粗，容易穿刺，更不会有穿破胸导管之危险，所以右颈内静脉是首先选择的途径。

2. 操作步骤

(1) 定位：一般选用右侧颈内静脉穿刺。患者头转向左侧，穿刺部位在胸锁乳突肌中缘与外侧缘所构成的三角顶端处。左手在三角顶部触及颈动脉搏动。

(2) 用 1% 利多卡因局部麻醉，同时可以穿刺确定静脉部位。

(3) 在预定穿刺点作一纵行小切口，约 2~3mm。

(4) 使用带注射器穿刺针进行静脉穿刺，穿刺针与胸锁乳突肌锁骨头外缘平行，针尖朝向右侧乳头，与皮肤呈 30°角。

(5) 注射器保持一定负压下缓慢进针，看到血液通畅流入注射器。

(6) 当静脉血顺利回抽入注射器后，嘱患者屏住呼吸并迅速撤走注射器，立即用手指堵住针头尾端，再通过穿刺针推送导引钢丝，撤出穿刺针，嘱患者平静呼吸。

(7) 在 X 线透视下，证实导引钢丝进入右房、下腔静脉后再送入扩张管和鞘管。

(8) 从鞘管中拔出扩张管和导引钢丝，最后抽吸并冲洗鞘管以备用。

3. 并发症和注意事项

颈内静脉穿刺发生气胸的危险性较锁骨下静脉穿刺时低，一般以右侧颈内静脉应用为多，因其管径较粗大，与上腔静脉和右房几乎呈一直线，导管比较容易到达位置；并且右肺尖和胸膜也比左肺低，不易碰到大的胸导管。穿刺时不宜进针过深或偏内，避免损伤胸膜顶端或颈动脉。如误穿颈动脉应退针后压迫止血，以避免血肿形成。确认不再出血后，可在同侧继续穿刺，但不要再穿刺对侧颈内静脉，以免对侧也发生误穿，造成两侧血肿相连压迫患者气管造成窒息。同时，穿刺时应注意防止空气进入静脉系统。与穿刺颈内静脉相关的并发症包括：①感染；②出血、血肿；③误穿颈动脉；④血栓形成；⑤气胸、血气胸；⑥动静脉瘘；⑦中心静脉穿孔；⑧空气栓塞；⑨心律失常；⑩乳糜胸；⑪损伤周围神经；⑫其他少见并发症如纵隔积血、心脏压塞、气管穿孔等。

(四) 锁骨下静脉穿刺术

1962 年，Wilson 最先开展锁骨下静脉穿刺术进行中心静脉插管。目前，锁骨下静脉穿刺术在心脏电生理检查和射频消融治疗中主要用于冠状窦导管的放置。

1. 局部解剖关系

锁骨下静脉是腋静脉的延续,位于肋-锁-斜角肌三角内。锁骨下静脉和颈内静脉汇合处后方约5cm为肺尖。锁骨下静脉从外下向内上走行,当与第一肋交叉后转至走行于锁骨下动脉前下方。由于锁骨下动脉位置较深,其搏动大部分难以触及,仅在少数消瘦的人可触及外段搏动,因此锁骨下静脉穿刺多为盲穿或在X线透视或血管造影指导下穿刺。

2. 操作步骤

左右锁骨下静脉都可以使用,但左侧锁骨下静脉更有利于放置导管,导管容易顺势进入右心房和右心室。

(1) 定位:穿刺时患者取头低脚高位,头偏向对侧,取锁骨下缘约1cm锁骨中内1/3交点处作为穿刺点进针。

(2) 用1%利多卡因局部麻醉后,在预定穿刺点作一纵行小切口,约2~3mm。

(3) 将左手拇指按在穿刺点内侧,示指或中指按在胸骨上凹上方。

(4) 穿刺针贴近皮肤或与皮肤呈20°~30°角向内向上穿刺,针头方向指向胸骨上凹至环状软骨之间。

(5) 注射器保持一定负压下缓慢进针,直至看到血液通畅流入注射器。

(6) 当静脉血顺利回抽入注射器后,嘱患者屏住呼吸并迅速撤走注射器,立即用手指堵住针头尾端,再通过穿刺针推送导引钢丝,撤出穿刺针,嘱患者平静呼吸。

(7) 在X线透视下,证实导引钢丝进入右心房、下腔静脉后再送入扩张管和鞘管。

(8) 从鞘管中拔出扩张管和导引钢丝,最后抽吸并冲洗鞘管以备用。

3. 并发症和注意事项

穿刺锁骨下静脉时应与颈内静脉穿刺相似,防止空气进入静脉系统。锁骨下静脉穿刺时,注意进针位置,避免过外和过深,尤其对于存在慢性阻塞性肺部疾病合并桶状胸等胸廓畸形者,更易导致气胸发生。若误穿至锁骨下动脉,应立即拔出针头并局部压迫数分钟,一般无不良反应。若鞘管已经误入锁骨下动脉,应作好外科手术准备,可先行保守处理,包括:先拔出鞘管,重压穿刺部位;或在穿刺部位做横切口,分离皮下组织,将手尽可能靠近鞘管进入锁骨下动脉部位,拔出鞘管进行压迫;或在保留导丝的前提下,逐渐更换更小的鞘管同时局部压迫。锁骨下静脉穿刺与颈内静脉穿刺的主要并发症相似,但其发生率有所不同(表13-1)。锁骨下静脉穿刺时可能发生喉返神经和臂丛神经损伤等少见特殊并发症。

表13-1 颈内静脉、锁骨下静脉和股静脉穿刺并发症发生率比较

并发症	颈内静脉	锁骨下静脉	股静脉
误穿动脉	6.3%~9.4%	3.1%~4.9%	9.0%~15.0%
血肿	<0.1%~2.2%	1.2%~2.1%	3.8%~4.4%
血胸	未见	0.4%~0.6%	无
气胸	<0.1%~0.2%	1.5%~3.1%	无
总计	6.3%~11.8%	6.2%~10.7%	12.8%~19.4%

参考文献

[1] Seldinger SI. Catheter replacement of the needle in percutaneous arteriography; a new technique. Acta radiologica, 1953, 39 (5): 368-376.

[2] Karapinar B, Cura A. Complications of central venous catheterization in critically ill children. Pediatr Int, 2007, 49 (5): 593-599.

[3] Eisen LA, Narasimhan M, Berger JS, et al. Mechanical complications of central venous catheters. Journal of intensive care medicine, 2006, 21 (1): 40-46.

[4] Spies JB, Berlin L. Complications of femoral artery puncture. Ajr, 1998, 170 (1): 9-11.

[5] Bogart DB, Bogart MA, Miller JT, et al. Femoral artery catheterization complications: a study of 503 consecutive patients. Catheterization and cardiovascular diagnosis, 1995, 34 (1): 8-13.

[6] McGee DC, Gould MK. Preventing complications of central venous catheterization. The New England journal of medicine, 2003, 348 (12): 1123-1133.

[7] Ruesch S, Walder B, Tramer MR. Complications of central venous catheters: internal jugular versus subclavian access-a systematic review. Critical care medicine, 2002, 30 (2): 454-460.

[8] Wilson JN, Grow JB, Demong CV, et al. Central venous pressure in optimal blood volume maintenance. Arch Surg, 1962, 85: 563-578.

第十四章 心脏电生理导管、消融导管及消融能源概述

经过 20 多年的发展，人们对心律失常产生的病理生理机制的认知有了迅速的进展，并发展了多样有效的电生理检查方法来确定这些心律失常的起源部位和传导方式。随着对心律失常机制的深入认识，一些有效的治疗方法得以产生并发展，包括外科手术和导管消融治疗。最早外科手术用于治疗预激综合征，后来扩展到多种室上性和室性心律失常的治疗，目前由于导管消融的不断发展，外科手术越来越少，仅用于较少的心律失常治疗，包括心外膜旁路消融，心房颤动（房颤）的迷宫手术等。现在导管消融已经基本取代了外科手术作为一线治疗方法来根治大多数室上性和室性心律失常。导管消融的特点是：通过外周血管在心腔内准确定位消融，具有操作简便、只需局部麻醉、创伤小、并发症少、病人恢复快的特点。目前已用于临床或正在临床试验的导管消融能源包括：直流电消融、化学消融、微波消融、射频消融、激光消融、冷凝消融和超声消融等。直流电消融大部分已经被射频消融取代。经冠状动脉（冠脉）化学消融由于消融部位受冠状动脉分布的影响，所以应用有限；激光和冷凝等早已用于外科手术；经导管微波消融、超声消融和冷凝消融仍处于临床试验阶段。射频消融是目前应用最广的技术，以下将主要对射频消融、激光消融、冷凝消融和超声消融作简要叙述。

第一节 射频消融

射频能量是一种频率为 300~750kHz（范围 100~2000kHz）的交流电，在消融导管顶端和皮肤电极板之间产生。射频能量在临床上的应用历史较早。1891 年，D'Arsonval 发现在外科手术中应用高频交流电可减少手术对神经肌肉的不良刺激。20 世纪 20 年代，神经外科学家 Harvcy Gushing 和 Bovie W. T. 对高频电流的止血作用进行了深入研究，并将其用于脑外科手术中。Aranow S. 和 Cosman B. 首先建立了用于脑手术的商用射频消融仪，并于 20 世纪 50 年代在美国麻省总医院使用。随后，射频电流广泛用于神经外科、皮肤肿瘤科和慢性疼痛综合征等方面的治疗，收到了良好的效果。1985 年 2 月 Huang 首先进行了将射频能量在闭胸犬模型中用于治疗心律失常的试验。证实用传统的 2mm 电极导管可以安全而有效地消融房室交界区。随后，Huang 对影响射频损伤灶大小的一些参数，包括电极大小、电极-组织接触面压力、脉冲功率、放电时间等进行了系统研究。1987 年，德国医生 Borggrefe 首先应用射频能量对一名房室折返性心动过速患者进行了消融手术，成功地消除了患者的旁路。此后短短几年里，射频消融技术迅速发展，在房室结折返性心动过速、房室折返性心动过速、房性心动过速、心房扑动及室性心动过速等方面的应用都取得了十分满意的效果。

一、标测和射频消融导管

在导管消融技术中，射频消融是最成熟、最广泛和最常用的方法。因而生产射频消融

设备和导管的国内外公司很多，各类设备和导管的性能特点各异。标测导管根据其弯度是否可调分为固定弯和可调弯，根据导管是否有可供注射药物或造影剂的空腔分为一般的实心导管和中空导管。其中记录冠状窦电位的电极导管一般为 10 极，记录心房、希氏束、心室电位的电极导管一般为 4 极或 2 极。消融导管的顶端电极一般为 4mm 或 8mm（图 14-1），比一般的电极（2mm）要大，故俗称大头导管。消融导管根据其弯度可分为大弯、中弯和小弯（图 14-2）；根据大头弯曲的方向可分为单弯和双弯；根据其硬度可分为加硬和非加硬大头导管；根据温度是否可控分为温控导管和非温控导管；根据是否用盐水冲洗分为盐水灌注和非盐水灌注导管。在我国应用较早和较广泛的射频消融导管则是由 Webster 公司生产的系列导管（现改为 Biosense Webster）。该系列导管根据旁路所在部位的不同设计了不同弯度的导管，并用不同的颜色标示，临床应用十分方便，最常用的是黄、红、蓝 3 色的导管。

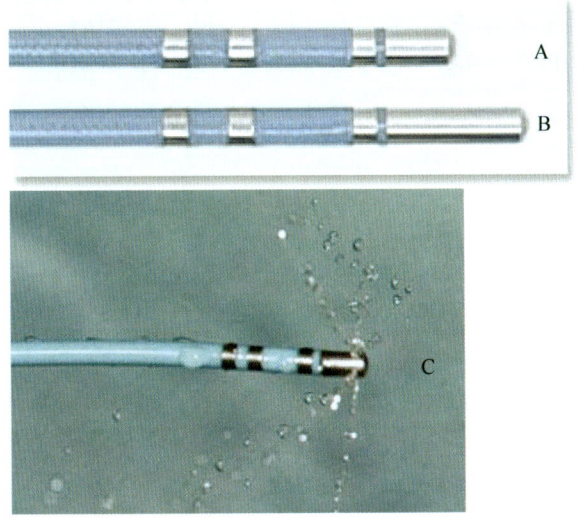

图 14-1　射频消融导管
A. 4mm 冷盐水灌注导管；B. 4mm 大头导管；C. 8mm 大头导管。

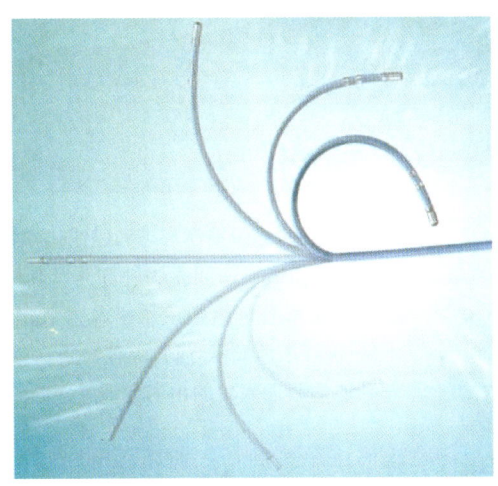

图 14-2　不同弯度的可控消融导管

在我国应用较早的标测导管是 Diag 公司生产的 10 极冠状窦导管和 4 极导管（Diag 公司于 1996 年 1 月被 St. Jude Medical 公司收购，现已改为 SJM EP）。同样，不同型号的标测导管具有不同的弯度，各自适用于记录不同部位的电位。

二、射频消融的机制和影响因素

射频电流是一种正弦波，导管顶端和皮肤电极板之间的作用会产生潜在的差异。与皮肤电极板相比，大头导管顶端的面积较小，因而其电流密度较高。射频导管本身并不产热，当射频电流流经作用部位的组织时，因组织的阻抗作用而转化为热能，这种热能主要通过传导和很小的辐射作用传递到紧邻的心肌组织。同时，这种热能也通过对流作用弥散到血液池中。在射频消融的交流电路中，导管顶端和心肌界面是主要的阻抗体，因而电流密度和所产生的热能在导管顶端最高，而在皮肤电极板最低。射频消融产生的组织损伤的急性期至数天后的病理特点主要包括心内膜面的中间苍白色凝固性坏死和周围的出血灶，损伤内膜表面附有一层较薄的凝血组织（图 14-3），以后中间坏死继续存在但周围出血组织逐渐消失，之后的 8 周将经历并完成从炎症到脂肪浸润直至最后的纤维化的整个过程。最近的研究发现 1 年后损伤变化混杂有纤维组织及骨性和骨髓化生，提示可能有损伤后的循环干细胞的介入。

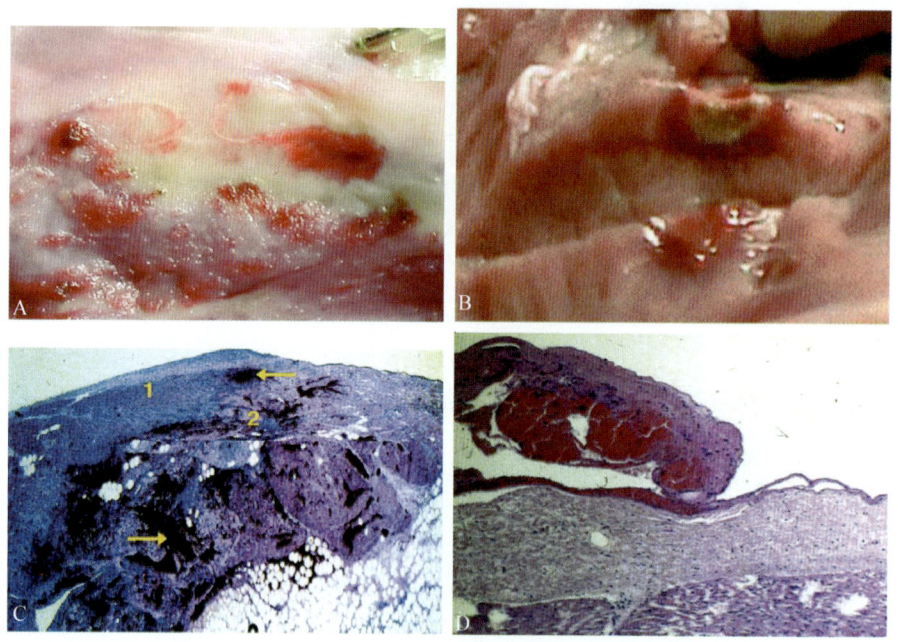

图 14-3 射频消融造成的组织损伤形态和组织化学特点
A. 心内膜面苍白的损伤组织；B. 消融损伤造成中间凝固性坏死及其周围的出血灶；C. 组织学切片（放大 5 倍）显示消融一周后的山羊右房组织，从心内膜（上缘）至心外膜脂肪组织（右下白色结构）的透壁损伤，苏木精-伊红染色显示（1）颗粒物质、（2）坏死出血点（黄色箭头）；D. 组织切片（放大 20 倍）显示心内膜面附着的由射频消融造成的血栓物质。

能否有效地加热心肌组织关键取决于导管与心肌组织的接触情况和稳定性，以及导管顶端的表面积。如果接触或稳定性不好，将导致热能弥散到血液池中，即使应用很高的电压/功率，也不能产生足够的心肌温度。虽然较大的导管顶端面积能产生较大的损伤灶，但需要释放的功率也较大。另外，较大的表面积也易于产生较大的对流，使热能损失到血液池。因此，采用4～5mm消融大头导管、应用50W的最大功率可以产生最大的射频损伤灶；如果使用8～10mm的大头导管，就需要100W的功率才能达到最大的损伤灶。实验证明4～5mm电极导管释放射频能量产生的损伤灶是最易控制和最合理的，能够满足大多数阵发性室上性心律失常的导管消融要求。由于射频能量的损伤灶较小，加上瘢痕组织限制热能传导，使射频消融治疗与心内膜瘢痕有关的室性心动过速时有一定困难。

如果射频消融时组织受热超过50℃ 10s以上，就会导致因凝固性坏死和干燥所致的热损伤。射频消融应注意以下两个问题。

1. 组织温度

在临床工作中，最值得关注的是组织温度升高和分布。组织中温度的动态变化是由组织构成、血液灌注、组织温度传导性、代谢过程中产热和射频能量的吸收等综合因素作用的结果。虽然在动物实验中，可以监测心肌组织中温度的变化，但临床上进行心脏消融手术时，目前检测技术实际上只能测量导管顶端的温度。导管顶端温度监测技术和顶端面积较大的大头导管在很大程度上改善了射频消融灶的大小。然而，电极-组织界面上的温度和组织中的温度是有差别的。如果温度探测传感器远离电极-组织界面，这种差别甚至是非常显著的。温度监测和温度控制在射频消融中是非常有用的，因为它能提供有关组织受热情况的重要信息，也能使大头顶端形成结痂的可能性降至最低，从而使损伤灶达到最大。

用于射频导管消融的组织温度范围是50～90℃，但对于多数温控导管来说，目标温度或理想温度是60～70℃。在这个温度范围内，心肌组织可以因平稳的干燥产生凝固性坏死。如果温度低于50℃，没有或只有极少的心肌组织坏死。由于热损伤灶扩大到最大容积一半的时间是10s左右，因此超过60s后再延长射频消融的时间将不会使损伤灶明显增大。同样，增加输出功率加热深层组织常常会导致电极-组织界面的温度过高，而不能达到增加损伤灶的预期目的。需要注意的是，流动的血液产生的对流冷却作用会限制损伤灶的形成。因此，血液循环较快的部位，如靠近三尖瓣和二尖瓣环的部位，要比血液循环较慢的部位需要释放更大的射频功率。

2. 决定损伤灶大小的物理因素

作为消融各种致心律失常基质的首选治疗方法，射频导管消融得以迅速发展。但射频电流的直接加热作用产生的损伤灶相对较小和较浅。有几个影响射频导管消融的限制因素：如电极导管顶端面积小、电流分散和导管顶端周围焦痂形成等。一些射频消融技术如增加输出功率，增大电极头端面积，应用顺序相连的四极导管放电，监测和控制电极温度和阻抗等能够部分克服这些局限性，提高导管消融的效力，产生更大和更深的损伤灶。

通过冷却或降低电极-组织界面温度的机械方法能预防温度过高，从而防止应用高功率时在电极-组织界面形成焦痂。较低的温度可以使组织形成焦痂而致电极阻抗升高的发生率降至最低。

一种主动冷却的方法是在射频消融时通过导管腔和消融导管进行盐水灌注。已经证明导管消融时冷盐水灌注可以产生明显增大的损伤灶，盐水灌注在高功率时使电极-组织界面保持较低的温度，这样就可以防止阻抗升高并使较深组织产生比电极-组织界面更高的温度。另外，保持电极对心内膜轻微的压力可以促进射频能量作用于心内膜，而且射频导管消融的效力亦依赖于导管-组织的方向和电极接触的角度。已经发现导管与心肌表面平行、垂直或斜角放置时产生的组织温度各不相同，电极斜角放置产生的损伤灶较大和较深。

三、射频消融的适应证和治疗效果

射频消融是目前导管消融的主要能源，一切能用导管消融治疗的心律失常都适用于射频消融，但对于每种心律失常，射频消融的成功率和并发症发生率稍有差异。下面简要介绍几种常见的快速心律失常的射频消融在国际文献报道中的成功率、复发率和并发症发生率的情况。

1. 房性心动过速

采用常规的标测方法标测房性心动过速，射频消融的即刻成功率为69%～100%，复发率为0～20%，并发症发生率为0～8%。虽然心房壁一般较薄，但心脏穿孔并不常见，发生率并不比室上性心动过速消融高。但较薄的心房壁常常不能限制损伤灶的增大、增深从而伤及心外的组织结构，如在右心房或左心房侧壁、上腔静脉和左肺静脉房性心动过速消融时损伤右侧或左侧膈神经；在消融起源于窦房结附近的房性心动过速时，有可能发生窦房结功能障碍；在消融起源于前间隔部的房性心动过速时，可发生完全性心脏传导阻滞。随着对起源于肺静脉、冠状静脉窦和上腔静脉的房性心动过速越来越多的识别，特别是对起源于肺静脉的房性心动过速的识别并进行环肺静脉消融可导致肺静脉狭窄和闭塞。

2. 心房扑动

对于逆钟向和顺钟向心房扑动，采用三尖瓣环-下腔静脉峡部双向阻滞的判断标准，射频消融的成功率可达93%～100%，复发率为8%～10%左右。射频消融治疗心房扑动相对安全，但极少情况下亦可发生严重的并发症，包括心脏传导阻滞、心脏压塞和脑卒中。

3. 房室结折返性心动过速

采用慢径消融方法，射频消融治疗房室结折返性心动过速的成功率达99%，复发率为3.4%，严重并发症三度房室传导阻滞的发生率为0.5%。

4. 房室旁路所致的房室折返性心动过速

根据旁路所在位置的不同，射频消融的成功率、复发率和并发症发生率亦各不相同。①右侧游离壁旁路：射频消融的成功率要比其他部位旁路低，约为88%；复发率亦较高，为5%～10%左右。并发症极少见，比其他部位旁路消融的并发症要少。②后间隔旁路：由于解剖结构上的特点，后间隔旁路的消融亦较困难，成功率相对较低，手术时间和X线曝光时间相对较长。③左侧游离壁旁路的消融成功率约为86%～100%，复发率大约为2%～5%。由于导管经主动脉在左心室操作，易出现栓塞和血管并发症，血管并发症占消融手术并发症的50%。股动脉途径的并发症包括腹股沟血肿、动脉血栓、主动脉撕裂、假性动脉瘤和动静脉瘘。严重并发症如心脏压塞、心包积液、心脏穿孔及脑卒中的发生率在大系列射频消融报告中约为1.5%。④前间隔旁路：在一组包含74例病人的报道中，射频消融的成功率为97%，其中3例病人术后出现右束支传导阻滞，无三度房室传导阻滞病人。⑤中间隔旁路：在一组包含57例病人的报道中，射频消融的成功率为98%，1例病人出现一度房室传导阻滞,另1例病人出现持续性二度房室传导阻滞,植入了永久起搏器。

5. 特发性左心室室性心动过速

在一组包含49例病人的报道中,射频消融的成功率为94%,复发率为11%,除了1例在消融后进行心室程序刺激时诱发出心室颤动外,未发生其他并发症。

6. 特发性右心室室性心动过速

在一组包含268例病人的报道中,射频消融的成功率为92%,复发率为7%。在这组病人中,有3例病人发生严重并发症,并发症发生率为1%。并发症主要是心脏穿孔和心脏压塞,5例病人出现持续性右束支传导阻滞(2%)。

7. 心房颤动

目前,心房颤动的射频消融术式有环肺静脉隔离术,沿心房顶部、二尖瓣环峡部等部位的线性消融,心房碎裂电位(CFAE)消融,心房迷走神经节(丛)的消融。这些消融术式中,肺静脉的隔离是其他所有房颤消融手术的基础,其他术式应在肺静脉隔离术的基础上联合应用。阵发性房颤的射频消融成功率可达80%~90%,而持续性房颤的成功率可达50%~70%。

第二节　激光消融

Schawlow与Townes于1958年报告的微波受激发放大的原理奠定了激光的基础。1960年,Maiman制成第一台红宝石激光器,随后,首先用于眼科的视网膜凝固。很快又扩展到治疗癌症、血管瘤、皮肤病、上消化道出血及内脏癌肿。随着心脏电生理研究及激光-光导纤维技术的发展,激光在治疗冠状动脉粥样硬化性心脏病等基础上,又被用于药物难治性心律失常的治疗。动物实验及人体应用资料均初步证实,其治疗心律失常作用比外科手术、心内膜电消融更为优越,是临床上治疗顽固性心律失常的又一新方法。

一、激光消融的机制

激光束具有高度方向性、能量集中性、相干性和单色性等四大特性,因而适用于治疗某些心血管病变。激光对病变组织的消融机制随所用激光源不同而异。主要机制为:①热效应:生物组织吸收的激光能量可转换成热能,从而导致组织发生一系列变化。组织加热到37~60℃时温度依赖性酶反应加速,60~70℃时蛋白质变性,细胞膜完整性受到破坏,超过100℃时组织炭化和汽化。氩离子激光器、二氧化碳(CO_2)激光器和掺钕钇铝石榴石(Nd:YAG)激光器等的治疗作用均基于这一原理。②光化学动力效应:紫外线激光的光能被病变组织充分吸收后,能直接裂解组织化学分子键以损蚀或切除病变组织。如准分子激光就是通过这一作用来损蚀或切除病变组织的。③压力效应:光本身具有光压,高能量的激光可产生很强的辐射压力。激光热作用可造成组织急剧膨胀,引起强大的机械应力并产生所谓的"次生冲击波效应",引起组织细胞发生破裂性损害。④电磁效应:光波本质上是磁波,强激光必然伴随着强磁场,使生物组织分子离子化和产生自由基,对生物体产生刺激作用。

二、激光消融的病理学改变

激光能量对生物组织的损伤作用因不同的激光波长、释放方式、功率、释放时间、功率密度及能量密度而不同。根据不同的手术目的,大体可将激光对生物组织的作用分为组织切除和非切除过程。组织切除是激光外科的基础,它包括物质的排除,从蒸发到爆破。由于组织中有70%~90%的水分,所以,组织切除中首先是由热产生的水分蒸发,在体温时每蒸发1cm^{3}的水要消耗500J的热,氩离子激光对组织的作用以热效应为主,在照射过程中,心肌细胞在短时间内吸收大量的能量,发生水肿、汽化及周围组织炭化或成为红色充血斑块。激光消融损伤灶在光镜下可分为三个部分:①中央区组织受热汽化而形成弹坑状;②周围区为弹坑周围一层坏死凝固组织,包括覆盖于表面的一层薄的炭化层及与其毗邻的凝固区,其中含有汽化而形成的微空泡;③远周的振荡性损伤区细胞水肿,逐渐过渡到正常组织,不易划分确切界限。在消融心律失常病灶时,则需要使心肌产生凝固性坏死,使心肌失去电活性,消除心律失常起源灶,而又不致引起心肌汽化穿孔导致心肌结构完整性被破坏。为了达到这样一种理想的效果,许多研究者通过选择Nd:YAG激光,控制激光释放参数及在激光照射区用生理盐水冲洗等手段来进行治疗。Bruneval观察到在显微镜下,激光消融损伤灶按三个同心半圆层排列:①表面烧焦的心外膜;②较深的凝固性坏死层;③更深的收缩带坏死。

三、影响激光消融的因素

激光所能达到的最大深度是诸多因素综合作用的结果。概括起来有如下因素:①激光功率;②照射时间;③功率密度;④光斑大小;⑤组织光学特性;⑥组织温度;⑦组织血流和其内容物。

1. 激光波长

用于心内膜心肌消融的激光有多种,常用的有气体CO_2激光、固体Nd:YAG、氩离子及准分子激光等。

(1) 氩离子激光:波长488μm或514μm,能被斑块或血红蛋白所吸收,能用一般光导纤维导入血管。

(2) Nd:YAG:波长1060nm,穿透率比氩离子激光更强,它可为连续波,也可为脉冲波,能为一般光导纤维所传导。

生物组织对600~1300nm波长范围的激光形成一个较低的吸收窗,这部分光可把组织穿透大于1cm的深度。这一窗口是由于组织吸收引起电子越迁变弱而形成的,并且水对这一红外波的吸收也不强烈,这就为以光化学为媒介的治疗提供了一个重要途径。光能分布高度依赖于波长,500nm波长的氩激光主要在组织的开始数毫米内被吸收,因而热作用的产生局限于表面;Nd:YAG激光,波长为1060nm,没有如此高的吸收作用,因而可进一步透射到心肌中,但这种波长的光有另一种同样重要的特性:它可被组织强烈地散射。高度散射和较低的吸收特性导致Nd:YAG激光的热作用比氩激光更弥散。所以,Nd:YAG激光比氩激光具有更弥散、范围更大的能量分布。与氩激光不同,Nd:YAG激光消融具有产生大块组织光凝损伤,而且损伤灶边缘清楚的优点。当选择适当的能量密度时,不会有组织汽化。

2. 光导纤维(光纤)

光纤由中心的石英或化学玻璃细丝和周围的包层构成。激光进入光纤后,只要入射角限制在一定范围内,光束就在光纤周围的界面上发生全反射。常用的光导纤维是石英光导纤维，其直径有 200μm、300μm、400μm 及 600μm。随着光纤直径的增大，其产生的激光损伤病灶的直径和深度亦增大。

3. 激光进入心肌所经过的介质

介质和心肌组织结构不同，激光消融后组织学改变也存在着显著差异。在气体介质中，心肌组织汽化的面积和深度均随能量密度的增加而增加，且正常心肌损伤程度比异常心肌更为严重。在盐水介质中该差异减少，在血液介质中由于有形成分如血红蛋白吸收能量，热效应增加，汽化区的面积与深度比前二者更大。在用光纤导管进行心内膜激光消融过程中，心内膜和光纤之间的血液干扰氩激光的作用，在氧化的血液中氩激光能被吸收的强度是 Nd：YAG 激光的 10 倍之多，而在去氧合血液中，其二者的差异甚至更大，氩激光吸收要大将近 50 倍。由于当血液去氧合情况下，Nd：YAG 激光缺少一个影响激光效应的因素，因而在右心的消融过程可能不同于左心的消融过程。

4. 光导纤维与心肌组织的距离

激光电极导管消融的组织面积随着离组织面距离的增加而减少，这可能是光斑增大的结果，因为这可以引起激光能流通量呈指数衰减。只有被发射激光束的中心才连续有足够的激光能流通量来破坏心肌。

5. 激光的释放方式可分为连续式和脉冲式释放两种

脉冲式激光比连续激光可产生较少的热积聚和热损伤。激光在连续式发射时，由于局部产生的热能不能迅速散发，热损伤较重，组织以炭化为主。相反，脉冲式激光留有间歇，使能量能够迅速消散，且高峰功率激光产生最大的光效应，使组织损伤以汽化为主。消融的最适脉冲间期为 $0.5\sim1.0s$。

6. 激光功率、照射时间及激光能量

激光损伤灶的直径和深度与激光功率和激光照射时间密切相关。Bruneval 等认为为了防止心脏穿孔和获得治疗效果，激光能量应限制在不产生"弹坑"而又能产生显著的光凝效应（即引致心肌细胞坏死）的能量水平（400J），而激光损伤的深度主要依赖于激光照射的能量。Lee 证明当固定激光能量时，损伤灶的大小主要取决于激光照射时间。Vincent 认为，激光损伤灶的深度和直径随激光功率和照射时间的增加而增大。激光功率和照射时间相互作用的结果不会影响损伤灶的直径，但激光功率和时间相互作用都会影响损伤灶的深度，即除了功率和时间的单独作用外，还有联合作用的效应。Littmann 认为，激光能量（功率×时间）是描述与激光损伤灶直径关系的较好的变量（比单独的功率或时间都要好），换言之，低功率和长时间与高功率和短时间的配对，只要输送的总能量保持恒定，其激光损伤灶的大小无明显差异。能量密度（等于功率密度与照射时间的乘积）同心肌组织汽化的面积与深度直接相关。Lee G 认为激光的功率密度越高，照射时间越长，组织汽化坏死的程度越严重。

四、激光消融治疗心律失常的实验研究

1. 激光消融房室结-希氏束

1984 年，Narula 首次报道用氩离子激光消融希氏束成功。1989 年，Curtis 采用开胸手术，切开右心房，将 400μm 的石英光纤插入 7F 的空心二极电极导管中，在标测到希氏束电位处用氩离子激光 3~4.5W 照射 20s，结果 6 条实验犬中有 5 条犬产生完全房室传导

阻滞，再次证明了用氩离子激光消融房室传导的可行性。1993年，Littmann采用经主动脉根部（无冠瓣下）途径，标测希氏束，用 Nd：YAG 激光（10~20W，25s）消融16条犬的希氏束，结果8条犬出现完全性房室传导阻滞，4条犬房室传导持续延长，从而说明从主动脉根部用 Nd：YAG 激光经导管消融房室结是一种快速、简单、安全的产生房室传导阻滞的方法。

2. 改良房室结传导特性

Littmann 采用 Nd：YAG 激光，在开胸手术中，经右房切口，在冠状窦口前方以20W 功率，每次短时照射 1~3s，直至在心房起搏（200次/分）时出现二度房室传导阻滞。结果12条实验犬中，有9条犬保持了1∶1房室传导，导致房室结文氏周期的心房起搏周长从 183ms±6ms 增至 261ms±24ms（+43%），诱发房颤时的平均 RR 间期从 248ms±14ms 增至 330ms±27ms（+32%），房颤时最短 RR 间期从 215ms±11ms 增至 275ms±20ms（+28%）。该试验说明利用分级 Nd：YAG 激光照射房室结还可以改良房室结的前传特性，并且在窦性心律时通常可保持1∶1的房室传导，而在快速心房律时却可减慢心室率，从而提示激光改良房室结有可能成为一种控制严重房性快速性心律失常病人的心室率的非药物治疗手段。

3. 改良窦房结功能

Littmann 采用开胸手术，于右心房和上腔静脉之间标测心房最早激动点，然后静脉注射异丙肾上腺素获得最大心率时再重复标测窦房结起搏点，最后用 Nd：YAG 激光30W，经 600μm 光纤照射到窦房结起搏点的心外膜，直至心率减慢 30%±5%。经 Holter 和药物电生理检查追踪其激光照射的长期效应，在激光照射后10周时，24h 平均心率减少 17.4%±5%，最大心率减少 30.5%±3.5%，注射自主神经阻断剂后心率降低 32.7%±3.5%，注射异丙肾上腺素时的最大心率降低 23.1%±4.6%（所有参数 $P<0.01$）。通过该实验作者认为，在儿茶酚胺药物的刺激下标测最早激动点，采用标测引导下分级激光照射窦房结可以成功地限制最大心率而不引起显著的心动过缓，因而激光改良窦房结功能有可能成为患冠心病并伴有不适当的窦性心动过速综合征而需进行手术治疗病人控制心率的一种非药物治疗方法。

4. 隔离肺静脉治疗房颤

2008年德国 Doll 在羊的动物模型上进行左心耳和肺静脉的激光消融，结果显示激光消融可达到完全的心房肌的透壁损伤和肺静脉的电隔离，而不会严重损伤附近的食管组织，有望作为一种替代能源用于房颤的消融治疗。

五、激光消融的临床应用及效果评价

尽管激光消融已被用于开胸手术中消融房室旁路来治疗 WPW 综合征引起的室上性心动过速以及消融房室结-希氏束治疗快速性房性心律失常，但目前临床上应用最多的仍是用激光消融治疗难治性室性心动过速。1986年，Saksena 报道用氩离子激光消融术治疗恶性室性心动过速病人5例，1989年该作者再次报道用术中标测引导氩离子激光消融治疗20例由冠心病引起的室性心动过速病人。20例病人共诱发出38种形态的室性心动过速（平均每人1.9种），大多数室性心动过速起源点位于室间隔、左室下壁和后壁。其中31次室性心动过速单独用激光消融（82%），5次室性心动过速采用激光消融结合心内膜机械切除（13%），2次室性心动过速单独用心内膜机械切除（5%）。随访1年无猝死病人，总存活率为90%。从而作者认为，单独应用术中脉冲式氩离子激光消融或与标准的外科手术相结合可提高外科消融手术治疗室性心动过速或心室颤动的有效率。1987年，Svenson报道用Nd：YAG激光在开胸下进行标测引导激光消融术治疗室性心动过速病人17例。17人诱发出55种形态的室性心动过速，其中52种室性心动过速被激光成功消除。心肌梗死病人室性心动过速的激光消融成功率高达100%。随访6~18个月，无自发性室性心动过速复发，亦无可诱发的室性心动过速。1992年Selle报道用Nd：YAG激光"连续"消融术治疗冠心病引发的室性心动过速51例，用手持探查电极记录单极（滤波0.5~1000Hz）和双极（滤波50~1000Hz）电图，通过记录室性心动过速时舒张中期电位或最早的收缩期前电位而确定室性心动过速的起源点，手术中逐个诱发、标测不同形态的室性心动过速，并根据室性心动过速起源点的不同采用心内膜和（或）心外膜激光消融逐个消除不同形态的室性心动过速直至不能再诱发出为止。51例病人中因手术死亡8人（16%），在手术前射血分数（EF）<20%的12人中，手术死亡5人（41%）；在术前EF>20%的39人中，手术死亡3人（8%）；存活的43人中，38人（88%）随访1年以上无持续性室性心动过速复发。

六、激光消融的并发症

激光消融的安全性较高，但在激光参数选择不当时也可产生并发症：如心律失常，血栓形成，心功能改变，心肌穿孔、结痂或室壁瘤的形成，以及辐射产生的化学物质对人体的有害作用。动物实验已发现在激光照射过程中可出现各种心律失常，如频发室性期前收缩、短阵非持续性室性心动过速，甚至室颤。临床上行激光消融手术后亦可由动态心电图观察到上述心律失常。超声及组织病理学观察表明，激光消融的局部偶有血栓形成，但激光消融治疗室性心动过速的病人经超声心动图检查，多数未发现血栓形成。在用激光导管消融房室结的动物实验中所遇到的最严重的并发症是心肌穿孔。由于与冷凝一样，激光消融组织结构保持完整，所以心室穿孔和室间隔缺损的危险性很小。

第三节 冷凝消融

1948年，Hass等首次在犬的心脏上进行冷凝实验。1977年，Gallagher等首次利用冷凝手术消融心脏的左侧房室旁路。随后许多学者利用冷凝手术消融各种房室旁路，改良房室结折返性心动过速患者的房室传导，"切除"心房颤动、心房扑动患者的房室结-希氏束，冷凝异位房性心动过速、交界区心动过速患者的异位灶或房室结周围组织等。1978年，Gallagher等又首次进行了冷凝消融室性心动过速（室速）病灶的手术，并获得成功。以后，美国、英国、加拿大及日本等国的学者对冷凝消融心律失常进行了一系列的基础研究和临床观察。

一、冷凝手术的设备及工作原理

心脏冷凝手术和其他冷凝外科的方法一样，利用膨化气体的Joule-Thompson效应产生足够的低温来冷凝有活力的心肌组织。冷凝仪主要包括3个部件：①储存冷凝剂的部件，可用氧化亚氮或液氮作为冷凝剂；②温度监测及调控部件；③冷凝探头，探头直径从5mm至15mm不等，探头温度可从室温调至－70℃。

二、影响冷凝损伤灶的因素及冷凝损伤灶的病理特点

1. 影响冷凝损伤灶的主要因素

①冷凝探头的大小：冷凝探头的直径越大，损伤灶的直径亦越大，深度亦越深；②冷凝温度：温度高低与病灶范围大小呈正比；③冷凝时间：损伤灶的直径和深度随冷凝持续时间延长而增大或加深；④组织温度及血供情况：组织温度和血供对冷凝探头的低温有中和作用。

2. 冷凝损伤灶的病理特点

光镜下，冷凝损伤灶的病变均匀一致；边缘整齐；与周围正常心肌边界分明。冷凝后1～8h内可见急性心肌凝固性坏死，8h后可见大量红细胞渗出及白细胞浸润，并有纤维素性心外膜炎、血管纤维素性坏死等改变；3天后即可见成纤维细胞增生，半个月后冷凝损伤区周围由肉芽组织包裹，最后形成一个坚硬、均一的纤维瘢痕。

三、标测

准确地判断心动过速产生的病灶部位是手术成功的关键。在冷凝手术中，冷冻标测具有其优越性。将心肌温度降至0～10℃，15～30s内就会导致产生生物电的组织出现可逆性失活。根据这一原理，对通过术前心内膜标测和术中心外膜标测所确定的病灶部位，采用冷冻标测加以证实。即在产生心动过速的病灶部位上，把温度逐渐降至0～10℃，若心动过速迅速终止，则表明该处心肌组织就是产生心动过速的解剖部位。

四、手术方法

探头的温度一般在标测时调至0℃，在病灶确定后需进行冷凝治疗时调至（－60）～（－70）℃，冷凝时间一般为90～180s。按冷凝部位可分为心外膜冷凝和心内膜冷凝。心外膜冷凝主要用于位于离心外膜较近的各种房室旁路及快速性心律失常的异位起搏点或折返环路处的治疗。而心内膜冷凝主要用于位于间隔部的房室旁路"切断"，房室结折返性心动过速的房室传导改良，"切除"心房颤动、心房扑动患者的房室结-希氏束及位于心内膜的快速性心律失常的异位灶消除。一般来说，心外膜冷凝时，冷凝损伤的范围较广而深，心内膜冷凝如不阻断心脏血液，则冷凝损伤的范围和深度就相对小一些。

五、外科冷凝手术治疗快速性心律失常的临床观察

1. 冷凝手术治疗房颤、房扑、房速

1977年Gallagher报道用冷疑方法在3例顽固性心律失常病人中"切除"房室结-希氏束，产生完全性房室传导阻滞。Bredikis报道了不用体外循环而进行冷凝手术损毁房室结的手术方法。该作者用冷凝手术"切除"房室结-希氏束加安装起搏器治疗房颤或房扑病人72例，成功66例，改善4例。用全部或部分冷凝右房或左房进行冷凝分离术治疗房颤和（或）房扑病人33例，成功12例，改善21例。用冷凝手术消融房速异位灶治疗房速26例，其结果成功25例，无效1例，总有效率达到95%以上。

2. 改良房室结折返性心动过速患者的房室传导

8例被证实有房室结折返性心动过速的病人进行房室结冷凝改良手术。在房间隔下部的 Koch 三角区周围分别冷凝9个直径为3mm的冷凝点（-60℃，2min），手术后，每例病人都只有一条单一的房室结传导曲线，在追踪观察期间（1个月至5年）没有病人诱发房室结折返性心动过速。Bredikis用冷凝消融房室结周围组织治疗53例房室交界性心动过速患者，其中成功51例，改善1例，总有效率达98%。

3. 冷凝手术治疗房室旁路所致的房室折返性心动过速

1977年，Gallagher等首次报道用冷凝手术消融房室旁路。Watanabe用这种冷凝手术消融了28例WPW综合征病人的31根Kent束（23根在游离壁，1根在右前间隔，7根在后间隔），所有病人的房室旁路均被有效地消除。Lee用冷凝消融手术治疗18例间隔旁路引起的室上性心动过速患者（前间隔3例，后间隔12例，前后间隔有2条旁路的情况3例），手术当时成功率达100%。Silka报道用冷凝手术治愈1例11岁男孩因Mahaim束引起的结室束性心动过速，术中联合应用心外膜和心内膜冷凝。

4. 冷凝手术治疗室性心动过速

1978年，Gallagher等首次报道用冷凝手术成功治愈1例变异型硬皮病患者的持续性室速。1985年，Ivey等用冷凝方法治疗下壁心肌梗死伴室速患者3例。1996年，Ott等报道用手术切除加冷凝治疗心肌错构瘤伴室速患者11例。上述实践均获得100%的手术疗效。报道较多的是心肌梗死伴室速的冷凝治疗，其临床疗效均达92%~100%。近年，Caceres等报道了39例冠状动脉病变引起的难治性持续性室速患者，其诱发的67次室速的起源部位在室间隔的有57%，靠近二尖瓣环的有22%，左侧壁的有12%，后乳头肌基底部的占7.5%，前乳头肌者占1.5%；手术成功率为76%（即术后不能诱发室速，无自发室速），临床成功率为16%（即术后能诱发室速或有自发室速，但能用药物控制），总有效率为92%。

六、冷凝导管消融治疗快速性心律失常的经验

经静脉导管进行冷凝消融始于1991年，但当时所用的冷凝导管较粗（9F），而且没有可用于记录心内电图和起搏的电极。目前，冷凝导管消融在欧、美等国家已用于治疗房室结折返性心动过速（AVNRT）、房室折返性心动过速（AVRT）、房性心动过速、心房扑动和心房颤动。FROSTY临床试验显示，用4mm的冷凝消融导管治疗AVNRT病人103例和AVRT病人49例的成功率分别为93%和77%，比射频消融的成功率略低。其原因可能是医生对于冷凝消融技术和冷凝消融导管的熟悉程度不如射频消融技术和射频消融导管。目前，用冷凝消融隔离房颤病人的肺静脉亦取得了较好的房颤治疗效果。冷凝导管消融还有下列优点：

1. 安全性高

已有许多研究表明，冷凝导管消融与射频消融相比，消融后结缔组织结构的完整性保持得更好，不会因消融产生心肌穿孔，因而可安全地用于冠脉静脉窦内的消融。同时，冷凝消融后心肌表面形成附壁血栓的可能性更小，对于需行大面积消融的情况如房颤的线性消融术，安全性更高。

2. 冷凝标测

通过冷凝标测可避免意外损伤正常的房室传导和损伤非靶点的正常心肌组织。因为用

冷凝标测模式，将心肌局部温度降至-20℃和-30℃时，心肌组织可暂时失去电活性，但停止冷凝标测后可立即恢复正常，这一特点在 AVNRT 的消融中非常重要。当通过解剖和心内电图初步确定慢径消融的靶点后，可进行冷凝标测。在标测的过程中可进行心房程序或 Burst 刺激，验证慢径是否消失。如消失则说明靶点正确，继续进行冷凝消融；如果不消失则说明靶点不精确，应重新进行标测。同时在冷凝标测和冷凝消融中病人不会出现射频消融中常见的加速性交界性心律，因而可以非常清楚地监视房室前传是否正常。一旦出现房室传导异常（一度至二度房室传导阻滞）立即停止冷凝消融，一般在数秒钟内均可恢复正常。

3. 冷凝黏附作用

当冷凝消融大头导管的头端温度降至 0℃以下时，导管头端和心肌之间就会形成冰球，使消融大头导管和心肌紧密黏附，这一特点在 AVNRT 消融中也很重要。因导管和心肌表面紧密黏附，消融过程中导管位置稳定，不会发生导管突然移位而意外误伤正常的房室传导系统。同时因冷凝黏附作用，可保证有效的冷凝消融效果。

4. 冷凝消融作用

冷凝消融不会出现像射频消融时那样使心肌组织烧焦的情况，因而病人在冷凝消融过程中不会出现疼痛。

因冷凝消融有以上诸多优点，将来在易发生房室传导阻滞的儿童 AVNRT 患者的治疗、心外膜旁路需行冠状静脉窦内消融和心房颤动的消融中可能会发挥更大的作用。另外，近年来，国外开展用环形冷冻导管和球囊冷冻导管隔离肺静脉（图 14-4）的临床研究，取得了较好的效果。在 2006 年波士顿国际房颤年会中，美国 Mayo 医院 Douglas Packer 教授在会议上报告了欧洲试验中（STOP AF 可行性研究）利用冷冻球囊对 20 例阵发性房颤患者消融后 12 个月的随访结果，84% 的患者房颤消失，有 10%（2 例）的患者房颤负荷显著减少。Belle 等报道，用 23mm 或 28mm 双腔冷冻球囊治疗 57 例阵发性房颤患者，185 个肺静脉被冷冻球囊导管成功隔离，占 84%，33 个肺静脉附加了冷冻直导管消融。平均手术时间（211±108）min，平均 X 线曝光时间（52±36）min。术中有 4 例出现了膈神经麻痹，2 例在停止冷冻后立即恢复，1 例于术后 3 个月恢复，另 1 例于术后 6 个月恢复。通过电话传输记录术后 3 个月期间房颤复发率明显减少，从 32% 降到 15%。其中 34 例患者（60%）术后没有复发。Vivek 等最新报道，对 14 例阵发性房颤患者实施了肺静脉隔离，其中 8 例患者用冷冻球囊导管，4 例患者用激光球囊导管，2 例患者用超声球囊导管。结果，肺静脉电隔离率达到 100%，电解剖标测示三种球囊导管消融完毕后，其消融范围均在肺静脉管到肺静脉口之间，没有到达肺静脉前庭部。

第四节　超声消融

超声能量将机械能转为热能，产生破坏性损伤灶的频率是 4～9MHz。超声可以被"聚焦"，因而具有不需要与组织接触的独特优点。初步研究已将超声用于消融阵发性房颤的局灶性触发点，方法是通过将一个球囊放在肺静脉来释放超声能量，将肺静脉与左心房心肌隔离。有研究报道了 15 例阵发性或持续性房颤的患者，每例均成功地隔离了左侧上下肺静脉和右上肺静脉，但只有 1 例隔离了右下肺静脉，其余 14 例中 9 例右下肺静脉无肺静脉电位，另 5 例右下肺静脉的口径太小放不进超声消融导管。平均随访（35±6）周，4 例（27%）病人房颤复发，2 例（13%）病人有短暂的房性心动过速，其余 9 例（60%）病人不服药仍能维持窦性心律。也有评估超声消融室性心动过速的试验正在进行中。理论上，可以设计既具有释放超声能量又能评估组织对释放能量反应的超声转能器，虽然这种技术令人振奋，但没有电生理信息使得这种消融技术只能是以解剖为基础的消融。最近，澳大利亚的 Mitnoretski 报道采用外科手术进行心外膜高强度聚焦超声消融治疗 14 例心房颤动，成功率达 77%，认为该方法可以作为一种替代传统 Cox 迷宫手术的治疗方法，具有不需要体外循环和创伤较小的优点。

（陈　颖）

参考文献

[1] Hindricks G, Haverkamp W, Gülker H, et al. Radiofrequency coagulation of ventricular myocardium: improved prediction of lesion size by monitoring catheter tip temperature. Eur Heart J, 1989, 10 (11): 972-984.

[2] Oeff M, Langberg JJ, Franklin JO, et al. Effects of multipolar electrode radiofrequency energy delivery on ventricular endocardium. Am Heart J, 1990, 119 (3 Pt 1): 599-607.

[3] Huang SK, Bharati S, Lev M, et al. Electrophysiologic and histologic observations of chronic atrioventricular block induced by closed-chest catheter desiccation with radiofrequency energy. Pacing Clin Electrophysiol, 1987, 10 (4 Pt 1): 805-816.

[4] Saul JP, Hulse JE, Papagiannis J, et al. Late enlargement of radiofrequency lesions in infant lambs. Implications for ablation procedures in small children. Circulation, 1994, 90 (1): 492-499.

[5] Matsuyama TA, Inoue S, Kobayashi Y, et al. Bone marrow observed in radiofrequency ablation scar tissue. J Cardiovasc Electrophysiol, 2005, 16 (3): 354-355.

[6] Wittkampf FH, Simmers TA, Hauer RN, et al. Myocardial temperature response during radiofrequency catheter ablation. Pacing Clin Electrophysiol, 1995, 18 (2): 307-317.

[7] Wittkampf FH, Hauer RN, Robles de Medina EO. Control of radiofrequency lesion size by power regulation. Circulation, 1989, 80 (4): 962-968.

[8] Keane D. New catheter ablation techniques for the treatment of cardiac arrhythmias. Card Electrophysiol Rev, 2002, 6 (4): 341-348.

[9] Gallagher JJ, Anderson RW, Kasell J, et al. Cryoablation of drug-resistant ventricular tachycardia in a patient with a variant of scleroderma. Circulation, 1978, 57 (1): 190-197.

第十五章　心脏电生理检查

心脏电生理学检查，是以整体心脏或心脏的一部分作为研究对象，从窦房结、心房、房室结、希氏束-浦肯野纤维系统和心室以及相关结构如肺静脉等心脏各个层面进行检查，通过应用多导电生理记录仪同步记录体表心电图、心腔内电图、希氏束电图、标测心电图和应用各种特定的电脉冲刺激方法，来观察心脏的电活动变化，藉以诊断和研究心律失常的一种方法。心脏电生理检查对于心律失常的机制研究，以及筛选抗心律失常药物和拟定最佳治疗方案，均有实际重要意义。它不仅是一种有价值的诊断方法，而且也是一种有效的治疗手段，目前单独的电生理检查已经很少进行，通常是电生理检查和射频治疗一次完成。

一、围术期的管理

1. 电生理检查的指征

表 15-1 小结了美国心脏病学会/美国心脏协会/北美起搏电生理协会（ACC/AHA/NASPE）关于电生理检查适应证的推荐。对一些特殊临床情况的建议将在其他章节加以讨论。

表 15-1　电生理检查的主要指征

指征	Ⅰ类	Ⅱ类	Ⅲ类
评价窦房结功能	有症状者，怀疑窦房结病变，但未证实	1. 证实有窦房结病变的患者，评价房室及室房传导功能，用来帮助选择合适的起搏模式 2. 窦性心动过缓（简称"窦缓"）——固有的还是自律性或药物影响 3. 窦缓伴相应症状，需排除其他引起症状的原因	1. 有症状的患者，并证实症状出现与节律变化有关，行电生理检查后治疗方案不会做出调整 2. 无症状患者，窦缓只发生在睡眠时，包括睡眠呼吸暂停
获得性房室传导阻滞	1. 有症状者，怀疑阻滞部位在希氏束-浦肯野纤维系统，但未证实 2. 房室传导阻滞患者植入起搏器后仍有症状，怀疑与另一种心律失常有关	1. 二度或三度 AVB 患者，阻滞部位或对药物的反应会影响治疗策略 2. 怀疑是隐匿性交界性期前刺激引起的假性房室传导阻滞	1. ECG 证实症状与房室传导阻滞相关 2. 无症状者伴暂时的 AVB 伴有窦缓（比如：夜间出现的二度Ⅰ型 AVB）
慢性室内传导功能障碍	有症状者，原因不明	无症状者伴束支传导阻滞，考虑药物治疗会引起传导阻滞	1. 无症状者伴有室内传导功能障碍 2. 有症状者，ECG 已证实或排除症状与室内传导功能障碍相关

续表

指征	Ⅰ类	Ⅱ类	Ⅲ类
窄 QRS 波型心动过速	1. 患者无法耐受且对药物治疗反应不佳 2. 相对药物治疗，患者更倾向于射频消融治疗	心动过速频繁发作且均需药物治疗，考虑药物的致心律失常作用及可能影响窦房结功能及房室传导	药物治疗及迷走神经刺激均能有效控制心动过速发作，不是非药物治疗的候选者
宽 QRS 波型心动过速	ECG 诊断不明确，需明确诊断以进行正确治疗	无	ECG 已明确诊断为室性心动过速（简称"室速"）或室上性心动过速（简称"室上速"），电生理检查对治疗没有影响
QT 间期延长综合征	无	1. 患者药物治疗过程中发生了持续性室速或停搏，需电生理检查来证实该药物的致心律失常作用 2. 患者有晕厥史或有症状性心律失常，可疑的 QT 间期延长或 T 波、U 波融合，儿茶酚胺可能掩盖了 QT 间期的明显异常	1. 显性 QT 间期延长，伴或不伴心律失常 2. 获得性长 QT 综合征，引起症状的原因或机制已明确
预激综合征	1. 评价患者是否需要行射频消融治疗 2. 显性预激，有停搏史或无法解释的晕厥 3. 有症状者，电生理检查结果会影响治疗方案	1. 无症状者有猝死的家族史或者从事某些高危的活动 2. 因其他原因需行心脏外科手术	除外Ⅱ类指征的其他无症状者
室性早搏（简称"室早"），室早连发，非持续性室速	无	1. 患者存在发生心律失常事件的其他危险因素（比如：射血分数低，异常的信号平均心电图，动态心电图发现非持续性室速），若能诱发持续性室速，电生理检查可指导治疗 2. 症状严重者，考虑行射频消融治疗	无症状或症状轻的患者，无引起持续性心律失常的其他危险因素
无法解释的晕厥	患者怀疑有器质性心脏病伴无法解释的晕厥	患者有反复晕厥史，无法解释，无器质性心脏病且直立倾斜试验阴性	患者有无法解释的晕厥，但电生理检查结果不会改变治疗方案
心脏停搏幸存者	1. 无急性 Q 波性心梗史的证据 2. 心脏停搏发生在急性心梗 48 小时后	1. 缓慢性心律失常引起的心脏停搏 2. 怀疑由先天性长 QT 综合征引起的停搏，但非侵入性检查的结果可疑	1. 心脏停搏发生在急性心梗 48 小时内 2. 停搏原因明确（比如：急性缺血，主动脉狭窄，长 QT 综合征）

续表

指征	I 类	II 类	III 类
无法解释的心悸	1. 医务专业人员发现脉搏快，但无心电图记录 2. 心悸后发生晕厥者	患者有临床明显的心悸，但症状偶然发生且未能记录到，电生理检查可以帮助诊断、风险评估及治疗	非心源性的心悸（比如：甲亢）
指导药物治疗	1. 持续性室速或心脏停搏的患者，特别是有心梗史的 2. AVNRT、AVRT 或房颤伴预激患者，需长期药物治疗	1. 窦房结折返性心动过速，房性心动过速，房颤或房扑，不伴预激，拟行药物治疗 2. 基础电生理检查无法诱发心律失常，拟行药物治疗	1. 孤立性房性早搏，室性早搏 2. 室速，已证实病因是可逆的
和植入的器械相关的	1. 心动过速患者，在植入器械之前和过程中及最终（出院前）程控前行电生理检查以确定其表现 2. 已植入 ICD 患者病情发生变化，或治疗可能会改变 ICD 的表现 3. 如果植入两个器械，需要检查相互的影响	有明确的起搏指证，优化起搏模式及起搏部位	不适合器械治疗的患者

AVB，房室传导阻滞；ECG，心电图；AVNRT，房室结折返性心动过速；AVRT，房室折返性心动过速。

2. 患者准备

电生理检查一般为择期手术，术前应对患者加以充分的评估。尽量收集比较完整的病史及常规化验检查资料，如血常规、血生化检查、出凝血指标以及常规 X 线胸片、超声心动图等，特别是患者静息时和心律失常发作时的心电图，具有重要的参考价值。对于患有心力衰竭、心肌缺血及电解质异常者应给予治疗及充分的控制，以提高患者对手术的耐受性。高血压患者术前应尽可能使血压控制在理想水平。对于老年患者应考虑到年龄和动脉硬化造成的血管迂曲或走行异常，可能会增加血管穿刺和导管操作的难度。伴有严重主动脉狭窄、严重的肥厚型心肌病、左主干或严重的三支冠状动脉血管病变以及失代偿性心力衰竭患者，其并发症发生的危险性很高，在这些患者中诱发持续性的心动过速可能会导致病情恶化，应加以全面评价，慎重选择治疗方案。对于持续性房颤和房扑的患者，在手术进行前需要给予 4 周有效的抗凝治疗，并行经食管超声心动图排除心腔内血栓的存在。抗心律失常药物一般需要在术前停用至少 5 个半衰期以上，但也不是绝对的，一些患者如果在服用该药时有心律失常事件的发生，那么抗心律失常药物可以继续使用。

患者一般对电生理检查的过程并不了解，因此，对患者及家属的宣教是手术前必不可少的部分。应告知电生理检查的价值、危险性以及可能的结果（阴性或者可疑）等。在整个检查过程中，应该准备除颤仪并事先在患者身上贴好除颤电极以作备用。双相除颤仪一般更加有效。另外应常规予以血压、氧饱和度监护。轻度镇静有助于减轻患者的焦虑，有利于手术的进行，特别是对于时间较长的检查或消融手术，可以常规应用一些静脉镇静药物。但是在一些特殊情况下，特别是标测和消融自律性或触发激动的心动过速时，镇静药物可能抑制心律失常活动，延长手术过程，应该避免使用。另外，如果估计手术时间较长，如房颤的消融，术前应予以导尿。

3. 手术风险和并发症

电生理检查的并发症相对较低，死亡率几乎为零，特别是只进行右心导管的操作。但在严重的或失代偿性心脏病患者中，并发症发生的风险明显增加。电生理检查的主要并发症包括血管损伤（血肿、假性动脉瘤、动静脉瘘）、出血（需要输血）、深静脉血栓形成、肺栓塞、系统性血栓性栓塞、穿刺部位感染、全身感染、气胸、心脏穿孔及填塞、心肌梗死、卒中、完全性房室传导阻滞、束支传导阻滞等。另外，亦可能发生严重的心律失常如快速的室速或室颤，但通常是可预见的，因此并不作为并发症。

二、导管技术

（一）电生理导管

电极导管在电生理检查过程中用于记录和起搏。这些导管是由绝缘的导线构成，每根导线的远端都有一个电极端，暴露于心腔内膜。导线的近端形成插头，可以与电生理记录仪相连。电极导管通常是由梭织涤纶或者新型的合成材料比如聚氨酯制成。这些材料（尤其是涤纶）不易变形，能保持造型但在体温下又足够柔软可以形成弯度，便于操作。电极导管的粗细自3Fr至8Fr。成人常用的是5Fr、6Fr和7Fr。导管上环状电极一般由白金（铂）制成，环宽1～2mm。电极间距可以为1～10mm或者更大，以满足不同的起搏与记录的需要。最常用的是2mm或5mm。为了便于导管放置到不同的位置和满足各种记录的需要，发展了各种不同用途的电极导管，并有各种不同的弯度和长度。双极或四极电极导管常用于记录和起搏心房或心室的某个位置。多极记录电极导管常被放置于冠状窦或沿着右房的界嵴。Halo导管常用于标测右房大折返时沿三尖瓣环的折返电活动。Lasso导管用于记录肺静脉电位。还有网状导管用于房性或室性心律失常的标测，特殊的导管还可以通过冠状窦分支来记录左房和左室心外膜的电活动。电极导管远端可以是固定的或是可活动的，通过导管手柄操作可以使导管向一个方向或两个方向弯曲，还可以形成两个方向非对称的弯曲弧度。消融导管末端电极的长度通常为4mm甚至更长至10mm，这有利于对靶点的定位和消融疗效。

（二）穿刺和导管放置

在绝大多数患者，采用穿刺技术（改进的Seldinger技术）从上肢或下肢的血管将电极导管放置于心腔内（血管穿刺技术详见有关章节）。一般从左右股静脉插入高位右心房、希氏束和右心室电极导管。大多数患者可以通过股静脉放入冠状窦导管，但通过上腔静脉途径可能更加容易（图15-1）。其他穿刺部位还包括前臂静脉、颈内静脉和锁骨下静脉。股动脉穿刺常被用在左心室或二尖瓣环的标测或有创动脉血压的监测。极少数情况下，可能需要通过心外膜途径标测和消融特殊的室速，一般通过冠状窦及其分支或者经皮剑突下心包穿刺可以到达心外膜表面。X线透视可以方便地用于指导导管的放置，要注意在X线不测光的情况下可以退导管，但一定在X线透视下进导管。近来，新的导航系统可以用来指导导管的位置以减少X线的曝光。

在进行左房标测和消融时需要行房间隔穿刺术，在房颤消融手术中，根据消融策略的不同，可能需要分别进行多次的房间隔穿刺。这一技术在临床应用已有数十年了，近年来随着房颤导管射频消融的开展，再一次得到了重视和广泛应用。为了确保安全有效地进入左房，掌握房间隔的解剖和毗邻关系是必需的。

房间隔位于左、右心房之间，呈长方形，由两层内膜夹以少量心肌和结缔组织组成，厚度约为2～4mm，其前缘对向升主动脉中央，后缘与房间沟一致。房间隔平面与矢状面和冠状面平均夹角都约为45°。房间隔右侧面中下三分之一处有一浅凹，呈圆形或椭圆形，称为卵圆窝。成人卵圆窝大小直径约2cm，主要为薄的纤维组织，围绕卵圆窝的为肌性间隔，比较厚的部分主要是心房肌。卵圆窝中央仅厚约1mm左右，此处组织最薄，是房间隔穿刺的最佳部位。后前位X线透视卵圆窝中点多位于脊柱正中线的右侧，67%投影在第7胸椎下1/3段，17%在上1/3段，17%在中段。图15-2为右房侧卵圆窝的大体形态。

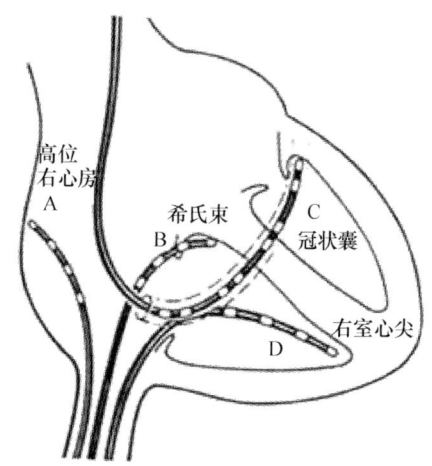

图15-1　图示导管电极插入各心腔

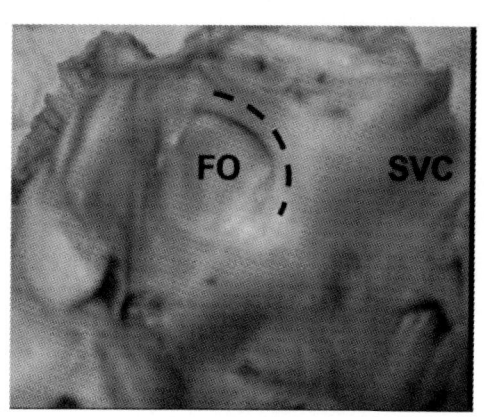

图15-2　右房侧卵圆窝大体形态

FO，卵圆窝；SVC，上腔静脉。

房间隔穿刺的基本操作：

1959年，Rosst等首先报道了房间隔穿刺术。此后，经过Brockenbrough、Mullins、Keefe、Groft、Inoue等学者的改良和完善，房间隔穿刺术不断成熟。国内学者在借鉴国外经验的基础上，进一步丰富了房间隔穿刺术的方法学，并对穿刺流程进行简化。右前斜位45°透视指导下房间隔穿刺术是目前国内主要的房间隔穿刺方法之一。

房间隔穿刺术的关键是穿刺位置的判断，本方法简单归纳为"后前位下定高低，右前斜位定方向"。穿刺点高度的确定：后前位透视下一般在脊柱中线左心房影下缘上方约一个椎体高度，范围0.5～1.5个椎体高。左心房下缘可以冠状窦电极与脊柱中线交点作为参考，也可通过肺动脉造影显像左心房影以定位左心房下缘。穿刺点前后位置的确定：右前斜位透视取45°角，穿刺点一般在心房影后缘前1个椎体高度至心影后缘与房室沟影的中点之间，如果穿刺针及鞘管顶端弧度消失（与视线平行），呈伸直状，此即理想的穿刺点位置，此时鞘管头端指向左后45°方向，即垂直于房间隔。

房间隔穿刺的过程：后前位透视下，在长的导引钢丝引导下将房间隔穿刺鞘管送至上腔静脉，经鞘管送入房间隔穿刺针（针头不超出鞘管），穿刺针指向12点钟位置，然后顺钟向旋转穿刺针和鞘管至从下往上看为4～5点钟位置，并同步回撤穿刺装置，至影像上卵圆窝时多数有落入感，这就是初步定位的穿刺点，并且在后前位透视下适当调整穿刺点的高度。右前斜位45°透视下穿刺针鞘适当旋转，使穿刺针及鞘的远段弧度消失呈直线状药物可能抑制心律失常活动，延长手术过程，应该避免使用。另外，如果估计手术时间较长，如房颤的消融，术前应予以导尿。

3. 手术风险和并发症

电生理检查的并发症相对较低，死亡率几乎为零，特别是只进行右心导管的操作。但在严重的或失代偿性心脏病患者中，并发症发生的风险明显增加。电生理检查的主要并发症包括血管损伤（血肿、假性动脉瘤、动静脉瘘）、出血（需要输血）、深静脉血栓形成、肺栓塞、系统性血栓性栓塞、穿刺部位感染、全身感染、气胸、心脏穿孔及填塞、心肌梗死、卒中、完全性房室传导阻滞、束支传导阻滞等。另外，亦可能发生严重的心律失常如快速的室速或室颤，但通常是可预见的，因此并不作为并发症。

二、导管技术

（一）电生理导管

电极导管在电生理检查过程中用于记录和起搏。这些导管是由绝缘的导线构成，每根导线的远端都有一个电极端，暴露于心腔内膜。导线的近端形成插头，可以与电生理记录仪相连。电极导管通常是由梭织涤纶或者新型的合成材料比如聚氨酯制成。这些材料（尤其是涤纶）不易变形，能保持造型但在体温下又足够柔软可以形成弯度，便于操作。电极导管的粗细自3Fr至8Fr。成人常用的是5Fr、6Fr和7Fr。导管上环状电极一般由白金（铂）制成，环宽1~2mm。电极间距可以为1~10mm或者更大，以满足不同的起搏与记录的需要。最常用的是2mm或5mm。为了便于导管放置到不同的位置和满足各种记录的需要，发展了各种不同用途的电极导管，并有各种不同的弯度和长度。双极或四极电极导管常用于记录和起搏心房或心室的某个位置。多极记录电极导管常被放置于冠状窦或沿着右房的界嵴。Halo导管常用于标测右房大折返时沿三尖瓣环的折返电活动。Lasso导管用于记录肺静脉电位。还有网状导管用于房性或室性心律失常的标测，特殊的导管还可以通过冠状窦分支来记录左房和左室心外膜的电活动。电极导管远端可以是固定的或是可活动的，通过导管手柄操作可以使导管向一个方向或两个方向弯曲，还可以形成两个方向非对称的弯曲弧度。消融导管末端电极的长度通常为4mm甚至更长至10mm，这有利于对靶点的定位和消融疗效。

（二）穿刺和导管放置

在绝大多数患者，采用穿刺技术（改进的Seldinger技术）从上肢或下肢的血管将电极导管放置于心腔内（血管穿刺技术详见有关章节）。一般从左右股静脉插入高位右心房、希氏束和右心室电极导管。大多数患者可以通过股静脉放入冠状窦导管，但通过上腔静脉途径可能更加容易（图15-1）。其他穿刺部位还包括前臂静脉、颈内静脉和锁骨下静脉。股动脉穿刺常被用在左心室或二尖瓣环的标测或有创动脉血压的监测。极少数情况下，可能需要通过心外膜途径标测和消融特殊的室速，一般通过冠状窦及其分支或者经皮剑突下心包穿刺可以到达心外膜表面。X线透视可以方便地用于指导导管的放置，要注意在X线不测光的情况下可以退导管，但一定在X线透视下进导管。近来，新的导航系统可以用来指导导管的位置以减少X线的曝光。

在进行左房标测和消融时需要行房间隔穿刺术，在房颤消融手术中，根据消融策略的不同，可能需要分别进行多次的房间隔穿刺。这一技术在临床应用已有数十年了，近年来随着房颤导管射频消融的开展,再一次得到了重视和广泛应用。为了确保安全有效地进入左房,掌握房间隔的解剖和毗邻关系是必需的。

房间隔位于左、右心房之间,呈长方形,由两层内膜夹以少量心肌和结缔组织组成,厚度约为2~4mm,其前缘对向升主动脉中央,后缘与房间沟一致。房间隔平面与矢状面和冠状面平均夹角都约为45°。房间隔右侧面中下三分之一处有一浅凹,呈圆形或椭圆形,称为卵圆窝。成人卵圆窝大小直径约2cm,主要为薄的纤维组织,围绕卵圆窝的为肌性间隔,比较厚的部分主要是心房肌。卵圆窝中央仅厚约1mm左右,此处组织最薄,是房间隔穿刺的最佳部位。后前位X线透视卵圆窝中点多位于脊柱正中线的右侧,67%投影在第7胸椎下1/3段,17%在上1/3段,17%在中段。图15-2为右房侧卵圆窝的大体形态。

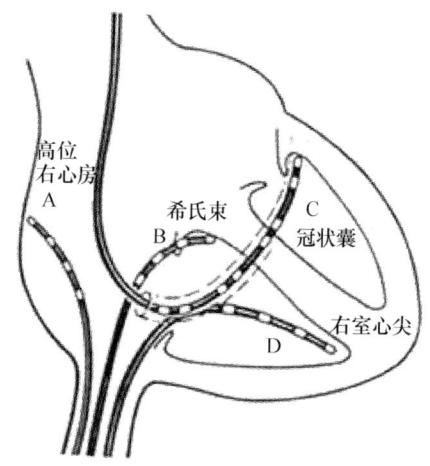

图15-1　图示导管电极插入各心腔

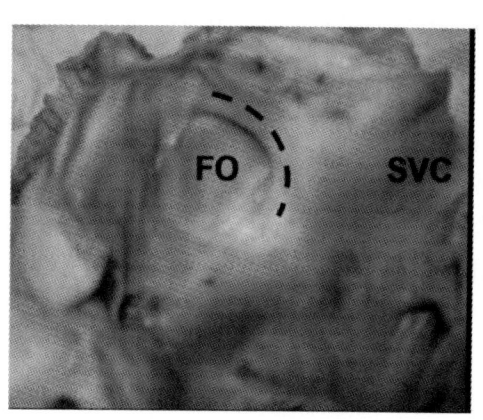

图15-2　右房侧卵圆窝大体形态
FO,卵圆窝;SVC,上腔静脉。

房间隔穿刺的基本操作:

1959年,Rosst等首先报道了房间隔穿刺术。此后,经过Brockenbrough、Mullins、Keefe、Groft、Inoue等学者的改良和完善,房间隔穿刺术不断成熟。国内学者在借鉴国外经验的基础上,进一步丰富了房间隔穿刺术的方法学,并对穿刺流程进行简化。右前斜位45°透视指导下房间隔穿刺术是目前国内主要的房间隔穿刺方法之一。

房间隔穿刺术的关键是穿刺位置的判断,本方法简单归纳为"后前位下定高低,右前斜位定方向"。穿刺点高度的确定:后前位透视下一般在脊柱中线左心房影下缘上方约一个椎体高度,范围0.5~1.5个椎体高。左心房下缘可以冠状窦电极与脊柱中线交点作为参考,也可通过肺动脉造影显像左心房影以定位左心房下缘。穿刺点前后位置的确定:右前斜位透视取45°角,穿刺点一般在心房影后缘前1个椎体高度至心影后缘与房室沟影的中点之间,如果穿刺针及鞘管顶端弧度消失(与视线平行),呈伸直状,此即理想的穿刺点位置,此时鞘管头端指向左后45°方向,即垂直于房间隔。

房间隔穿刺的过程:后前位透视下,在长的导引钢丝引导下将房间隔穿刺鞘管送至上腔静脉,经鞘管送入房间隔穿刺针(针头不超出鞘管),穿刺针指向12点钟位置,然后顺钟向旋转穿刺针和鞘管至从下往上看为4~5点钟位置,并同步回撤穿刺装置,至影像上卵圆窝时多数有落入感,这就是初步定位的穿刺点,并且在后前位透视下适当调整穿刺点的高度。右前斜位45°透视下穿刺针鞘适当旋转,使穿刺针及鞘的远段弧度消失呈直线状或接近直线状，此时穿刺针指向左后 45°，即为穿刺点的准确位置。然后左手固定房间隔穿刺鞘管并轻轻前送顶住卵圆窝，右手短幅推送穿刺针即可刺破卵圆窝进入左心房。推注造影剂，如造影剂呈细线状喷出到达左房壁后散证实已穿入左心房。如果一针穿刺失败可微调穿刺点。将穿刺针撤入鞘管内，在右前斜位 45°透视确保前段伸直前提下，适当旋转鞘管，调整穿刺点位置并再次穿刺。

房间隔穿刺的注意事项：房间隔穿刺术中，当针尖已进入左心房，为避免继续前送扩张管及外鞘管过程中致左心房后壁穿孔，通常需要轻轻逆时针旋转导管，使针尖更偏向左心房左前方，这样空间会更大。先天性卵圆窝未闭约见于 10%~15% 的患者，虽然此时导管可以不经穿刺即可直接进入左心房，但由于未闭的卵圆孔多位于房间隔的前上方，因此导管经此孔进入左房后可能会给其后的导管操作带来困难（如房颤消融），并且经此孔前送导管时应注意防止左心房前壁穿孔。

房间隔穿刺术的并发症主要有心脏压塞、穿入主动脉、血栓或空气栓塞等，一般与穿刺者的经验有关。心脏压塞是房间隔穿刺最常见的严重并发症，患者主要表现为烦躁、淡漠、同时血压下降、心率减慢，严重者意识丧失，呼吸、心搏停止。X 线透视下可见心影稍增大（或不增大）、搏动减弱或消失，有时可见积液影，辅以心脏超声诊断最可靠。如果发现及时，处理得当，可以不造成严重的不良后果。X 线和造影剂指示下心包穿刺引流术是快速、准确、有效的缓解心脏压塞症状的紧急措施，一旦初步诊断心脏压塞即可采用这种方法。

X 线透视不能显示房间隔，在某些情况下（比如：心房明显增大、主动脉根部扩张、心脏进行过手术后间隔瘢痕化、脊柱侧后弯等）使得房间隔穿刺困难，风险大大增加。采用 X 线透视和经食管超声心动图（TEE）或心腔内超声心动图（ICE）结合的方法可以明显提高成功率，减少并发症的发生。经食管超声心动图主要采用四腔切面、短轴切面以及矢状上下腔静脉切面，可引导穿刺针贴住卵圆孔，适当对穿刺针加压使房间隔膜凸向左房形成"帐篷"征，然后把针穿过房间隔，在超声观察下，呈帐篷样突起的间隔突然回缩到原来的位置，说明穿刺成功。与经食管超声心动图比较，心腔内超声心动图的主要优越性是减少患者痛苦，避免因长时间经食管超声心动图观察所需要的全麻，可以更加清楚地观察整个房间隔，寻找卵圆窝，并在卵圆窝最薄处穿刺房间隔，使穿刺更加容易和安全。

（三）心腔内置管及同步记录心电信号

根据电生理检查和射频消融的需要，选择不同的穿刺途径放置心腔导管，导管近端与心电前置放大器及滤波器相连接，将电极导管传来的信号放大并滤波，典型滤波范围为 30~500Hz，用多导生理记录仪记录，记录纸速为 100 或 200mm/s，可记录到心腔内不同部位的电位。心腔内心电图须与体表心电图按顺序同步记录，常选用的导联有 Ⅰ、Ⅱ、aVF、V_1、V_6、高位右心房（HRA）、希氏束（HBE）、冠状窦（CS）、右心室腔内图（RVA）及标测消融导管（ABL）。部分特殊病例或置入特殊导管（如 Halo 导管、lasso 导管等）需调整记录顺序。

1. 高位右心房

右房导管常用 6F 4 极，经右股静脉送入，放置在右心房与上腔静脉交界处。在 X 线下，导管头向右侧面，紧贴右心房壁（图 15-1）。该位置靠近窦房结，因而常最早看到心房活动，可见早于希氏束导管和冠状窦导管出现的 A 波。高位右心房电极距心室远，记录局部电图为 HRA1，2 和 HRA3，4，图形特点为高大 A 波，V 波很小或看不到。

2. 冠状窦心电图

冠状窦电极可用 6F 4 极或 6F 10 极导管或可控导管，通常在 X 线透视左前斜位下，经颈内或锁骨下静脉插管容易进入 CS，理想位置应将导管最近端电极放置在其口部（CSO）（图 15-1），局部电图特点多数患者 A>V，少数 A<V。

3. 希氏束心电图

希氏束导管常用 6F 4 极或可控导管，在 X 线下，由股静脉插入后，经右心房送入右心室，然后将导管后撤，使导管前端置于脊柱左侧缘三尖瓣口区附近（图 15-1），记录局部电图为 HBE1，2 和 HBE3，4，见清晰的心房波（A 波）和心室波（V 波）之间出现有双相或三相细狭波的希氏束电位（H）波（图 15-3）。HBE1，2 的 H 波高大，HBE3，4 的 A/V≥1，H 波清楚。

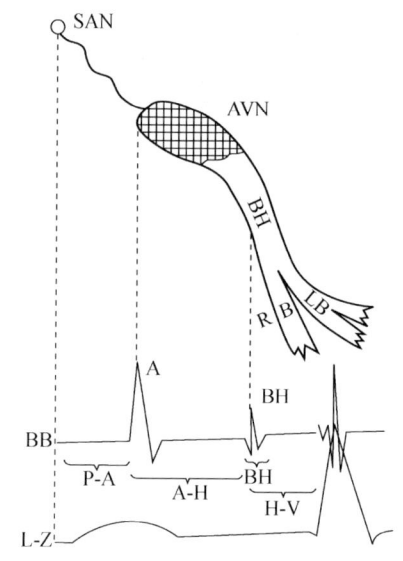

图 15-3　希氏束电图的示意图

上图为心脏传导系统，其中 SAN 代表窦房结，AVN 代表房室结，BH 代表希氏束，LB 代表左束支，RB 代表右束支。中图：BH 代表希氏束。下图：L-Z 为第 II 导联心电图。

4. 右心室

右室导管常用 6F 4 极，在 X 线下，使导管跨过三尖瓣区，进入右心室，至右心室心尖部，电极导管头指向左下方，在横膈稍下处（图 15-1），该电极可记录到右心室图形，V 波大，A 波小或无。

5. 左心房

一般可从左锁骨下静脉或右颈内静脉穿刺，将 4 极或 10 极电极导管放入冠状静脉窦，间接记录左心房电活动。其远端的一对电极记录左心房、左心室外侧电位。近端一对电极记录左心房、左心室内侧电位。左房房速、肺静脉肌袖性房性心律失常和部分左侧旁路时也常用经股静脉穿刺房间隔放置导管。

6. 左室

左室导管常用 7F 4 极大头电极，主要用于标测消融，其部位取决于消融的靶点部位。

三、基本间期

测量心内间期的准确性与记录时的走速有关。在走速为100mm/s时，其准确性大概是±5ms，在走速为400mm/s时大概是±1ms。一般测量较大的间期（比如：评定窦房结功能）时走速100mm/s就足够了。如果测量不应期，一般走速150~200mm/s，但如果用于细致标测，则需要更快的走速（200~400mm/s）。

根据同步记录的希氏束电图，可以将体表心电图上的P-R间期进一步分为三种间期，即P-A间期、A-H间期和H-V间期（图15-4）。

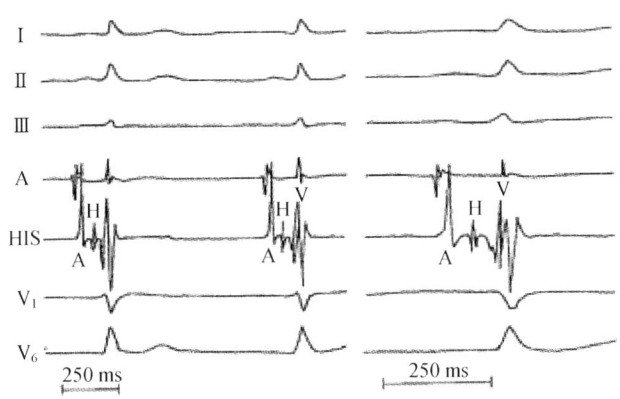

图15-4 正常希氏束图

A，心房波；H，希氏束除极波；V，心室波。根据体表心电图和希氏束电图可确定3种间期：P-A间期、A-H间期、H-V间期。

1. P-A间期

是指从体表心电图P波起点至希氏束电图A波起点的时间，反映从窦房结发出冲动到右心房下部的时间，参考值20~60ms。

2. 房内传导

正常的心房激动可开始于右房的高部或中侧部（随窦房结心律而异），并由该处向右房下部和房室交界区扩布，然后传至左房。由于心房内缺乏肯定的解剖学标志、电极导管放置的位置不能很精确、重复性不高，并且作为参考点的P波起始点不够清楚，心房内传导时间的准确测量有一定的局限。P-A间期不能完全反映心房内的传导，至多仅仅是右房传导的一个间接指标。

3. A-H间期

测量A-H间期应从希氏束电图上最早和可重复的快速波测至希氏束电位（H波）的起始处。反映右心房（A）下部开始除极至希氏束（H）开始除极，即来自房间隔下部的除极波通过房室结到达希氏束的时限，A-H间期根据心房起搏点的不同而变化。当心房激动由左房内或冠状窦口附近起搏灶引起时，冲动可以通过不同的地点进入房室结，绕过部分房室结组织，或者进入房室结早于希氏束电图上的A波。两种机制都可以导致较短的A-H间期。

A-H间期对心房起搏和药物的反应常常可以提供比单纯测量A-H间期更有意义的有关房室结功能的信息。用阿托品（0.04mg/kg）和普萘洛尔（0.02mg/kg）分别阻断迷走和交感神经后，可以更好地评价没有自主神经影响下的房室结功能。

正常人A-H间期在60～130ms。通常A-H间期受自主神经影响明显，当迷走亢进时可使A-H间期延长，交感神经兴奋时可导致A-H间期缩短。A-H间期延长还常因具有负性传导作用的药物（比如：地高辛、β阻滞剂、钙通道阻滞剂和一些抗心律失常药物）或房室结本身的病变所致。

4. 希氏束电位

呈双向或三向波形，H间期测量自希氏束电位起始点至该电位的终止点，反映了冲动在希氏束内的传导时间，平均时限为10～25ms。

5. H-V间期

由H波起始测量到体表心电图或心腔内电图最早R波起点的距离，代表冲动从希氏束近端通过希氏束-浦肯野纤维系统到心室肌的传导时间。H-V间期不受心率和自主神经张力的影响，通常保持恒定，其正常范围狭窄，为35～55ms。H-V间期延长常与末端传导束或希氏束本身的病变有关，而确定的H-V间期缩短则提示心室预激通过旁路传导。

四、程序刺激

心内电刺激法是心电生理研究中的常用方法，在上述心腔内电图记录的基础上，在患者自身窦性心律或心脏调搏的基础上进行心房或心室的加速起搏法，或程序输入一个或多个期前刺激去观察心脏电活动的变化。

（一）刺激仪

常用的刺激仪一般为多功能程序控制刺激仪，它是一台由电池供电的程控脉冲发生器。具有较大范围的起搏周长、多种电流强度（0.1～10mA）和脉宽（0.1～10ms）的选择。可发出按程序编制的3个或更多个脉冲，即S_1、S_2、S_3…S_N。其中S_1作为心脏调搏的基础刺激，可以连速、定时、定数三种方式发放。S_2为第1个期前刺激脉冲，它可以与前一个基础刺激S_1或前一个自身心动（P波或QRS波）同步发放，而其联律间期（S_1-S_2或P-S_2）可以程控，亦可令其自动正反扫描。S_3是第2期前刺激脉冲，它与前一个刺激脉冲S_2的联律时间亦可程控调节。刺激仪发放矩形脉冲，输出脉冲宽度为1～2ms，其电流强度为起搏阈值的2倍。

（二）起搏刺激技术

1. 起搏输出（pacing output）

通常使用的起搏输出即刺激电流强度为舒张期阈值的两倍。舒张期阈值（diastolic threshold）是指在舒张晚期可以持续完全夺获所需要的最小刺激电流强度。阈值可被起搏的周长所影响，因此，每次不同的起搏周长必须重新确定阈值。另外，舒张期兴奋性可受药物的影响，在应用药物后，也必须重新测定舒张期阈值。心房或心室刺激部位所测定的不应期与所用的刺激电流强度成反比。一般来说，用两倍阈值的刺激电流时所测得的不应期相对于更高电流强度刺激所测得的不应期有所延长，可以减少诱发非临床性心律失常的发生率，且可获得能重复的和与临床贴切的资料，使刺激强度标准化。输出脉宽一般为1～2ms。

2. 起搏周长（cycle length）

在电生理检查过程中，周长常常随着每次心跳而变化。因此，测量周长比总体计算每分钟心率更加切合实际，能够用来精确地描述连续心跳或者一个房早或室早的提前度以及刺激对心律失常的影响。周长与每分钟心率成反比关系，即：频率＝60000/周长（ms）。

3. 刺激方法

(1) 直接起搏（straight pacing）：在整个刺激过程中，以固定的频率或周长进行起搏刺激（S_1S_1 刺激）。起搏频率比基础心率快以保证夺获自主心律。

(2) 短阵快速起搏（burst pacing）：以固定频率的一个相对较短的脉冲间距进行刺激，以达到1：1夺获，每次起搏均获得较快的心率直到预设的最大心率或最小周长。常用来诱发或终止心动过速。

(3) 分级递增起搏法（stepwise rate-incremental pacing）：开始以略高于基础心率的 S_1S_1 作连续刺激，持续15～60s，然后间隔1～2min，以较快的频率（即较短的周长）再次进行 S_1S_1 刺激。如此继续进行，每次递增频率10次，直至逐步增加到170～200次/分或出现房室传导阻滞现象为止。每次起搏必须保持一定频率至少15s（适应期）以上，以保证传导间期的稳定性。本法可用于：窦房结恢复时间测定、房室或旁路有效不应期测定、房室双径路的检测以及预激综合征和旁路的研究等。分级递增起搏法的缺点是比较花费时间。

(4) Ramp pacing：是一种组合的连续刺激，后一组刺激与前一组刺激间期不同，一般采用较缓慢的幅度递减起搏周长（5ms、10ms或20ms），直到传导阻滞发生。每组刺激数目可以设定为4、6、8或10次等，每组刺激之间没有停止休息期。Ramp 刺激可以用来评价心脏传导/诱发和终止心动过速。Ramp 刺激常被用于植入型心律转复除颤器（ICD）编程来治疗心动过速。

(5) 早搏刺激（extrastimulus technique）：一般在一个固定数目的基本起搏（S_1S_1）心动后或正常窦性心动后给予1次周长较短的期前刺激（S_2），S_1 刺激频率比基础心率快5～10次/分，重复这一过程，进行性缩短 S_1S_2 间期，观察刺激的反应。必要时在 S_2 刺激后再增加 S_3、S_4 或 S_n 早搏刺激。本法可用于房室结和旁路不应期测定、诊断预激综合征和房室结双径路、诱发和终止阵发性室上性心动过速或室性心动过速等。临床上常用的有两种方法缩短 S_1S_2、S_2S_3 或 S_3S_4 的间期。一种称为直接序列法（simple sequential method）：S_1S_2 间期每次减少10ms直至 S_2 不能夺获，然后 S_1S_2 间期增加直至可以夺获 S_2（一般增加10～20ms），然后 S_1S_2 不变，引入 S_3，S_2S_3 间期递减重复上述程序，最后再引入 S_4。第二种方法称为串联法（tandem method）：S_1S_2 间期每次减少10ms直至 S_2 不能夺获，然后 S_1S_2 间期增加40～50ms并保持不变，引入 S_3 并递减 S_2S_3 间期直至 S_3 不能夺获。这时减少 S_1S_2 间期，再次尝试 S_3 是否可以夺获，并由此时起 S_1S_2 和 S_2S_3 间期前后交替递减，直至不应期。两种方法在诱发临床心律失常方面无显著差异，直接序列法更加简单和常用。

(6) 超速序列刺激（ultra-rapid train stimulation）：用极短的周期（10～50ms）起搏，一般很少应用，主要用于ICD植入过程中测试除颤阈值时诱发室颤。

(三) 传导和不应期

1. 定义

(1) 传导（conduction）：传导定义为组织对递增较快的刺激产生脉冲的传导能力。通常用直接递增刺激法或较慢的Ramp刺激法来测试组织的传导能力。直接递增刺激法常用于测量窦房结恢复时间和脉冲自高位右房传导至心室的能力，Ramp 法则常用来评价房室或室房传导。

（2）不应期（refractoriness）：不应期是细胞在前一次除极后不能再次被除极的一段时间。心肌组织的不应期可以根据该组织对期前刺激的反应方式不同来分别定义。

①相对不应期（relative refractory period，RRP）：以较长配对间期的期前刺激进行刺激时，期前刺激和基本刺激引起的搏动（早搏和基本搏动），两者的传导时间是相等的。当配对间期逐渐缩短，早搏的传导时间延长。当配对间期进行性缩短，早搏传导时间进一步延长。相对不应期是指在期前刺激（S_2）的过程中，引起较基础刺激（S_1）传导时间延长的最长期前刺激的配对间期（S_1S_2）。以房室结为例，导致 A_2H_2 间期延长（$>A_1H_1$ 间期）的最长 A_1A_2 间期就是房室结的相对不应期。细胞电生理学中，RRP 表示心肌细胞已完成了前次除极之后的大部分复极过程，但尚未完全恢复到静息膜电位的水平，此时对较强的刺激，心肌细胞虽然能够被再次除极，并能产生可传布的冲动，但动作电位的振幅较低，除极速度和传导速度均减慢。因此，相对不应期标志着相应心脏组织的应激性（兴奋性）和传导性还未完全恢复正常。

②绝对不应期（absolute refractory period，ARP）：在绝对不应期，细胞即使给予极大电流的期前刺激也不能被除极，表明细胞失去兴奋性。

③有效不应期（effective refractory period，ERP）：期前刺激与基本刺激间的配对间期继续缩短，直至期前刺激不能下传。有效不应期是指不能传播通过心脏某个特定组织的最长期前刺激的配对间期（S_1S_2），此时期前刺激的冲动不能下传。对于心脏传导系统各部位的有效不应期，应在各部位的近端处（冲动传入端）进行测定。以房室结为例，其有效不应期是不能传导到希氏束（无 H_2）的最长期前心房刺激（A_1A_2 间期）。细胞电生理学的 ERP 是表示在绝对不应期之后，心肌细胞的兴奋性刚刚开始恢复，但不具有传导性。此时，强刺激仅引起局部膜电位的不完全性除极，不产生可传布的冲动，对此，体表心电图和置于心腔内的电极导管不能记录到心电信号。

④功能不应期（functional refractory period，FRP）：是指能够通过心脏某个特定组织下传的最短的连续两个刺激冲动间期，代表该心脏组织的传出功能，应在组织的远端（冲动传出端）进行测定。因此，要测定一个心脏组织的有效不应期，就必须具备这样一个前提：即按冲动的传导方向，近段心肌组织的功能不应期应短于该组织（远段组织）的有效不应期。仍以房室结为例，其功能不应期是由 A_1A_2 下传的最短 H_1H_2 间期。如果房室结的功能不应期长于其远端的希氏束-浦肯野纤维系统的有效不应期，就无法进行测定。

2. 测量

测定不应期的方法是采用程序期前刺激技术。通过 8～10 个周长恒定的基础刺激（S_1），使心脏组织的不应期达到并保持稳定，在最末一个 S_1 刺激之后，加入一个期前刺激（S_2）。由于心脏传导系统具有双向（前向和逆向）传导功能，也同样存在着前向和逆向不应期。对传导系统各部位前向不应期和逆向不应期的测定，是分别采用期前心房刺激和心室刺激的方法，从舒张晚期开始加发一个期前心房或心室刺激，以 5ms 或 10ms 的幅度逐渐缩短 S_1S_2 间期，观察期前刺激的前传或逆传反应，直到心房或心室的有效不应期。

一些因素可以影响不应期的测定：①刺激电流强度对不应期的影响。心房和心室的有效不应期与所用的刺激电流大小成反比。为了排除刺激电流对不应期的影响和准确观察干预前后的不应期变化，大多数心电生理研究室采用两倍舒张期阈值的电流作为标准刺激电流。当然，用自舒张期阈值逐渐增高至 10mA 的电流强度，是评定不应期（或者更恰当地说是评定兴奋性）的更加细致和精确的方法，但当刺激电流增至 10mA 时，心室的有效不应期将缩短近 30ms，并且高刺激电流还增加了非临床性心律失常（房颤或室颤）的诱发率。②基础刺激周长（S_1S_1 间期）对不应期的影响。用不同的基础刺激周长所测定的不应期将不同。③测定部位对不应期的影响。为了准确测定不应期，对记录部位的选择是十分重要的。心房和心室的不应期应在刺激的部位测定，而房室结和希氏束-浦肯野纤维系统的不应期则应在希氏束电图上测定。

3. 起搏周长对不应期的反应

正常情况下，心房、希氏束-浦肯野纤维系统和心室的不应期是与基础刺激周长直接相关的，即随着基础刺激周长的减少，有效不应期缩短，这种现象被称为剥皮现象或不应期前移（peeling of refractoriness），在希氏束-浦肯野纤维系统表现最为明显。相反，当基础刺激周长逐渐减少时，房室结的有效不应期是增加的，这种情况是由于"疲劳"现象的缘故，其原因最可能是由于房室结的不应期是时间依赖的且超出了其动作电位的时限（与希氏束-浦肯野纤维系统的不同）。在另一方面，房室结功能不应期对周长改变的反应是不恒定的，但趋向于随着周长减短而缩短。这种看似矛盾的情况是因为功能不应期并不是心房期前刺激（AES；A_2）所遇到的房室结不应期的真正度量。功能不应期明显取决于基本驱动搏动的房室结传导时间（A_1-H_1），A_1-H_1 越长，在任何 A_2-H_2 间期时计算得到的功能不应期越短（$FRP=H_1H_2=A_1A_2+A_2H_2-A_1H_1$）。

骤然的周长变化同样会影响组织的不应期。当起搏周长由长变短时，比如：在一个长的基础刺激周长（S_1）后突然引入一个期前刺激（S_2），希氏束-浦肯野纤维系统和心室的有效不应期都缩短。而当起搏周长由短变长时，希氏束-浦肯野纤维系统有效不应期明显延长，但心室有效不应期几乎没有变化。

4. 传导和不应期测定的局限

不应期的正常参考范围很大，主要是因为基本起搏周长不一致，而不应期与周长密切相关；各家使用的刺激强度和脉宽不一；自主神经张力对房室结不应期有明显的影响，心房、希氏束-浦肯野纤维系统、心室的不应期虽然相对不受自主神经张力的影响，但也有数据显示迷走神经张力增加可以使心房不应期缩短而使心室不应期延长，这在检查的过程中是一个不可控的因素，除非应用自主神经阻滞剂。

五、心房刺激

（一）心房刺激技术

心房刺激是一种可以提供评价窦房结功能和分析房室传导系统功能的方法，还可以用来诱发各种不同的心律失常（室上速，有时可诱发室速）。从心房的不同部位刺激可以导致不同类型的房室传导，因此，如果为了研究药物和（或）生理性干预的效果，应该在心房的同一个部位起搏。心房刺激最常用的部位是高位右房和冠状窦。

频率递增性心房起搏通常从稍短于窦性心律的周长开始，然后进行性缩短起搏周长（每次 10～20ms），直到心房不能 1∶1 夺获，出现房室结文氏传导阻滞和（或）周长减至 200～250ms。Ramp 心房起搏也同样需要达到房室结文氏传导阻滞的起搏周长。心房分级递增起搏也可以用来评价每一起搏周长时的窦房结恢复时间。心房起搏应该同步化，因为第一个起搏配对间期的变化会影响接下来的房室传导。

在分级递增起搏过程中，每个周期的起搏应该持续足够长的时间，通常为15～60s，以确保传导间期的稳定性和克服两个显著影响稳定状态的因素。第一个因素是"适应现象"。在频率递增性起搏过程中，如果第一个起搏搏动的配对间期不同步，它可能比接下来的起搏周长短、长或相等，这样以后的几个搏动周期中就可以观察到A-H间期有所延长、缩短或保持恒定，并且最初的A-H间期与稳定状态时的A-H间期有所不同。在这种情况下，A-H间期动荡不定，然后减弱至一个稳定的水平，或者至发生房室结的文氏现象。第二个因素是自主神经张力对房室结传导的影响。快速起搏可使房室结传导发生各种变化，取决于当时患者的自主神经状态。快速起搏还可能使患者出现症状或引起低血压，并产生神经体液反应，从而影响检查结果。因此，在评价房室传导功能时，Ramp刺激比分级递增起搏法更易引起这些变化，所以起搏频率应该缓慢地增加（2～4次/分）直到传导阻滞发生。

心房期前刺激（AES）常被用来评价心房和房室结的不应期以及诱发心律失常。在程序期前刺激过程中，先给予8～10个周长恒定的基础刺激（S_1），使其达到稳定的房室结传导，然后加入一个期前刺激（S_2）。逐渐缩短S_1S_2间期重复上述刺激，观察窦房结和房室结的反应。

（二）对频率递增性心房起搏的正常反应

1. 窦房结对心房起搏的反应

窦房结是自主节律的起始部位，窦房结细胞具有自动除极、超速抑制、抢先占领的特点。快速心房起搏可以超速抑制窦房结，并且在刺激停止后恢复的窦性周长会延长。连续较长时间和快速的心房起搏进一步延长恢复后的窦性周长，在起搏停止后，窦房结会保持这种变化，并从较慢的心率逐渐加速至恢复到起搏前的频率。

窦房结恢复时间（sinus node recovery time，SNRTs）：超速抑制后窦房结功能恢复的时间，即以最后一次人工起搏的P波起至第1个恢复后的自身窦性P波的时间为窦房结恢复时间，正常人在1500ms之内。凡超出此数值者应认为窦房结自律性功能不正常（图15-5）。

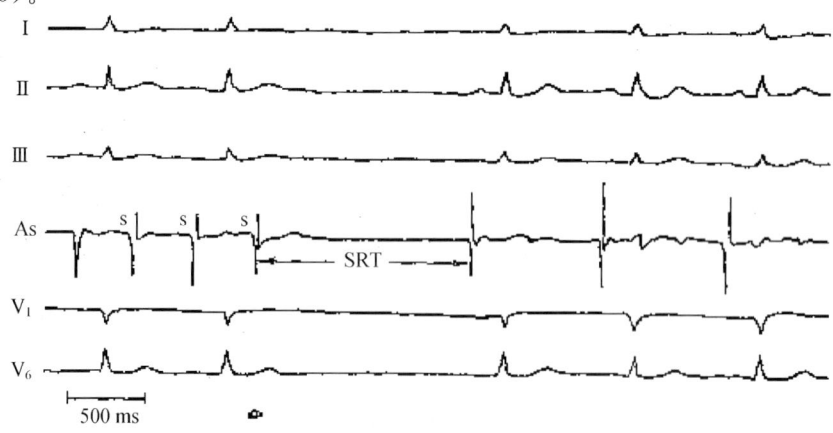

图15-5 连续快速心房电刺激，观察超速抑制后P波恢复的时间。即以最后一次人工起搏的P波起至第1个恢复后的自身窦性P波的时间为窦房结恢复时间（SRT）。

2. 房室结对心房起搏的反应

正常的房室结对频率递增性心房起搏的反应是随着起搏周长的缩短，P-R 和 A-H 间期逐渐延长，直至出现房室结文氏传导阻滞现象。并且如果进一步缩短起搏周长，可出现较高程度的房室阻滞（2∶1 或 3∶1），结下传导（H-V 间期）一般保持不变。

文氏阻滞常常是不典型的，也就是在阻滞发生前的几个搏动中，A-H 间期随着起搏周长的缩短并不延长而是趋于稳定，或者可以在最后一跳有很大的延长，这种不典型的文氏阻滞在长的文氏周期（大于 6∶5）中发生率最高。要注意区分不典型的文氏周期和莫氏Ⅱ型房室传导阻滞。正常情况下，大多数患者在心房起搏周长为 500～350ms 时可发生文氏房室传导阻滞，出现文氏点的起搏周长受自主神经张力影响明显。偶尔在一些基础 H-V 间期和 QRS 正常的患者中，给予很短的心房起搏（小于 350ms）可以发生结下阻滞，但大于 400ms 周长起搏时出现 H-V 间期延长或者结下阻滞是不正常的，往往提示结下传导异常。

3. 心房对心房起搏的反应

频率递增起搏可以引起心房内（P-A 间期）和心房间传导延长。但在频率递增起搏周长达到 200～300ms 时，心房起搏常常仍可保持 1∶1 夺获。在快速起搏时起搏阈值趋向于升高。快速起搏心房还可能诱发房颤等不必要的异常反应。迷走神经张力和药物（比如：腺苷和依酚氯铵）能减慢窦性心率，但倾向于缩短心房的有效不应期，这会使心房更易诱发出房颤。

（三）对心房期前刺激的正常的反应

1. 窦房结对心房期前刺激的反应

窦房结对心房期前刺激（AES）的反应可分为Ⅰ、Ⅱ、Ⅲ、Ⅳ四个区，即干扰区、重整区、插入区和折返区。

（1）Ⅰ区：当心房期前刺激的配对间期（A_1A_2）很长（较晚的早搏），A_2 落在窦性周长的后 20%～30%，此时，A_2 逆传至窦房结过程中与窦房结自发性冲动（A_1）相遇并相互干扰，但不能逆行传入窦房结而重整窦性周期。因此，不影响窦房结的自律周期，产生完全性代偿间期，即 $A_1A_3=2A_1A_1$。

（2）Ⅱ区：此区心房期前刺激的配对间期缩短到一定程度（较早的早搏），在窦房结自身激动发放之前已经逆传入窦房结，干扰了窦房结的自律周期，使窦房结重建新的窦性周期。早搏后的心房回复周期（A_2A_3）呈不完全性代偿间期，即 $A_1A_3<2A_1A_1$。这一区占窦性周长的 40%～50%。A_2 进入并重整了窦房结，但并没有改变窦房结起搏的自律性。因此，A_2A_3 应该等于窦性自主周期（A_1A_1）加上心房期前刺激（A_2）进出窦房结的时间，所以 A_2A_3 与 A_1A_1 的差值可以用作估算整个窦房传导的时间。

（3）Ⅲ区：心房期前刺激的配对间期进一步缩短至某一程度（更早的早搏），A_2 落入前一个窦性激动产生的不应期内，不能逆传或重整窦房结，即刺激并未对窦房结产生任何影响，窦房结仍然按照原有自身的周长发放冲动。A_2 表现为一个插入性房早，即 $A_1A_3\approx A_1A_1$。

（4）Ⅳ区：心房期前刺激的配对间期缩短至某一程度时，A_2 刺激进入窦房结周围组织，并诱使窦房结与心房之间形成折返激动，即 $A_1A_3<A_1A_1$。约 11% 的正常人群可以发生这种情况。

2. 房室结对心房期前刺激的反应

进行性提前的心房期前刺激可引起 PR 和 AH 间期的延长，期前刺激配对间期（A_1A_2）与 AH 间期（A_2H_2）成反比关系。A_1A_2 间期越短，A_2H_2 间期越长。大多数提前的心房期前刺激在房室结发生阻滞不能下传到心室（确定为房室结有效不应期）。偶尔传导延迟和阻滞发生在希氏束-浦肯野纤维系统，尤其是在较长的基础刺激周长后给予一个心房期前刺激时较易发生。因为在较长的起搏周长时，希氏束-浦肯野纤维系统的不应期常长于房室结的功能不应期。

房室传导的类型可以通过描绘不应性曲线，即配对间期（A_1A_2）与房室结和希氏束-浦肯野纤维系统反应间的相互关系来表示。

（1）Ⅰ型反应：在这一型中，进行性提前的心房期前刺激在房室结进行性传导延迟，而希氏束-浦肯野纤维系统没有任何改变。因此，房室结的不应期决定了整个房室传导的功能不应期，房室传导系统的有效不应期取决于心房或房室结水平。该型反应的特征是心房期前刺激的配对间期（A_1A_2）缩短时，H_1H_2 和 V_1V_2 间期起初随之缩短，而房室结传导（A_2H_2）和希氏束-浦肯野纤维系统传导（H_2V_2）保持稳定不变。当 A_1A_2 间期进一步缩短，达到房室结的相对不应期，导致房室结传导的进行性延迟（表现为 A_2H_2 间期进行性延长），此时希氏束-浦肯野纤维系统的传导（H_2V_2）稳定不变，而 H_1H_2 和 V_1V_2 间期进行性明显延长，直到冲动在房室结内被阻滞（房室结有效不应期）或者达到心房的有效不应期。所达到的最短 H_1H_2 和 V_1V_2 间期是房室结和整个房室传导系统的功能不应期。房室结传导时间（A_2H_2）在阻滞前常常延长至基础值的 2~3 倍。

（2）Ⅱ型反应：在Ⅱ型反应中，传导延迟最初发生在房室结内，而后随着期前刺激配对间期的进一步缩短，希氏束-浦肯野纤维系统内出现进行性传导延迟。因此，希氏束-浦肯野纤维系统的不应期决定了整个房室传导的功能不应期，房室传导系统的有效不应期取决于传导系统的任何水平。配对间期（A_1A_2）较长时，Ⅱ型反应与Ⅰ型反应相似，而当 A_1A_2 间期缩短时，传导延迟最初发生在房室结内（表现为 A_2H_2 间期进行性延长），当达到希氏束-浦肯野纤维系统的相对不应期时，希氏束-浦肯野纤维系统接着发生传导延迟（表现为 QRS 差异传导和 H_2V_2 间期进行性延长）。因此，与Ⅰ型反应不同，Ⅱ型反应中 A_2H_2 和 H_2V_2 间期都随着 A_1A_2 间期的进行性缩短而延长，导致 H_1H_2 和 V_1V_2 曲线分离，直到冲动在房室结内被阻滞（房室结有效不应期）或在希氏束-浦肯野纤维系统内被阻滞（希氏束-浦肯野纤维系统的有效不应期）或者达到心房的有效不应期。传导阻滞通常发生在房室结内，但也可发生在心房内，偶尔发生在希氏束-浦肯野纤维系统内。房室结传导时间（A_2H_2）通常延长不多，在阻滞前延长少于基础值的 2 倍。

Ⅲ型反应：在Ⅲ型反应中，起初传导延迟发生在房室结内，但在某个临界配对间期时，希氏束-浦肯野纤维系统内突然产生明显的传导延迟。因此，希氏束-浦肯野纤维系统的不应期决定了整个房室传导的功能不应期，房室传导系统的有效不应期取决于传导系统的任何水平。但与Ⅱ型反应不同，希氏束-浦肯野纤维系统内一定是最早产生传导阻滞的部位。在较长的配对间期时，Ⅲ型反应类似于Ⅰ型反应。而当 A_1A_2 间期逐渐缩短时，进行性传导延迟最初发生在房室结内（表现为 A_2H_2 间期进行性延长），而后突然在希氏束-浦肯野纤维系统发生显著的传导延迟（表现为 QRS 差异传导和 H_2V_2 间期突然的一个跳跃），从而引起 V_1V_2 曲线中断，接着 V_1V_2 曲线继续下降，直到某个临界的 A_1A_2 间期，期前冲动在房室结或希氏束-浦肯野纤维系统内被阻滞。希氏束-浦肯野纤维系统的功能不应期发生在引起 H_2V_2 间期突然跳跃前的那个 A_1A_2 间期。阻滞前房室结传导时间（A_2H_2）延长通常少于基础值的 2 倍。

三种型式中，Ⅰ型反应最常见，Ⅲ型反应最少见。但是，任何人的房室传导型式（Ⅰ型、Ⅱ型或Ⅲ型）都不是固定不变的。药物（比如：阿托品、异丙肾上腺素）或者刺激周长的改变，都能改变不同组织间不应期的关系，从而使一种型式的反应转变为另一种型式。举例来说，阿托品能够缩短房室结的功能不应期，从而使冲动能在希氏束-浦肯野纤维系统的相对不应期内到达希氏束-浦肯野纤维系统，使Ⅰ型反应变为Ⅱ型或Ⅲ型反应。

心房的有效不应期经常比房室结的有效不应期提早达到，特别是在基本驱动周长较长（心房有效不应期延长而房室结有效不应期缩短）的情况下，或者当患者激动时，提高了交感神经张力而减少了房室结的有效不应期。首先发生传导阻滞的部位，在房室结占大多数（45%），在心房占 40%，在希氏束-浦肯野纤维系统占 15%。

3. 心房对心房期前刺激的反应

心房期前刺激可以影响心房的相对不应期。过早的期前刺激落入心房有效不应期而不能夺获心房。心房的有效不应期可能比房室结有效不应期长或者短，尤其是在长的基本驱动周长时或者房室结传导受到自主神经影响时。在频率递增性起搏时，心房期前刺激能使心房内和心房间传导延迟，尤其是在有房性心律失常病史的患者中。期前刺激引起房内阻滞并不常见。有时在没有病史的患者中，几个期前刺激就可能诱发出房颤，但通常可以自行终止，不具有临床意义。

（四）心房的重复反应（repetitive atrial responses）

心房刺激可以引起额外心房搏动或心房回波。这些反应可能有不同的机制，最常见的是心房内折返和房室结回波。心房内折返常发生在较短的配对间期时，可以起源于心房内任何一个位置，心房激动顺序取决于起搏位置。其发生率随心房期前刺激的数目、驱动起搏周长的数目和所用刺激部位数目的增加而增加。心房重复反应也可能由房室结内折返而引起，这些患者存在房室结前传双径，最后一个起搏冲动缓慢地从慢径路下传，然后由快径路逆传从而产生一个回波。心房激动顺序与快径的逆传有关，最早可以在希氏束导管被记录，心房与心室激动可同时发生。

六、心室刺激

（一）心室刺激技术

心室刺激被用来评价室房逆传功能和不应期，心房逆传的类型和激动顺序能提示旁路的存在，并且更加容易诱发室性心律失常。

分级频率递增性心室起搏或 Ramp 起搏用来评价室房传导功能。这些方法通常不易诱发室性心律失常，即使在已知有室性心律失常病史的患者中也一样。频率递增性心室起搏一般从稍短于窦性周长的起搏周长开始，然后进行性缩短（每次 10～20ms），直到降至 300ms。更短的周长可能用来评价室上性心律失常患者快速的逆向传导或用来诱发室速。Ramp 起搏时，频率每次增加 2～4/min 直到达到室房传导阻滞发生。

心室期前刺激（VES）用来评价心室、希氏束-浦肯野纤维系统和房室结的不应期以及诱发心律失常。在程序刺激时，先给予 8～10 个周长恒定的基础刺激（S_1），使其达到稳定的室房传导，然后加入一个心室期前刺激（S_2）。逐渐缩短 S_1S_2 间期重复上述刺激，观察希氏束-浦肯野纤维系统和房室结的反应。

在心室刺激时，希氏束电图上可以记录到一个逆传的希氏束波，这可以在85%的窦性心律时 QRS 波正常的患者中看到。在 H-V 间期正常的患者中，希氏束电图上逆传的希氏束波通常出现在 V 波之前。相反，当同侧存在束支传导阻滞时，特别是伴有 H-V 间期延长，则很少看到逆传的希氏束波。如果看到，通常在束支阻滞同侧心室起搏时出现在 QRS 波之后。

心室刺激是相对安全的，但也可能诱发出与临床不相干的严重的心律失常包括室颤，这也可能发生在心脏正常或那些本身没有室性心律失常病史的患者。这些心律失常的诱发与心室刺激方案直接相关，因此，通常对于那些没有恶性室性心律失常史的患者来说，刺激方案限定于单个或两个心室期前刺激。另外，高电流的起搏输出也可以增加类似心律失常发生的危险。因此，心室刺激的电流强度采用舒张期阈值的2倍，脉宽为1ms比较合适。

（二）对递增性心室起搏的正常反应

心室起搏可以提供室房传导的信息。根据所研究的人群不同，可有40%~90%的患者存在室房传导。但任何频率起搏下都无室房传导也是常见的和正常的。希氏束-浦肯野纤维系统正常的患者中，在不同的部位进行心室刺激，室房传导能力没有差别。如果存在，正常的室房传导是通过正常的房室传导系统进行的，最早的心房激动位置通常在靠近房室结的间隔部位。在某些患者，室房逆传优先从慢径通过，心房激动的最早位置在房室结后部靠近冠状窦口。

房室结对频率递增心室起搏的正常反应是随着起搏周长的缩短，室房传导逐步延迟，表现为 HA 间期的逐步延长。进一步缩短起搏周长，可以出现室房逆传的文氏传导阻滞或更高程度的阻滞。当逆传的希氏束电位可见时，给予快速的起搏时尽管发生室房逆传阻滞，VH 间期相对保持稳定，并可确定阻滞的位置发生在房室结内。当进行心室起搏时逆传的希氏束电位不清楚时，如果发生室房阻滞，其定位判断必须从起搏的心室波对自身的或刺激引起的心房除极所产生的影响来推断（通过分析逆向隐匿性传导的水平）。如果心房波的 AH 间期与起搏的心室波之间没有时间关系，那么阻滞的部位在希氏束-浦肯野纤维系统内。相反，如果 AH 间期的变化取决于心房波与起搏的心室波间的配对间期，或者这个心房冲动未能下传除极希氏束，那么阻滞的部位在房室结内。此外，如果阻滞部位在房室结内，那么使用能增强房室结（但不是希氏束-浦肯野纤维系统）传导的药物（比如：阿托品），可以改善室房逆传。如果用了这些药后对室房传导没有影响，则阻滞部位在希氏束-浦肯野纤维系统。

在可比的起搏周长条件下，大多数患者（62%）前向传导比逆向室房传导好。房室结传导是室房逆向传导的主要决定因素。PR 间期延长的患者不容易呈现逆向室房传导。此外，房室结传导延迟的患者室房逆传的发生要比房室结下传导延迟者少。房室结前向阻滞的患者几乎普遍伴有室房逆传阻滞，而房室前向阻滞在希氏束-浦肯野纤维系统的患者，有将近40%的人可以有一定程度的室房传导。然而，要确切地比较房室结前传和逆传的功能受到一定限制，因为心室起搏时有时不能清楚地看到逆传的希氏束波，从而不能确定传导延迟或阻滞发生的确切位置（房室结还是希氏束-浦肯野纤维系统）。如果用两种不同的起搏周长进行频率递增起搏，则前传和逆传的反应不同，因为起搏周长对房室结和希氏束-浦肯野纤维系统不应期的影响是相反的。

（三）对心室期前刺激的正常的反应

心室起搏时有15%～20%的患者不能清楚地看到逆传的希氏束波，因此对希氏束-浦肯野纤维系统以及室房传导的评估是不完全的。另外，心室起搏记录不到希氏束波（H_1）时，希氏束-浦肯野纤维系统的功能不应期（理论上讲是任何配对间期时最短的H_1H_2间期）只能用S_1H_2来表示其近似值（S_1表示基本驱动周长的人工刺激信号），$S_1H_2 = S_1H_1 + H_1H_2$。其中S_1H_1间期一般保持恒定，是一个固定值。房室结逆向传导时间（H_2-A_2）最好在希氏束电图上测量，从希氏束电位结束开始到心房波开始。

通常心室冲动首先经右束支或左束支传导，然后是希氏束、房室结和心房。随着心室期前刺激的逐步提前，希氏束-浦肯野纤维系统最早发生传导延迟，并且也是最常见的最早发生传导阻滞的部位。传导延迟和阻滞也可能在房室结内发生，但较少见。

对心室期前刺激的反应也可以通过绘制曲线（S_1S_2间期对S_2H_2、S_2A_2和H_2A_2间期，S_1S_2间期对S_1H_2和A_1A_2间期）来表示。当较长的S_1S_2配对间期起搏时，逆向传导（S_2A_2）不发生延迟，逐步缩短配对间期（S_1S_2）将导致S_2A_2间期延长，但S_2A_2传导延迟的确切部位不易确定除非看到清楚的逆传希氏束波。在右室起搏时，最初的传导延迟常发生在逆向的右束支传导中。当配对间期（S_1S_2）缩短到某个临界值，右束支发生传导阻滞，逆向传导通过左束支传导，最终逆向的希氏束电位（H_2）逐渐脱离心室波（V_2）在希氏束图上清晰可见。一旦可见逆向的希氏束波，随着S_1S_2间期缩短，S_2H_2进行性延长（希氏束-浦肯野纤维系统传导延迟）。S_2H_2间期延长的程度不一，有时可超过300ms。室房传导时间（S_2A_2）取决于希氏束-浦肯野纤维系统传导的延迟（S_2H_2）。

在原来已有束支传导阻滞的患者，该束支也常有逆向传导阻滞。在束支阻滞同侧心室给予一个恒定的周长起搏或者较晚的心室期前刺激（这样通常可以在心室波后看到逆传的希氏束波），可以看到一个延长的VH间期。

周长对心室期前刺激的反应有明显影响。希氏束-浦肯野纤维系统的不应期明显取决于周长，基本驱动周长的缩短可使希氏束-浦肯野纤维系统和心室的有效不应期和功能不应期减短。

（四）心室的重复反应（repetitive ventricular responses）

心室刺激能引起额外心室搏动，最常见的机制是束支折返激动、房室结内折返和心室内折返激动。在同一个患者中，多种机制可能同时参与心室重复反应，但束支折返几乎总是其中之一。

1. 束支折返激动（bundle branch reentry beats）

束支折返激动是最常见的反应，在正常个体中的发生率将近50%。在心脏正常的患者中，束支折返激动很少持续，通常在1～2个折返后自行停止。无论有无结构性心脏病，非持续性的束支折返与自发的室性心律失常没有关系。

希氏束-浦肯野纤维系统的最长不应期大多在其末端或者在靠近浦肯野与心肌交界处。因此，在右室心尖部以逐步缩短的间期进行期前刺激时，右束支末端可能还在不应期，导致逆向传导在右束支末端进行性延迟和阻滞，这样冲动传导到左室，逆向传导至左束支再到希氏束。此时，逆向的希氏束电位通常见于局部心室电位之后，如果有逆向的心房激动，它在希氏束波后面。当心室期前刺激的配对间期进一步缩短，希氏束-浦肯野纤维系统的逆向传导进行性延迟，当希氏束-浦肯野纤维系统（S_2H_2）延长程度达到某个临界点时，起初发生阻滞的右束支脱离不应期，冲动经原先阻滞的右束支下传回来，产生一个QRS波，其形状就像典型的左束支阻滞伴心电轴左偏，因为心室激动来源于右束支传来的冲动。这个心室回波称为束支折返激动或"V_3现象"。

束支折返激动的HV间期通常近似于前向传导时的HV间期，可以略长或略短，取决于希氏束记录的位置。

2. 房室结内折返引起的心室回波（ventricular echo beats）

房室结内折返引起的心室回波是第二种常见的心室重复反应，可以发生在15%～30%的正常个体中。由房室结内折返引起，常出现在逆向房室结传导延迟达到某个临界值时。这些患者存在逆向的房室结双径路。最后一个起搏冲动经由慢径缓慢逆向上传，然后通过快径下传至心室，产生心室回波。在大多数病例中，房室结逆向传导延迟的临界点在逆向希氏束电位脱出局部心室波之前达到，因此看不到希氏束波。结果在V_2A_2的某个临界值，可以看到一个QRS波形态正常的前向传导的额外搏动（回波），心房波（A_2）在回波（V_3）前的希氏束电位（H_3）之前。

这种现象在长或短的配对间期时都可能发生，仅仅取决于房室结逆向传导延迟的程度。希氏束-浦肯野纤维系统内或房室结内如果存在阻滞，能够阻止其发生。如果能看到逆传的希氏束电位，往往可以发现H_2A_2和A_2H_3的相互关系。

3. 心室内折返激动引起的心室回波（intraventricular reentrant beats）

这类反应通常发生在原有心脏病史的患者中，尤其是冠心病伴有既往心肌梗死者。常发生在较短的配对间期并且可以有多种QRS形态，但在既往有心肌梗死的患者中呈右束支阻滞型的多于呈左束支阻滞型。在正常患者中，用2倍舒张期阈值的单个心室期前刺激，这类心室重复反应的发生率不到15%，用两个期前刺激时，其发生率为24%。而在既往有过室速或室颤和心脏病史的患者中，用单个或两个心室期前刺激引起的心室内折返激动的发生率高达70%～75%。这类心室重复反应的发生率随着心室期前刺激的数目、基本驱动周长的数目和所用刺激部位数目的增加而增加。这类重复反应通常是非持续性的（1～30个心搏），典型的为多形性。但对于既往没有临床心律失常的患者，没有临床意义。

七、几种电生理现象

1. 隐匿性传导（Concealed conduction）

窦性或异位激动在心脏传导组织中传导时，由于传导受阻未能继续向下传至心房或心室，使心房或心室除极，因而心电图上不显示P波或QRS波，但由于传导组织被隐蔽地除极，部分地透过传导组织产生了一个不应期，并对下一次激动的形成和（或）传导产生影响，由此可引发各种复杂心律失常。由于在体表心电图上不能直接发现隐匿性传导，只有根据它对下一次激动所产生的影响变化而得到提示和间接的证实。

隐匿性传导是在1948年由Langendorf首先提出、1949年Lins证实了这一心电现象的存在，1961年Hoffman等应用微电极技术再次研究证明了这一理论。当激动到达某区域时，该区域正处在由绝对不应期向相对不应期过渡的边缘状态、兴奋性较低，此时该区域动作电位的0相上升速率和整体振幅均较低，从而使兴奋不能向周边正常扩散而形成正常除极，但是由于该激动已兴奋这一区域，使得接踵而至的下一激动不能正常下传（传导中断或传导延迟），因此，后者是判断隐匿性传导存在与否的依据。

隐匿性传导可以发生在心肌组织的任何部位，以房室交界区最为常见，亦可发生在窦房传导组织，左、右束支，浦肯野纤维。隐匿性传导的临床意义不在于其本身，而是由此引起的心律失常，特别是复合、复杂的心律失常，常给心电图的分析、诊断带来诸多困难。隐匿性传导可以是生理性的或是病理性的。例如，房颤等快速室上性心律失常时，由于隐匿性房室传导的存在，可阻止过多的室上性激动下传心室，但过多的隐匿性传导发生，则会导致心室长间歇的出现。在病理情况下，隐匿性传导会引发多种、复杂心律失常，特别是在交接区。另外，某些药物（如β受体阻滞剂、洋地黄类）可影响房室传导功能，形成房室间的隐匿性传导。

2. 裂隙现象

裂隙现象（gap phenomenon）是心电图和心脏电生理中的一种伪超常传导现象，当心脏特殊传导系统中沿激动传导的方向存在不应期或传导性显著不均衡的两个水平面时，可能出现远端水平面的有效不应期长，而首先出现传导阻滞，随后近端水平面进入相对不应期而发生传导的延缓，近端的这种传导延缓能使远端已经发生传导阻滞的心肌组织脱离有效不应期，从而使激动得以下传，这种现象称为裂隙现象，表现为在心动周期的某一时限内到达远端的激动不能传导，而较早或较晚的激动都能传导，这一时限为裂隙带。

过去很长一段时间裂隙现象被归在超常传导的范畴，但心脏电生理研究发现，其本质是激动传导方向上不同水平面的不应期各不相同所造成的。正常心动周期时，传导系统近、远端各水平面都处于兴奋期，激动可以正常地从近段下传至远端。期前收缩时，联律间期缩短，激动落入了远端水平面的有效不应期而被阻滞，不能下传。当期前收缩进一步缩短时，其将落入近端水平面的相对不应期，激动在近端发生传导延缓，当其传导到远端时，远端组织已脱离有效不应期，使激动得以下传。

由此可见，裂隙现象的发生不是远端组织的阻滞发生了意外改善，而是近端组织进入相对不应期使激动延缓下传的结果。裂隙现象包含一个近端阻滞区和一个远端阻滞区。在房室传导系统中任意两处组织分别作为近端阻滞区和远端阻滞区进行组合，就可以构成多种类型的裂隙现象，当然在正向与逆向传导中都可能发生。另外，受心动周期长短、药物等因素的影响，裂隙现象可以出现或消失。

3. 超常传导（supernormal conduction）

超常传导提示传导比预期的好或者当预料发生阻滞时传导仍在继续。对于心脏电生理来说，超常传导并不是比正常传导好，只是对预期应受阻的冲动发生意外的下传，预期应传导延缓的冲动发生快速的传导。其实质是传导异常的心肌发生了不明原因的、暂时性的传导改善，而并非意味着传导性能超过正常。

超常传导的基础是超常兴奋性，心肌细胞复极 3 期，在复极化完毕前，膜电位由 $-80mV$ 恢复到 $-90mV$ 这一段时期，其膜电位值低于静息电位，而 Na^+ 通道已基本恢复到可被激活的正常备用状态，故一个低于阈值的刺激即可引起一次新的兴奋，此即超常期。超常传导已经在希氏束-浦肯野纤维系统、犬的 Bachmann 束、心房和心室的工作肌中被证实。

一些心电图现象可以提示超常传导，比如：①RR 间期在比原本有束支阻滞的 RR 间期更短时,其束支传导反而正常化。这可能发生在基本节律为正常窦律伴束支阻滞的患者,在一个房性早搏时却伴有正常的 QRS 波或者在快速频率下束支阻滞反而正常化。②在高度房室传导阻滞时间歇性的房室传导,只有当 P 波正好落在 T 波结束部分或刚好结束时才能传导,而其他任何时间 P 波都不能下传。③一个弱的起搏在心动周期其他时间都不能夺获,但在 T 波刚好结束时可以夺获。

超常传导是临床上较少见的一种改变类型,不少所谓超常传导有明确的原因或者确切的发生机制,并非真正的超常传导,称之为伪超常传导现象。比如:裂隙现象(gap 现象),不应期退缩现象(Peeling 现象)等。超常传导发生在意料之外,真正的超常传导是否是一种重要的临床现象还不肯定,但不能用其他已知的电生理机制去解释。

(潘文麒)

参考文献

[1] Zipes DP, DiMarco JP, Gillette PC, et al. Guideline for clinical intracardiac electrophysiological and catheter ablation procedures. A report of the American College of Cardiology-American Heart Association Task Force on Practice Guidelines (Committee on Clinical Intracardiac Electrophysiologic and Catheter Ablation Procedures), developed in collaboration with the North American Society of Pacing and Electrophysiology. J Am Coll Cardiol, 1995, 26: 555.

[2] Scheinman MM, Huang S. The 1998 NASPE prospective catheter ablation registry. Pacing Clin Electrophysiol, 2000, 23: 1020.

[3] Wellens HJ. Catheter ablation of cardiac arrhythmias: Usually cure. but complication may occur. Circulation, 1999, 99: 195.

[4] Josephson ME. Electrophysiologic investigation: Technical aspects. In Josephson ME (ed): Clinical Cardiac Electrophysiology. 3rd ed. Philadelphia: Lippincott, Williams & Wilkins, 2002: 1-18.

[5] Markides V, Segal O, Tondato F, et al. Mapping. In Zipes D, Jalife J (eds): Cardiac Electrophysiology: From Cell to Bedside, 4th ed. Philadelphia: WB Saunders, 2004: 858-868.

[6] McGavigan AD, Kalman JM. Atrial anatomy and imaging in atrial fibrillation ablation. J Cardiovasc Electrophysiol, 2006, 17 (Suppl 3): S8.

[7] 马长生,秦永文. 房间隔穿刺术 [M]. //介入心脏病学. 北京:人民卫生出版社, 1998: 533.

[8] 马长生,董建增,刘旭,等. 右前斜45°透视指引下房间隔穿刺术方法学评价. 中国介入心脏病学杂志, 2003, 04.

[9] Ren JF, Callans DJ. Utility of intracardiac echocardiographic imaging for catheterization. //In Ren J-F, Marchlinski FE, Callans DJ, Schwartsman D (eds): Practical Intracardiac Echocardiography in Electrophysiology. Malden: Mass, Wiley-Blackwell, 2006: 56-73.

[10] Johnson SB, Seward JB, Packer DL. Phased-array intracardiac echocardiography for guiding transseptal catheter placement: Utility and learning curve. Pacing Clin Electrophysiol, 2002, 25 (4 Pt 1): 402.

[11] Daoud EG. Treansseptal catheterization. Heart Rhythm, 2005, 2: 212.

[12] Stevenson WG, Soejima K. Recording techniques for clinical electrophysiology. J Cardiovasc Electrophysiol, 2005, 16: 1017.

[13] Josephson ME. Electrophysiologic investigation: General aspects. In Josephson ME (ed): Clinical

Cardiac Electrophysiology, 3rd ed. Philadelphia: Lippincott, Williams & Wilkins, 2002: 19-67.

[14] Akhtar M, Damato AN, Batsford WP, et al. A comparative analysis of antegrade and retrograde conduction patterns in man. Circulation, 1975, 52: 766.

[15] Denes P, Wu D, Dhingra R, et al. The effects of cycle length on cardiac refractory periods in man. Circulation, 1974, 49: 32.

[16] Josephson ME. Sinus node function. In Josephson ME (ed): Clinical Cardiac Electrophysiology, 3rd ed. Philadelphia: Lippincott, Williams & Wilkins, 2002: 19-67.

[17] Josephson ME. Miscellaneous phenomena related to atrioventricular conduction. //Josephson ME (ed): Clinical Cardiac Electrophysiology, 3rd ed. Philadelphia: Lippincott, Williams & Wilkins, 2002: 140-154.

[18] Fisch C, Knoebel SB. Concealed conduction. //Fisch C, Knoebel SB (eds): Electcardiography of Clinical Arrhythmias. Armonk, New York: Futura, 2000: 153-172.

[19] Kiborn MF, McGuire MA. Electrocardiographic manifestations of supernormal conduction, concealed conduction, and exit block. //Zipes DP, Jalife J (eds): Cardiac Electrophysiology: From Cell to Bedside. Philadelphia: WB Saunders, 2004: 733-738.

[20] Fisch C, Knoebel SB. Atrioventricular and ventriculoatrial conduction and blocks, gaps, and overdrive suppression. //Fisch C, Knoebel SB (eds): Electcardiography of Clinical Arrhythmias. Futura, 2000: 315-344.

[21] Toeda T, Suetake S, Tsuchida K, et al. Exercise-induced atrioventricular block with gap phenomenon in atrioventricular conduction. Pacing Clin Electropgysiol, 2000, 23 (4 Pt 1): 527.

[22] Fisch C, Knoebel SB. Supernormal conduction and excitability. //Fisch C, Knoebel SB (eds): Electcardiography of Clinical Arrhythmias. Armonk, New York: Futura, 2000: 237-252.

第十六章 不恰当窦性心动过速的电生理特点与导管消融治疗

不恰当窦性心动过速，简称不恰当窦速（inappropriate sinus tachycardia，IST），是一种在心电图上以较持续的窦性心动过速为主要表现，但无任何器质性和继发性诱发因素的一种窦性心动过速。目前对其机制尚不清楚，由于其预后多为良性，所以治疗也需因人而异。

一、临床定义

根据心电图诊断标准，不恰当窦性心动过速是一种非阵发性的心动过速，24小时动态心电图显示白天休息时心率大于100次/分或24小时平均心率大于90次/分，12导联心电图上P波形态、电轴与正常窦性P波一致或相似；且临床上心动过速与任何器质性或继发性因素无关。不恰当窦性心动过速还包括由轻微活动或体位改变而引起的过度窦性心率增加，当然也需排除器质性疾病。

由于对其发病机制尚不清楚，故临床上还没有诊断不恰当窦速的金标准，唯一的依据是排除了继发性因素的症状性窦性心动过速。虽然临床体检和辅助检查能帮助我们排除一些其他心动过速（如起源于窦房结附近的局灶性房性心动过速等），但对于诊断的确立通常都不是十分有用。

二、临床表现

不恰当窦速的患者多数为年轻女性，其中部分患者可伴有高血压。据有关资料显示，随机抽取的中年人群的不恰当窦性心动过速发生率约为1%，几乎所有有症状的住院患者均为女性。

不恰当窦性心动过速的临床表现差异很大，轻的可以没有任何症状，重的可以出现慢性不能缓解的乏力或虚弱等症状。最常见的表现主要有心悸、疲劳和活动耐受力差，还可以包括非特异性的胸闷、胸痛、呼吸困难、头晕和焦虑，甚至晕厥前症状。当心率正常时，症状可缓解。患者通常于休息时心率较快，或者极其轻微的活动就使心率大幅增加，90秒内心率可超过130次/分。但症状的严重程度往往与心动过速程度不呈比例。

通常患者的血液生化检查和心脏超声检查均显示正常。故不恰当窦性心动过速的确诊需排除各种病理性反应，如心力衰竭、甲状腺功能亢进、低血容量、贫血、感染、糖尿病自主神经病变、嗜铬细胞瘤、体位性低血压或药物因素（抗哮喘药物等）。

三、病理生理

不恰当窦性心动过速的确切病理生理机制尚不明确，但一般认为可能机制包括：
（1）交感神经张力增高；
（2）交感神经受体敏感性增高；

(3) 副交感迷走神经张力减弱；

(4) 交感迷走失衡。

(5) 窦房结自律性细胞异常。

自主神经的表现异常可能和分子水平异常有关。有学者发现，在不恰当窦速患者中有52%存在抗自身β受体的IgG抗体。这种抗体在动物实验中显示可增加新生大鼠心肌细胞的跳动频率，并在体外使转染过 $β_1$ 和 $β_2$ 受体的细胞内 cAMP 的产生增加。此抗体的致快速性心律失常作用可被普萘洛尔抑制。虽然不是所有的患者均有自身抗体，但是正常人中却未发现有抗β受体抗体的存在。当然这并不能全部解释不恰当窦速的发病机制，其他机制有待进一步研究。比如，在不恰当窦速患者中，人们还发现其窦房结功能本身也存在异常，即人为用药物完全阻断自主神经（交感和副交感神经）后，不恰当窦速者的内在窦房结自律性仍高于正常人，说明还有窦房结内在机制的存在。

四、预后和转归

不恰当窦速的预后良好。研究显示在 6 年的随访期内，患者心率的变化并不明显，多数维持在较高水平，少数可能下降至正常。尽管心率较快的患者一直有轻中度的心悸等症状，但症状不断加重者是极为少见的。与非阵发性室上性心动过速可能导致心肌病不同，只有极个别不恰当窦速患者出现左室严重功能不全，大多数不恰当窦速患者不会出现左室功能异常且预后良好。

五、治疗原则

不恰当窦速患者只有当其有临床症状时才考虑治疗。目前药物治疗仍为主要手段。对有症状的患者，β受体阻滞剂应为首选药物，如美托洛尔、普萘洛尔等。钙通道阻滞剂，如维拉帕米和地尔硫䓬也能有效治疗不恰当窦速。当上述药物控制心率不佳或不能耐受时，也可选用胺碘酮或心律平等。国外有报道用 Ivabradine 治疗达到良好效果。Ivabradine 是一种窦房结 I_f 通道的选择性抑制剂，能降低窦房结 4 相自动除极的频率。如果患者症状严重，药物治疗效果不佳，需考虑非药物治疗，如外科手术窦房结切除术、窦房结动脉栓塞术及导管消融术。应用导管消融术改良窦房结功能在治疗难治性不恰当窦速的病例中应用较广泛，但由于手术较复杂，效果有限，所以仅适合有严重症状且其他治疗无效的患者。

六、电生理检查和射频消融治疗

1. 电生理检查

不恰当窦速的电生理检查目的是为了排除常规心电图上酷似窦速的其他种类的心动过速，比如起源于右心房界嵴或右上肺静脉的房性心动过速（房速）。操作时，除了常规放置希氏束、冠状窦、右心室电生理标测导管外，还需沿界嵴放置一根 20 极标测导管，其远端置于上腔静脉和右心耳交界处的下外侧，并沿界嵴向下使导管近端置于下腔静脉与右心房交界处，为使导管接触良好，有条件时用心腔内超声指导导管的放置。

（1）诱发心动过速

程序刺激需在异丙肾上腺素使用前和使用后分别进行。检查需注意有无其他心动过速，如房速或其他室上性心动过速（室上速）。不恰当窦速一般不能用程序刺激来诱发，但可用异丙肾上腺素刺激诱发，起始呈窦性频率逐渐增快，并伴有最早激动点逐渐移向界嵴的上方。

(2) 不恰当窦速的电生理特点

由于窦房结组织位于界嵴，其上部的自律性高于其中、下部，故不恰当窦速时的心房激动顺序的特点是沿界嵴从头到尾的顺序，同时随着心率的增快，最早激动点逐渐移向界嵴上方的头端；当心率慢时，最早激动点又逐渐移向界嵴的下方尾部。和局灶性房速不同，不恰当窦速在用药物或心动过速开始和结束时，心率的变化均为渐进性的。

(3) 排除其他心动过速

最主要的有两种需鉴别，即窦房结内折返性心动过速和局灶性房速。前者很容易通过心房期前刺激（早搏）诱发，后者可以通过心房早搏、短阵刺激或肾上腺素能药物刺激诱发，而不恰当窦速通常不能通过程序刺激诱发。此外，窦房结内折返性心动过速和局灶性房速在起始时的心率变化是突然加快的，尽管有些房速可能出现数个心动的"温醒"现象，但不恰当窦速的心率变化需要经过数秒，甚至数分钟。在窦房结内折返性心动过速和局灶性房速时，心房的激动顺序瞬间改变，而不恰当窦速的激动顺序，如前所述，是当心率逐渐增快时最早激动点逐渐移向界嵴的上方。有时房速随异丙肾上腺素刺激，其心动过速频率也逐渐加快，但不会出现激动顺序的改变。不恰当窦速不能被程序刺激终止，其心率逐渐下降，而另两种心动过速可反复被程序刺激突然终止。迷走刺激法（压迫眼球、颈动脉窦按摩和Valsalva动作）在不恰当窦速时，只能逐渐减慢心率，并使起始激动点逐渐向下移至界嵴，而对另两种心动过速来说，要么无效，要么突然终止心动过速。如果单一位点的射频消融能突然终止心动过速则提示为房速，因为不恰当窦速均起源于界嵴上部较大的区域。

2. 射频消融治疗

窦房结组织是一个可分化为多区域的复合体，这些分化的不同区域有各自不同的起搏频率。也就是说，当窦性频率改变时，其冲动起源的解剖分布是不同的。这就为射频消融高频区域而保留相对低频区域提供了可能。高频区域通常位于界嵴的上部（头部），窦房结改良的靶区即在此处，所以消融改良的不是某一个点，而是产生高频的界嵴头部区域。

(1) 消融技术

界嵴在X线影像中是不可分辨的，而且走向也因人而异，所以手术中最好应用心腔内超声，或利用三维标测系统，如CARTO和NavX等，有助于标定相关解剖结构的界限（上腔静脉、心房边缘），以找到心动过速时最早激动点的范围，标记好膈神经的走向，因为术中必须严格避免损伤膈神经。判断膈神经的位置可用电刺激的方法，用较大刺激电流（5～10mA）可引起膈肌收缩的刺激点所在位置即为膈神经的位置。根据20极标测导管对界嵴的定位，将4～8mm大头消融导管置于最早心房激动部位，通常为界嵴上部（头部），消融功率输出调定至使局部温度达到50～60℃，和（或）局部阻抗下降5～10Ω。典型的成功心内膜消融点通常位于局部激动时间较体表心电图P波起始点早25～45ms的位置。消融时需用最大异丙肾上腺素刺激（6μg/min），目的是为了显露出界嵴上部，因为心房最早激动处即在此。界嵴（有2～3mm的宽度）头端纵向中线处，即上腔静脉前部与右心耳相接处，是最大窦性频率时心房激动最早的部位，射频消融应首先在此部位进行。然后，逐渐沿界嵴向下消融，直至达到目标心率为止。

即刻消融成功终点为：①消融时窦性频率突然下降 30 次/分以上或最大心率下降 30%；②持续的窦性频率降低；③Ⅲ导联 P 波负向；④给予最大肾上腺素能刺激时心房最早激动点沿界嵴下移。

不恰当窦速的射频消融经常很困难，而且需要重复进行，平均每次手术的消融次数为 12 次。可能原因包括：窦房结的解剖特点是位于心外膜侧，其特殊分化的起搏细胞被致密的结缔组织包裹，界嵴结构较厚，而且窦房结动脉将射频产生的热量过快带走。

（2）消融术结果

不恰当窦速通过射频消融术，只有相对较少的患者能够同时达到症状缓解，如休息时心率降低，保持较理想的变时功能，且无需永久起搏器治疗。有些患者，虽然手术终点达到目标，但症状仍然存在，可能和患者本身的自主神经功能紊乱有关。射频消融技术最多只能产生中等程度的疗效。远期的成功率较低，为 23%～83%。彻底的窦房结消融后只保留交界性心率虽能保证远期成功但需要永久起搏器治疗。多数患者在消融术后 1～6 个月复发。

不恰当窦速的射频消融术主要并发症有心脏压塞、上腔静脉综合征、膈神经麻痹和窦房结功能不全。

（陈　颖　顾　刚）

参考文献

[1] Blomstrom-Lundqvist, C. ACC/AHA/ESC guidelines for the management of patients with supraventricular arrhythmias—executive summary: a report of the American College of Cardiology/American Heart Association Task Force on Practice Guidelines and the European Society of Cardiology Committee for Practice Guidelines (Writing Committee to Develop Guidelines for the Management of Patients With Supraventricular Arrhythmias). Circulation, 2003, 108 (15): 1871-1909.

[2] Chiale, P. A. Inappropriate sinus tachycardia may be related to an immunologic disorder involving cardiac beta adrenergic receptors. Heart Rhythm, 2006, 3 (10): 1182-1186.

[3] Lee, R. J, J. S. Shinbane. Inappropriate sinus tachycardia. Diagnosis and treatment. Cardiol Clin, 1997, 15 (4): 599-605.

[4] Lopera, G. Chronic inappropriate sinus tachycardia in elderly females. Ann Noninvasive Electrocardiol, 2003, 8 (2): 139-143.

[5] Rakovec, P. Treatment of inappropriate sinus tachycardia with ivabradine. Wien Klin Wochenschr, 2009, 121 (21-22): 715-718.

[6] Sanchez-Quintana, D. Sinus node revisited in the era of electroanatomical mapping and catheter ablation. Heart, 2005, 91 (2): 189-194.

[7] Shen, W. K. How to manage patients with inappropriate sinus tachycardia. Heart Rhythm, 2005, 2 (9): 1015-1019.

[8] Still, A. M. Prevalence, characteristics and natural course of inappropriate sinus tachycardia. Europace, 2005, 7 (2): 104-112.

[9] Winum, P. F. A case of cardiomyopathy induced by inappropriate sinus tachycardia and cured by ivabradine. Pacing Clin Electrophysiol, 2009, 32 (7): 942-944.

第十七章 房室结折返性心动过速的电生理特点与导管消融治疗

房室结折返性心动过速（atrioventricular nodal reentry tachycardia，AVNRT），是相当常见的一种阵发性室上性心动过速，约占成人室上性心动过速病例的半数以上。AVNRT 更常见于女性、成人患者。典型 AVNRT 的心电图中，P 波往往看不见，或位于 QRS 波终末，使 QRS 波形态发生改变（图 17-1），提示心房、心室几乎同时激动。AVNRT 患者的食管和心腔内电图也证实了这一特点，并发现典型 AVNRT 具有长 AH 间期、短 HA 间期。早期的研究提示典型 AVNRT 是房室结内的折返活动，通过慢径前传、快径逆传，并出现了选择性消融慢径、避免损伤快径的消融方法。目前较多的研究证据提示除房室结部分外，AVNRT 的折返环可能包括结前心房组织或房室结的输入端；而且 AVNRT 存在不同类型。

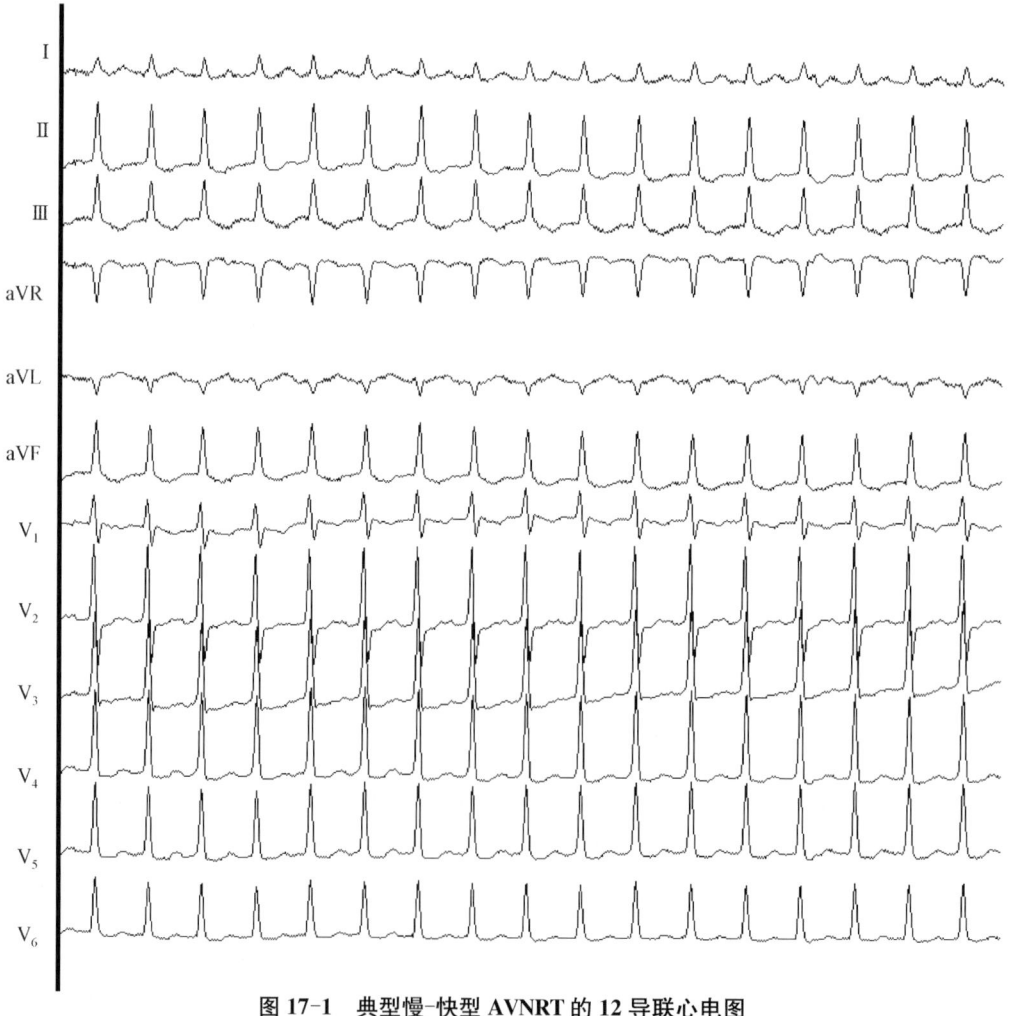

图 17-1 典型慢-快型 AVNRT 的 12 导联心电图

一、解剖

1. 房室结

房室结位于右心房的 Koch 三角中。三尖瓣的间隔叶相当于 Koch 三角的前缘；上缘是室间隔的膜部，即 Koch 三角的尖端；三角的后缘是 Todaro 腱；下缘是冠状窦（CS）口（图 17-2）。对于成年人，房室结通常长 5～7mm，宽 2～5mm，位于右房心内膜下。致密房室结位于 Koch 三角的顶端、Todaro 腱融入中央纤维体处。与慢径传导有关的结前区域位于 Koch 三角的下部。慢径的射频消融部位通常在三尖瓣环与 CS 口之间。

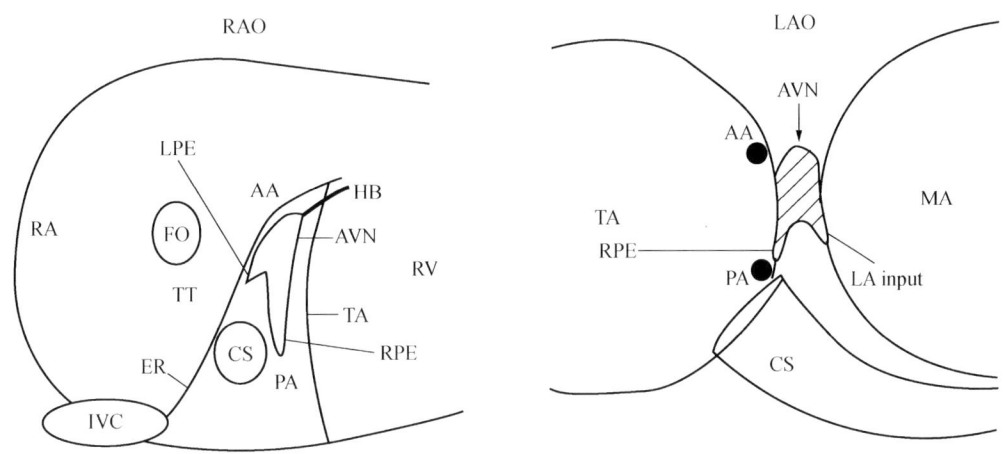

图 17-2 Koch 三角内房室结的图示

房室结的右后延伸部分到达冠状窦口，左后延伸部分到达二尖瓣环。RAO：右前斜位；LAO：左前斜位；TT：Todaro 腱；TA：三尖瓣环；CS：冠状窦；AA：前侧进路；PA：后侧进路；AVN：房室结；RPE：右后延伸；LPE：左后延伸；ER：欧氏嵴；FO：卵圆窝；IVC：下腔静脉；RA：右心房；RV：右心室；MA：二尖瓣环；LA input：左房输入端；HB：希氏束。

2. 房室结的心房输入端

目前比较重视房室结的心房输入端在 AVNRT 中的作用。虽然有房室结内纵向分离、各向异性传导等理论，但房室结心房输入端模式可更好地解释房室结在消融时的生理特点。但尚未有任何一个理论被完全证实。

人类心脏房室结的心房输入端有三个主要来源：上方、下方和左心房。上方和下方的输入端被认为是典型慢快型房室结折返形成的关键（图 17-2）。致密房室结接受来自右心房卵圆窝前缘的心房激动，以及房间隔的左心房侧靠近房室结的过渡细胞的心房激动。上方输入端被认为是快径，到达致密房室结的大部分区域。在此处消融会严重影响房室结传导，因此上方输入端是通向房室结的主要传导部分。下方输入端为通过三尖瓣环和冠状窦口的过渡细胞并从冠状窦口附近的区域进入房室结，是慢径来源。下方输入端可能并不是一束，而是分散存在的。有研究发现，房室结的下方输入端向后延伸，可向右后到达三尖瓣环冠状窦口附近，向左后到达二尖瓣环，这可能在房室结折返的慢-慢型和快-慢型中起作用，但这些输入端是否通过提供折返的出入口参与 AVNRT 的不同形式，仍未明确。

在一些动物实验中，发现激动从心房传导至房室交界时，从快径通过中间径路缓慢传导到慢径，呈现连续的房室结功能曲线，这也许可以解释一些 AVNRT 患者的房室结的电生理表现。

二、病理生理学

房室结折返的形成需要房室结传导在结构或功能上的纵向分离，以形成折返环路。在 AVNRT 患者的治疗中，手术可以终止快径或慢径，保持剩余径路的完整性，证实了慢径和快径的分离。研究提示，快传导纤维位于上方，处于房室结和 Todaro 腱、卵圆孔之间，构成房室结上方输入端；慢传导纤维位于下方，从冠状窦口部，沿三尖瓣环，向致密房室结延伸，与房室结下方输入端一致。在电生理方面有以下几个特点：第一，快径传导快于慢径。第二，快径前传的有效不应期通常长于慢径，这点有许多例外。第三，典型的 AVNRT 患者快径逆传没有递减传导的特点，例如，心室程序性刺激通常伴有 VH 间期的延长，而 HA 间期变化很小；对于没有 AVNRT 的患者，典型的逆传 HA 间期是递减的。第四，快径和慢径对自主神经以及药物的反应不同。例如，肾上腺素刺激通常使快径（前传和逆传）的有效不应期缩短的程度大于慢径；给予异丙肾上腺素常改善快径的前传和逆传，而慢径传导在静息时占优势。对于高儿茶酚胺状态的患者，如果快径的有效不应期短于慢径，可能不显示慢径传导，而给予 β 受体阻滞剂通常使快径前传有效不应期的延长大于慢径，从而显示慢径传导。虽然快径逆传时心房最早激动点在 Koch 三角顶部，而慢径逆传时心房最早激动点在三角基底接近 CS 口部，但也有例外。

1. 折返环路

房室结折返包括经下方输入端向房室结的前传（慢径）以及经上部浅层纤维（快径）逆传心房。在 Koch 三角中，前传通过下方输入端进入房室结。在 CS 近端或 CS 与三尖瓣环间可记录到最早的电位，这与右后延伸的位置一致。Todaro 腱阻断了激动向右心房传导，直到激动到达 Koch 三角顶部并通过快径传出。Koch 三角内 CS 近端被激动，产生近端向远端的 CS 传导。电活动通过快径激动房间隔的右侧与左侧，然后经一些可能的路线包括左侧房间隔再进入房室结的下方输入端。

2. 上方及远端共同通路

折返环内的快径和慢径有近端与远端的连接。这些连接的解剖和功能特点仍不明确。关于是否存在上方和下方共同通路，以及折返环是完全在房室结内还是包括心房输入端，也仍不明确。在房室结内的快慢纤维近端存在上方共同通路的证据是，在以慢于 AVNRT 的频率起搏心房时，少数患者存在房室文氏阻滞。但是缺乏其他支持上方共同通路存在的重要证据。

针对远端共同通路的研究较多，其存在于房室结较低的部位、希氏束的近端。Miller 等记录了 28 例 AVNRT 患者分别在 AVNRT 时和在心室起搏时的 HA 间期。28 人中，19 人（68%）起搏时的 HA 间期长于 AVNRT 时，平均为 25ms，提示在希氏束和快慢径远端交界处存在心房组织。此外，2 例患者在慢于 AVNRT 的心室起搏频率时发生室房文氏阻断。AVNRT 时由近端向希氏束自发的 2∶1 房室传导阻滞也强烈提示远端共同通路的存在。

3. 心房是否存在于折返环路中

外科手术时的标测研究提示人类 AVNRT 折返环路的维持需要部分心房组织。研究显

一、解剖

1. 房室结

房室结位于右心房的 Koch 三角中。三尖瓣的间隔叶相当于 Koch 三角的前缘；上缘是室间隔的膜部，即 Koch 三角的尖端；三角的后缘是 Todaro 腱；下缘是冠状窦（CS）口（图 17-2）。对于成年人，房室结通常长 5～7mm，宽 2～5mm，位于右房心内膜下。致密房室结位于 Koch 三角的顶端、Todaro 腱融入中央纤维体处。与慢径传导有关的结前区域位于 Koch 三角的下部。慢径的射频消融部位通常在三尖瓣环与 CS 口之间。

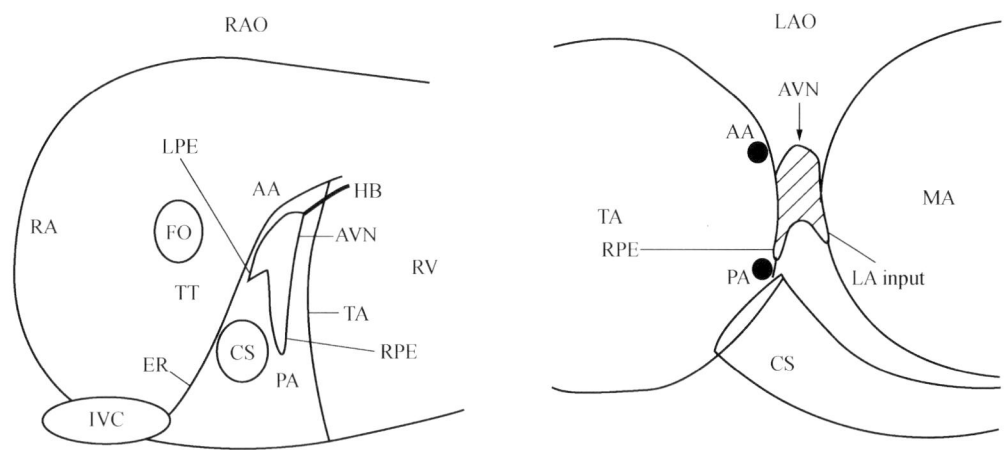

图 17-2 Koch 三角内房室结的图示

房室结的右后延伸部分到达冠状窦口，左后延伸部分到达二尖瓣环。RAO：右前斜位；LAO：左前斜位；TT：Todaro 腱；TA：三尖瓣环；CS：冠状窦；AA：前侧进路；PA：后侧进路；AVN：房室结；RPE：右后延伸；LPE：左后延伸；ER：欧氏嵴；FO：卵圆窝；IVC：下腔静脉；RA：右心房；RV：右心室；MA：二尖瓣环；LA input：左房输入端；HB：希氏束。

2. 房室结的心房输入端

目前比较重视房室结的心房输入端在 AVNRT 中的作用。虽然有房室结内纵向分离、各向异性传导等理论，但房室结心房输入端模式可更好地解释房室结在消融时的生理特点。但尚未有任何一个理论被完全证实。

人类心脏房室结的心房输入端有三个主要来源：上方、下方和左心房。上方和下方的输入端被认为是典型慢快型房室结折返形成的关键（图 17-2）。致密房室结接受来自右心房卵圆窝前缘的心房激动，以及房间隔的左心房侧靠近房室结的过渡细胞的心房激动。上方输入端被认为是快径，到达致密房室结的大部分区域。在此处消融会严重影响房室结传导，因此上方输入端是通向房室结的主要传导部分。下方输入端为通过三尖瓣环和冠状窦口的过渡细胞并从冠状窦口附近的区域进入房室结，是慢径来源。下方输入端可能并不是一束，而是分散存在的。有研究发现，房室结的下方输入端向后延伸，可向右后到达三尖瓣环冠状窦口附近，向左后到达二尖瓣环，这可能在房室结折返的慢-慢型和快-慢型中起作用，但这些输入端是否通过提供折返的出入口参与 AVNRT 的不同形式，仍未明确。

在一些动物实验中，发现激动从心房传导至房室交界时，从快径通过中间径路缓慢传导到慢径，呈现连续的房室结功能曲线，这也许可以解释一些 AVNRT 患者的房室结的电生理表现。

二、病理生理学

房室结折返的形成需要房室结传导在结构或功能上的纵向分离，以形成折返环路。在 AVNRT 患者的治疗中，手术可以终止快径或慢径，保持剩余径路的完整性，证实了慢径和快径的分离。研究提示，快传导纤维位于上方，处于房室结和 Todaro 腱、卵圆孔之间，构成房室结上方输入端；慢传导纤维位于下方，从冠状窦口部，沿三尖瓣环，向致密房室结延伸，与房室结下方输入端一致。在电生理方面有以下几个特点：第一，快径传导快于慢径。第二，快径前传的有效不应期通常长于慢径，这点有许多例外。第三，典型的 AVNRT 患者快径逆传没有递减传导的特点，例如，心室程序性刺激通常伴有 VH 间期的延长，而 HA 间期变化很小；对于没有 AVNRT 的患者，典型的逆传 HA 间期是递减的。第四，快径和慢径对自主神经以及药物的反应不同。例如，肾上腺素刺激通常使快径（前传和逆传）的有效不应期缩短的程度大于慢径；给予异丙肾上腺素常改善快径的前传和逆传，而慢径传导在静息时占优势。对于高儿茶酚胺状态的患者，如果快径的有效不应期短于慢径，可能不显示慢径传导，而给予 β 受体阻滞剂通常使快径前传有效不应期的延长大于慢径，从而显示慢径传导。虽然快径逆传时心房最早激动点在 Koch 三角顶部，而慢径逆传时心房最早激动点在三角基底接近 CS 口部，但也有例外。

1. 折返环路

房室结折返包括经下方输入端向房室结的前传（慢径）以及经上部浅层纤维（快径）逆传心房。在 Koch 三角中，前传通过下方输入端进入房室结。在 CS 近端或 CS 与三尖瓣环间可记录到最早的电位，这与右后延伸的位置一致。Todaro 腱阻断了激动向右心房传导，直到激动到达 Koch 三角顶部并通过快径传出。Koch 三角内 CS 近端被激动，产生近端向远端的 CS 传导。电活动通过快径激动房间隔的右侧与左侧，然后经一些可能的路线包括左侧房间隔再进入房室结的下方输入端。

2. 上方及远端共同通路

折返环内的快径和慢径有近端与远端的连接。这些连接的解剖和功能特点仍不明确。关于是否存在上方和下方共同通路，以及折返环是完全在房室结内还是包括心房输入端，也仍不明确。在房室结内的快慢纤维近端存在上方共同通路的证据是，在以慢于 AVNRT 的频率起搏心房时，少数患者存在房室文氏阻滞。但是缺乏其他支持上方共同通路存在的重要证据。

针对远端共同通路的研究较多，其存在于房室结较低的部位、希氏束的近端。Miller 等记录了 28 例 AVNRT 患者分别在 AVNRT 时和在心室起搏时的 HA 间期。28 人中，19 人（68%）起搏时的 HA 间期长于 AVNRT 时，平均为 25ms，提示在希氏束和快慢径远端交界处存在心房组织。此外，2 例患者在慢于 AVNRT 的心室起搏频率时发生室房文氏阻断。AVNRT 时由近端向希氏束自发的 2∶1 房室传导阻滞也强烈提示远端共同通路的存在。

3. 心房是否存在于折返环路中

外科手术时的标测研究提示人类 AVNRT 折返环路的维持需要部分心房组织。研究显示，通过在房室结近端、大约离致密房室结 10mm 处进行消融，可以治疗 AVNRT。近期研究应用视觉标测技术已肯定了快慢传导具有解剖学上独立的区域，并且在慢快区域间存在过渡区。研究也提示，结前心房组织和过渡细胞确实存在于折返环路中。组织学分析显示快慢径的区域并不是分离的、特异的心肌纤维，而是节前区域融入致密房室结，有不同的传导速度和不应期。因此，不能简单将心房独立于折返环路外，因为在电学与解剖学上，这些组织更接近于连续体。

三、AVNRT 的临床分类

至少有四种 AVNRT：(1) 慢-快型；(2) 快-慢型；(3) 慢-慢型；(4) 左侧变异的慢-快型。迄今为止，最常见的 AVNRT 是慢-快型。对于所有类型的房室结折返，消融慢径都有治疗作用。可通过解剖学方法或心内电图的指引完成慢径消融或改良。

四、诊断和鉴别诊断

（一）诊断

典型慢-快型房室结折返的诊断标准如下：
(1) 出现房室结双径的表现（典型的）；
(2) 心动过速的开始依赖于关键 AH 间期；
(3) 心动过速时最早的逆传心房激动在希氏束（心动过速时可能出现偏心性冠状窦激动，类似左侧旁路）；
(4) 心室起搏后间期比心动过速时的心动周期长 115ms 以上；
(5) 心动过速时的室房（VA）间期与按心动过速周期心室起搏的 VA 间期相差大于 85ms；
(6) 心动过速时的 HA 间期小于心室起搏时的 HA 间期；
(7) 心动过速时，出现房室分离（常见）；
(8) 排除了房性心动过速以及房室折返性心动过速。

在体表心电图上，慢-快型房室结通常表现为规则的、窄 QRS 波心动过速，P 波不明显。许多患者的逆传 P 波重叠在 QRS 波中，表现为 V_1 导联的假 r' 波，或下壁导联的假 Q 波或 S 波，通过比较窦性心律和心动过速时的心电图形态，可以识别这些 P 波。房室结折返时，束支传导阻滞并不常见，而心动过速时的心率在很大程度上受到自主神经张力的影响。

腔内心电图的记录中，任何单独的一项表现都不能诊断 AVNRT。腔内电图中，慢-快型房室结折返的诊断通常取决于规则的室上性心动过速（室上速）伴最早的向心性心房激动位于希氏束。HA 间期通常较短，为 25～90ms（平均 50ms），VA 间期通常短于 60ms。但是，VA 间期也可长于 60ms，在 6% 的患者中，逆传心房激动为偏心性，最早激动位于 CS 的中到远端。偶尔，在心动过速时可出现 AV 阻滞、没有心室波；但 VA 阻滞、没有心室波极为罕见。大多数患者出现房室结双径前传，且心动过速的起始取决于关键 AH 间期。在可诱发 AVNRT 的患者中，60%～85% 的患者在程序性心房刺激时出现房室结双径前传。不出现房室结双径现象可能是因为快-慢径不应期相似，心房进入功能性不应期，或存在房室结中间径路。虽然心电图很有特征性，诊断仍需要通过起搏的方法来明确。

房室结双径或慢径传导的特点:

(1) 房室结双径

①当 A_1-A_2 降低≤10ms 时，A_2H_2 间期增加＞50ms；

②心房起搏间期减少 10ms 时，AH 间期增加＞50ms；

③房室结传导曲线的斜度突然改变，但不伴"跳跃"（特别在儿童中）。

(2) 慢径传导

①不用异丙肾上腺素、没有文氏传导阻滞的情况下，PR 间期一直大于起搏的 PP 间期；

②心室起搏时，VA 间期＞RR 间期（慢径逆传）；

③AH 间期＞200ms。

在没有旁路时，心动过速不会被处于希氏束不应期的心室期前刺激重整。心室起搏拖带终止时，典型慢-快型房室结折返表现为 V-A-V 反应。在心动过速时，心室作为旁观者，因此心室起搏后间期长于心动过速周期 115ms 以上。长起搏后间期反映信号逆传回希氏束，激动房室结，再返回经希-浦系统向下前传需要的时间。而且心室起搏期间的 VA 间期长于心动过速时的 VA 间期 85ms 以上。此外，1∶1 传导的心动过速终止后立即以等同于心动过速周期长度起搏时，出现前传或逆传房室传导阻滞也提示房室结折返。

（二）鉴别诊断

典型房室结折返的鉴别诊断包括来源于房间隔的房性心动过速（房速），间隔旁路型房室折返性心动过速，以及加速性交界性心动过速。心室拖带停止时出现 V-A-A-V 反应以及偏心性心房激动顺序支持房速的诊断。心动过速时 HA 间期变化是房速的特点，但不常见于房室结折返性房速。当心动过速时，突然终止心室起搏拖带，因为慢径的递减传导，典型 AVNRT 的下一跳的周期长度稍长于心动过速时，但是 HA 间期相同。通过于希氏束不应期行心室起搏使心房激动提前，可以鉴别出间隔旁路房室折返性心动过速。对于房室折返性心动过速，心动过速时心室起搏后间期长于心动过速周期，但不超过 115ms，而且心室起搏时 VA 间期也长于心动过速时，但不超过 85ms。

房室结折返伴偏心性 CS 激动的患者，房室结折返可能被误诊为左侧旁路。房室结折返可以通过以下诊断：①房室结双径现象；②在大部分患者同样可以诱发向心性心房激动的 AVNRT，或出现可变的逆传心房激动形式；③在没有异丙肾上腺素时，没有室房逆传；④在希氏束不应期的心室期前刺激不能使心房激动提前；⑤只有 VA 递减传导；⑥心动过速时房室分离。AVNRT 与房室折返性心动过速的鉴别诊断特点见表 17-1。

加速性交界性心律也可能需要与 AVNRT 鉴别。两类心动过速 HA 间期都短而恒定，最早逆传心房激动位于 Koch 三角顶点。加速性交界性心动过速通常较慢但可与慢-快型 AVNRT 的频率重叠，尤其对于老年患者。拖带可以清楚地确定心动过速为 AVNRT。

表 17-1　AVNRT 与间隔旁路顺行性房室折返性心动过速
（orthodromic reciprocating tachycardia，ORT）的鉴别

方法	间隔旁路 ORT	AVNRT
希氏束旁起搏	未夺获希氏束时，刺激到 A 波间期不变	未夺获希氏束时，刺激到 A 波间期延长
希氏束不应期心室期前刺激	心房激动提前	心房激动不提前
心室起搏后间期减去心动过速周期	<115ms	>115ms
按心动过速周期起搏心室时的 VA 间期减去心动过速时的 VA 间期	<85ms	>85ms
心室基底部起搏的 VA 间期 vs. 心室心尖部起搏的 VA 间期	心室基底部起搏时 VA 间期较短	心室心尖部起搏时 VA 间期较短
VA 逆传	无递减	递减
按心动过速周期起搏心房或心室	1∶1 传导	可能发生文氏传导
心动过速时 VA 分离	不可能出现	可能
心动过速时的 VA 间期	>65～70ms	典型的<65～70ms
心动过速时的 HA 间期	固定	可变

（三）不同类型 AVNRT 的诊断（表 17-2）

表 17-2　不同类型 AVNRT 的诊断标准

慢-快型
大部分患者有房室结双径现象，但不是全部；
心动过速时，长 AH 间期（>180ms）；
心动过速的起始依赖于通过慢径前传的关键 AH 间期；
心动过速时最早逆传心房激动在 Todaro 腱后，His 束的左后方；
排除房速和房室折返性心动过速。

慢-慢型
除了最早逆传心房激动接近 CS 口部，其他与慢-快型相同。

快-慢型
心动过速时短 AH 间期（<180ms）；
心动过速的开始取决于慢径逆传的关键 HA 间期；
最早的逆传心房激动靠近 CS 口部或在 CS 内近端（CS 的激动顺序可能类似于后间隔或左侧旁路传导）；
按心动过速周期起搏心房，AH 间期比心动过速时长>40ms。

左侧慢-快型
除了以下特点，其他与慢-快型相同
从心房右侧或 CS 不能消融慢径路；
可能出现短 HA 间期（<15ms）；
对于心房期前刺激可能出现双重反应。

（1）慢-快型

VA 间期<60ms 通常可排除房室折返性心动过速。心动过速的诱发通常通过心房期前刺激或快速心房刺激。少数情况下，心室刺激也可诱发慢-快型 AVNRT。

(2) 慢-慢型 AVNRT

房室结慢径之一被用于前传路径，而另一房室结慢径作为逆传路径。最早的逆传心房激动接近 CS 口部或 CS 内近端。心动过速可通过心房或心室刺激诱发，通常需要异丙肾上腺素。虽然 HA 间期通常长于慢-快型 AVNRT，但常可见两者有重叠。

慢-慢型 AVNRT 的特点是存在下部共同通路。有部分房室结位于折返环路的远端。通过比较心动过速时到最早心房激动时的 HA 间期与按心动过速周期起搏心室的 HA 间期，可以证明下位共同通路的存在。对于慢-慢型 AVNRT 的患者，心室起搏时的 HA 间期（从 His 电位的末尾量起）长于心动过速时。需与房速以及隐匿性后间隔旁路的房室折返性心动过速鉴别。

房室折返性心动过速时，较晚的心室期前刺激即使不提前逆传 His 电位，也可使心房电位提前，只要心室刺激接近最早的心房激动处。1∶1 房室传导的房速通过比较心动过速时与按心动过速周期起搏心室时的心房激动顺序，可与 AVNRT 鉴别。房速时的心房激动顺序与 1∶1 室房传导的心室起搏时不同，在心室起搏停止后表现为 V-A-A-V 反应。AVNRT 患者如逆传时间长，也可发生 V-A-A-V 反应，这发生于逆传 VA 间期超过起搏的 RR 间期，心动过速时心房激动在心室激动之前。

(3) 快-慢型 AVNRT

快-慢型 AVNRT 时，房室结快径被用做前传路径，而一或多个房室结慢径被用做逆传路径。与慢-慢型相似，快-慢型可通过心房或心室刺激诱发，常需要异丙肾上腺素的作用。此外，低位共同通路导致心动过速时的 HA 间期短于心室刺激时。以心动过速的周期起搏心房，AH 间期比心动过速时要长>40ms。对于房室折返性心动过速，AH 间期与心动过速时相差 20~40ms；而房速时则<20ms。

五、标测

在标测和消融前，必须进行彻底的电生理检查以确定诊断，并明确消融终点。消融前易于诱发的心动过速，消融后不能被诱发是一个重要的消融终点。但是一些患者的心动过速难以反复诱发，对于这样的患者，慢径功能的改良可能是唯一的终点，但这需要消融前有房室结双径现象。

其次，应注意 VA 逆传。与典型慢-快型 AVNRT 相比，慢-慢型和快-慢型 AVNRT 通常由心室起搏诱发。如果需要的话，可给予异丙肾上腺素评估前传、逆传功能，并使 AVNRT 更易于被诱发。

一些患者在程序性心房刺激时，并没有房室结双径现象。如快径传导受抑，心房起搏时表现为长 AH 间期或心室起搏时表现为 VA 阻滞。给予异丙肾上腺素后，快径传导改善，可出现房室结双径现象，诱发 AVNRT，有时也可使用阿托品。如果这些方法都不能诱发 AVNRT，可尝试程序性心房刺激 S_1、S_2、S_3。减少镇静剂使用、过度通气等可能会使心动过速更易被诱发。

少数情况下，有持续性室上速病史的患者手术时不能诱发持续性 AVNRT。但只要能诱发两个房室结回波，就有完整的折返环路的基础，可以采用导管消融房室结慢径。如果没有回波或只有一个房室结回波，但快速心房起搏时，PR 间期长于 RR 间期，也可以经导管消融慢径。如果没有两个及以上的房室结回波或 PR 间期短于 RR 间期，应谨慎处理，不应经验性对房室结慢径进行消融。

1. 慢径的解剖定位

一旦 AVNRT 的诊断确定，消融导管置于三尖瓣环 CS 前，虽然被称为解剖消融方法，实际上也要用腔内心电图来指导消融。右前斜位（RAO）可显示 Koch 三角，对于导管放置极为有用。优化的 RAO 角度上 CS 导管垂直于心脏长轴及透视平面。消融靶区是三尖瓣环与 CS 口部之间的峡部组织。最好在窦性心律下放导管，因为窦性心律时更易识别三尖瓣环处的心房、心室波。先将消融导管放入右心室，向下移动导管，使其位于 CS 口的前部，然后向三尖瓣环回撤导管，直到远端电极记录到小心房、大心室电位波形。近端电极常显示为心房电位大于心室。窦性心律下远端电极记录的心房、心室电位的比例（A∶V 比例）约为 0.7∶1 到 1∶5。成功消融处的心房电位通常由多个小波组成，很少像 CS 处记录到的尖锐高频信号。此外，如果消融导管记录到的心房电位的起始在 His 束导管记录心房电位后 20ms 以内，发生房室传导阻滞的可能性较高。

慢径的有效消融靶点最常见位于 CS 口前的三尖瓣环附近的区域。95％的 AVNRT 在这些区域可成功消融慢径。有时需将导管沿三尖瓣环下移到 CS 口下方，以消除慢径传导。如果这些位置慢径消融不成功，可再将消融导管沿三尖瓣环移向 CS 口上方。极少数患者需要在其他位置消融以终止慢径，如 CS 口内、CS 口部上方。房室传导阻滞的危险与 Koch 三角内消融的高度位置有关。一般来说，CS 口部与 His 之间，中点以上位置消融时房室传导阻滞的发生率高。如果需要在靠近房室结的部位消融，可考虑冷冻消融，其房室结传导阻滞的发生率较低。对于非常害怕出现风险的患者，不应在过高的部位消融。

2. 解剖消融的合理性

一些研究者报道慢径激动与一些分离的电位有关，常被称为"慢径电位"。在这些研究中，慢径电位被用于定位慢径，以作为消融的靶点。但这些电位的起源并不清楚，它们并不特异存在于慢径区域。而长时间的标测以寻找慢径电位可能延长手术时间、增加患者 X 线暴露。McGuire 等在猪与狗的心脏中发现这些电位是 Koch 三角不同部位肌束的不同步激动产生的。电位形态多变，可为尖锐快速、也可是慢而低幅，在心动周期中慢径电位的时间可紧跟于 CS 口局部心房激动之后，或在 AH 间期之间。这种电位并不特异性地出现于 Koch 三角，也不是特异性地只出现于 AVNRT 的患者。Niebauer 等研究发现，伴或不伴 AVNRT 的患者心房后间隔区域慢径电位发生的数目、形态无差异。此外，Koch 三角外也可有慢径电位。这些均支持慢径电位并不特异地存在于 AVNRT 的患者。但在有效慢径消融部位记录到慢径电位的可能性较高，可能超过 90％。慢径电位预测有效消融位点的特异性可能很低。在没有记录到慢径电位的位置消融也可能消除慢径传导。

3. 心内电图指导消融的方法

Jackman 和 Haissaguerre 等提出了两种电生理方法。这两种方法使用不同的激动电位确定解剖环路的关键位置，从而减少消融次数。Jackman 描述了窦性节律时 CS 口部附近低振幅心房电位后的一个尖锐晚电位，认为此电位代表房室结慢径的心房连接处。当房室结慢径逆传时，此尖锐电位位于心房电位之前。此电位通常在冠状窦口前方或冠状窦口内被记录到。Haissaguerre 提出的慢电位通常在 Jackman 描述的电位稍上方处记录到。Haissaguerre 电位在快频率刺激时，出现延迟并且振幅降低，与房室结特点一致。某些部位可同时记录到两种电位。慢径消融的电生理指导靶点为：①晚心房激动电位（慢径的心房端），通常位于 CS 口的解剖学前缘与三尖瓣之间；②慢-慢型或快-慢型 AVNRT 时最早的逆传心房激动处。

这些电位可能代表接近房室结或房室结右下延伸的移行细胞的激动。这些电位也可出现于没有 AVNRT 的患者。这些电位可能使慢径前传的导管消融更为容易，减少所需的消融次数。

冠状窦口范围可能大于冠状窦导管的所在位置，因此，消融前，可用导管探明冠状窦口部的大小与位置。上述电位通常在冠状窦的解剖学前缘与三尖瓣之间。如果消融不成功，将导管缓慢回撤到冠状窦口处，在冠状窦口的解剖学前缘消融。如果仍未成功，在冠状窦近端内部消融，导管指向左心室（逆钟向旋转）。很少情况下需要通过穿间隔途径行二尖瓣环上的消融。

房室结慢径前传的消融可以使用纯解剖学方法或纯电生理方法，但最常用的是两者结合。

4. 快径的位置

目前不推荐进行选择性房室结快径消融。快径消融时完全房室传导阻滞的发生率约为 8%，与其相比，选择性慢径消融时完全性房室传导阻滞的危险显著较低，低于 1%。而且慢径消融避免了术后长 PR 间期。选择性快径消融术后，房室传导通过慢径，PR 间期很长。如果慢径传导导致 RP 间期短于 PR 间期，患者可出现与 VVI 起搏类似的症状（假性起搏器综合征）。

快径消融的位置在最大的 His 束电位的近端稍上方。在记录到最大的 His 束电位后，回撤消融导管直到 A/V 比例＞1。靶点位置常见小 His 束电位（波幅＜100μV），也可能无 His 束电位。心动过速时最早的心房激动是有用的靶点，但因为局部心室电位的覆盖，最早的心房激动难以判断，实际记录的心房激动远离房室结的输入处。

5. 快径消融的地位

快径消融的理想结果是消除快径逆传功能，但快径前传功能常同时受到影响。快径消融的指征局限于曾经进行了消融且消融后没有快径前传功能或前传功能严重受损的患者。大多数术前 PR 间期较长的患者，慢径改良有效，完全房室传导阻滞的发生率低。但是，对于完全没有快径前传功能的患者，慢径消融可能导致完全性房室传导阻滞，这种情况下，可考虑以快径逆传为靶点。因此，对于曾行消融治疗后复发的患者，应评估进一步消融的影响。

六、消融

Strickberger 等研究发现，成功消融时电极与组织间温度为 (48.5±3.3)℃，不成功时为 (46.8±5.5)℃。成功与不成功消融的平均阻抗无明显差异。Calkins 等研究发现，心动过速复发与消融时导管最高温度间没有关系。

可使用 4mm 头端消融导管，建议从低能量开始（20~30W），在 15s 后，能量可逐渐增加到 50W，持续 60s，注意持续监测阻抗，因为相对导管头端温度，阻抗的降低是组织温度更好的指标，阻抗突然升高或有房室传导阻滞迹象时停止消融。在温控模式下，目标温度通常是 55~60℃。通过透视或实时三维监测导管位置。在有效慢径消融位置，常出现加速性交界性心律。此外，消融时 VA 逆传阻滞提示有房室传导阻滞的危险，应仔细监视。如果发生逆传阻滞，应立即停止放电，评估传导情况，以及消融导管的位置。如果放电时 PR 间期延长或房室前传阻滞，也应立即停止放电。

加速性交界性节律并不只出现在慢径消融时，在消融房室结以及快径时，通常也会出现加速性交界性节律。在每次消融后，应行电生理检查确定有无慢径传导或 AVNRT 可否诱发。

1. 消融时房室传导阻滞的预测

消融时房室结节律（结节律）的频率并不是即将发生房室传导阻滞的可靠指标。结节律时 VA 阻滞的发生更有用，其敏感性高，但特异性低。Hintringer 等研究发现，结节律时 VA 阻滞中 23% 与前传受损有关，虽然其特异性低，但提示结节律时逆传阻滞必须严密监测，适时考虑停止消融。此外，消融处的心房电位与 His 处的心房电位相差小于 20ms 与房室传导阻滞相关。在远离致密房室结处消融，也可能出现房室传导阻滞，其可能的解释是损伤了位于三尖瓣环和冠状窦口之间的房室结动脉。

2. 慢径消融时加速性交界性节律（结节律）的重要性

成功的慢径消融常伴有加速性结节律。在消融时没有结节律通常是无效位点，因此消融 10～15s 无加速性结节律可考虑停止消融。在消融时，应仔细监测窦性心律时的 AH 间期以及结节律时的逆传。如结节律未能逆传心房，可能是房室结受损，应停止放电。需要强调的是，加速性结节律对于慢径消融而言并不是特异性的，它是致密房室结或房室结前慢快径输入端受到热量损伤时的反应，在房室结消融时也常有加速性结节律。在一些病例，房室结的慢径消融可能没有结节律，但成功消融。然而，成功的消融更常见的是伴消融时结节律逐渐减少。

3. 房室结慢径消融的终点

房室结慢径消融后，AVNRT 不再能被诱发，但可能仍有慢径传导的表现。在房室结慢径消融后不再诱发 AVNRT、但仍有房室结跳跃现象和单个房室结折返的大多数患者中，多年随访没有复发 AVNRT。因此，成功的慢径消融不需要去除所有慢径传导的表现。但是，如果去除了所有慢径传导的表现，AVNRT 复发的可能性更低。成功的慢径消融术后，仍有慢径传导的表现是 AVNRT 复发最强的预测因素。虽然去除所有慢径传导的表现是理想的状态，但消除所有慢径传导以降低心动过速复发的益处应与消融引起并发症的危险相权衡。此外，消融时没有加速性结节律也提示心动过速复发风险增加。

4. 慢径消融对房室结传导的影响

选择性慢径消融可消除典型的房室传导跳跃现象，但不损伤快径功能。在一些病例中，慢径消融后快径的有效不应期（ERP）实际是缩短的，快径的前向传导经常在消融房室结慢径后改善。Strickberger 等研究发现只有在完全消除慢径传导（无跳跃现象及折返）后快径的 ERP 才缩短。这提示在慢径消融后快径 ERP 的变化继发于慢径对快径电紧张抑制的消除。一般来说，快径逆传不受慢径消融的影响。但是，如果消融位点较高（接近房室结），快径逆传可能会受到影响。如果常规低位消融（CS 口部），快径逆传不受损。

5. 慢-慢型和快-慢型 AVNRT 的导管消融

房室结慢径逆传的消融

慢-慢型和快-慢型 AVNRT 的消融需要去除逆传的房室结慢径。逆传的房室结慢径与前传的房室结慢径常有不同。

慢-慢型和快-慢型 AVNRT 的患者消融目标是去除 1∶1 房室结慢径逆传。

消融以最早心房激动逆传处为靶点，对于快-慢型 AVNRT，通常位于三尖瓣环与 CS 口之间；对于慢-慢型 AVNRT，通常在 CS 近端的前壁。对于一些有几种不同类型共存的 AVNRT 患者，前传和逆传的慢径常在不同部位被消融。可在心动过速时或心室起搏时标测与消融从而终止 1∶1 房室结慢径逆传。先在 Koch 三角的低位处、CS 口与三尖瓣环之间标测，然后在 CS 的近端内标测。最早的逆传心房激动处为消融靶点。如果在 CS 近端消融，应从低能量（如 20W）开始。监测阻抗，逐渐增加能量输出。成功的消融可终止房室结慢径逆传。

慢-慢型和快-慢型 AVNRT 的患者通常无房室结快径逆传。因此，在消融时，结节律可能没有经房室结快径逆传，无法据此评估房室结功能。对于这些患者，可采用短时间放电，以评估房室结传导；亦可考虑使用心房超速起搏以连续性监测消融时的房室前传功能。

6. "左侧" AVNRT 的导管消融

少见情况下，右心房和 CS 消融都不能去除慢径。此时，可尝试在二尖瓣环后部标测消融。二尖瓣环后部的左心房期前刺激常可重整心动过速，提示接近折返环。左侧成功消融位点可观察到与典型慢-快型 AVNRT 消融时相似的结节律。在左侧 AVNRT 型患者，有时可出现短 HA 间期（≤15ms），并且在心房起搏时可发生双重前传反应。

七、临床结果

1. 伯明翰阿拉巴马大学的研究

伯明翰阿拉巴马大学分析了从 1990 年 6 月到 2005 年 1 月 2333 例 AVNRT 行导管消融的患者。1627 例（70%）是女性，707 例（30%）是男性。典型 AVNRT（慢-快型）约占 97%，非典型 AVNRT（快-慢型或慢-慢型）约占 1%，两种都有约占 1%。研究显示选择性消融慢径的成功率大于 95%。

2. 随访

手术成功的 AVNRT 患者中复发率约为 1.7%，较常见于慢-慢型 AVNRT。99.7% 的患者不用抗心律失常药物可长期保持无 AVNRT 复发。

3. 并发症

总体并发症的发生率约为 0.5%。常见的并发症包括完全性房室传导阻滞、心脏压塞、腹股沟血肿、股动脉假性动脉瘤、深静脉血栓等。

（吴立群　凌天佑）

参考文献

[1] Mcelderry HT, Kay GN. Ablation of Atrioventricular Nodal Reentry by the Anatomic Approach. // Huang SKS, Wood MA. Catheter Ablation of cardiac Arrhythmias. San Francisco：Saunders Ltd，2006：325-346.

[2] Gonzalez MD, Contreras LJ, Cardona F, et al. Demonstration of a left atrial input to the atrioventricular node in humans. Circulation，2002，106：2930-2934.

[3] Inoue S, Becker AE. Posterior extensions of the human compact Atrioventricular node: A neglected anatomic feature of potential clinical significance.

[4] Wu J, Olgin J, Zipes DP, et al. Mechanism underlying the reentrant circuit of atrioventricular nodal reentrant tachycardia in isolated canine atrioventricular nodal preparation using optical mapping. Circ Res, 2001, 88: 1189-1195.

[5] Wu D, Denes P, Dhingra R, et al. Clinical electrocardiographic and electrophysiological observation in patients with paroxysmal superventricular tachycardia. Am J Cardiol, 1978, 41: 1045-1051.

[6] Kay GN, Epstein AE, Dailey SM, et al. Selective radiofrequency ablation of the slow pathway for the treatment of atrioventricular nodal reentrant tachycardia. Evidence for involvement of perinodal myocardium within the reentrant circuit. Circulation, 1992, 85 (5): 1675-1688.

[7] Miller JM, Rosenthal ME, Vassallo JA, et al. Atrioventricular nodal reentrant tachycardia: Studies on upper and lower "common pathways." Circulation, 1987, 75: 930-940.

[8] Wellens HJ, Wesdorp JC, Düren DR, et al. Second degree block during reciprocal atrioventricular nodal tachycardia. Circulation, 1976, 53 (4): 595-599.

[9] Ross DL, Johnson DC, Dennis R, et al. Curative surgery for atrioventricular junctional ("AV nodal") reentrant tachycardia. J Am Coll Cardiol, 1985, 6: 1383-1392.

[10] Yong C, Lauer MR, Liem LB, et al. Demonstration of a posterior atrial input to the atrioventricular node during sustained anterograde slow pathway conduction. J Am Coll Cardiol, 1998, 31: 1615-1621.

[11] Jackman WM, Beckman KJ, McClelland JH, et al. Treatment of supraventricular tachycardia due to atrioventricular nodal reentry, by radiofrequency catheter ablation of slow-pathway conduction. N Engl J Med, 1992, 327: 313-318.

[12] Becker AE, Anderson RH. Morphology of the human atrioventricular junctional area. //Wellens HJJ, Lie KI, Janse MJ (eds.). The Conduction System of the Heart: Structure, Function, and Clinical Implication. Leiden, Germany: HE Stenfert Kroese BV, 1976: 263-286.

[13] Stickberger SA, Daoud E, Niebauer M, et al. Effects of partial and complete ablation of the slow pathway on fast pathway properties in patients with atrioventricular nodal reentrant tachycardia. J Cardiovasc Electrophysiol, 1994, 5: 645-649.

[14] Calkins H, Prystowsky E, Berger RD, et al. Recurrence of conduction following radiofrequency catheter ablation procedures: relationship to ablation target and electrode temperature. The Atakr Multicenter Investigators Group. J Cardiovasc Electrophysiol, 1996, 7 (8): 704-712.

[15] Hintringer F, Hartikainen J, Davies DW, et al. Prediction of atrioventricular block during radiofrequency ablation of the slow pathway of the atrioventricular node. Circulation, 1995, 92 (12): 3490-3496.

[16] Lin JL, Huang SK, Lai LP, et al. Distal end of the atrioventricular nodal artery predicts the risk of atrioventricular block during slow pathway catheter ablation of atrioventricular nodal re-entrant tachycardia. Heart, 2000, 83: 543-550.

[17] Strickberger SA, Daoud E, Niebauer M, et al. Effects of partial and complete ablation of the slow pathway on fast pathway properties in patients with atrioventricular nodal reentrant tachycardia. J Cardiovasc Electrophysiol, 1994, 5 (8): 645-649.

[18] Scheinmann MM, Huang S. The NASPE prospective catheter ablation registry. Pacing Clinc Electrophysiol, 2000, 23: 1020-1028.

第十八章 房室折返性心动过速的消融治疗

一、定义与分类

房室环在胚胎发育过程中，心房与心室未被纤维成分完全隔开，残留下来的异常通道，称为旁路。当旁路与正常的传导途径（AVN-HPS）构成折返，即形成房室折返性心动过速（atrioventricular reentrant tachycardia，AVRT）。

旁路有多种类型：房室旁路可直接连接于心房与心室，绕过房室结-希氏束-浦肯野纤维（AVN-HPS），在以往的文献中，这种房室旁路被称为 Kent 束。房结旁路连接心房至房室结的远端或致密部，被称为 James 束，其生理意义尚不明了。房希旁路比较罕见，连接心房至希氏束（HB）。不典型的旁路包括希-束旁路、房束旁路、结束旁路或束室旁路，其电生理特点是不应期长，有递减传导，有时被统称为 Mahaim 纤维。

典型的房室旁路不应期短，传导速度快，呈全或无传导（非频率依赖性），因此 PR（P-预激波）间期缩短，且不随心率改变。心室兴奋始于房室旁路的心室插入点，通过心肌间直接传导扩布，因此，心室最初的兴奋发生较早，但整个心室的兴奋延长，QRS 复合波群由预激引起的心室早期兴奋和 AVN-HPS 传导形成的心室晚期兴奋共同组成。旁路的传导速度越快，提前兴奋的心肌数量越多，QRS 波就越宽大。

除左、右纤维三角之间的区域，房室旁路可沿二尖瓣环和三尖瓣环的任何地方跨越房室沟，按其在房室沟的分布可分为：左游离壁旁路（46%～60%）、右游离壁（13%～21%）、后间隔（25%）、前间隔（2%）（见图 18-1）。

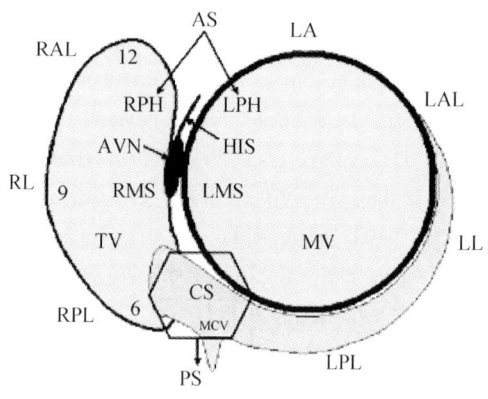

图 18-1 房室旁路（AV BT）的解剖定位

左前斜位观下的三尖瓣和二尖瓣。显示冠状窦、房室结、希氏束的位置。房室旁路可以在所示的任何位置上连接心房至心室。MV：二尖瓣；TV：三尖瓣；CS：冠状窦；AVN：房室结；HIS：希氏束；RAL：右前侧壁；RL：正右侧壁；RPL：右后侧壁；LA：左前壁；LAL：左前侧壁；LL：正左侧壁；LPL：左后侧壁；RPH：左侧希氏束旁；LPH：左侧希氏束旁；RMS：右中间隔；LMS：左中间隔；MCV：心中静脉；AS：前间隔；PS：后间隔。

旁路通常为很细的肌束（几乎不超过 1~2mm），偶尔也可呈宽带状，常倾斜地进入房室沟平面，其心房插入点与心室插入点在水平距离上可以相差数厘米。某些后间隔旁路可插入冠状窦（CS）的肌系统，对冠状静脉系统，或其分支的口径有调节作用。

5%~10%的患者存在多旁路。当旁路彼此间距离超过 1~3cm 时就可以称为多旁路。最常见的多旁路组合是后间隔旁路和右游离壁旁路。

大部分（约 60%）房室旁路都能够双向传导，有前传功能的旁路称为显性旁路，但只有前传功能的旁路并不常见（不到 5%），多位于右侧；只能逆传的旁路发生率为 17%~37%，又称为隐匿性旁路。

房室旁路前传引起心电图异常（短 PR 间期、预激波）而无症状者称为预激。当伴有心动过速时即为预激综合征（WPW 综合征）。

LGL 综合征仅仅是一种心电图描述，表现为短 PR 间期、无预激波及 QRS 波增宽。它并不存在明确解剖基础，可以为房希旁路，也可以由房室结传导增强引起。

AVRT 是基于解剖环路的折返性心动过速，一条路径为正常的房室传导途径，另一条为房室旁路，连接于共同的近端组织（心房）和远端组织（心室）。AVRT 是与 WPW 综合征相关的最常见（80%）的心动过速。根据冲动在 AVN-HPS 的传导方向可将 AVRT 分为顺行性与逆行性（图 18-2）。顺行性房室折返性心动过速（orthodromic atrioventricular reentrant tachycardia，OAVRT）指冲动经 AVN-HPS 前传，房室旁路逆传（图 18-2）。95%的 AVRT 和 35%的阵发性室上性心动过速（SVT）为顺行性。逆行性房室折返性心动过速（antidromic atrioventricular reentrant tachycardia，AAVRT）指冲动经房室旁路前传，AVN-HPS 逆传（图 18-2）。心动过速时 QRS 波复合波充分预激，表现为宽 QRS 波心动过速。不典型的 AAVRT 可以通过另一条旁路逆传。旁路与房室结之间的距离超过 4cm 时容易发生 AAVRT。因此，大部分 AAVRT 都是通过外侧旁路（右或左）前传，而后间隔旁路很少参与。近 50%~70%的 AAVRT 患者有多旁路（显性的或隐匿性的）。

二、房室折返性心动过速的流行病学

普通人群中预激心电图的发生率为 0.15%~0.25%，在直系亲属中为 0.55%，提示预激有遗传倾向。据调查，普通人群中每年新确诊的预激发生率为 0.004%，其中 50%是无症状的。男性发病率是女性的 2 倍，在出生后第一年内发病率最高，至青年期又是一个发病高峰。黄宛的《心电图学》中提到典型的预激综合征（即 WPW 综合征），发生率为 0.01%~0.31%。

预激的心电图表现可以是间歇性的，甚至可以随年龄增长而永久消失（近 40%）。间歇性预激和（或）预激消失提示旁路的有效不应期相对较长，易受到自主神经张力改变的影响。

WPW 综合征的发病率明显低于只有心电图异常的预激。在一项对 22500 个健康飞行员的回顾性研究中，预激心电图的出现概率为 0.25%；这其中仅有 1.8%的人发生过心律失常。在另一项对 228 个预激心电图者随访 22 年的研究中，心律失常的发生率仅为 1%/人年。

诊断预激的年龄越早，发生心律失常的可能性越大。在明尼苏达 Olmsted 郡人群中，40 岁之前确诊的无症状年轻患者，在随访中有 1/3 出现了心律失常，而 40 岁以后确诊的患者中却无人发病。

大多数预激综合征者的心脏无器质性病变。Ebstein 畸形是 WPW 综合征中最常见的先天性心脏病，约10%的Ebstein畸形患者有一条或多条旁路，常位于右游离壁和右后间隔。

隐匿性旁路的发病率不明，但引起顺行性房室折返性心动过速（orthodromic atrioventricular reentrant tachycardia OAVRT）的旁路中约50%为隐匿性旁路。隐匿性旁路的发生率无性别差异，更多见于年轻患者。

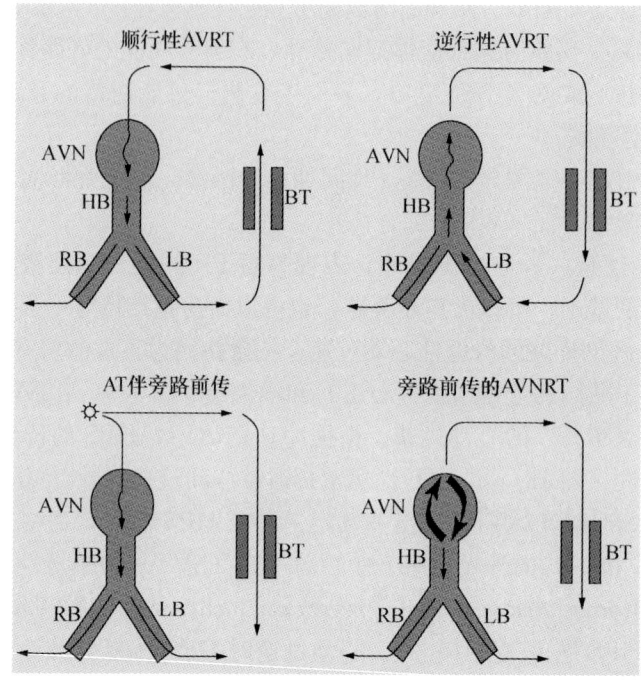

图 18-2　顺行性房室折返性心动过速（AVRT），逆行性房室折返性心动过速（AVRT），房性心动过速（AT）伴旁路前传，以及左侧旁路（BT）参与的旁路前传的房室结折返性心动过速（AVNRT）中折返环的模式图

HB：希氏束；LB：左束支；RB：右束支；AVN：房室结。

三、旁路合并其他心动过速

旁路还能与房性心动过速（AT）、房扑（AFL）、房颤（AF）以及房室结折返性心动过速（AVNRT）同时存在。在这些情况下，旁路作为兴奋的辅助传导途径，并非心律失常的启动和维持所必需。

大约在8%～40%的WPW综合征患者中可见到房室结双径路，但合并AVNRT者较为少见。当WPW综合征患者伴发AVNRT时，除非进行电生理（EP）检查，否则很难与AVRT鉴别。

WPW综合征患者中最常见的规则旁路前传的心动过速是房扑（60%）。在某些患者中，AVRT可转化为房扑。房扑时由于可通过旁路前传导致1∶1的房室下传，难以和室性心动过速（VT）鉴别。

WPW综合征患者中50%可伴发阵发性房颤，发病率为20%，而合并慢性房颤者很少见。AAVRT、多旁路以及旁路前传不应期短的患者容易发生房颤，AVRT亦可转化为房颤。房室旁路本身促发房颤的机制尚不清楚。可能与旁路复杂的几何分布、旁路周围的局部折返有关。此外，血流动力学的改变以及心房扩张也起了重要作用。曾经有研究指出，旁路并非房颤发生所必需，但可使房颤更易于持续。消融旁路可治愈90%以上的房颤患者；但旁路消融后其房颤的易感性仍然高达56%。

WPW综合征患者房颤时的心室快速反应可导致室颤，但心脏猝死的发生率相当低，在一项3～10年的随访中，WPW综合征患者发生猝死的概率为0.15%～0.39%。心脏性猝死通常不是WPW综合征的首发症状。发生室颤的高危因素包括症状性的室上性心动过速、间隔旁路、多旁路、旁路不应期短以及男性。旁路前传的有效不应期极短（ERP<250ms），则会发生心室快速反应，导致室颤。房颤时旁路前传的RR间期≤220ms可以作为预测儿童发生猝死危险的临床指标，但是对于成人其预测价值只有19%～38%。

四、心电图特征

1. 预激的心电图表现

心电图典型的预激表现包括：①短PR间期（P-δ）（<120ms）；②QRS波上升支粗钝（δ波）；③宽QRS波（>120ms）。

预激的程度取决于许多因素，包括AVN-HPS的传导速度，冲动从窦房结传至旁路的心房插入点的时间，以及旁路的传导时间。某些药理或生理方法（例如颈动脉窦按摩、Valsalva动作、腺苷）可以改变房室结传导，从而改变预激程度，可用于房室旁路的诊断。

2. 不显性预激

有些房室旁路尽管能够前传，但心电图上却并没有预激的表现，称为不显性预激。引起不显性预激的原因包括：①房室结传导增快，快于旁路传导；②心房内传导延迟，即从心房刺激部位至旁路插入点的传导时间延长（左外侧旁路时常见）；③旁路传导延迟，慢于AVN-HPS的传导。

3. 间歇性预激

在同一记录中预激波时而出现时而消失，而心率无明显改变，心电图表现为间歇性PR间期延长（正常化），QRS波群正常化。出现间歇性预激的原因包括：①旁路的3期（依赖于心动过缓）或4期（依赖于心动过速）阻滞；②室性期前收缩（PVC）、房性期前收缩（PAC）引起的隐匿性传导；③旁路的长有效不应期和房性期前收缩代偿间歇现象；④旁路的长有效不应期和异常传导。

4. 顺行性房室折返性心动过速（OAVRT）

OAVRT时，P波落在ST-T上，RP间期<PR间期，RP间期不随心房频率改变，QRS波群形态一般正常，当伴有功能性的束支传导阻滞（BBB）时增宽，心率在150～250次/分。约38%的患者有QRS电交替，尤以心率加快时明显。

OAVRT时可见到缺血性ST段压低，其发生率大于房室结折返性心动过速（57% vs. 25%），一般与冠状动脉疾病关系不大。可能由多种原因引起，包括自主神经功能紊乱、室内传导干扰、室房（VA）间期延长，以及重叠于ST段的逆行性P波时限增宽等。发生ST段变化的导联与旁路的位置相关，V_3～V_6导联ST段压低一般见于左外侧旁路，而下壁导联ST-T改变则与后间隔或后侧旁路有关。

5. 逆行性房室折返性心动过速（AAVRT）

AAVRT时心电图表现为宽QRS复合波（完全预激），RR间期通常规则，心室率可达250次/分，RP间期＞PR间期，逆行P波在心电图上通常不易辨认。即使心动过速时心房频率改变，PR间期（P-δ间期）也不变。

6. 持续性交界性反复性心动过速（PJRT）

PJRT为一种少见的AVRT，通常表现为无休止的心动过速，心率在120～200次/分，QRS波时限一般正常，RP间期＞PR间期。逆行P波在心电图上易于辨认，在Ⅱ、Ⅲ、aVF、V_3～V_6导联上倒置。由位于后间隔区域的、具有缓慢和递减传导特性的、仅有逆传功能的慢旁路参与。多于青少年时期发病。

7. 房颤

房颤时心律绝对不规则伴快速心室率，当心室率持续维持在180～200次/分时，可产生RR间期规则的假象。QRS波群的时限可以变宽，也可能正常化，这与旁路和AVN-HPS的传导有关。预激和（或）正常的QRS波群常常成簇出现，这可能与冲动隐匿性逆传入旁路或房室结有关。预激时旁路的有效不应期越短，前传的速度越快，预激程度越大，QRS波就越宽大。如旁路的有效不应期极短，则极有可能恶化成室颤。通过阻断旁路前传，阻断进入房室结的逆传，可使房室结进行前传；房室结前传的冲动又能使旁路隐匿性逆传，导致旁路前传阻断，从而减慢心室率。

8. 旁路的心电图定位

通常根据预激波定位（图18-3、图18-4）。体表心电图对左游离壁旁路定位的准确性高于对其他部位旁路的定位。

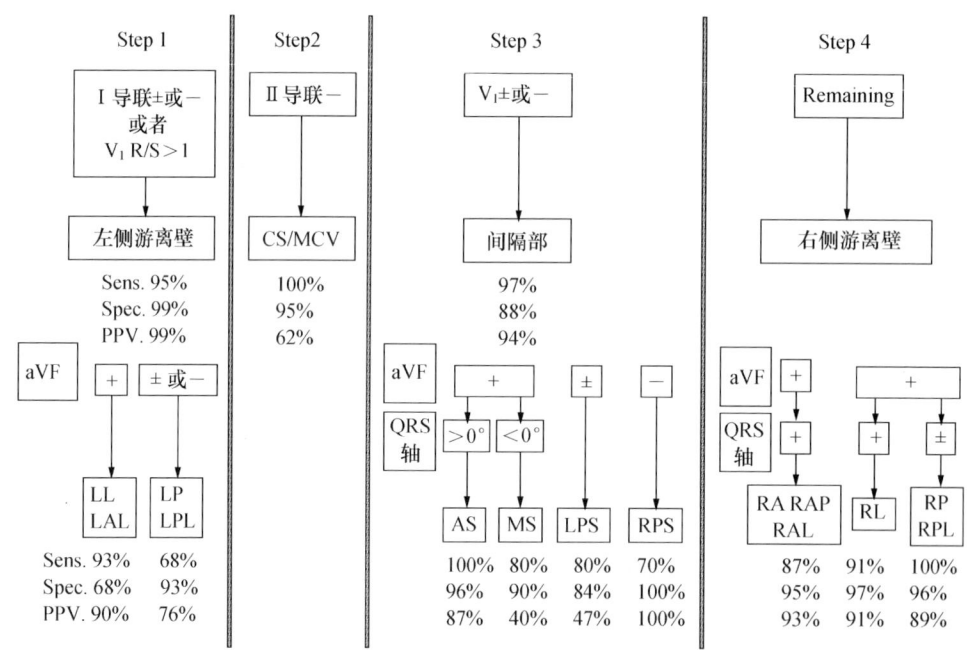

图 18-3　以心电图上预激波极性定位旁路（BT）的法则

＋：正向预激波；±：等电势预激波；－：负向预激波；AS：前间隔；CS/MCV：冠状窦/心中静脉；LL：左外侧；LAL：左前外侧；LP：左后侧；LPL：左后外侧；LPS：左后间隔；MS：间隔侧；PPV：阳性预测值；RA：右前侧；RAL：右前外侧；RL：右外侧；RPL：右后外侧；RP：右后侧；RPS：右后间隔；R/S：R波与S波比值；Sens：敏感性；Spec：特异性。

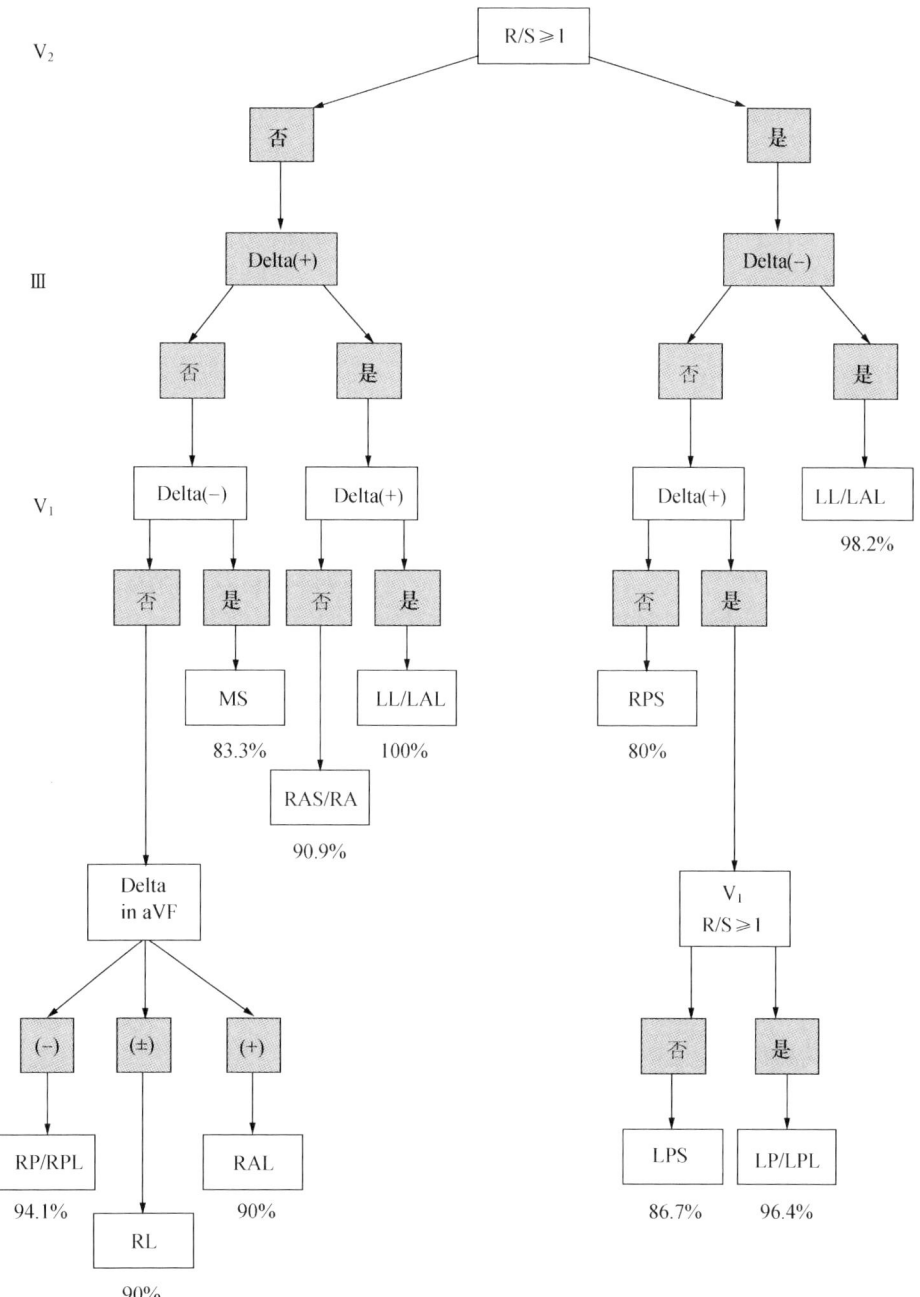

图 18-4 以预激波极性定位旁路（BT）的渐进法则

数字表示该法则对于各个旁路定位的准确性。LAL：左前外侧；LL：左外侧；LP：左后侧；LPL：左后外侧；LPS：左后间隔；MS：间隔侧；RA：右前；RAL：右前外侧；RAS：右前间隔侧；RL：右外侧；RP：右后侧；RPL：右后外侧；RPS：右后间隔侧。

OAVRT 时，逆行 P 波的方向取决于旁路在心房插入的位置，通常，I、V_1 及下壁导联中 P 波的形态最有意义。I 导联 P 波负向，提示左侧游离壁旁路的可能性极大，而正向 P 波则提示右侧游离壁旁路；V_1 导联 P 波负向提示为右侧旁路；下壁导联 P 波正向提示旁路位于前方，负向则提示位于后方。V_1、aVR、aVL 导联 P 波正向，下壁导联 P 波负向提示后间隔旁路；左后侧旁路的 P 波在下壁导联中也是负向的，且Ⅱ导联的负向 P 波比Ⅲ导联深，aVR 导联的正向 P 波比 aVL 导联的 P 波高。左侧旁路位置较靠前时，aVL 导联 P 波是负向的，Ⅲ导联的 P 波正向，且比Ⅱ、aVF 导联的 P 波更高。

五、处理

大多数无症状的预激患者预后较好，有创性的电生理检查因其阳性预测价值太低而不列为无症状患者的常规检查。美国心血管协会（AHA）和欧洲心血管协会（ESC）的指南建议，对无症状的预激患者进行导管消融为Ⅱa 类指征（B 级证据）。导管消融应当限定在高危职业人群（如校车司机和飞行员）以及职业运动员。根据北美心脏起搏与电生理学会（NASPE）专家协会的意见，对只有心电图预激表现而无明确心动过速的患者进行导管消融，在 5 岁以上的儿童为Ⅱb 类指征，5 岁以下的儿童为Ⅲ类指征。

然而，有些研究指出，在无症状的 WPW 患者中，电生理检查若能诱发出持续性房颤伴快速心室率，尤其是存在多旁路时，发生猝死的危险性很高，实施旁路消融以预防猝死是必要的。大量的研究表明在有经验的中心进行电生理检查和射频消融（RF）不会引起致命的并发症，因此建议所有的无症状性 WPW 患者都应该接受电生理检查以进行危险分层，其中能诱发房室折返性心动过速和房颤的患者应该进行旁路消融。

对于有症状的 WPW 综合征患者，NASPE 将导管消融列为首选治疗（Ⅰ类指征），成功率达 95% 以上，并发症很少，还避免了药物治疗的副作用。对于不愿接受导管消融的患者，可以选择阻断旁路的抗心律失常药物，如钠通道阻滞剂或钾通道阻滞剂、β 受体阻滞剂等。对阵发性房颤伴快速心室率者，不能单独长期应用地尔硫䓬、维拉帕米、地高辛治疗。

导管消融同样也是隐匿性旁路所致的阵发性室上性心动过速患者的首选治疗（Ⅰ类指征）。然而，隐匿性旁路并未增加患者发生心脏性猝死的危险性，导管消融可能是众多有效措施中的一项。若选择药物来治疗隐匿性旁路，β 受体阻滞剂、钙通道阻滞剂、ⅠC 类的抗心律失常药物都是合适的。

急性期处理 无论是顺行性还是逆行性房室折返性心动过速都可以采用针对旁路（伊布利特、普鲁卡因胺、氟卡尼）或房室结（β 受体阻滞剂、地尔硫䓬、维拉帕米）的药物治疗。应用腺苷需谨慎，因其可能会诱发房颤伴快速心室率。

在房性心动过速、房扑或房颤伴旁路前传时应慎用房室结阻滞剂。如果药物治疗失败，或出现了血流动力学不稳定，则应进行电复律。

六、电生理检查

电生理检查常用来明确旁路的性质、位置、数量以及与之相关的心动过速。

（一）窦性心律的基本表现

窦性心律时，预激表现为短希-室（HV 间期）或短 H-预激波间期。HV 间期可以为负值，或希氏束电位被局部的心室电位图所掩盖。8%～40% 的 WPW 患者可见到房室结双径路现象。

心房增频起搏和程序起搏可使显性旁路预激程度逐渐增强，HV 间期逐渐缩短，直至心室完全预激，希氏束被逆行兴奋，H 波落在 V 波之后。

心室期前刺激可同时通过旁路或房室结逆传。在窦性心律下进行心室刺激，心房的兴奋呈离心性，且室-房传导时间（VA 间期）恒定，提示通过旁路逆传。在希氏束不应期内给予心室刺激，如果能够激动心房，则肯定存在房室旁路；给予心室刺激时无室房逆传或呈递减传导，则旁路存在的可能性不大。

（二）心动过速的诱发

1. 心房刺激 多部位心房期前刺激、快速心房起搏及旁路附近起搏等有助于诱发心动过速。一般情况下，如果心房刺激能诱发 AAVRT，往往存在多旁路。HPS-AVN 完整的逆传功能是诱发 AAVRT 的限制因素。

心房刺激部位对诱发 AVRT 有着重要作用，刺激部位越靠近旁路，越容易诱发 OAVRT；相反，刺激部位越靠近房室结，则越容易诱发 AAVRT。

PJRT 通常是持续性的，由自发增快的窦性心律诱发，心动过速可被房性期前收缩或室性期前收缩暂时终止，但往往在几个窦性搏动后再发。

2. 心室刺激 心室程序刺激能诱发 60% 的 OAVRT，心室增频刺激的诱发率为 80%。心室刺激不易诱发 PJRT。

（三）心动过速的电生理特征

AVRT 的折返环包括心房与心室，因此 1∶1 的房室比例是 AVRT 维持的必要条件。

1. OAVRT

OAVRT 时，心房最早兴奋部位取决于房室旁路的位置，心房兴奋次序与以相近频率起搏心室时相同。旁路传导时间为 30～120ms，虽然 RP 间期较短，但长于典型的 AVNRT。如 VA 间期<70ms，或 V-高位右心房间期<95ms，则基本上可排除 AVRT。后间隔房室旁路参与的 OAVRT 与慢-慢型 AVNRT 相似，但慢-慢型 AVNRT 时 RP 间期要明显长于 OAVRT，因此，△RP 间期（V_1-Ⅲ）>20ms 提示为慢-慢型 AVNRT，其敏感性为 71%，特异性为 87%，阳性预测值为 75%。

OAVRT 时伴束支传导阻滞的情况较常见（90% 伴 LBBB 的室上性心动过速为 OAVRT）。用心室刺激诱发时更易出现束支传导阻滞（与心房刺激相比：75% vs. 50%）。出现与房室旁路同侧的束支传导阻滞时，VA 间期延长（图 18-5），但在旁路插入点处测得的局部 VA 间期恒定。室上性心动过速伴束支传导阻滞引起的 VA 间期延长超过 35ms 时，提示存在与束支传导阻滞同侧的游离壁旁路；延长超过 25ms 时，则提示为间隔部旁路（后间隔旁路与左束支传导阻滞有关，前间隔附近旁路与右束支传导阻滞有关）。右心室起搏诱发 OAVRT，VA 间期延长超过 45ms 时，提示左侧旁路（VA 延长继发于右心室起搏引起的左束支传导阻滞）。旁路对侧的束支传导阻滞不影响 VA 间期及心动过速周长。

OAVRT 时 RR 间期的变化可≥15ms，这与房室结前传递减有关。此外，房室结双径路参与的 OAVRT，由于房室结（AVN）的前传可表现为慢-快径交替传导的现象，因此心动过速周长可有规律性变化（长-短周长交替），或形成两个频率各自稳定的心动过速，但无论出现哪种情况，心动过速时的 RP 间期是恒定不变的。

2. 持续性交界性反复性心动过速（PJRT）

最早心房兴奋部位最常见于邻近冠状窦的 Koch 三角后间隔区，RP 间期大于 PR 间期，与慢-慢型的 AVNRT 相似。由于该旁路传导有递减性，因此 RP 间期不固定，受自主神经及生理活动的影响，心动过速的频率常有所波动，心率的变化来自 PR 间期和 RP 间期的变化。

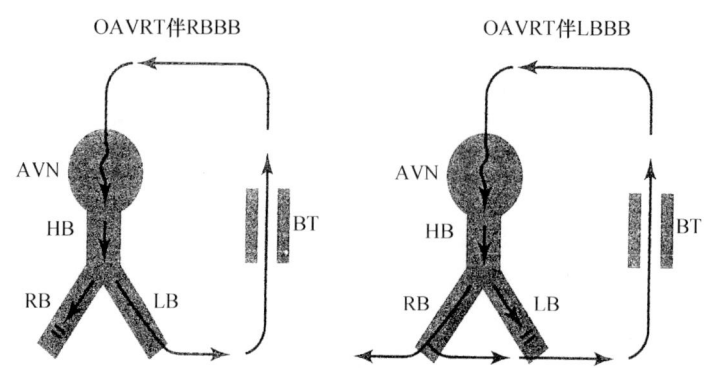

图 18-5　左侧旁路（BT）的顺行性房室折返性心动过速（AVRT）
折返环中束支传导阻滞（BBB）的模式图解

左束支（LB）阻断（与旁路同侧）引起折返通路的延长，引起室房（VA）间期延长。相反，右束支（RB）阻断（在旁路对侧）对折返环无影响。AVN：房室结；HB：希氏束；RBBB：右束支传导阻滞；LBBB：左束支。

3. 逆行性房室折返性心动过速（AAVRT）

最早心房兴奋部位取决于逆传途径（房室结或另一条旁路），而旁路前传的 PR 间期固定。如果 HV 间期或 VH 间期≤10ms，特别是 HA 间期≤50ms 时，提示 AVNRT 伴旁路前传的可能性大于 AAVRT。AAVRT 的 RR 间期可以不规则，其原因可能为：①希氏束-浦肯野纤维不同路径的逆传变化（伴有 VA 间期改变）；②房室结路径的逆传变化（伴有 HA 间期改变）；③不同旁路的逆传变化（伴有 VA 间期改变）。

当典型的 AAVRT 和 OAVRT 发生于同一患者时，那么前者心动过速的周长常小于后者。对于多旁路参与的 AAVRT，其周长大于 OAVRT 或典型 AAVRT，这是因为两条旁路通常位于不同的心室，形成的折返环比较大。

（四）旁路的诊断方法

心动过速时以稍快于心动过速频率的周长起搏心房常可拖带 OAVRT，拖带终止后若 VA 间期恒定不变，与心动过速时相似（相差小于 10ms），提示为 OAVRT。

心房期前刺激终止心动过速的可能原因为：①阻断 AVN-HPS 前传（即房室阻滞）；②心房处于不应期，使来自房室旁路逆传的冲动受阻（即室房阻滞）；③刺激沿 AVN-HPS 下传，使 QRS 波提前出现，然后受阻于仍处在不应期的房室旁路或心房（室房阻滞）。

心房期前刺激在区别 AAVRT 与旁路前传的 AVNRT 上有重要意义。心动过速时，在希氏束处于不应期时给予心房刺激，若能真正夺获心室，且不影响 VA 间期，则可以排除 AVNRT。

心室期前刺激对 AVRT 的影响程度取决于心室刺激部位与旁路插入点之间的距离以及期前刺激的联律间期。刺激旁路对侧的心室对折返环不产生影响。

在 OAVRT 中，起搏旁路同侧心室（例如，左游离壁旁路在左心室起搏，右侧或间隔侧旁路在右心室起搏），若见到 QRS 融合波，则可排除 AVNRT。在希氏束不应期给予心室刺激，若能终止心动过速且不伴有心房兴奋则可诊断为 AVRT。

用与 OAVRT 周长相似的频率起搏心室，心房激动顺序及 VA 间期与 OAVRT 时相同。如果△VA 间期（心室起搏的 VA 间期－室上性心动过速的 VA 间期）>85ms，提示为 AVNRT，如果<85ms，则为 OAVRT。

多旁路并不常见，必须进行详细的电生理检查。大部分多旁路只有在第一条旁路消融后才被发现。另有 5%~15% 的患者，电生理检查无法诊断出多旁路。

（五）希氏束旁起搏——主要用来鉴别间隔侧旁路

1. 方法：将两个四极导管（一个用于起搏，一个用于记录）或一个八极导管（用于起搏和记录），放置在希氏束-右束支的远侧端，采用高能量超速心室起搏，记录希氏束-右束支远端兴奋。如起搏时 QRS 波群变窄，提示单纯的希氏束-右束支夺获。接着减小起搏的能量输出和脉宽，直到 QRS 波群变宽，提示希氏束-右束支夺获消失，但仍存在局部心室夺获。希氏束旁起搏的部位很特别，它在解剖上接近希氏束，但由于希氏束和右束支与邻近的心肌组织相互绝缘，因而在电传导上却远离希氏束。高能量的希氏束旁起搏可夺获希氏束或右束支近端，同样也能夺获邻近的心室肌。希氏束旁起搏可表现为心室夺获（宽大的 QRS 波群），或心房夺获、希氏束夺获（窄 QRS 波），或以上三者的任意组合。必须注意起搏电极中记录到的心房波必须为最小，以保证起搏时不会夺获局部心房。

2. 窦性心律时希氏束旁起搏

SA 间期定义为起搏部位至心房电位之间的传导时间。在正常情况下希氏束（或希氏束＋右心室）夺获时的 SA 间期小于只有心室夺获时的 SA 间期。如果 SA 间期始终是固定的，则逆传只发生于房室旁路；如果 SA 间期逐渐增加（包括心房最早兴奋部位），逆行性传导发生于房室结。

当希氏束旁起搏 AVN 和旁路都发生逆向传导时，各自逆传引起心房兴奋（心房混合兴奋），其逆传所占比重的变化可以改变心房逆行兴奋的次序。

无论希氏束-右束支是否夺获，相同的心房逆行兴奋次序提示逆传发生在相同的部位。如果心房逆行兴奋次序在希氏束-右束支不夺获时出现改变，则提示旁路和房室结都参与了逆向传导。

在起搏时无心房夺获对于结果分析尤为重要，如果在起搏导联记录到极短的 SA 间期则提示存在心房夺获。

3. SVT 时的希氏束旁起搏（希氏束旁拖带或重置）

用希氏束导管以小于心动过速周长 10~30ms 起搏拖带心动过速，心房兴奋次序无变化，且起搏不终止心动过速。在 OAVRT 中，SA 间期在希氏束-右束支夺获与非夺获时没有明显的差别，一般△SA 间期均<40ms；若△SA 间期>40ms，则通常为 AVNRT。

（六）旁路的定位

1. 多部位心房起搏

起搏部位越靠近旁路的心房插入点，预激的程度就越大，P-预激波间期也越短。

2. 预激时最早心室兴奋部位

沿着三尖瓣和二尖瓣环标测心室最早兴奋部位可以确定旁路的心室插入点。双极电图能够显示局部兴奋的各个成分和旁路电位。单极电图能够准确地反映局部心室兴奋（QS 复合波起始部分为又深又陡的负向波）。

3. 心房电位极性翻转的标测

对于逆行性旁路（OAVRT 或心室起搏），心房电位极性翻转的部位就是旁路在心房的插入点。当双极电极恰好位于插入点时，心房电位振幅变小并且碎裂。当导管从插入点的一侧移至另一侧时，心房电位极性发生翻转。该方法的敏感性为 70%，特异性为 46%，阳性预测值为 75%。

4. 直接记录旁路电位

旁路前传时，旁路电位在预激波之前 10～30ms 出现，在 OAVRT 或心室起搏时，旁路电位出现在心室电位与最早的心房电位之间，无论单极或双极电极记录到的旁路电位都是又尖又窄的高频电位，平均振幅在 0.5～1mV 之间。

七、消融

（一）消融靶点

最佳的消融部位是旁路穿过纤维环的地方。显性旁路的靶点特征：局部 AV 间期小于其他任何部位，局部心室电位领先于预激波的起始部位（右侧旁路 18ms±10ms；左侧旁路 0±5ms），单极电图上明显的 QS 波形（Q 波下降支快而深）。

（二）消融技术

对于大多数游离壁旁路，用普通的 4mm 消融导管，50W 能量、60℃目标温度可达到完全性双向阻断。有效的消融温度在 55～60℃之间。50℃时旁路可发生暂时性阻断，对于温度未超过 50～55℃的可疑部位不应放弃消融。相反，若温度已达到 55℃或更高仍未阻断旁路，则应另外寻找靶点。

通常达到目标温度后，旁路在 1～6s 内被阻断。如果射频开始 15s 后仍未见任何效果，则需要重新调整导管确定靶点。

若存在旁路前传，消融应该在窦性心律下或心房起搏时进行；对于隐匿旁路，则在心室起搏时进行消融；应尽量避免在心动过速时消融。有时，旁路的传导会在消融后的几个小时至几天内恢复。

消融是否有效还取决于导管与组织的接触情况。导管接触是否良好可以通过电极温度、导管稳定性、靶点图稳定性来判断。如果射频消融时能量>25W、电极温度持续>50℃，那么导管接触良好；如果电极温度在较低能量（<10W）下>50℃，则导管尖端可能有血痂形成；如果能量>25W、电极温度<50℃或不稳定，提示导管接触不良。

1. 左游离壁旁路的消融

大部分的左侧游离壁旁路斜向穿过二尖瓣环，心房侧插入点的范围通常较窄（1～3mm），而心室侧插入点往往是分叉状的，朝向心尖部。心房插入点至心室插入点的距离通常为 4～30mm。

左前斜位（LAO）时冠状窦可以用于指导二尖瓣环的标测，由于冠状窦多位于纤维环上方 2cm 处，因此，冠状窦记录到的电位图只能作为心房和（或）心室插入点的参考。

（1）经主动脉（逆行）途径：右侧股动脉是最常用的途径。导管进入动脉后立即给予肝素 5000U 抗凝，随后 1000U/h 静脉滴注，使活化凝血时间（ACT）保持在 250～300s 之间。导管经主动脉在右前斜位 30°（RAO30°）投照下，跨过主动脉瓣进入左心室后，将导管退至左心室流出道，逆时针转动并勾起，形成"J"形弯曲，使尖端能够在二尖瓣环标测；顺时针旋转导管使顶端转向前方（前游离壁），逆时针旋转使顶端转向后方（靠近冠状窦口）。

导管置于心室侧时最为稳定，但操作起来可能受到腱索结构的限制。将导管置于心房侧能更自由地在二尖瓣环上移动，但不太稳定。电位图上 A/V 比值<1.0 提示导管顶端位于二尖瓣环下方。

（2）跨间隔途径：跨间隔途径与经主动脉途径的消融效果是一样的。与经主动脉途径相比，跨间隔途径有利于前外侧旁路的定位。其优点包括在左心房内易于操作、损伤冠状动脉风险较小、无需经过动脉、血管损伤的恢复较快。缺点为导管的稳定性较差、发生心脏穿孔和空气栓塞的危险性较大，且费用较高。

2. 右游离壁旁路的消融

三尖瓣环的周长大于二尖瓣环（12cm *vs.* 10cm）且不完整，有许多不连续的地方。因此右侧旁路消融难度较高，复发率较高，但并发症较少。标测消融过程中的主要困难是导管不稳定、标测不到位、消融温度偏低、存在多旁路或异常旁路等。三尖瓣的结构使消融导管很难进入三尖瓣的下方；并且右心房和右心室之间存在折叠（但不存在于心脏的左侧），使导管很容易滑入折叠囊内。旁路可沿折叠囊在任何位置连接右心房与右心室，有时旁路的心房插入点距离三尖瓣环可达 1cm，因此精确定位心房插入点成为消融成功的关键。如果选择下腔静脉途径，使用长鞘对于稳定导管、保持与组织良好接触特别有帮助。

与左侧旁路相比，右侧旁路射频后复发更为常见。

在 Ebstein 畸形中，由于三尖瓣的后叶下移，右后间隔、后侧壁及后外侧壁旁路最常见。近 25% 的 Ebstein 畸形伴 WPW 综合征者有多旁路。旁路通常连接于真正解剖上的三尖瓣环（不论三尖瓣下移至何处）。由于这些患者三尖瓣环附近记录的电位延长且分离，因此要确定真正的三尖瓣环位置十分困难。

消融时通常采用 LAO45°投照进行标测。下腔静脉（IVC）途径可标测右后侧、后外侧及外侧旁路，一般也能到达右前和前外侧；但采用上腔静脉（SVC）途径，导管-组织接触更好，导管更稳定。在 LAO45°投照下，希氏束位于 1 点位置，冠状窦口位于 5 点位置；右游离壁旁路在 6 点至 12 点之间。右前旁路位于三尖瓣环的最上方，右前间隔旁路接近希氏束，右后侧游离壁旁路位于三尖瓣环的最下方，而右后间隔旁路邻近冠状窦口。

3. 后间隔旁路的消融

由于后间隔的解剖结构复杂，因此后间隔旁路的消融比其他部位的旁路困难。

后间隔区域的右侧包括冠状窦口周围和 Koch 三角上方的区域；左侧离冠状窦口 2～3cm。距离冠状窦口 1.5cm 的旁路位于后间隔，距离冠状窦口 1.5～3cm 可能位于左游离壁或后间隔，距离冠状窦口>3cm 为左游离壁旁路。

大多数后间隔旁路是从右心房连接到左心室的旁路，心室插入点在左心室的后上方。但有些后间隔旁路是左间隔附近的（连接左心房和左心室）或右间隔附近的（连接右心房和右心室）。

尽管心外膜旁路可以位于瓣环的任何地方，但最常位于后间隔及左间隔附近的区域。约 20% 的后间隔旁路和 40% 消融失败的旁路为心外膜旁路。罕见的旁路通过冠状窦憩室的心肌套和左心室相连。如果最早的心室兴奋发生在预激起始波之后，或在冠状窦电图上能记录到明显的旁路电位，则提示旁路位于心外膜上。

消融后间隔旁路需在三尖瓣环的后间隔区域、冠状窦口及相邻的部位、右心房的正下方进行详细标测，如果在该部位消融失败或找不到适合的消融位点，则需要标测左后间隔区域。如果心电图和电生理检查结果提示为左侧旁路，则先考虑左侧消融途径。如果心内膜标测失败，则应考虑心外膜旁路（见下文）。

PJRT通常与后间隔的慢旁路相关。该慢旁路50%位于左后侧或左游离壁，其余50%位于左右心房后方，在心包斜窦形成的圆锥底部。

4. 前间隔附近和中间隔旁路的消融

Koch三角的后缘为冠状窦口，前缘为三尖瓣隔瓣的附着点。房室结致密部位于Koch三角前顶部，Todaro腱（Koch三角的上缘）在这里与中心纤维体相遇。希氏束在其前上方通过中心纤维体在房室膜部后侧穿越房室交接区。Koch三角属于间隔结构，组成了肌性房室间隔的右心房面。冠状窦口的前方旁路是中间隔旁路，事实上，这些旁路是真正的间隔旁路。

如果旁路电位与希氏束电位同时被希氏束部位的标测导管记录到，则这些旁路在前间隔附近。最佳消融位点是在能够记录到心房和心室电位以及旁路电位，但没有或只能记录到很小的希氏束电位（<0.1mV）的位置。通常以旁路的心室插入点为消融靶点，以尽量减少房室结损伤的危险。首先尝试从右侧消融。如果无效或射频消融后早期复发，可尝试从左侧消融。如果消融导管记录到明显的希氏束电位（>0.1mV），则不能进行消融。

在Koch三角区域内消融，发生房室传导阻滞的风险为5%，将导管置于三尖瓣环上或三尖瓣环的心室侧，使用较低的射频能量可减少该并发症。对于希氏束附近旁路可采用渐进式的射频能量输出，起始能量为5W，以后每10s增加4W，直至达到40W。对于其他的前间隔附近旁路，起始能量可为30W，预设目标温度为50℃或60℃。如果旁路在射频消融进行10～15s后未被阻断，则应该终止消融以减少对房室结-希氏束的损害。

如为显性旁路，则在窦性心律或心房起搏时进行消融。如为希氏束附近的隐匿性旁路，在OAVRT时进行射频消融，导管可能在心动过速终止时移位导致房室结-希氏束损伤；消融时AVRT的终止方式极为关键，有心房波的终止提示折返环的前传途径（即房室结）损伤，应立即停止射频消融；而无心房波的终止提示阻断折返环逆传途径（即旁路），应继续进行消融，同时密切观察房室传导。另一个方法治疗OAVRT是在心房拖带时进行消融，这个方法能够有效观察射频消融对旁路（如P波形态、心房兴奋次序改变提示旁路被阻断）、房室传导的影响，同时避免室上性心动过速终止时心室频率的突然改变。

为了避免房室传导阻滞，出现以下情况时应立即停止射频消融：①阻抗突然增加（>10Ω）；②PR间期（窦性心律或心房起搏时）延长；③房室传导阻滞；④出现交界性心律伴逆传阻滞；⑤快速交界性心动过速（心动过速周长<350ms）。

5. 心外膜旁路的消融

心外膜旁路可位于瓣环的任何位置，最常见于后间隔和左后区域。近20%的后间隔旁路（包括40%消融失败的后间隔旁路）、4%的左外侧旁路（包括10%的消融失败的左外侧旁路）是心外膜旁路。提示可能为后间隔心外膜旁路的心电图表现包括：①Ⅱ导联深陡的负向预激波；②aVR导联高尖的正向预激波；③V_6导联的深S波。

心外膜旁路可以是冠状窦心肌套和心室之间的连接。这些旁路的消融只能在冠状窦的分支内进行，以心中静脉最为常见。如果心内最早心室兴奋不是发生在预激波的起始之前，则提示旁路位于心外膜上。当心内标测无效时，应该考虑心外膜旁路的可能。另一种类型的旁路与 Marshall 韧带相连，可通过标测 Marshall 韧带来进行消融。

在冠状窦内进行消融，通常需要冠状静脉窦造影，明确其解剖特点和指导消融；同时还必须进行冠状动脉造影，以确定消融点附近是否有冠状动脉分支。如果冠状动脉分支与消融靶点的距离<2mm，则射频消融时发生冠状动脉损伤的危险性极大。

应用普通消融导管在冠状窦内消融时，能量设置为 20～30W，温度设定为 55～60℃，持续时间为 30～60s，消融导管顶端在冠状窦内朝向心室（使消融导管保持逆时针旋转弯曲）。消融时导管可能会引起冠状窦完全闭塞，容易产生血痂，使阻抗增加，如果阻抗（>130～140Ω）显著增加，则应终止消融。

6. 旁路消融失败的原因

最常见的原因包括导管操作不到位及导管不稳定，偶尔与消融能量不够有关，这些情况在消融右侧旁路时较常见。可应用引导鞘管稳定导管、使用不同弯度和韧度的导管、改变消融的途径或改变消融方式来解决上述问题。

旁路消融失败的第二个常见原因是标测错误。标测错误在很大程度上与旁路的倾斜走向有关。逆行心房兴奋时在心室侧定位，记录到的最早心房兴奋并非心室插入点。同样记录到心室最早兴奋部位亦非心房插入点。在这些情况下，应该在心房侧记录最早心房兴奋部位，或在心室侧记录最早心室兴奋部位进行消融。

未能鉴别左侧后间隔旁路，以及位于心外膜的左侧或后间隔旁路，是导致消融失败的潜在原因。此外，非典型旁路（房束旁路）以及解剖上的异常（先天性心脏病）也是旁路消融失败的原因。

导管机械性损伤旁路也是消融失败的原因之一。导管机械压迫损伤旁路导致标测和消融中断，旁路复发的风险将增加。前间隔和房束、室束旁路最易发生机械性损伤，其次是左游离壁旁路。

7. 结果

射频消融是治疗 AVRT 的有效方法（有效率>90%），消融后传导恢复较为少见（4%）。旁路相关的心动过速复发通常发生在消融 1 个月后，较晚出现的心动过速（消融后 3 个月出现的心悸）强烈提示与旁路无关。

一项针对 6065 个患者的研究显示，射频消融的成功率为 98%，需重新消融的占 2.2%。并发症（心脏压塞、房室传导阻滞、冠状动脉损伤、腹膜后出血、猝死）的发生率为 0.6%，死亡 1 例（0.02%）。因此，导管消融安全有效，对于可能出现致命性心律失常的 WPW 综合征患者，导管消融是最好的选择。

旁路位置不同，消融的成功率和危险性亦不同。右游离壁旁路消融的成功率为 93%～98%，复发率是 2%，并发症少于其他位置的旁路。后间隔旁路消融的成功率相当高（98%），复发率为 12%。对于前间隔旁路，成功率接近 97%，发生右束支传导阻滞的可能性为 5%～10%。中间隔旁路的消融成功率为 98%，发生一度、二度房室传导阻滞的可能性均为 2%。经主动脉途径消融左游离壁旁路的成功率为 86%～100%，复发率为 2%～5%。此方法的并发症包括血管并发症（腹股沟出血、主动脉剥离、血栓；占 50%）、心脏压塞，猝死，冠状动脉剥离（导管操作相关），左冠状动脉损伤（射频相关），血管损伤，以及栓塞（主动脉硬化、导管顶端血痂或消融部位血栓形成）。跨房间隔途径的成功率为

85%~100%,复发率为3%~6.6%,并发症的发生率为0~6%,包括冠状动脉痉挛、心脏性猝死、栓塞。

心外膜旁路消融(冠状窦内)成功率为62%~100%,并发症的发生率为0~6%,包括冠状动脉痉挛、冠状静脉窦痉挛、心脏压塞、右冠状动脉阻塞以及心包炎。

八、特殊类型的房室折返性心动过速

(一) Mahaim 纤维

1. 定义

1937年,Mahaim 和 Bentt 在心脏的病理检查中发现从希氏束(HB)连接至心室肌的独立传导组织,被称为 Mahaim 纤维或束室纤维。目前将束室纤维、结室纤维、结束纤维(从房室结至右束支)统称为 Mahaim 纤维。这些旁路具有递减传导的特性,又被称为非典型旁路。

绝大多数(80%)的非典型旁路是具有递减传导特性的长房室旁路和房束旁路,心房的插入点位于右心房游离壁,从外侧、前外侧或前方穿过三尖瓣环(占84%),沿右室游离壁延伸进入右束支的远端(房束旁路)或右束支邻近的心室肌(长房室旁路)。这些旁路的组织结构类似正常的房室交界区,由类房室结的结构衍变为类希氏束结构。因此,在快速心房起搏时,这些旁路有递减传导(传导延迟发生在旁路的心房内部分)、文氏现象,并且对腺苷敏感。旁路电位至心室电位之间的传导时间恒定。

另一部分旁路是始于房室环,插入房室环附近右室心底部,为具有递减传导特性的短旁路。尽管这些旁路具有递减传导和文氏现象,但它们对腺苷的反应并不一致,提示其结构不类似于房室结组织。结室旁路起自正常房室结,插入邻近房室交界区的心室肌。结束旁路起自正常房室结,插入右束支。束室旁路是最罕见的旁路类型(占非典型旁路的1.2%~1.5%),为比较特殊的一种非典型旁路(详见下文)。

临床上与心动过速相关的非典型旁路具有以下特征:①单向(只能前传)传导;②传导时间长;③递减传导。

非典型旁路占所有旁路的3%~5%。在伴有左束支传导阻滞图形(LBBB)的室上性心动过速患者中,这个比例稍高(6%);合并多旁路者占10%,合并房室结双径路者约占40%。

通常以非典型旁路前传、HPS-AVN 逆传,或非典型旁路前传和另一条旁路逆传构成 AAVRT。以结室旁路或结束旁路作为前传途径的 AVRT 通常以另一条房室旁路作为逆传途径。

非典型旁路亦可参与房室结折返性心动过速(AVNRT)、房性心动过速(AT)、心房扑动(AFL)、心房颤动(AF)等心律失常,完全或部分参与心室兴奋,或仅为旁观者。

2. 心电图特征

窦性心律下(NSR),大部分非典型旁路患者的心电图 QRS 波群正常或仅有最小程度的预激。如果 I、aVL 和 V_5~V_6 导联的间隔波(小 q 波)消失,在 III 导联出现 rS 复合波,则应该怀疑预激可能。非典型旁路具有递减传导的特性,因此增频心房起搏使 P-预激波(P-delta)间期延长。

第十八章　房室折返性心动过速的消融治疗

对于房束旁路和结束旁路，完全预激时 QRS 波群比较窄（133ms±10ms），其经典形态是典型的 LBBB，QRS 电轴在 0～75°之间，胸导联移行延迟（在 V_4 或 V_5，有时在 V_6 导联）。而长房室旁路的 QRS 波群比较宽（166ms±26ms），LBBB 的图形不明显（V_1 导联出现宽 r 波）。结室旁路或递减传导的短房室旁路比房束旁路或长房室旁路的 QRS 波更宽，LBBB 的图形更不明显。

心动过速时的心电图表现为 LBBB 伴电轴左偏。心电图特征包括：①QRS 电轴 0～75°；②QRS 波时限≤150ms；③Ⅰ导联为 R 波；④V_1 导联 rS 波；⑤胸导联 R 波移行出现在 V_4 导联或更晚。

3. 电生理检查

（1）基础状态：预激的程度很小或没有预激，希氏束-心室（HV）间期正常或稍短。心房增频起搏或心房程序刺激可以见到非典型旁路和房室结传导递减，而房室结递减传导的程度更大，心房-希氏束（AH）间期延长，QRS 波的预激程度逐渐增大，向 LBBB 图形转变，而 HV 间期缩短。当预激达到最大程度时，继续增频心房起搏可使 A-预激波（AV）间期继续延长，但心室-希氏束（VH）间期固定（旁路前传，AVN 逆传）。

由于这些旁路无逆传功能，所以心室刺激对于旁路的诊断及定位没有帮助。

（2）心动过速的诱发

逐渐缩短心房起搏周长（尤其是右心房起搏）引起 AV 间期逐渐延长，预激程度逐渐增加直至到达最大程度，此时继续起搏将诱发室上性心动过速。心室起搏可以诱发 85% 的室上性心动过速。

（3）心动过速的特征

对于房束旁路、结束旁路以及递减传导的长房室旁路，心室最早兴奋部位为右室心尖部附近。而结室旁路和递减传导的短房室旁路，心室最早兴奋部位在三尖瓣环附近。

对于房束旁路和结束旁路，心动过速时 VH 间期很短（16ms±5ms），明显短于窦性时的 HV 间期和心室起搏时的 VH 间期。对于递减传导的长房室旁路，由于旁路的心室出口在右束支附近，因此 VH 间期也较短（37ms±9ms），虽比房束旁路长，但仍小于窦性心律时的 HV 间期。结室旁路或递减传导的短房室旁路介导的 AAVRT，VH 间期稍延长，长于窦性心律及右室心尖部起搏时的 HV 间期，这是因为冲动必须从右室心底部的旁路出口通过右室心肌传导至右束支远端。

结束旁路和结室旁路参与的心动过速，由于心房并非是折返环的必需成分，因此可以出现非 1∶1 的房室传导比例。

（4）旁路的标测

标测房束旁路、递减传导的长房室旁路的心室插入点很困难，因为这些旁路在心房内走行较长，远端插入点在周围心室肌内形成分枝状，直径为 0.5～2cm。

在三尖瓣环上寻找旁路电位是定位消融非典型旁路最准确和最常用的方法。在三尖瓣环上记录到的旁路电位通常是低幅、高频的希氏束样电位。窦性心律心房起搏或室上性心动过速时，可成功记录到旁路电位。但是接近 48% 的患者记录不到旁路电位。此外，这个方法易导致旁路被机械性阻断。

导管的机械性压迫容易对非典型旁路造成损伤，在标测过程中，旁路前传突然消失提示旁路机械性损伤，这个现象可用于旁路的精确定位（损伤定位）。在导管压迫使旁路前传消失的部位射频消融能成功阻断旁路；但是由于操作过程中导管有移位的可能，因此最好等到旁路的传导恢复以后再进行消融。

(5) 消融

在三尖瓣环上记录到旁路电位的部位即为消融的靶点。但是当沿着三尖瓣环记录不到旁路电位时，消融旁路的远端插入点是可行的方法之一，但是常会引起右束支传导阻滞(57%)。

非典型旁路消融成功的靶点大多位于三尖瓣环外侧，有小部分位于三尖瓣环的间隔侧，或位于心室内。

一旦合适的消融靶点被确定，射频（RF）消融可以在窦性心律、心房起搏或AAVRT时进行，以心房起搏时消融效果最佳。

使用长鞘有助于标测和与组织稳定接触，消融时能量设置在50W，温度55～60℃，旁路阻断后继续消融30～60s。在射频消融过程中，常常会出现加速性旁路前传的心律，被称为Mahaim逆行性房室折返性心动过速，类似于房室结改良中见到的加速性交界性心律。在这种心律消失后，消融应该继续持续一段足够长的时间。

消融即刻的成功率接近90%～100%，短期复发率小于5%。

(二) 束室旁路

1. 概述

束室旁路是最罕见的预激类型（占非典型旁路的1.2%～5.1%）。旁路位于前间隔处，连接希氏束及心室肌。这些纤维不参与任何折返性心动过速，不需要特殊治疗。

2. 心电图特征

窦性心律下始终可见到预激。心电图表现类似于显性预激，尤其类似于前间隔附近的房室旁路。

下述心电图V_1导联的表现支持存在束室旁路：①PR间期>110ms；②R波宽度<35ms；③S波振幅<20mV；④预激波平坦或负向；⑤S波下降支出现切迹。

3. 电生理检查

窦性心律时，AH间期正常，HV间期缩短。最早心室兴奋发生在希氏束区域。

心房增频起搏或心房期前刺激时PR间期和AH间期逐渐延长，预激程度固定不变，即HV间期不变。房室结的文氏现象不影响预激程度及HV间期。心房期前刺激可阻断束室旁路，表现为预激突然消失，HV间期延长至正常。

(陈颖敏)

参考文献

[1] Wolff L, Parkinson J, White PD. Bundle branch block with a short P-R interval in healthy young people prone to paroxysmal tachycardia. Am Heart J, 1930, 5：685.

[2] Lown B, Ganong WF. Levine SA. The syndrome of short P-R interval, normal QRS complex and paroxysmal rapid heart action. Circulation, 1952, 5：693.

[3] Josephson ME. Preexcitation syndromes. In Josephson ME (ed). Clinical cardiac Electrophysiology, 3rd ed. Philadelphia：Lippincott, Williams & Wilkins, 2002：322-424.

[4] Mahaim I. Kent's fiber in the A-V paraspecific conduction through the upper connection of the bundle of His-Tawara. Am Heart J, 1947, 33: 651.

[5] Cain ME, Luke RA, Lindsay BD. Diagnosis and localization of accessory pathways. Pacing Clin Electrophysiol, 1992, 15: 801.

[6] Chen SA, Tai CT, Chiang CE, et al. Electrophysiological characteristics, electropharmacological responses and radiofrequency ablation in patients with decrementalaccessory pathway. J Am Coll Cardiol, 1996, 28: 732.

[7] Zipes DP, Dejoseph RL, Rothbaum DA. Unusual properties of accessory pathways. Circulation, 1974, 49: 1200.

[8] Priori SG, Aliot E, Blomstrom Lundqvist C, et al. Task Force on Sudden Cardiac Death of the European Society of Cardiology. Eur Heart J, 2001, 22: 1374.

[9] Chen SA, Chiang CE, Tai CT, et al. Longitudinal clinical ad electrophysiological assessment of patients with symptomatic Wolff-Parkinson-white syndrome and atrioventricular nodal reentrant tachycardia. Circulation, 1996, 93: 2023.

[10] Otomo K, Gonzalez MD, Beckman KJ, et al. Reversing the direction of paced ventricular and atrial wavefronts reveals an oblique course in accessory AV pathways and improves localization for the catheter ablation. Circulation, 2001, 104: 550.

[11] Blomstriom-Lundqvist C, Scheinman MM, et al. American College of Cardiology; American Heart Association Task Force on Practice Guidelines; European society of Cardiology Committee for Practice Guidelines. Writing Committee to develop Guidelines for the Management of Patient With Supraventricular Arrhythmias; ACC/AHA/ESC guidelines for the management of patients with supraventricular arrhythmias-executive summary: A report of the American College of Cardiology/American Heart Association Task Force on Practice Guidelines and the European Society of Cardiology Committee for Practice Guidelines. Circulation, 2003, 108: 1871.

[12] Scheinman M, Calkins H. NASPE policy statement on catheter ablation : personnel, policy, procedures And therapeutic recommendations. Pacing Clin Electrophysiol, 2003, 26: 789.

[13] Poppone C, Santinelli V, Rosanio S, et al. Usefulness of invasive electrophysiological testing to stratify the risk of arrhythmic events in asymptomatic patients with Wolff-Parkinson-White pattern: Results from a large prospective long-term follow-up study. J Am Coll Cardiol, 2003, 41: 239.

[14] Poppone C, Santinelli V, Manguso F, et al. A randomized study of prophylactic catheter ablation in asymptomatic patients with the Wolff-Parkinson-White syndrome. N Engl J Med, 2003, 349: 1803.

[15] Pappone C, Manguso F, Santinelli R, et al. Radiofrequency ablation in children with asymptomatic Wollf-Parkinson-White syndrome. N Engl J Med, 2004, 351: 1197.

[16] Poppone C, Santinelli V. Should catheter ablation be performed in asymptomatic patients with Wolff-Parkinson-White syndrome? Catheter ablation should be performed in asymptomatic patient with Wolff-Parkinson-White syndrome. Circulation, 2005, 112: 2207.

[17] Knight B, Morady F. Atrioventricular reentry and variants. In Zipes DP, Jalife J (ed). Cardiac Electrophysiology: From Cell to bedside, 4th ed. Philadelphia: WB Saunders, 2004, pp 528-536.

[18] Fitzpztrick AP, Gonzales RP, Lesh MD, et al. New algorithm for the of accessory atrioventricular connections using a baseline electrocardiogram. J Am Coll Cardiol, 1994, 23: 107.

[19] Arruda M, Wang X, McClennand J. ECG algorithm for predicting sites of successful radiofrequency ablation of accessory pathways (abstract). Pacing Clin Electrophysiol, 1993, 16: 865.

[20] Tai CT, Chen SA, Chiang CE, et al. A new electrocardiographic algorithm using retrograde P waves for differentiating atrioventricular node reentrant tachycardia mediated by concealed accessory pathway. J Am Coll Cardiol, 1997, 29: 394.

[21] Tai CT, Chen SA, Chiang CE, et al. Electrocardiographic and electrophysiological characteristics of anteroseptal. Midseptal. And para-Hisian accessory pathways. Implication for radiofrequency catheter ablation. Chest, 1996, 109: 730.

[22] Chen SA, Tai CT. Ablation of atrioventricular accessory pathways: Current technique-state of the art. Pacing Clin Electrophysiol, 2001, 24 (12): 1795-1809.

[23] Fitzgerald DM, Hawthorne HR, Crossley GH, et al. P wave morphology during atrial pacing along the atrioventricular ring. ECG localization of the site of origin of retrograde atrial activation. J Electrocardiol, 1996, 29: 1.

[24] Knight BP, EbingerM, Oral H, et al. Diagnostic value of tachycardia features and pacing maneuvers during paroxysmal supraventricular tachycardia. J Am Coll Cardiol, 2000, 36: 574.

[25] Saoudi N, Anselme F, Poty H, et al. Entrainment of supraventricular tachycardias: A review. Pacing Clin Electrophysiol, 1998, 21 (11 Pt 1): 2105-2125.

[26] Miles WM, Yee R, Klein GJ, et al. The preexcitation index: an aid in determining the mechanism of supraventricular tachycardia and localizing accessory pathways. Circulation, 1986, 74: 493.

[27] Michaud GF, Tada H, Chough S, et al. Differentiation of atypical atrioventricular node re-entrant tachycardia from orthodromic reciprocating tachycardia using a septal accessory pathway by the response to ventricular pacing. J Am Cardiol, 2001, 38: (4): 1163-1167.

[28] Tai CT, Chen SA, Chang CE, et al. Characteristics and radiofrequency catheter ablation of septal accessory arioventricular pathways. Pacing Clin Electrophysiol, 1999, 22: 500.

[29] Nakagawa H, Jackman WM. Para-Hisian pacing: Useful clinical technique to differentiate retrograde conduction between accessory atrioventricular pathways and atrioventricular nodal pathways. Heart Rhythm, 2005, 2: 667.

[30] Reddy VY, Jongnarangsin K, Albert CM, et al. Para-Hisian entrainment: A novel pacing maneuver to differentiate orthodromic atrioventricular reentrant tachycardia from atrioventricular nodal reentrant tachycardia. J Cardiovasc Electrophysiol, 2003, 14: 1321.

[31] Barlow MA, Klein GJ, Simpson CS, et al. Unipolar electrogram characteristics predictive of successful radiofrequency catheter ablation of accessory pathways. J Cardiovasc Electrophysiol, 2000, 11: 146.

[32] Miles W. Ablation of right free wall accessory pathways. In Huang D Wilber DJ (eds). Radiofrequency Catheter Ablation of Cardiac Arrhythmias: Basic Concepts and Clinical Applications. 2nd ed. New York: Futura, 2000: 465-494.

[33] Villacastin J, Almendral J, medina O, et al. "Pseudodisappearance" of atrial electrogram during orthodromic tachycardia: New criteria for successful ablation of concealed left-sided accessory pathways. J Am Coll Cardiol, 1996, 27: 853.

[34] Xie B, Heald SC, Camm AJ, et al. Successful radiofrequency ablation of accessory pathways with the first energy delivery: The anatomic and electrical characteristics. Eur Heart J, 1996, 17: 1072.

[35] Wood MA, Swartz JF. Ablation of left-free wall accessory pathways. In Huang D Wilber DJ (eds). Radiofrequency Catheter Ablation of Cardiac Arrhythmias: Basic Concepts and Clinical Applications. 2nd ed. Armonk, NY, Futura, 2000: 509-540.

[36] Chen SA, Chiang CE, Tai CT, et al. Ablation of posteroseptal accessory pathways. In Huang D

Wilber DJ (eds). Radiofrequency Catheter Ablation of Cardiac Arrhythmias: Basic Concepts and Clinical Applications. 2nd ed. New York: Futura, 2000: 495-508.

[37] Morady F. Catheter ablation of supraventricular arrhythmias: state of the art. J Cardiovasc Electrophysiol, 2004, 15: 124.

[38] Cakins H, Yong P, Miller JM, et al. Catheter ablation of accessory pathways, atrioventricular nodal reentrant tachycardia, and the atrioventricular junction: Final results of a prospective, multicenter clinical trial, The Atakr Multicenter Investigatiors Group. Circulation, 1999, 99: 262.

[39] Chiang CE, Chen SA, Yai CT, et al. Prediction of successful ablation site of concealed posteroseptal accessory pathways by a novel algorithm using baseline electrophysiological parameters: implication for an abbreviated ablation procedure. Circulation, 1996, 93: 982-991.

[40] Sun Y, Arruda M, Otomo K, et al. Coronary sinus-ventricular accessory connections producing posteroseptal and left posterior accessory pathways: Incidence and electrophysiological identification. Circulation, 2002, 106: 1362.

[41] Schluter M, Cappato R, Ouyang K, et al. Ablation of anteroseptal and midseptal accessory pathways. In Huang D Wilber DJ (eds). Radiofrequency Catheter Ablation of Cardiac Arrhythmias: Basic Concepts and Clinical Applications. 2nd ed. New York: Futura, 2000: 541-558.

[42] Takahashi A, Shah DC, Jais P, et al. Specific electrocardiographic features of manifest coronary vein posteroseptal accessory. Jias Cardiovasc Electrophysiol, 1998, 9: 1015.

[43] Hwang C, Peter CT, Chen PS. Radiofrequency ablation of accessory pathways guided by the ligament of Marshall. J Cardiovasc Electrophysiol, 2003, 14: 616.

[44] Morady F. Radiofrequency ablation as treatment for cardiac arrhythmias. N Engl J Med, 1999, 340: 534.

[45] Mahaim I, Benatt A. nouvellea recherches sur les connexious superieures de la branche gauche du faisceau de His-Tawara avec cloison interventriculaire. Cardiologia, 1937, 1: 61.

[46] Mahaim I, Winston MR. Recherches d'anatomie comparee et de pathologie experimentale sur les His-Tawara. Cardiologia, 1941, 33: 651.

[47] Mahaim I. kent's fiber in the A-V paraspecific conduction through the upper connection of the bundle of His-Tawara. Am Heart J, 1947, 33: 651.

[48] Anderson RH, Ho SY, Gilletee PC, et al. Mahaim, kent and abnormal atrioventricular conduction. Cardiovasc Res, 1996, 31: 480.

[49] Miller J, Olgin JE. Catheter ablation of free-wall accessory pathways and "Mahaim" fibers. In Zipes DP, Haissaguerre M (eds). Catheter Ablation of Arrhythmias. Armonk, NY, Futura, 2002: 277-303.

[50] Benditt DG, Lu F. Atriofascicular pathways: Fuzzy nomenclature or merely wishful thinking? J CardiovascElectrophysiol, 2006, 17: 261.

[51] Haissagerre M, Cauchemez B, Marcus F, et al. Characteristics of the ventricular insertion of accessory pathways with anterograde decremental conduction properties. Circulation, 1995, 91: 1077.

[52] Klein Ls, Hackett FK, Zipes DP, et al. Radiofrequency catheter ablation of Mahaim fibers at the tricuspid annulus. Circulation, 1993, 87: 738.

[53] Kothari S, Gupta AK, Lokhandwala YY, et al. Atriofascicular pathways: Where to ablate? Pacing Clin Electrophysiol, 2006, 29: 1226.

[54] Davidson NC, Morton JB, Sanders P, et al. Latent Mahaim fiber as a cause of antidromic reciprocating tachycardia: recognition and successful radiofrequency ablation. J Cardiovasc Electrophysiol,

2002, 13: 74.

[55] Josephson ME. Preexcitation syndromes. In Josephson ME (ed). Clinical Cardiac Electrophysiology. 3rd ed. Philadelphia: Lippincott, Williams & Wilkins, 2002: 322-424.

[56] Sternick EB, Fagundes ML, Cruz FE, et al. Short atrioventricular Mahaim fibers: Observations on their clinical, electrocardiographic, and electrophysiological profile. J Cardiovasc Electrophysiol, 2005, 16: 127.

[57] Sternick EB, Timmermans C, Sos E, et al. the electrocardiogram during sinus rhythm and tachycardia in patients with Mahaim fiber: the importance of an "rs" patients in lead Ⅲ, J Am Coll Cardiol, 2004, 44: 1626.

[58] Sternick EB, Cruz FE. Timmermans C. et al. Electrocardiogram during tachycardia in patients with anterograde conduction over a Mahaim fiber: Old criteria revisited. Heart Rhythm, 2004, 1: 406.

[59] Miller JM, Rothman SA, Hsia HH, et al. Ablation of Mahaim fibers. Inhuang SKS. In Wilber DJ (eds). Radiofrequency Catheter Ablation of Cardiac Arrythmias: Basic Concepts and Clinical Application. 2nd ed. Armonk. NY, Future, 2000: 559-578.

[60] Oh S, Choi YS, Choi EK, et al. Electrocardiographic characteristics of fasciculoventricular pathways. Pacing clin Electrophysiol, 2005, 28: 25.

第十九章　心房颤动的消融治疗

房颤导管消融治疗在近几年取得了巨大的进步，为药物和电复律效果不佳房颤患者的治疗提供了广阔的应用前景。

第一节　阵发性心房颤动

荟萃分析显示房颤导管消融较抗心律失常药物疗效显著，尤其对于阵发性房颤患者，2010年ESC及2011年美国心脏病学会基金会/美国心脏学会/心脏节律协会（ACCF/AHA/HRS）房颤指南均明确将导管消融作为药物无效的症状性阵发性房颤患者的首选。尽管阵发性心房颤动导管消融方法有多种，如环肺静脉前庭解剖学消融、节段性肺静脉电隔离、心房复杂碎裂电位消融等，但目前主流术式仍为环肺静脉电隔离术（CPVI）。本节将着重阐述环肺静脉电隔离术的技术要点。

一、肺静脉定口

1. 肺静脉走形

通常情况下，左侧肺静脉（LPV）分为上、下两支，左上肺静脉（LSPV）走行通常向左、前、上，但其向前和向上的角度因人而异。通常情况下，LSPV位于左心耳（LAA）的后上方；左下肺静脉（LIPV）走行通常向左、后、下，其向后和向下的角度也因人而异。通常情况下，LIPV位于左心耳的后下方。右侧肺静脉（RPV）一般也分为两支，右上肺静脉（RSPV）走行通常向右、前、上；而右下肺静脉（RIPV）走行通常向右、后、下。

2. 肺静脉定口及相关导管操作

和普通电生理的导管操作不同，左房内的导管操作一般都是在使用鞘管的基础上调控消融导管，其基本动作除了推送或回撤导管、转动导管和调节导管头端弯度外，还有鞘管的推送或回撤以及鞘管的转动，总共5个环节。左房内导管操作的要点是：先调整鞘管的高低和朝向，再调整消融导管；左手控制鞘管，右手控制消融导管，双手配合微调；同时注意鞘管对消融导管的限制作用。

（1）本中心RPV定口的顺序是：右前上（顶部）→右后下（底部）→右后中（后壁）→右后上（顶部）→右前中（前壁）。右侧肺静脉定口主要参考RAO30°造影，所以通常在同一体位透视下进行。①右前上（顶部）定口先通过选择性造影分析RSPV的走行和开口大体位置，在影像上初步确定RSPV的开口位置，消融导管保持与鞘管同轴，送到右上肺静脉内（可能需要稍增加导管弯度），松开导管弯度，同步顺时针转动导管和鞘管（以保持导管和鞘管同轴），使鞘管头端贴靠在RSPV前壁顶部，回撤导管靠近造影提示的开口位置时，利用三维标测系统的空间记忆功能标记右前上（顶部）开口的三维位置。②右后下（底部）定口，通过选择性造影分析RIPV的走行和开口大体位置，在影像上初步确定

RIPV 的开口位置，消融导管保持与鞘管同轴，边送边加大消融导管弯度到右下肺静脉内，同步回撤鞘管和导管使消融导管头端贴于右下肺静脉底部，稍逆时针转动导管和鞘管，使导管头端贴靠在 RIPV 后壁开口，在导管头端靠近造影提示的开口位置时，给予标记，如果位于 LIPV 较深部位，在适当回撤导管的同时注意逆钟向转动导管和鞘管保持在后壁的贴靠。③右后中（后壁）定口，肺静脉造影不能直接显示右肺静脉后壁中点的位置，但是可以参照肺静脉顶部点和底部点的位置来确定该点，松开消融导管头端弯曲度，并将鞘管和导管同时向上推送沿右肺静脉后壁向上滑动，可以比较顺利到达后壁中点，注意保持适当的逆钟向旋转使消融导管头端与 RIPV 后壁紧密接触。④右后上（顶部）定口，在 RAO30°RSPV 选择性造影上，右后上和右前上的位置几乎重叠，可以直接通过逆钟向旋转鞘管和导管转向右后上。⑤右前中定口，通过 RAO30°选择性造影可以确定 RSPV 开口的底部和 RIPV 开口的顶部，两者通常重叠但如果右中肺静脉较大，两者间也可以有较大距离，前壁中点就定在该两者之间，而其和后壁中点在 RAO30°造影下经常并不重叠，定口时，鞘管仍放置在右上肺静脉水平，增加消融导管弯度到两肺静脉中间，同时顺钟向转动鞘管和导管使导管头端贴靠在右上下肺静脉中间的部位，在导管头端靠近造影提示的开口位置时，给予标记。

(2) 本中心 LPV 定口的顺序是：左后上（顶部）→左后下（底部）→左后中（后壁）→左前中（前壁）→左前上（顶部）→左前下（底部）。左侧肺静脉定口主要参考 LAO45°左肺静脉造影。①左后上定口，先通过选择性造影分析 LSPV 的走行和开口大体位置，在影像上初步确定 LSPV 的开口位置。由于 LPV 的后上开口往往没有明确的转折，不能准确定位在一个点，通常的做法是通过垂直线法来确定（见图 19-1 说明），该方法在右侧肺静脉顶部定口的时候有时也采用。左后上（顶部）定口时，鞘管指向左房后壁，消融导管保持与鞘管同轴，送到左房后壁，这时多在后壁中部，可以采用两种方式操作导管顶端到达左后上：一种是固定鞘管，顺钟向转动导管使其沿后壁向上滑动，同时送导管并加大弯度，可到左后上；另一种方式是同时将鞘管和导管向上送，也可到达左后上肺静脉开口。消融导管到达造影提示的左后上开口位置附近时，加大弯度可以使导管头端向口外移动，减小弯度则可以使导管头端向口内移动，局部微调后利用三维标测系统的空间记忆功能标记左前上（顶部）开口的三维位置。②左后下定口，通过选择性造影分析 LIPV 的走行和开口大体位置，在影像上初步确定 LIPV 的开口位置，左后下（底部）定口时，鞘管指向左房后壁，消融导管保持与鞘管同轴，送到左下肺静脉内，弯曲消融导管，保持顺钟向扭力，缓慢逐渐后撤，到 LPV 底部开口外时会有一个明显滑落感，反复几次尝试，在消融导管快滑出左下肺静脉时定口。③左后中定口，通过选择性造影分析 LSPV 和 LIPV 的走行和开口大体位置，在影像上初步确定 LPV 的后壁开口位置，LPV 后壁开口没有影像学的直接标记，一般都根据 LPV 顶部和底部的开口来间接确定，需要指出的是，本中心后壁消融时多在定口外侧 0.5~1cm 左右的部位进行，操作手法是鞘管稍向前送，消融导管顺钟向转动沿后壁向上，送到左肺静脉后壁中部，此时多数情况需要回撤一些导管，注意这时加大弯度可以使导管头端向外移动（左房侧），减小弯度则可以使导管头端向内移动（肺静脉侧）。④左前中定口，通过选择性造影分析 LSPV 的走行和开口大体位置，在影像上初步确定 LPV 的前壁中点开口位置，由于左上肺静脉的前壁消融通常从左前中开始向上消融，因此前壁中部定口非常重要，一般情况下可操作导管先到后壁中点附近，再逆时针转动鞘管及导管使之靠向 LSPV 的前壁，此过程中一般需要前送导管到 LSPV 内，然后通过加大弯度伴或不伴回撤导管，使其头端贴靠在前壁中点。⑤左前上（顶部）定口，通过选择性造影分析 LSPV 的走行和开口大体位置，在影像上初步确定 LSPV 的开口位置，导管头端位于左前壁中部时，直接逆时针转动导管可到达左上肺静脉前顶部，但容易从开口滑出，可先松弯度将导管头端置于肺静脉内，再逆钟向转向房顶，然后给弯度调节导管和肺静脉开口的距离。⑥左前下定口，通过选择性造影分析 LIPV 的走行和开口大体位置，在影像上确定 LIPV 的开口位置，先将消融导管回到左侧肺静脉底部，直接逆钟向转动鞘管和导管，此时稍向前送导管以保持导管在肺静脉内而不至于向外滑到嵴的心房侧，缓慢回撤导管并保持这种逆钟向力量，使导管沿左下肺静脉前壁回撤到嵴的肺静脉侧，此过程中注意：一是尽量逆钟向转动鞘管和导管贴紧前壁，二是勿使导管突然从嵴上滑出肺静脉，三是不能在左下肺静脉内过深，以防肺静脉狭窄。

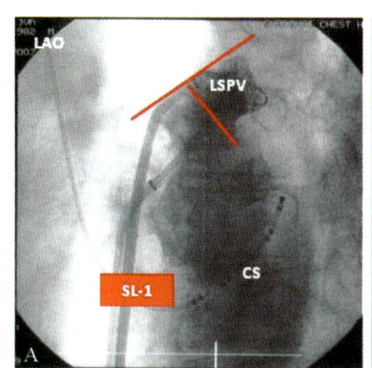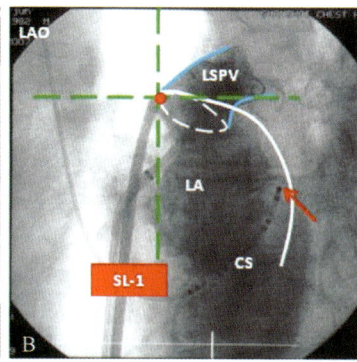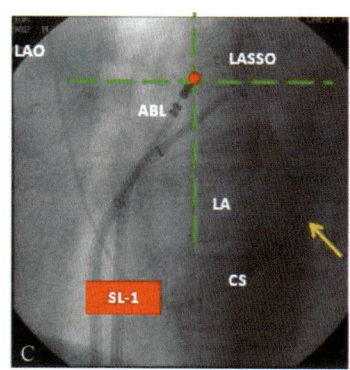

图 19-1　LPV 后上开口的影像学位置

A. 为 LAO45° 的 LSPV 造影，显示从 LSPV 下壁与左房连接处向 LSPV 上壁做一垂直线，两者相交处就是 LSPV 后上开口；B. 显示根据造影结果初步确定 LSPV 后上开口位置，蓝色线条表示肺静脉轮廓，白色线条表示左房轮廓，白色虚线表示 LSPV 开口，红点表示 LSPV 后上开口，红色箭头指示冠状窦电极头端（CSd），绿色虚线分别表示椎间隙下缘和椎体前缘，红点位于 CSd 上一个椎间隙下缘水平，与椎体前缘的交叉点；C. 显示在透视下行 LSPV 定口，由于没有肺静脉和左房影的轮廓作指引，只能采用骨性标志（椎体）定位肺静脉开口，图中显示大头电极（ABL）头端就在 LSPV 后上开口附近，注意黄箭头指示的冠状窦电极远端比造影的时候回落了一个椎体，此时注意结合 LASSO 电极和骨性标志就可以确定 LSPV 开口的具体位置。LAO, 左前斜位；LSPV, 左上肺静脉；LA, 左心房；CS, 冠状窦。

二、环肺静脉电隔离术

1. 环肺静脉消融电隔离的术前准备

（1）常规准备同普通导管射频消融，如患者应进行 X 线胸片、经胸超声心动图、出凝血时间、血常规、肝肾功能等检查和碘过敏试验，以及备皮和术前禁食等。

（2）术前 48 小时内经食管心脏超声心动图检查排除心脏血栓。如有条件可行多层螺旋 CT 或核磁肺静脉成像检查，更准确地了解肺静脉的解剖变异、肺静脉近段的直径及位置情况、心房内特别是左心耳内有无血栓，并作为术后判断有无肺静脉狭窄的参照资料。

（3）24h 动态心电图检查除可以了解伴随的心律失常类型而做出术前的基本诊断外，还可以了解窦房结和房室结的功能，手术前后的对比便于术后分析消融治疗效果和发现可能的心律失常并发症。

（4）由于多数患者房颤发作频繁、症状明显，术前常已服用多种抗心律失常药物，故除临床研究需要外，不强调术前停用抗心律失常药物。

（5）特殊器械准备包括房间隔穿刺针、穿刺鞘、环形标测导管、三维标测系统、冷盐水灌注消融导管或其他特殊的消融器材（8mm温控消融导管、超声球囊、冷冻球囊等）。

（6）射频发生仪设置：采用冷盐水灌注导管进行消融，预设温度40~45℃，功率30~35W。术中可根据患者的反应及具体情况适当进行调节，应尽可能避免高功率、高温度设置下长时间放电。

（7）冷盐水灌注导管的连接与设置：在冷盐水灌注消融导管的尾端侧孔，通过三通管与流量泵相连。放电时通过流量泵快速（17ml/min）给予冷盐水，以达到为消融导管的远端电极降温，从而产生较大和较深损伤的目的。在标测时以低流量（2ml/min）冷盐水持续输注以保持灌注通路的畅通。流量泵中的液体为低浓度肝素盐水（500U/500ml）。

（8）建议多导电生理记录仪记录通道排列顺序为：体表心电图Ⅰ、V_1导联，环状标测导管的电极依次排列（从L12、L23、L34…L910），冠状静脉窦导管的电极由近端至远端排列、消融导管的电极由远端至近端排列。

（9）患者愿意选择导管射频消融电隔离治疗，对该治疗的疗效和危险性认知和理解，签署手术知情同意书。

2. 环肺静脉电隔离的方法和步骤

（1）普通导管放置：经锁骨下静脉或颈内静脉途径放置冠状静脉窦导管；经股静脉途径放置标测电极到右心室心尖部，远端可连接临时起搏器（设置基础起搏频率在50次/分，方便在消融产生迷走反射时自动起搏支持），近端记录心内电图。

（2）房间隔穿刺（详见本章第三节），一般采取两次房间隔穿刺放置两根外鞘管，也可以进行一次房间隔穿刺放置一根外鞘管作为造影和送入环形标测电极的途径，而消融导管直接通过穿刺孔送入左心房。完成穿刺后及时静脉注射肝素（75~100U/kg），并在操作过程中每小时补充1000U或根据ACT调整剂量（目标值300~350s）。

（3）选择性肺静脉造影：了解肺静脉的大小和开口部位的位置，对环肺静脉消融时判断消融线距离肺静脉口的距离很有帮助。造影后根据肺静脉开口部的直径，选择合适的环状标测电极导管，最常选用的是15mm LASSO电极。

（4）环状标测导管的放置：环状标测导管的放置原则是临近开口部和尽可能与静脉长轴垂直。应利用不同的投照体位判断环状标测导管与静脉开口的相对关系。通常在左侧肺静脉放置LASSO电极时选用左前斜位45°~60°，有助于判断其深浅，右前斜位30°~45°则有助于确定LASSO电极和右侧肺静脉之间的关系。

（5）左心房三维解剖模型重建和定口：利用CARTO系统或EnSite/NavX标测系统，通过专用标测消融导管于左心房取点行左心房三维解剖重建，然后结合造影、导管操作以及电位特征确定肺静脉开口的位置，即各支肺静脉前、后缘以及上肺静脉的上缘和下肺静脉的下缘。

（6）环肺静脉消融：在确定的开口部位的心房侧0.5~1.0cm处行环同侧肺静脉的逐点消融和标记，积点成线，连线成环，每点消融终点是局部双极心内膜电图振幅降低80%以上或有效放电至20~40s。消融过程中或完成预设消融环后可通过环形标测电极判断同侧上、下肺静脉的电位变化，以证实是否达到了肺静脉与左房完全电隔离的消融终点，即消融环内的肺静脉电位完全消失。

三、并发症的预防、识别和处理

1. 血管并发症

穿刺相关的血管并发症是房颤导管消融最常见的并发症，而血肿最为常见。国内黄从新牵头的全国注册资料表明，1998年至2005年间国内40家医院共3196例房颤患者消融除心房扑动外房性心动过速等心律失常的并发症发生率为7.48%，其中皮下血肿3.04%，占总并发症的近50%。Cappato报道的8745例房颤导管消融中血管并发症的发生率为股动脉假性动脉瘤0.53%，动静脉瘘0.42%，主动脉夹层0.3%~1%，但该注册研究未提到皮下血肿的发生率。

房颤导管消融一般穿刺股静脉及锁骨下静脉，经验丰富的术者可避免损伤大动脉、中小动脉，但是皮下微小动脉的损伤取决于患者解剖特点，与操作经验几乎无关，无法避免。此外，房颤导管消融后进行低分子肝素联合应用华法林强化抗凝是术后血肿发生率较其他介入操作明显增加的重要的医源性原因。预防血肿并发症应以提高穿刺水平为基本，还应包括以下方面：

（1）合理的穿刺入路：穿刺锁骨下静脉后如若出现血肿可能面临无法压迫止血的棘手问题，颈内静脉穿刺如果引起颈部血肿可致气管塌陷或血肿压迫颈动脉窦造成心搏骤停。因此，房颤消融应慎用锁骨下静脉、颈内静脉入路，尤其对于老年、体形明显消瘦者。通过左侧股静脉放置冠状窦电极可减少因穿刺入路选择不当引起的血肿风险，因后者穿刺部位可压迫。

（2）合理制动与合理压迫：我们的经验是，房颤导管消融术后拔除股静脉鞘后应当按股动脉压迫的方法，要压迫足够的时间，在穿刺部位以弹力胶布或绷带加压包扎至术后24小时，并在穿刺处以沙袋压迫8小时并床上制动8~12小时，术后24小时根据穿刺点渗血情况决定是否松脱弹力胶布或绷带。

（3）早发现、早处理：血肿的发生、发展具有一定的规律性，出血早期因为血液渗入肌间隙，此时仅表现为深部疼痛并逐渐加剧，而超声检查无血肿形成，如若继续强化抗凝治疗，巨大血肿几乎不可避免。所以，我们的经验是如果患者出现穿刺点疼痛，则立即进行弹力绷带加压包扎，并根据血栓/出血风险权衡适当将抗凝药物减量，多可避免巨大血肿的形成。

（4）合理的抗凝：Morady实验室经验显示术后1mg/kg依诺肝素血肿发生率不可忍受，0.5mg/kg的剂量则较适宜。最近，Cleveland的经验显示术前2个月开始服用华法林，持续服用至术后并维持INR在2.0~3.5较术后开始联合应用华法林和低分子肝素出血的并发症显著降低。

2. 肺静脉狭窄

肺静脉狭窄是公认的房颤消融并发症，系由肺静脉肌肉组织的热损伤所致。尽管明确的病理生理机制尚不清楚，但已经在犬动物实验上表明是一种渐进的血管反应导致胶原组织取代了坏死的心肌组织，主要原因是误在肺静脉内消融，其次为射频能量过大和消融时间过长。目前根据肺静脉造影、CT或MRI显示的狭窄程度将肺静脉狭窄分为轻度

(狭窄≤50%)、中度（50%～70%）和重度（≥70%）。肺动脉狭窄表现为胸痛、呼吸困难、咳嗽、咯血、继发感染和与肺动脉高压相关的临床表现，症状与严重程度相关。但由于同侧肺静脉代偿性扩张作用，有时肺静脉极重度狭窄甚至完全闭塞，患者也可以没有症状，临床上无症状性肺静脉狭窄者可占40%～50%。Packer等报道了23例严重肺静脉狭窄病例（共34根肺静脉），其中52%的患者因房颤复发进行了2次消融，22%的患者进行了3次消融。肺静脉狭窄的临床症状在最后一次消融术后1～3个月内出现。最常见的临床症状为活动后呼吸困难（83%），其后依次是静息时呼吸困难（30%）、反复咳嗽（39%）、胸痛（26%）、流感样症状（13%）和咯血（13%）。CT、经食管超声心动图（TEE）及肺部同位素通气灌注扫描作为无创性检查均能有效地确诊肺静脉狭窄，但不同的检查方法对于肺静脉狭窄的检出率存在差异，CT是鉴别狭窄部位和程度的最有效的检查，而TEE仅检出47%的狭窄肺静脉，并且对于右肺及左下肺静脉的狭窄评价存在偏差。同位素扫描检查中通气异常仅见于26%的狭窄肺静脉，而灌注异常则见于所有狭窄肺静脉，且表现类似于肺栓塞。此外，值得注意的是肺静脉狭窄有迟发现象存在，症状出现的时间也相差较大，早者在消融过程中即可出现，多数发生于术后2～3个月，有些患者的症状也可以晚到术后半年才出现。肺静脉狭窄的治疗尚缺乏有效扩张肺静脉的药物，所以对于有症状的肺静脉狭窄首选介入治疗，包括单纯球囊扩张、裸/药物涂层支架置入术。鉴于目前尚无一种理想的肺静脉狭窄治疗措施，故现阶段的工作应重在预防，手术时术者须确定肺静脉口部，避免肺静脉内消融。对于肺静脉消融后出现呼吸系统疾病表现的患者，应特别注意肺静脉狭窄的可能性，必要时进行相应检查。

3. 消融术后房性心动过速

第一次房颤消融术后房性心动过速（AT）的发生率文献报道不一，为5%～25%，其中部分AT会在术后3～6个月自行恢复。关于房颤消融术后早期复发机制的研究少见，目前有关文献推测其机制主要与消融术后早期心房肌细胞水肿、炎症反应、心房肌细胞不应期不均一、心脏自主神经功能不平衡等有关。此外，房颤消融术后心房逆重构需要一个过程，因此早期复发可能是一过性的，随着随访时间的延长可逐渐减少和消失。但是这仅仅是理论上的推断，缺乏客观电生理研究的依据。尽管有学者提出不同意见，但多数学者及本中心也认为消融术后房性心律失常复发与肺静脉电传导恢复有关。

4. 栓塞

房颤消融相关性栓塞并发症是房颤导管消融严重并发症之一，栓塞原因可分为鞘管内血栓、消融导管附着血栓、消融所致焦痂、原心房附壁血栓及气栓等，其发生率约为0%～7%。几乎所有临床研究的文章中均有报道，消融相关栓塞常发生于消融术后24小时，但术后2周内亦属栓塞高危期。心腔内超声监测发现，在活化凝血时间（ACT）＞250s的抗凝状态下，在消融导管及鞘管上仍可见到24/232例（10.3%）有附壁血栓形成，提示我们不可轻视血栓栓塞的风险。多项研究表明，静脉应用肝素使ACT维持在300～400s以上及保持高流量肝素（180ml/h）经房间隔鞘管滴入能明显减少左心房血栓形成和栓塞事件的发生。为了减少这一并发症，抗凝治疗应该贯穿于术前、术中和术后。对于持续性房颤患者，术前口服华法林1个月，使INR保持在2.0～3.0，入院后皮下注射低分子肝素1周；对于发作持续时间小于48小时的阵发性房颤患者，只需入院后皮下注射低分子肝素1周；如持续时间大于48小时，处理同持续性房颤，所有患者术前1～2天（不要提前超侧上、下肺静脉的电位变化,以证实是否达到了肺静脉与左房完全电隔离的消融终点,即消融环内的肺静脉电位完全消失。

三、并发症的预防、识别和处理

1. 血管并发症

穿刺相关的血管并发症是房颤导管消融最常见的并发症,而血肿最为常见。国内黄从新牵头的全国注册资料表明,1998 年至 2005 年间国内 40 家医院共 3196 例房颤患者消融除心房扑动外房性心动过速等心律失常的并发症发生率为 7.48%,其中皮下血肿 3.04%,占总并发症的近 50%。Cappato 报道的 8745 例房颤导管消融中血管并发症的发生率为股动脉假性动脉瘤 0.53%,动静脉瘘 0.42%,主动脉夹层 0.3%~1%,但该注册研究未提到皮下血肿的发生率。

房颤导管消融一般穿刺股静脉及锁骨下静脉,经验丰富的术者可避免损伤大动脉、中小动脉,但是皮下微小动脉的损伤取决于患者解剖特点,与操作经验几乎无关,无法避免。此外,房颤导管消融后进行低分子肝素联合应用华法林强化抗凝是术后血肿发生率较其他介入操作明显增加的重要的医源性原因。预防血肿并发症应以提高穿刺水平为基本,还应包括以下方面:

(1) 合理的穿刺入路:穿刺锁骨下静脉后如若出现血肿可能面临无法压迫止血的棘手问题,颈内静脉穿刺如果引起颈部血肿可致气管塌陷或血肿压迫颈动脉窦造成心搏骤停。因此,房颤消融应慎用锁骨下静脉、颈内静脉入路,尤其对于老年、体形明显消瘦者。通过左侧股静脉放置冠状窦电极可减少因穿刺入路选择不当引起的血肿风险,因后者穿刺部位可压迫。

(2) 合理制动与合理压迫:我们的经验是,房颤导管消融术后拔除股静脉鞘后应当按股动脉压迫的方法,要压迫足够的时间,在穿刺部位以弹力胶布或绷带加压包扎至术后 24 小时,并在穿刺处以沙袋压迫 8 小时并床上制动 8~12 小时,术后 24 小时根据穿刺点渗血情况决定是否松脱弹力胶布或绷带。

(3) 早发现、早处理:血肿的发生、发展具有一定的规律性,出血早期因为血液渗入肌间隙,此时仅表现为深部疼痛并逐渐加剧,而超声检查无血肿形成,如若继续强化抗凝治疗,巨大血肿几乎不可避免。所以,我们的经验是如果患者出现穿刺点疼痛,则立即进行弹力绷带加压包扎,并根据血栓/出血风险权衡适当将抗凝药物减量,多可避免巨大血肿的形成。

(4) 合理的抗凝:Morady 实验室经验显示术后 1mg/kg 依诺肝素血肿发生率不可忍受,0.5mg/kg 的剂量则较适宜。最近,Cleveland 的经验显示术前 2 个月开始服用华法林,持续服用至术后并维持 INR 在 2.0~3.5 较术后开始联合应用华法林和低分子肝素出血的并发症显著降低。

2. 肺静脉狭窄

肺静脉狭窄是公认的房颤消融并发症,系由肺静脉肌肉组织的热损伤所致。尽管明确的病理生理机制尚不清楚,但已经在犬动物实验上表明是一种渐进的血管反应导致胶原组织取代了坏死的心肌组织,主要原因是误在肺静脉内消融,其次为射频能量过大和消融时间过长。目前根据肺静脉造影、CT 或 MRI 显示的狭窄程度将肺静脉狭窄分为轻度

（狭窄≤50%）、中度（50%～70%）和重度（≥70%）。肺动脉狭窄表现为胸痛、呼吸困难、咳嗽、咯血、继发感染和与肺动脉高压相关的临床表现，症状与严重程度相关。但由于同侧肺静脉代偿性扩张作用，有时肺静脉极重度狭窄甚至完全闭塞，患者也可以没有症状，临床上无症状性肺静脉狭窄者可占40%～50%。Packer等报道了23例严重肺静脉狭窄病例（共34根肺静脉），其中52%的患者因房颤复发进行了2次消融，22%的患者进行了3次消融。肺静脉狭窄的临床症状在最后一次消融术后1～3个月内出现。最常见的临床症状为活动后呼吸困难（83%），其后依次是静息时呼吸困难（30%）、反复咳嗽（39%）、胸痛（26%）、流感样症状（13%）和咯血（13%）。CT、经食管超声心动图（TEE）及肺部同位素通气灌注扫描作为无创性检查均能有效地确诊肺静脉狭窄，但不同的检查方法对于肺静脉狭窄的检出率存在差异，CT是鉴别狭窄部位和程度的最有效的检查，而TEE仅检出47%的狭窄肺静脉，并且对于右肺及左下肺静脉的狭窄评价存在偏差。同位素扫描检查中通气异常仅见于26%的狭窄肺静脉，而灌注异常则见于所有狭窄肺静脉，且表现类似于肺栓塞。此外，值得注意的是肺静脉狭窄有迟发现象存在，症状出现的时间也相差较大，早者在消融过程中即可出现，多数发生于术后2～3个月，有些患者的症状也可以晚到术后半年才出现。肺静脉狭窄的治疗尚缺乏有效扩张肺静脉的药物，所以对于有症状的肺静脉狭窄首选介入治疗，包括单纯球囊扩张、裸/药物涂层支架置入术。鉴于目前尚无一种理想的肺静脉狭窄治疗措施，故现阶段的工作应重在预防，手术时术者须确定肺静脉口部，避免肺静脉内消融。对于肺静脉消融后出现呼吸系统疾病表现的患者，应特别注意肺静脉狭窄的可能性，必要时进行相应检查。

3. 消融术后房性心动过速

第一次房颤消融术后房性心动过速（AT）的发生率文献报道不一，为5%～25%，其中部分AT会在术后3～6个月自行恢复。关于房颤消融术后早期复发机制的研究少见，目前有关文献推测其机制主要与消融术后早期心房肌细胞水肿、炎症反应、心房肌细胞不应期不均一、心脏自主神经功能不平衡等有关。此外，房颤消融术后心房逆重构需要一个过程，因此早期复发可能是一过性的，随着随访时间的延长可逐渐减少和消失。但是这仅仅是理论上的推断，缺乏客观电生理研究的依据。尽管有学者提出不同意见，但多数学者及本中心也认为消融术后房性心律失常复发与肺静脉电传导恢复有关。

4. 栓塞

房颤消融相关性栓塞并发症是房颤导管消融严重并发症之一，栓塞原因可分为鞘管内血栓、消融导管附着血栓、消融所致焦痂、原心房附壁血栓及气栓等，其发生率约为0%～7%。几乎所有临床研究的文章中均有报道，消融相关栓塞常发生于消融术后24小时，但术后2周内亦属栓塞高危期。心腔内超声监测发现，在活化凝血时间（ACT）＞250s的抗凝状态下，在消融导管及鞘管上仍可见到24/232例（10.3%）有附壁血栓形成，提示我们不可轻视血栓栓塞的风险。多项研究表明，静脉应用肝素使ACT维持在300～400s以上及保持高流量肝素（180ml/h）经房间隔鞘管滴入能明显减少左心房血栓形成和栓塞事件的发生。为了减少这一并发症，抗凝治疗应该贯穿于术前、术中和术后。对于持续性房颤患者，术前口服华法林1个月，使INR保持在2.0～3.0，入院后皮下注射低分子肝素1周；对于发作持续时间小于48小时的阵发性房颤患者，只需入院后皮下注射低分子肝素1周；如持续时间大于48小时，处理同持续性房颤，所有患者术前1～2天（不要提前超过3天)作经食管超声心动图检查以排除心房及左心耳血栓。术中一方面要充分肝素化，手术开始根据体重以75~100U/kg的剂量应用肝素，以后每小时追加1000U（未测ACT时），术中最好能有ACT检测，根据ACT决定术中肝素的应用。术中消融导管或标测电极撤出鞘管时应注意从鞘管外侧阀门抽吸血液至少5ml以上，并注意观察抽吸液内有无血栓。术后皮下注射低分子肝素3~5天，并同时口服华法林，随访INR，直至达标。

房颤导管消融术中可发生气栓，多数与术中操作不谨慎有关，也可能系导管快速抽出引起负吸所致。气栓可阻塞冠状动脉（多数为右冠状动脉）及颅内血管，引起急性冠状动脉缺血和（或）房室传导阻滞及神经系统相关症状。因气栓并发症与术者操作明显相关，故术者应对此并发症有一定认识，肺静脉造影时要注意不要把气泡注入鞘管，从鞘管内移除导管速度不宜过快，抽吸血液要充分，术中出现下壁导联的ST段抬高或与迷走反射无关的房室传导阻滞，要注意有无右冠状动脉气栓的可能。若患者出现气栓引起的脑栓塞，应让患者头低脚高位，高流量吸氧，必要时行高压氧治疗；若出现冠状动脉气栓，如为一过性，则无需处理，如症状持续或进行性加重，应紧急穿刺股动脉，送入冠状动脉造影导管于气栓的冠状动脉，反复抽吸、推注血液，尽量将气栓冲到冠状动脉远端。

5. 膈神经麻痹

膈神经损伤是消融房颤的可逆性并发症，发生率约为0%~0.48%，右侧膈神经损伤更常见于超声球囊消融时。目前，热损伤是膈神经麻痹最为广泛接受的机制。深刻理解膈神经与心脏各部分的解剖关系是避免膈神经损伤的关键，比如右侧膈神经临近上腔静脉和右上肺静脉并于右心房的后侧游离壁穿行而过，因而在此处进行消融治疗极易发生右侧膈神经损伤；左侧膈神经靠近心大静脉、左心耳、左心室游离壁，消融这些部位均可引起损伤。另外，消融能量也与膈神经损伤密切相关，相对于射频能量来说，微波在理论上导致膈神经损伤的风险要高，而冷冻和超声似乎可降低膈神经损伤的潜在危险，但是实际应用中，无论冷冻还是超声在行肺静脉隔离时均有引起膈神经损伤的报道。尽管膈神经麻痹发生率低，但术者仍应高度重视，因为永久性膈神经麻痹可导致患者持续性气短、咳嗽、呃逆、肺不张、胸腔积液和胸痛。术中，尤其在消融两上肺静脉静脉前壁时应注意X线透视检查膈肌情况，放电时通过X线观察膈肌运动，一旦膈肌运动消失，立即停止放电。国外有学者，在相关部位消融前，通过起搏刺激有无膈肌收缩来辨别膈神经位置，从而减少膈神经麻痹并发症的发生。一般情况下，膈神经功能在1天至1年内恢复，少数患者留下永久性膈神经损伤，目前尚无有效治疗方法。

6. 心脏压塞

心脏压塞是房颤消融的严重并发症，Mayo Clinic的报道显示632例房颤消融中15例（2.4%）发生心脏压塞，2例需开胸修补。心脏压塞的处理重在及时发现，经穿刺引流或必要时开胸修补多不威胁生命。心脏压塞的发生通常与过多的心内导管操作、消融，两次或多次穿刺房间隔和肝素抗凝有关。心脏破裂导致的心脏压塞与消融时局部温度过高并产生爆破声（"pop"音）有关，或为直接的机械损伤所致，特别是穿刺房间隔时穿刺点过于偏前（主动脉根部）或过于偏后（右心房后壁）。心脏压塞典型者可表现为血压下降、颈静脉怒张和心音遥远的Beck三联征，并有呼吸困难、烦躁、意识模糊或意识丧失。但有时表现却很隐蔽，血压缓慢下降甚至不降（机体代偿或补液），容易漏诊，之后突然下降。X线下心影搏动消失和出现透亮带，超声心动图可确诊。术者需高度警惕，穿刺房间隔之前记录心影搏动,穿刺针突破后要轻推造影剂确认进入左房,再推送外鞘管。导管经房间隔进入左房后,要注意根据消融导管的电位及影像位置,辨别左心耳,防止左心耳穿孔。手术过程及术后 24 小时内需密切监测血压和心率,一旦发现血压下降或心率增快,应立即透视心影或行超声心动图检查,如确定为急性心脏压塞,应立即在透视或超声引导下行心包穿刺引流,引流完毕并稳定后保留猪尾导管 24 小时。需要指出的是,尽管采用这一措施对于心房壁的穿孔多数情况下可避免开胸手术,但因左心耳缺乏收缩力,其穿孔难于自行闭合,加之抗凝原因,少数心房穿孔出血不止,故与心脏外科密切配合必不可少。值得注意的是,部分患者术后出现心包反应性渗出,可伴有胸痛、呼吸困难、发热、白细胞升高,这与消融时射频能量透过心肌引起心包炎症有关,有作者称之为"心脏损伤后综合征(PCIS)"。这类患者如血压平稳、无急性失血征象,可不必紧急行心包穿刺引流,短期应用皮质激素,严密观察生命体征,超声心动图随访心包积液量,必要时再行心包穿刺引流。

7. 其他并发症

如急性冠状动脉损伤、心肌损伤后综合征、心房-食管瘘、急性肺水肿、食管周围迷走神经损伤、标测电极或消融导管卡瓣、窦房结及房室结损伤等,尽管这些并发症相对少见,但仍需引起足够重视。

第二节 持续性心房颤动

阵发性房颤的导管消融方法学已经相对成熟,但是导管消融治疗持续性房颤仍然处于深入探索阶段,导管消融的方法学和疗效尚未形成较为一致的意见。

一、导管消融治疗持续性房颤的术式及评价

目前,慢性房颤的导管消融的主要方法有:环肺静脉电隔离,单纯碎裂电位消融以及环肺静脉消融电隔离附加碎裂电位(或线性)消融等。

1. 环肺静脉电隔离(CPVI)

房颤消融开展早期这一术式主要用于阵发性房颤的导管消融,但随后在慢性房颤消融开展早期也曾被采用。Ouyang 等采用环肺静脉消融电隔离治疗 40 例持续性房颤,随访 8±2月的临床成功率高达 95%,但必须指出的是其入选的患者房颤持续时间均小于 12 个月,其中房颤持续时间小于 6 个月的更占到 73%(29/40)。Natale 中心应用心腔内超声(ICE)指引下环肺静脉电隔离治疗房颤,报道 315 例房颤行 ICE 指引下环肺静脉电隔离,其中约 150 例为慢性房颤,近 1/3 合并器质性心脏病,平均随访 11 个月成功率为 90.2%。慢性房颤及器质性心脏病房颤的消融成功率与阵发性房颤无明显差异。ICE 指引环肺静脉电隔离实质上仍为单纯的环肺静脉电隔离,并未进一步涉及心房其他部位的基质消融,因此理论上治疗慢性房颤的效果有限。但是据 Natale 中心的随访结果,慢性房颤的消融成功率高达 90%以上,合并器质性心脏病或心脏外科术史的房颤消融成功率高达 93%,如此高的消融成功率似乎令人难以置信。进一步观察 Natale 术式可以发现,该术式消融肺静脉前庭的范围可能较三维标测系统引导下前庭消融更大,整个左房后壁、房顶、右肺静脉外前间隔均被彻底消融。

2. 环肺静脉消融术（CPVA）

2000年意大利米兰Pappone医生率先将三维电解剖标测应用于房颤导管消融，开创了房颤导管消融新的一页，该术式不强调肺静脉电隔离，曾一度引起电生理学者的极大兴趣，但是迄今少有其他电生理中心重复出如此高的成功率，因此也备受争议。Pappone医师的CPVA术式自被提出以来，不是一成不变的，而是处于不断修正改进中（图19-2）。大致分成三个阶段。第一阶段为2000—2001年，消融围绕每一个肺静脉进行，消融线径距离肺静脉开口0.5cm以上，成功标准是消融线内电位振幅降低（0.08 ± 0.02mV）和隔离线两侧激动时间相差58 ± 12ms。第二阶段为2003年，此时消融环线包绕同侧肺静脉，并在同侧上下肺静脉之间做消融连线，形成"8"字形消融，消融终点为消融线内电压降低80%或<0.1mV。第三阶段是2004年，在第二阶段的基础上增加左房内三条消融线径：左房后上壁连接双侧肺静脉消融线、左房后下壁连接双侧肺静脉消融线以及左肺静脉至二尖瓣环（二尖瓣峡部）消融线。消融线内电压降低90%或<0.05mV。2004年以后，其核心的CPVA术式不再变化，融合其他电生理中心的经验做的某些改进和微调。例如，强调肺静脉隔离（仍坚持不用环状电极标测），增加碎裂电位消融，房间隔消融等。其消融采用8mm标准大头：能量设定为55～65℃、100W，消融后壁时减少到55℃、55W。采用盐水灌注导管：标测和消融时均采用恒定流速（20mm/min），消融时能量设定为40W，温度50℃，每点消融时间为5～10s，取决于电位是否明显降低，基本是边放电边移动导管。完成上述消融线后，若房颤未转复，则行直流电复律，不常规验证消融线的双向阻滞。2006年，新英格兰杂志发表了Oral和Pappone联合进行的慢性房颤（chronic AF）导管消融研究结果，研究入选146例慢性AF患者，随机分为药物组（$n=69$）和导管消融组（$n=77$），意向性分析显示消融组74%以及药物组58%患者无房性心律失常发作（不服用抗心律失常药物），但是药物组69例中有53例（77%）因药物治疗失败交叉入消融组。实际仅3例（4%）患者不用药物随访1年维持窦性心律。

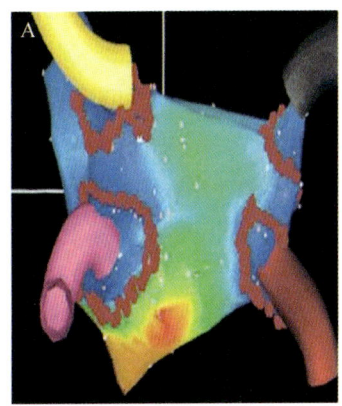 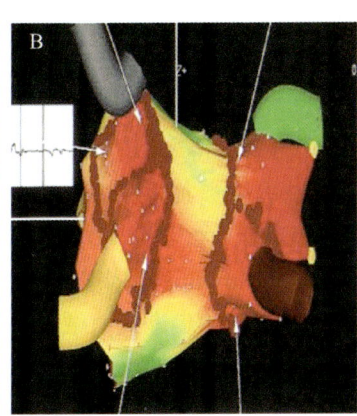 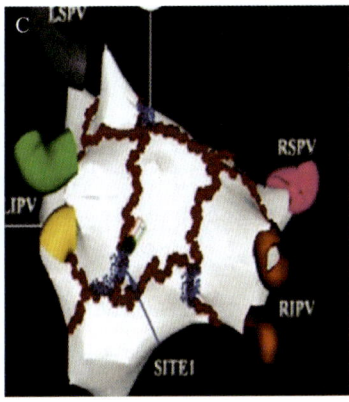

图19-2 Pappone CPVA术式的演变

A. 为2000—2001年消融术式；B. 为2003年消融术式；C. 为2004年以后消融术式（引自：①Pappone C, et al. Circulation, 2000, 102：2619-2628. ②Pappone C, et al. Circulation, 2001, 104：2539-2544. ③Poppone C, et al. J Am Coll Cardiol, 2003, 42：185-197. ④Pappone C, et al. Circulation, 2004, 110：3036-3-42)

3. 心房复杂碎裂电位（complex fractionated atrial electrograms，CFAEs）消融

2004 年 Nademanee 首次提出 CFAEs 消融方法治疗房颤，CFAEs 的定义：①由 2 个或 2 个以上碎裂电图构成的心房电图，或（和）在 10s 以上记录中存在由延长激动波形成的连续曲折所造成的基线紊乱；②在 10s 以上记录中，存在极短周长（平均≤120ms）的心房电图。研究入选 121 例房颤患者，其中慢性房颤 64 例，选择 CFAEs 的部位进行消融，将 CFAE 在左右房的分布分为 9 个区：房间隔、二尖瓣环左后间隔和冠状静脉窦口、肺静脉、左房顶部、二尖瓣环、三尖瓣峡部、界嵴、左右心耳、上腔静脉与右房连接处。根据 CFAE 的分布将房颤分为：Ⅰ类：CFAE 仅分布在一个区域，心房其他部位显示相对规则清晰的心房电图，CFAE 区的心房激动周长显著短于心房其他部位的周长，射频消融一个区域即可去除 CFAE、终止房颤；Ⅱ类：CFAE 分布在 2 个区域，射频消融两个 CFAE 区域方可终止房颤；Ⅲ类：CFAE 分布区＞3 个，消融这些区域的 CFAE 后有时转为房性心动过速甚至需要其他的治疗。慢性房颤消融终点是消除 CFAEs 或（和）恢复为窦性心律。结果显示碎裂电位主要分布于房间隔、肺静脉、左房顶部、二尖瓣后瓣环、冠状窦口等。慢性房颤 7 例为Ⅰ类房颤，22 例为Ⅱ类房颤，35 例为Ⅲ类房颤。消融 CFAEs 终止慢性房颤比例为 80％以上，随访 1 年窦性心律保持率为 87.5％（30％患者再次消融）。在此前几乎所有的消融术式均围绕肺静脉展开的情况下，以 CFAEs 为靶点的消融术式的出现无疑给房颤导管消融带来新思路。但同样由于未有其他大的电生理中心复制出如此高的成功率，因此也颇受质疑。

4. 环肺静脉电隔离加心房复杂碎裂电位（或线性）消融

现阶段，对于持续性房颤患者，兼顾触发灶及心房基质的环肺静脉消融电隔离附加碎裂电位（或线性）消融的策略有更为广泛的接受度。2008 年 Estner 等报道单纯碎裂电位消融和碎裂电位消融＋环肺静脉隔离治疗持续性房颤的对照研究，研究入选 77 例持续性房颤患者，碎裂电位消融组 23 例，碎裂电位消融组合环肺静脉消融组 54 例，术后平均随访 13±10 个月，单纯碎裂电位消融组仅 2 例（9％）维持窦性心律，而碎裂电位组合环肺静脉消融组 22 例（41％）不服用抗心律失常药物维持窦性心律。另有作者报道 35 例持续性房颤采用环肺静脉隔离＋碎裂电位组合术式消融，术中房颤消融终止 23 例（66％），平均随访 19±12 个月，26 例（74％）患者维持窦性心律。北京安贞医院马长生所倡导的持续性房颤"2C3L"术式，为环肺静脉电隔离加左房顶部线、二尖瓣峡部线及三尖瓣峡部线消融的组合术式，亦取得较好的临床疗效。

5. 步进式消融术式（stepwise ablation approach）

2005 年 Haissaguerre 报道了一种激进的步进式消融术式，对 60 例持久性房颤（long-lasting persistent AF）患者以随机顺序进行四步消融，平均房颤病程 1 年，平均左房内径 47±6mm，半数患者合并器质性心脏病。消融过程包括肺静脉电隔离和上腔静脉隔离（终点为肺静脉和上腔静脉电隔离）、冠状静脉窦隔离（终点为冠状窦口 3cm 范围内尖峰电位分离或消失）、左房基于电位的消融（包括连续电位、碎裂电位、消融导管远近端存在激动顺序阶差的电位、与左心耳相比激动周长短的电位，终点为局部电位激动规律化或频率变慢），以及左房顶部和二尖瓣、三尖瓣峡部线性消融（严格实现峡部双向阻滞），结果 87％消融中房颤终止，但术后 3 个月时复发性房速发生率达 40％（24/60）。其中 16 例存在多种房速。再次消融发现折返性和局灶性机制房速，折返性房速多由于线性消融线上的传导缝隙（gap）有关，而局灶性房速多位于左心耳、冠状静脉窦、肺静脉、卵圆窝等部位。随访11±6个月，成功率95%。但手术时间和X线透视时间分别达264±77min和84±30min。该方法融合了心脏大静脉隔离、基于电位的消融和线性消融等多种方法，操作复杂，消融范围更广，但术后依然有很高的房速发生率，且这种房速的标测和消融均十分复杂。由于此种术式的高度复杂性，难以大规模推广。

Haissaguerre提出分步式消融术以来，消融程序也经历了一些调整和改进，目前基本上稳定为以下的消融顺序：

第一步，环状电极引导下肺静脉隔离。经验性隔离所有肺静脉，环状电极放置于每一个肺静脉开口，消融导管放电部位在右肺静脉和左肺静脉后壁离环状电极1~1.5cm，因此消融部位位于肺静脉前庭。盐水灌注温度48℃，功率25~30W，每点放电30~60s。盐水流速20ml/min，所有肺静脉实现电隔离后，消融环状电极撤至右心耳测定平均房颤周长。消融导管保持在左房。

第二步，左房顶部线性消融连接左、右肺静脉。此消融线径较短，消融应尽量靠近房顶部，远离左心房后壁。消融能量当导管与房顶部平行贴靠时为30W，当为垂直贴靠时降至25W，以减少组织爆裂和心脏穿孔风险。房颤状态下顶部线消融终点为消融线上所有电位消失，消融线的双向阻滞需要在窦性心律下经起搏手段验证（图19-3）。

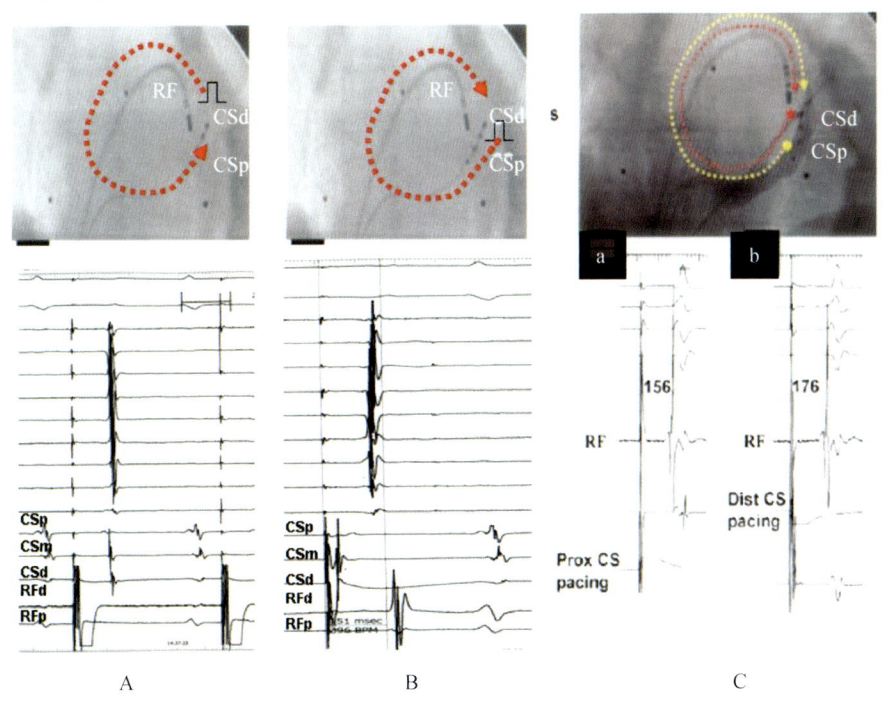

图19-3 二尖瓣峡部双向阻滞的起搏验证

A. 图示消融导管（位于消融线靠游离壁侧）起搏冠状窦近端早于远端；B. 图示冠状窦远端（位于消融线靠间隔侧）起搏至消融导管（位于消融线靠游离壁侧）时间间距150ms；C. 图示冠状窦近端起搏（a）至消融导管（位于消融导管靠游离壁侧）时间间距156ms，而冠状窦远端起搏（b）至消融导管（位于消融导管靠游离壁侧）时间间距176ms。CSp、CSm、CSd为冠状窦近端、中部、远端，RFp和RFd为消融导管远端和近端。

第三步，冠状窦、左房下部和左房其他部位的消融。几乎左房内所有的部位均可能作为消融靶区，房间隔、卵圆窝、后壁、前壁、左心耳基底部、左房峡部、冠状窦，消融靶点的心电图特征包括连续电位、碎裂电位、消融导管远近端存在激动顺序阶差的电位、与左心耳相比激动周长短的电位，等等。上述各部位中，临床消融实践发现左心耳基底部和左房下壁/冠状窦两个区域对于慢性房颤消融非常重要。

第四步，二尖瓣峡部消融。二尖瓣峡部消融通常在上述三步消融不能终止房颤或经标测证实的围绕二尖瓣峡部的大折返，这主要是由于二尖瓣峡部消融难度高，而且约三分之二的患者需要在冠状窦内消融方能实现峡部阻滞，增加心脏压塞和冠状动脉回旋支损伤的风险。具体二尖瓣消融的方法要点包括右前斜位从二尖瓣环开始消融（此处 A∶V 振幅比为 1∶1 或 2∶1），然后逐点边消融边顺时针转动导管和鞘管，直至达到左下肺静脉开口，有时消融线需要向上延伸至左心耳基底部方能实现二尖瓣峡部阻断，消融能量较左房其他部位能量都高，为 38~40W，盐水流速可达 60ml/min。二尖瓣峡部双向阻滞需要在恢复窦性心律后通过起搏和激动标测加以证实。

此外，部分患者需要消融左房以外的结构（如右房、上腔静脉）方能达到房颤终止，如何判断右房是否需要消融和何时消融非常重要。Haissaguerre 中心研究显示，左房消融存在所谓"天花板效应"，亦即左房消融到一定阶段和程度，房颤终止率不再增加。该中心认为右房需要进行标测的指征：①右心耳测得的平均房颤周长短于左心耳平均房颤周长 15~20ms 以上；②可见左心耳或冠状窦记录的房颤波出现较长间歇而同步记录的右心耳没有类似长间歇。右房标测和消融的靶点与左房类似，包括连续电位、碎裂电位、局部激动周长短于其他部位、消融导管远近端存在激动时间梯度的电位，若上腔静脉存在高频电位或存在消融导管置于上腔静脉显示远端向近端传导顺序则提示需要消融隔离上腔静脉。该术式最后还需进行三尖瓣峡部阻断，与二尖瓣峡部阻断一样，需要通过窦性心律下起搏标测加以验证。

二、现阶段对多种持续性房颤消融术式并存的认识、选择

目前多种持续性房颤消融术式并存的现状多少使广大电生理医生无所适从，随着时间推移还可能有新的消融术式出现，更使人应接不暇，难以取舍。各大电生理中心都建立了自己的独特术式，并且其本身报道的慢性房颤消融效果都较理想，因此存在一个如何认识不同术式的问题。其实，持续性房颤消融术式纷繁复杂、不断推陈出新的现象背后，反映的是目前对于持续性房颤确切机制认识不甚明了的事实。可能的情况是，不同的消融术式都包含科学、合理的成分，都是对持续性房颤机制的反映和针对性的消除，但又不是全面的反映，亦即各有其缺陷和不足。与阵发性房颤相对明确的肺静脉触发机制不同，持续性房颤机制复杂，肺静脉触发机制的作用有所下降，而心房机械重构和电重构造成的心房基质是更重要的机制。有鉴于此，持续性房颤最合理的消融术式应当为目前各种行之有效的消融术式的有机组合。目前普遍采用的持续性房颤消融术式多为肺静脉隔离消除触发灶的基础上附加心房基质改良，即采用线性消融（二尖瓣峡部、三尖瓣峡部、左心房顶部线、左心房间隔面）等或者采用心房碎裂电位消融的方法，从这个意义上说，法国 Haissaguerre 中心"stepwise"消融策略就是一种包括了肺静脉隔离、线性消融、基于电位消融（碎裂电位、连续性电位、高频电位等）三者的"组合"术式。在持续性房颤机制没有

重大突破的情况下，此种消融术式包含的内容是最丰富、最完备的。

纵观持续性房颤各种消融术式，Pappone医师采用CPVA术式是较容易被复制的，因为该术式终点较容易实现。随着导管操作的熟练，大多数电生理医师完全能实现该术式的消融线径。然而Pappone报道该术式可以达到85%以上的成功率，而且如此高的成功率并不随病例数的积累和随访时间延长而下降，这样高而且稳定的成功率却不是容易复制的，也曾引起不小的质疑，事实上迄今为止能重复该术式效果的持续性房颤导管消融研究鲜见报道。德国Kuck中心的环肺静脉电隔离术式是目前国内各大电生理中心广泛采用的术式，改进之处是采用单环状电极而不是双环状电极，每年采用该术式完成的病例数约6000~7000例。导管消融临床实践已经充分证明了该术式的可行性、隔离肺静脉的有效性和安全性，然而临床实践也证明环肺静脉电隔离治疗持续时间短于1年、左心房内径扩大不显著的持续性房颤效果较好，而治疗持久性房颤效果不佳，这促使电生理学者认识到治疗慢性房颤，必须在隔离肺静脉之外消融破坏心房基质。Nademanee碎裂电位消融被认为是重要的基质改良方法，该中心报道的治疗慢性房颤总成功率在80%以上，但是Oral报道单独采用碎裂电位消融慢性房颤成功仅33%，目前多数学者将碎裂电位消融作为组合术式中的一个环节。法国Haissaguerre中心采用的"stepwise"术式在隔离肺静脉基础上，结合线性消融、碎裂电位、连续性电位消融，消融慢性房颤术中终止率可达87%以上，二次消融成功率可达95%以上。然而该术式耗时较长，消融时间长达264 ± 77min，由于不采用三维标测系统，X线透视时间长达84 ± 30min，不利于临床推广；另一方面，该术式要求极高的导管消融技巧和深厚的电生理基础，二尖瓣峡部线性消融导管操作难度很高，风险较大；碎裂电位、连续性电位识别，特别特别是房颤转变为规律性房速或房扑时，针对房速或房扑的诊断难度往往很大，由于不采用三维激动标测，诊断有赖于深厚的电生理基础，使得进一步消融较为困难。由于上述因素，目前鲜见有其他电生理中心重复该中心的临床报道。

总之，现阶段持续性房颤导管消融尚未确立统一的标准术式，可以说仍然处于"百花齐放、百家争鸣"的局面，采用组合术式可能较合理。

第三节 房间隔穿刺术

房间隔穿刺导管操作在心脏介入治疗如二尖瓣球囊成形术、左房房性心律失常的射频消融中起重要作用。这项技术最早从动物实验开始，后来在临床应用中不断得到改进和完善，成为一项成熟的技术。近几年，由于房颤导管消融的兴起，使房间隔穿刺术这个本来被渐渐遗忘的心脏介入基本技术重新获得了重视。本节着重阐述RAO45°透视下房间隔穿刺的方法学。

一、房间隔穿刺的解剖基础

1. 房间隔的大体解剖

房间隔位于左、右心房之间，由两层心内膜夹以少量心肌和结缔组织构成，厚度约为3~4mm，其前缘对向升主动脉中央，后缘与房间沟一致。房间隔平面与矢状面平均夹角$45°\pm8°$（30°~75°），与冠状面平均夹角为$47°\pm8°$（25°~60°）（图19-4），所以相对于其他透视角度，RAO45°透视能较大限度地展开房间隔，便于指导穿刺。从右房面观察，房间隔呈"叶片"形状，由前缘、后缘和下缘3个缘组成。"叶片"的顶端指向上腔静脉，前缘内凹与升主动脉走形基本一致，止于室间隔膜部之后的纤维三角，前缘和右心耳之间有一段平滑的右心房壁组织。后缘呈弧形绕过卵圆窝后缘止于冠状窦口。下缘较短，自冠状窦口附近至室间隔膜部之后的纤维三角。下缘和三尖瓣环之间有右心房心内膜和室间隔膜部相隔。从左房面观察，房间隔上缘与升主动脉后缘走形一致，宽阔平滑的左心房游离壁将房间隔上缘与左心耳分开。房间隔后缘呈弧形沿右肺静脉内侧下行，右上肺静脉与房间隔后缘的顶端接近。房间隔前缘由二尖瓣环构成。房间隔的左侧面较平坦，只在前缘上部附近可见一肌性弓状边缘，此为原发隔（第一房间隔）的残余，当房间隔未完全闭合时，此处可呈一小的半月形裂隙使左、右心房相通。

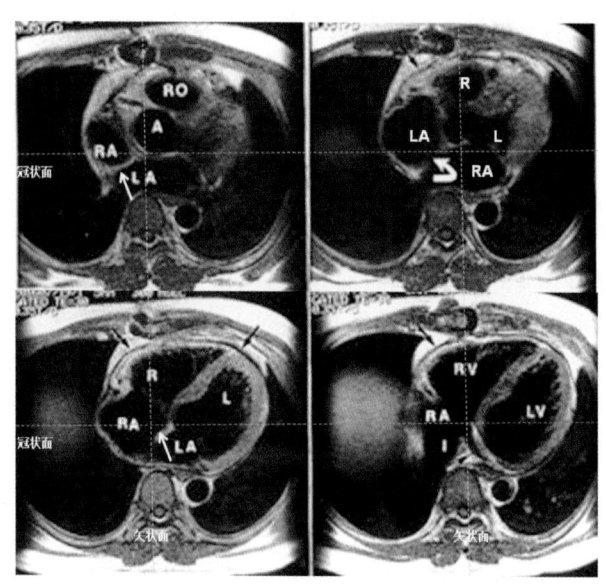

图 19-4　房间隔位置的大体解剖（磁共振影像）

从左上到右下分别是不同层面的心脏横截面，箭头所指部位为房间隔位置，可见其与冠状面及矢状面均呈约45°夹角。RA，右心房；LA，左心房；AO，主动脉。

2. 卵圆窝的解剖

房间隔右侧面中下部有一浅凹，称卵圆窝（fossa ovalis，FO），此处组织最薄，其中央仅厚约1mm左右。卵圆窝边缘隆起，多呈倒"U"形，称为卵圆窝缘。卵圆窝位于房间隔右侧面的中下部，呈浅凹形。面积在儿童（1～10岁）和成人中分别为64mm^{2}和240mm^2；其前缘与房间隔前缘间的距离在儿童和成人中分别为3.6mm和5.0mm；其后缘与房间隔后缘的距离分别为3.9mm和6.1mm，所以卵圆窝位于右房前后缘中间。来自国内尸体解剖的资料报道，卵圆窝位于房间隔右侧面中下部，多为椭圆形（65.51%）或圆形（17.24%），少数为长条形（10.34%）或不规则形（6.91%），其纵轴长23.6±4.5mm（15～35mm），横轴长15.5±6.8mm（9～34mm）。卵圆窝中点距上腔静脉口28±8mm，距下腔静脉口24±8mm，距冠状窦口中点平均为19mm，距三尖瓣隔瓣中点平均为25mm，距主动脉隆突底部中点平均为24mm，其前缘与主动脉升部最近距离为12±5mm，后缘距房间沟对应的心房壁为3±3mm。由卵圆窝中心水平方向穿刺，达到对侧心房壁之间的距离为 28.4±6.4mm。卵圆窝可被覆膜组织覆盖，一般情况下，左心房压力高于右心房，覆膜组织被压在房间隔上，没有分流；当有右房压力超过左心房时，则可形成右向左分流，覆膜组织也可表现为部分覆盖和完全缺如。理想的穿刺点其实就是卵圆窝部位，所以明确卵圆窝的解剖位置尤其是影像上的位置，熟悉其与各个解剖标记的相对关系，这对房间隔穿刺的指导意义很大。

二、房间隔穿刺术的适应证、禁忌证与术前准备

1. 房间隔穿刺术的适应证

左侧旁路穿间隔途径消融；心房颤动的导管消融；左房房性心动过速的消融；左房心房扑动消融；左室有关心律失常消融的替代途径和必要补充；二尖瓣球囊扩张术；经皮左心耳堵闭术；先天性心脏病导管介入治疗；左心房-股动脉循环支持；潜在的需经房间隔途径的治疗技术，如经皮经导管主动脉瓣及二尖瓣置换术等。

2. 房间隔穿刺术的禁忌证

明确的左房血栓；明确的左房黏液瘤；严重心脏、胸廓或脊柱畸形；凝血机制严重障碍或不能耐受抗凝治疗；下肢静脉、股静脉或髂静脉血栓形成；下腔静脉梗阻，肿瘤压迫等；血流动力学不稳定；既往曾行房间隔缺损（金属）伞堵术，现在也有学者尝试在封堵器边缘的心房组织进行穿刺并获得成功；既往曾行房间隔缺损补片（人造补片）手术，虽然穿刺困难，但是在经验丰富的术者操作下穿刺成功率仍很高。

3. 房间隔穿刺的术前准备

（1）患者的准备：血流动力学稳定，空腹 6 小时以上；术前停用华法林至少 3 天以上，并换用低分子肝素抗凝治疗；未服华法林者，术前 3~5 天常规给予低分子肝素抗凝治疗；术前 24 小时内进行经食管超声心动图检查，除外左心房血栓；经胸超声心动图检查，明确心脏结构和功能变化；进行 X 线胸片及其他常规化验检查，了解身体脏器功能状态；控制不稳定心绞痛或治疗活动性感染等相关辅助治疗措施。

（2）对术者的要求：掌握心脏，特别是房间隔及其毗邻解剖知识；经过房间隔穿刺培训，熟悉操作过程及相关并发症的识别和处理；初学者需有经验丰富医师指导，学习曲线通常需要 30~50 例；术前充分熟悉患者心脏结构变化（有无心脏转位、心房大小…）。

三、房间隔穿刺的详细步骤

1. 房间隔穿刺术的器械准备

用于房间隔穿刺的长鞘管：可选用 Swartz 鞘管（ST JUDE 公司）或 Mullins 鞘管或 Preface（Biosense Webster 公司）鞘管，本中心通常采用 8.5F 的 Swartz L1 鞘管（SL1），穿刺前用肝素盐水充分冲洗房间隔穿刺鞘管的外鞘管和内鞘管（扩张管），并注意锁紧内外鞘管。

Brockenbrough 房间隔穿刺针：穿刺针原始弯度通常都偏小，先将穿刺针前端弧度加大，以确保在回撤穿刺针和鞘管的时候始终保持与房间隔的紧密接触。通常情况下，Brockenthrough 房间隔穿刺针初始状态下前端弯度都较小，约 $15°\sim20°$，本中心常规加大穿刺针弯度约 $30°$，以利于针尖贴紧房间隔。少数情况下（右房太大，穿刺针回撤过程中与房间隔贴靠不紧密）可进一步加大弯度到 $45°\sim60°$。

连接注射器，观察造影剂注射是否通畅。将房间隔穿刺针送入内鞘管内，观察推送过程中有无阻力，以及穿刺针顶端距离内鞘管顶端的距离。需要注意的是，最好在穿刺针和鞘进入体内前先进行"组装"，一是检验一下两者的契合度，二是在穿刺针初次通过内鞘管时，会有少量的"刨花"产生，如果是在体内"组装"，"刨花"会沉积到肺血管床。还需要注意的是，在穿刺针通过内鞘管过程中，需要保持针和鞘弯曲方向一致（穿刺针尾部的指示器和外鞘管的输液皮条方向一致，如图 19-5B），否则可能会造成穿刺针卡在内鞘管，无法通过，甚至有可能刺破鞘管的危险。

2. 房间隔穿刺过程

（1）房间隔穿刺装置到上腔静脉：通过直径为 0.032inch 的 145cm 长导丝将 SL1 送到上腔静脉，退出导丝，送入房间隔穿刺针（保持穿刺针的指示器指向 12 点钟），注意尾部留有适当距离（2cm 左右），以确保穿刺针尖在内鞘管内，然后注射造影确保穿刺针通畅。

（2）调整房间隔穿刺装置角度：左右手同时顺钟向转动鞘管和穿刺针，使穿刺针尾部指示器指向 4~5 点钟，此时鞘管远端开始贴向房间隔方向（图 19-5）。

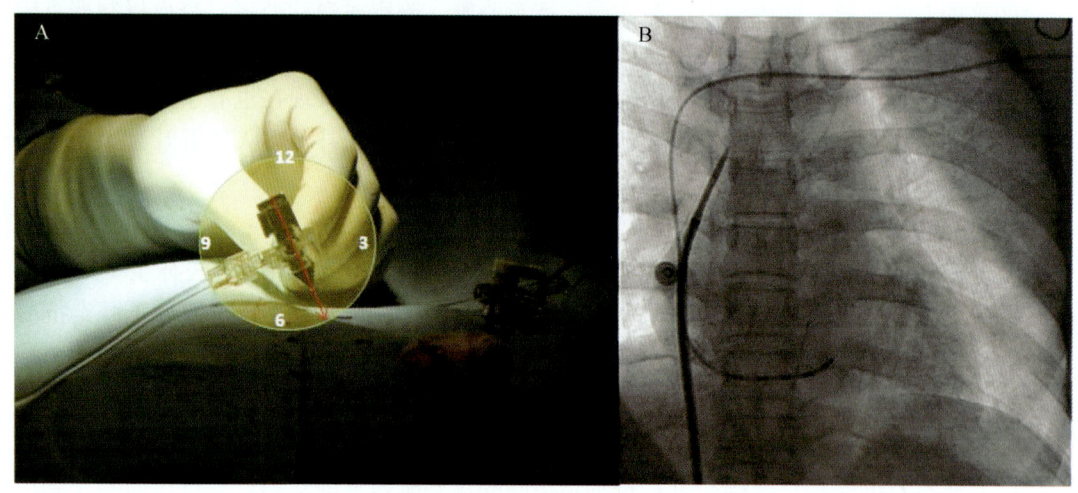

图 19-5 穿刺针和鞘管的转动
A. 图示穿刺针已转动到 5 点钟；B. 图示鞘管头端已靠向间隔方向

（3）保持穿刺针和鞘管的距离同步后撤：使内鞘管头端沿间隔下滑向卵圆窝方向，后前位透视下从上腔静脉回撤导管过程中，内鞘管的头端会出现 2~3 次向左的突然摆动（或跳动），分别发生在该装置进入右心房、越过右心房主动脉根部位置及进入卵圆窝时，其中最后一次突然向左摆动是其滑入卵圆窝的可靠征象，应仔细观察寻找。需要注意，约有 20% 的卵圆窝组织与周围的房间隔组织厚度相当，难以发现此征象。通常术者通过调节指示器来控制穿刺针的指向，使其不偏离理想的下滑轨迹，这时候注意应通过透视下内鞘管的运动轨迹来调整穿刺针，通常保持顺钟向扭力（指示器指向 4~5 点）就可以。但有时回撤过程中会感觉张力很大，内鞘管头端不自主地偏移，这时需要根据透视下内鞘管头端的位置来及时调整穿刺针的方向，时而保持顺钟向扭力，时而需要保持逆钟向扭力，而不是机械地将穿刺针保持指向固定的度数回撤；这就好比开车，驾驶员应随道路情况来控制车辆的方向，而不是机械地保持方向盘在某一个位置。如果穿刺装置回撤过程中，术者感觉内鞘管前端阻力很小，头端很"空"，往往提示穿刺针弯度不够，需要加大弯度；如果回撤过程中，内鞘管头端控制不住地前后摇摆，往往提示穿刺针弯度过大，需减小弯度。穿刺装置回撤到后前位透视下沿脊柱中线左心房影下缘上1个椎体高度左右（0.5～1.5个椎体高度），有一个较明显的跳动感，通常说明穿刺装置落到卵圆窝，这时候需要继续稍回撤后前送，使内鞘管头端顶在卵圆窝中心。左房影下缘一般都是冠状窦口稍偏高的位置，这样就可以通过冠状窦电极大体了解左房下缘，帮助定位卵圆窝，见图19-6。但是有10%左右的患者冠状窦位置距离真正的左房下缘较远，这时候可通过肺动脉造影确定左房影，但多数情况下，经验丰富的术者凭借穿刺装置跳入卵圆窝的特征性影像就可准确定位卵圆窝。

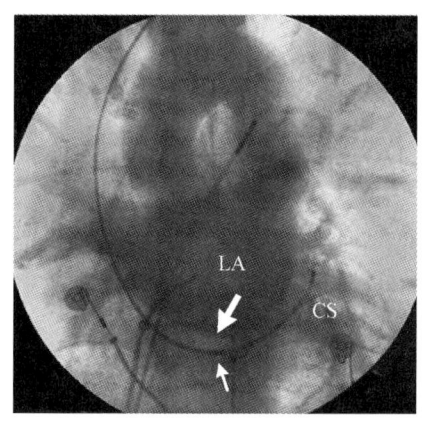

图19-6　冠状窦口和左房下缘的位置
图中细箭头指示的就是冠状窦（CS）口，粗箭头指示的是左房（LA）下缘。

（4）右前斜透视下进一步确定房间隔穿刺点的位置：①穿刺点前后位置：右前斜位45°透视下穿刺点位于心影后缘前方的一定范围内，该范围的前部边界为心影后缘与房室沟影的中点，后部边界距心影后缘相当于直立位1个椎体的高度（图19-7）。②穿刺针指向：右前斜45°穿刺针及鞘管远段弧度消失呈直线状或接近直线状，穿刺针指向左后。后前位透视下难以准确判断穿刺点的前后位置，该体位下认为理想的穿刺点在右前斜位45°透视下可能明显偏离卵圆窝，图19-8。右前斜位45°透视指导下穿刺的最大优势是易于判断穿刺点的前后位置，从而可最大限度避免穿刺点过于偏前或偏后。穿刺进针的前后方向不正确时，一方面穿刺鞘管不易穿过房间隔，即使穿过房间隔也会增加操作困难；另一方面易穿破心房，导致心脏压塞或刺入主动脉。右前斜位45°并非适用于每一例患者，但此角度对于绝大多数患者适用。少数患者由于心脏转位、左心房增大或主动脉根部扩张等情况，需要增加或者减少右前斜的角度。此时，可首先确定房间隔与术者视线（即X线投射）平行时的左前斜位角度（此角度下His束电极远端走行呈直线），然后据此角度选择与之垂直的右前斜位透视角度。例如，左前斜位50°透视下房间隔平面与术者视线平行，那么右前斜位就需要选择40°透视，此角度下的房间隔平面必然与术者视线垂直。

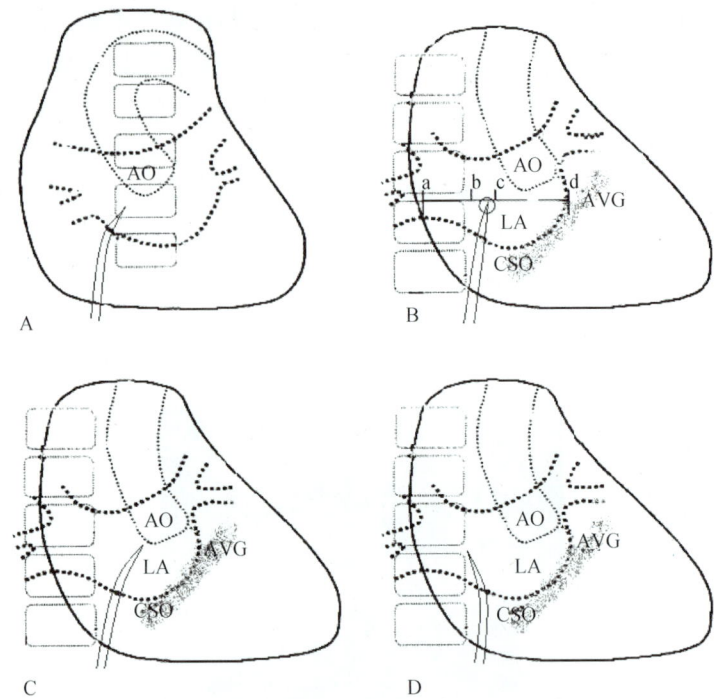

图 19-7　右前斜位 45°透视准确定位房间隔穿刺点模式图

图 A 为后前位，图 B~D 为 RAO45°。A. 后前位透视下初步定位的房间隔穿刺点，穿刺点高度位于左心房影下缘上 1 个椎体高度，该影像所示穿刺针位置在 RAO45°时有 3 种可能（见图 B、C、D），只有 1 种（图 B）穿刺点和穿刺方向理想。B. 理想穿刺方向，穿刺针（鞘管）远段弧形消失，呈一直线状，穿刺点（圆圈）位于心影后缘与房室沟影之中点。说明穿刺针方向垂直房间隔，并且鞘管头端位于卵圆窝的中央。线段 ad 代表在穿刺点水平自心影后缘至房室沟影之间的距离，线段 ac＝cd，ab＝1 个椎体高度，穿刺点应位于 bc 段。C. 穿刺点偏前，可穿入主动脉根。D. 穿刺点偏后，可从后壁穿入心包。穿刺针方向不正确时鞘管不易穿过房间隔，即使穿过房间隔也会因经房间隔肌部穿过使以后的操作困难，另一方面易穿破心房导致心脏压塞或刺入主动脉。AO 代表主动脉根部，粗虚线代表左心房影边界（LA），阴影代表房室沟影（AVG），CSO 代表冠状静脉窦口位置。

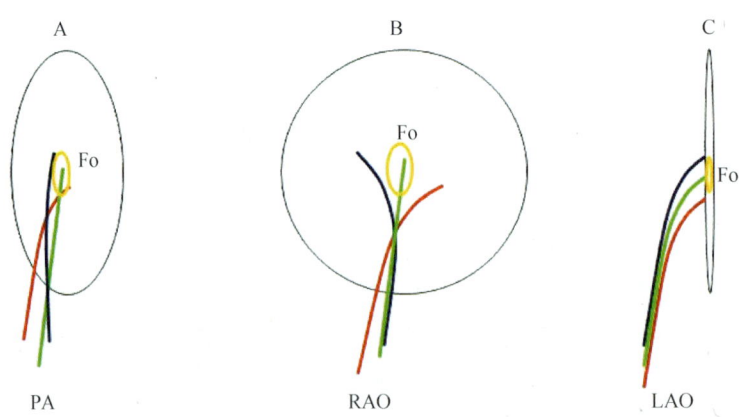

图 19-8　不同透视角度下房间隔穿刺针的方向示意图

A. 图示后前位；B. 图示右前斜 45°；C. 图示左前斜 45°。红色表示穿刺针指向偏前，绿色表示穿刺针位置恰好在卵圆窝，蓝色表示穿刺针偏后。通常情况下，穿刺点偏前往往伴偏下，偏后往往偏上，后前位和左前斜位上穿刺点位置差别不明显，而在右前斜位就明显显示位置的差别。

(5) 穿刺房间隔：在右前斜45°下确定穿刺位置后开始房间隔穿刺，我们中心在这个环节上强调两点，一是出针前内鞘管顶紧房间隔，二是穿刺针稍指向后穿刺。内鞘管顶紧房间隔时，往往可以感受到穿刺针顶端传来的和心脏节律一致的"搏动感"，有经验的术者仅仅凭这种搏动感就可以肯定穿刺位点在卵圆窝。这时因为心室收缩造成心房被动扩张，而左心房内压力通常高于右心房，故心室收缩时卵圆窝处覆膜组织是向右心房侧摆动，在右心房内也只有在与左心房毗邻的卵圆窝才会有这种特殊的与心率一致的搏动感，具有很高的特异性。20%的病例内鞘管顶紧房间隔，不用穿刺针就穿过房间隔，通常女性患者多见。内鞘管顶紧房间隔使得卵圆窝上的覆膜组织弹性度减少，张力增加，利于穿刺针轻松"破膜"。内鞘管顶住房间隔后穿刺针穿刺的方向往往需要再向"后"一点，这是因为左房高于右房，所以房间隔并不是垂直于水平面，右前斜45°穿刺针及鞘管远段弧度消失呈直线状或接近直线状的穿刺方向往往不能顺利穿过房间隔，而在内鞘管顶紧房间隔后，加大顺钟向扭力使穿刺针稍向"后"穿刺可以更顺利穿过房间隔。需注意内鞘管先顶住房间隔再向后转动调整穿刺方向，如果未顶紧就调整可能造成穿刺位点的移动。

(6) 确认穿刺针尖进入左心房：推注造影剂，如造影剂呈线状喷出证实已穿入左心房。如果连接压力检测，则会出现一个先是平台后下降但仍高于右房压力的特征性压力曲线。如果推注造影剂有阻力应回撤鞘管，重新穿刺，避免过分用力造成局部造影剂潴留，影响以后的穿刺。

3. 房间隔穿刺时心脏压塞的预防

(1) 如果穿刺针有明显跳动感，位置很好但是前送无阻力，需要推少量造影剂，以鉴别此时房间隔穿刺装置顶端在左房或右房或其他部位。本中心1/2房间隔穿刺造成的心脏压塞病例是由于房间隔穿刺装置已经在左房内而术者不知，继续前送后顶到左房后壁进行穿刺而造成的心脏压塞。

(2) 如果造影剂快速向上飘散，则可能穿刺入主动脉，应及时撤出穿刺针，多无严重并发症。

(3) 如果造影剂局部潴留但逐渐减淡，需鉴别穿刺针是否在冠状窦内。可通过左前斜体位鉴别，这通常见于巨大冠状窦，特别是伴有左上腔静脉的患者。本中心多采用左锁骨下静脉穿刺放置冠状窦电极，所以往往能在穿刺前就鉴别出左上腔静脉，对其进行造影后指导房间隔穿刺，穿刺要点是在冠状窦口的后上方穿刺。

(4) 少见情况时，穿刺针已经滑入右心室，这时候如果还贸然穿刺，就有可能穿入左心室。

(5) 穿刺位点如果过高且偏后，可直接穿透右心房后壁到心包腔，由于右心房压力较小，通常不会引起严重并发症。

(6) 房间隔穿刺术中，当针尖已进入左心房，为避免继续前送扩张管及外鞘管过程中左心房后壁穿孔，通常需要轻轻逆钟向旋转导管，使针尖更偏向左心房左前方，这样前送穿间隔装置的空间会更大（图19-9）。

4. 再简单回顾房间隔穿刺基本步骤

①后前位透视下通过长导丝将SWARTZ L1鞘管送至上腔静脉；②经SL1鞘管送入房间隔穿刺针（头端不超过鞘管，指示器指向12点钟），推注少量造影剂；③顺钟向旋转穿刺针和SL1鞘管，至指示器指向4~5点钟；④后前位透视下缓慢回撤SL1鞘管和穿刺针，回撤过程中注意调整穿刺针方向，直至SL1鞘管尖端落入卵圆窝，（影像上有跳动

感);⑤右前斜位45°透视下调整SL1鞘管头端的前后方向,使之位于卵圆孔中央,轻轻整体推送SL1鞘管,使扩张管尖端顶紧卵圆孔;⑥透视后前位定高低,通常在左房底部上0.5~1.5个椎体,右前斜位定前后,通常在心房影后缘和冠状窦电极之间的中点稍偏后;⑦前送穿刺针(同时顺钟向转动稍指向后穿刺),推注造影剂证实针尖已在左房内;⑧固定穿刺针,推送扩张管,使其尖端覆盖穿刺针;⑨固定扩张管及穿刺针,推送外鞘管进入左房;⑩固定外鞘管,将扩张管和穿刺针一并撤出体外。

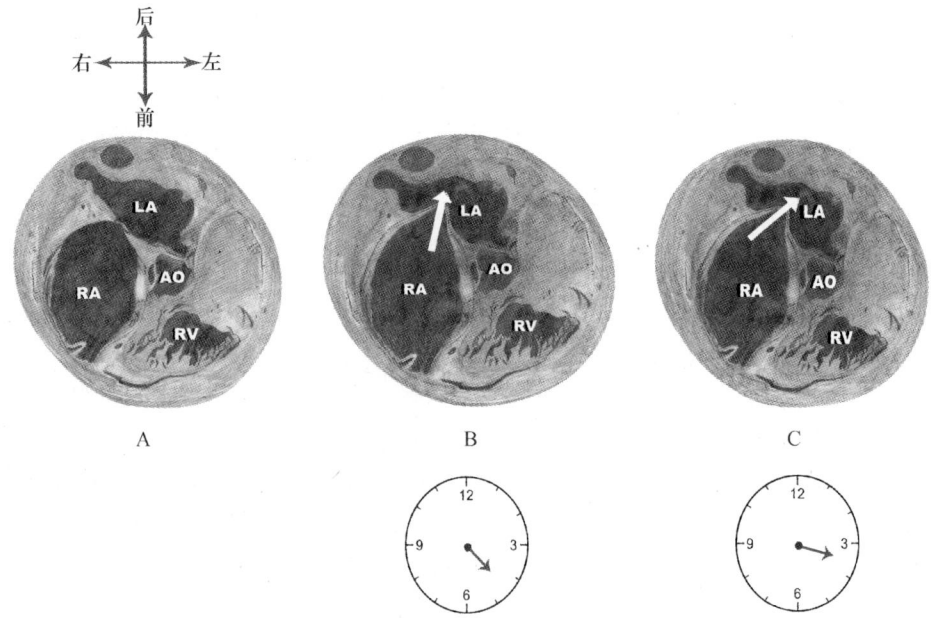

图19-9 针尖进入左心房后逆钟向旋转导管的解剖基础

A. 房间隔平面的左心房断面解剖,可见房间隔与左心房后壁之间为一相对狭长的区域; B. 当房间隔穿刺装置顶紧卵圆窝时,房间隔呈伞状,使得房间隔与左心房后壁之间的狭长区域更趋缩小,此时继续前送导管易于刺破左心房后壁;C. 通过适度逆钟向旋转针尖(指向3~4点钟)使之更偏左前时,则前进空间会增大。图B,图C中以箭头方向代表房间隔穿刺装置方向,以钟表盘指针代表穿刺针指示器位置。

5. 一针穿刺失败后重新定位穿刺点的方法

(1) 微调穿刺点:将穿刺针撤入鞘管内,在右前斜位45°透视确保前段伸直前提下,适当旋转鞘管,调整穿刺点位置并再次穿刺。需要注意:如果向前微调,可以直接逆钟向转动鞘管和穿刺针;如果向后微调,由于房间隔的阻力,直接顺钟向转动鞘管和穿刺针会有阻力,通常需要向后撤穿刺装置,使其顶端游离,然后向后转动鞘管和导管,再前送顶紧房间隔。如果仍失败需将鞘管送至上腔静脉重新按原方法定位。

(2) 导丝引导下将鞘管送至上腔静脉:将鞘管撤至右心房下部并撤出穿刺针,经鞘管送入导丝至上腔静脉,注意常会出现导丝反复被右心耳阻隔,不能顺利送到上腔静脉,此时通常外鞘管的输液皮条侧孔指向上(钟面12点左右),转动鞘管使其指向6~9点钟左右再送导引钢丝就可顺利通过。

(3) 直接将鞘管和穿刺针送至上腔静脉:将鞘管撤至右心房中部,保证穿刺针头端撤至鞘管内,同步旋转鞘管和穿刺针,使方向指示器指向12点方向,然后边左右摆动鞘管和穿刺针边推注造影剂,边向上腔静脉方向推送,以避免或及时发现鞘管刺入心房壁。该方法需技术熟练者可使用,不建议常规应用。

6. 二次穿刺房间隔

本中心的房颤导管消融常规两次穿刺房间隔,用两根 SL1 鞘分别送入 LASSO 电极和冷盐水灌注大头电极。第二次穿刺房间隔的步骤和技术要点和初次穿刺一致,但是第一次穿刺的 SL1 鞘管对再次穿刺可能会有阻碍,但多数情况下可以指示更好的穿刺位置。通过第一次穿刺的鞘管判断穿刺位置:往往通过第一次鞘管放置 LASSO 电极到左上肺静脉的同时,就可以判断第一次房间隔穿刺的位置是否合适。

四、房间隔穿刺术的复杂情况与对策

1. 左心房内径偏小

容易误穿卵圆窝周围毗邻结构,应仔细选择穿刺点,避免尝试性穿刺;卵圆窝右心房面仍存有凹陷,反复从上腔静脉回撤导管的过程多可根据导管的特征性移动确定卵圆窝位置;针尖刺入左心房后,在前送穿刺装置的过程中应格外小心,以免针尖刺破左心房后壁。

2. 左心房内径显著增大(图 19-10、19-11)

房间隔及卵圆窝凸向右心房,此时的房间隔穿刺类似于在一个球面上穿刺,进针时导管易于向前滑向主动脉-房间隔间隙(aorto-atrial septal groove)或者向后滑向右心房后壁-房间隔间隙(posterior right atrium-septal groove)或者滑向房间隔上方,这时候穿刺针弯度太大不易操纵,宜将穿刺针弯度减小;因为房间隔向右房面凸出,卵圆窝的凹陷不明显,后前位从上腔静脉回撤导管过程中,可无明显的导管特征性移动;低于常规穿刺点的位置,即在左心房影的下缘上方穿刺易于成功,此时穿刺点有时甚至位于脊柱右缘;左心房增大时,向后、向右扩张,房间隔与矢状面夹角增大,因此成功穿刺点穿刺针方向多指向 5~6 点,穿刺点比正常要偏后下;因在心房低位穿刺,切勿偏前,应警惕误穿冠状静脉窦;穿刺点部位勿过偏后,否则易于经过右心房进入左心房,从而导致心脏压塞(多发生于穿间隔操作之后或者撤出穿间隔装置后)。

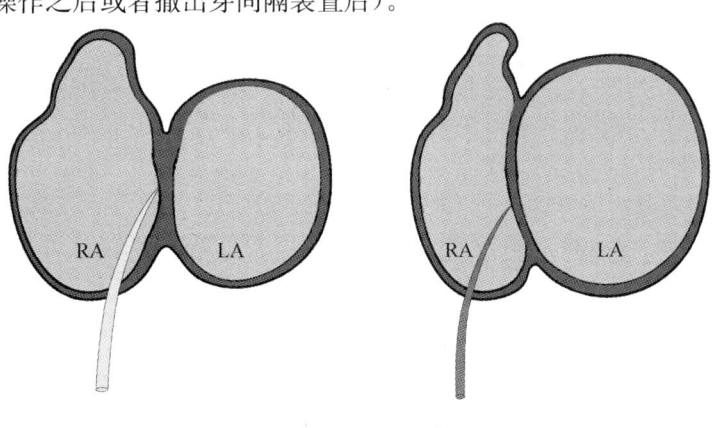

图 19-10 左心房显著增大时选择房间隔穿刺位点的模式图

A. 代表正常左右心房内径时穿刺点位置(穿刺装置);B. 代表左心房内径显著增大时,如继续在房间隔中部穿刺,针尖(穿刺针)容易滑向前后和上方,不易成功;需将穿刺针远端弯度加大,同时穿刺点低于常规位置,在房间隔下 1/3 范围内穿刺易于成功。

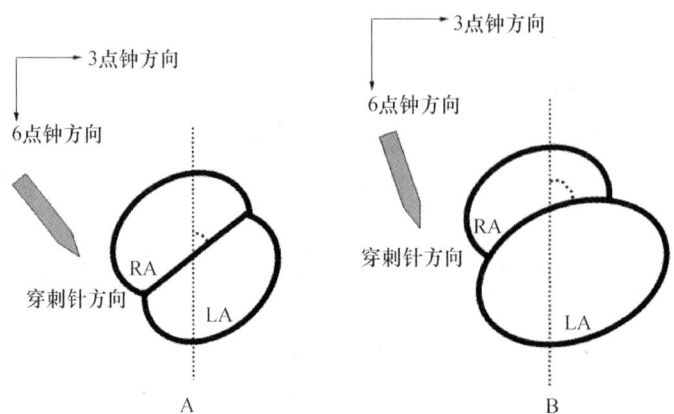

图 19-11 左心房增大时房间隔穿刺时的针尖方向的改变
A. 正常内径的左心房；B. 内径显著增大的左心房。

3. 卵圆孔未闭

先天性卵圆窝未闭约见于 10% 的患者。虽然此时导管可以不经穿刺即可直接进入左心房，但由于未闭的卵圆孔多位于房间隔的前上方，因此导管经此孔进入左心房后可能会给其后的导管操作带来困难（如房颤消融），而且经此孔前送导管时应慎防左心房前壁穿孔。按正常程序进行穿刺，调节穿刺装置稍偏后下滑，通常可以避开未闭的卵圆孔。

4. 主动脉根部显著扩张

常见于主动脉瓣狭窄、马方综合征等，术前应明确诊断，同时充分了解扩张形态及程度（超声心动检查），对于指导术中穿刺裨益良多。由于扩张的主动脉根部（位于房间隔前部后方）对房间隔的挤推作用，导致房间隔平面与矢状面的夹角变小，严重者接近垂直。因此，针尖方向多指向 2~3 点钟。

5. 巨大右心房或下腔静脉与右心房成角异常

巨大右心房时（如三尖瓣严重反流），针尖常难以贴靠在房间隔上，均可通过手工加大房间隔穿刺针远端的弯度得以解决（图 19-12）。但很多情况下，巨大右心房同时也伴有左房增大，这时候增加穿刺针的弯度无益于穿刺，需要在回撤穿刺装置过程中感受穿刺针和房间隔之间贴靠的感觉来决定穿刺针的弯度大小，如果贴靠很紧，感觉穿刺针不易掌控方向容易偏前或偏后，则需要减小穿刺针弯度；如果感觉不到贴靠在房间隔上，穿刺针前端很"松"，则需要增加穿刺针弯度。

6. 冠状静脉窦口显著扩张

特别常见于永存左上腔静脉患者。左侧锁骨下静脉穿刺放入导丝时就可发现该畸形。穿刺鞘管进入冠状窦后，可表现为像冠状窦电极一样有特征性摆动。因此，对于可疑者暂缓进针，并进行左前斜位透视观察，如为永存左上腔静脉，房间隔穿刺前应对其进行造影，以确定开口位置。穿刺位置在冠状窦口上缘的后上。

7. 卵圆窝处组织增厚，质地变韧

常见于心脏外科部分术后房间隔处瘢痕形成，如房间隔外科修补术后、瓣膜置换术后等情况时，穿刺针常难以刺透房间隔。这时只要穿刺点选择和进针方向正确，适当增加推送力量后多能成功，前提是要求术者能够完全掌握推送穿刺针前进的幅度。若针尖已进入左心房，鞘管却难以跟进。此时，用力推送穿刺装置虽然增加鞘管通过的概率，但同时也增加左心房后壁穿孔的风险。较保险的方法是经鞘管送入 PBMV 术中专用的左心房导引导丝（俗称"两圈半"钢丝），该钢丝质地较硬，支撑力好，以其为轨道，辅以多次小幅前送扩张管扩张穿刺孔，最终多能将鞘管置入左心房。

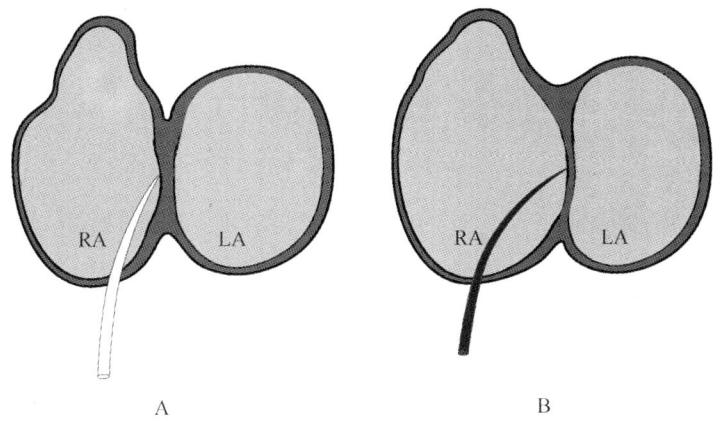

图 19-12　右心房显著增大时选择房间隔穿刺位点的模式图

A. 代表正常左右心房内径时穿刺点位置（白色穿刺装置）；B. 代表内径显著增大的右心房内径显著增大时，需调整穿刺针远段弯度（黑色穿刺装置）有助于穿刺成功。

（刘　旭　施海峰　王新华）

第二十章　心房扑动的消融治疗

第一节　典型（峡部依赖性）心房扑动

一、右心房解剖特点

右心房心内膜面有多个复杂的开口和胚胎时期的存留，其内部结构是不规则的平面。上下腔静脉的开口分别位于右心房的上端和下端。三尖瓣环位于右心房体部的前方。右心房内膜面可以分成位于前外侧部分的肌小梁右心房区和位于后部的光滑右心房区，前者由胚胎时期的"真性"右心房演化而来，后者则由胚胎时期的冠状静脉窦演化而来。这两部分不同的解剖结构在侧壁由界嵴分隔，在下壁则由欧氏嵴分隔。

界嵴由冠状静脉窦部和"真性"右心房在侧壁相互融合所形成，"真性"右心房同时向前形成右心耳和右房前壁。界嵴从上腔静脉口起始沿着高位间隔、侧后壁向下延伸，其下部向前直至下腔静脉开口甚至下腔静脉内。在心房下部，界嵴横行延伸为欧氏嵴（胚胎时期的冠状静脉窦瓣），随后向前上终止于冠状静脉窦口，两者融合形成Todaro腱。

右心房下部的三尖瓣环位于欧氏嵴前方，根据个体化差异，两者间的距离约1～4cm。有些病人，这部分右心房结构甚至出现分隔，分开的两部分分别终止于冠状窦口的前部和后部。冠状窦口位于下腔静脉开口中线水平，右房下部向上延伸形成房间隔，卵圆孔在房间隔的中下部形成。

二、峡部依赖性心房扑动

1. 顺钟向及逆钟向典型心房扑动

典型心房扑动（房扑）是大折返性房性心动过速的一种，右房峡部是其激动环路的关键部位，限定这一传导关键部位的界限包括三尖瓣环、界嵴、下腔静脉、欧氏嵴、冠状窦口，目前卵圆孔的作用尚不明确。这些传导阻滞线既有永久解剖性的又有功能性的，但它们是房扑折返环路中的必需组成部分。三尖瓣环构成房扑折返环峡部的前壁，峡部的宽度随着前后壁间的距离不同而变化，靠近欧氏嵴的部分最窄而右房的前壁部分最宽。

三尖瓣峡部总体呈由前侧向后内方向走行，连接右心房前下部和低位房间隔。它的宽度与肌层厚度是不均一的，最窄及最宽部分别可达几毫米至几厘米，厚度多为1cm左右。峡部后壁由侧壁的下腔静脉口和靠近冠状窦口的欧氏嵴组成。由此形成的三尖瓣峡部构成了房扑折返环中的关键缓慢传导区。跨越峡部的激动传导速度因人而异，典型房扑患者的起搏传导速度要慢于没有房扑发作史的人群。峡部激动传导速度较心房游离壁和房间隔慢，这一缓慢传导速度出现的机制目前尚不完全明确，但多数认为同峡部肌纤维分布方向的异质性有关。随着衰老及心房扩大，细胞间的纤维化过程将改变缝隙连接的密度，并由此造成跨越三尖瓣峡部肌纤维传导的各向异性。同时，观察发现典型房扑患者的峡部较正常人群明显宽大。

典型房扑可以分为顺钟向及逆钟向两个类型。逆钟向典型房扑由下至上沿房间隔、三尖瓣环向界嵴激动，并在侧壁由上至下沿着界嵴直至三尖瓣环侧壁，跨越右房峡部完成一次激动（于左前斜位由心室向心房观察）。整个折返环均位于右心房内，左心房作为"旁观者"随着由冠状窦、Bachmann束或卵圆窝传导的兴奋而激动。顺钟向房扑的激动方向与逆钟向房扑完全相反（图20-1）。

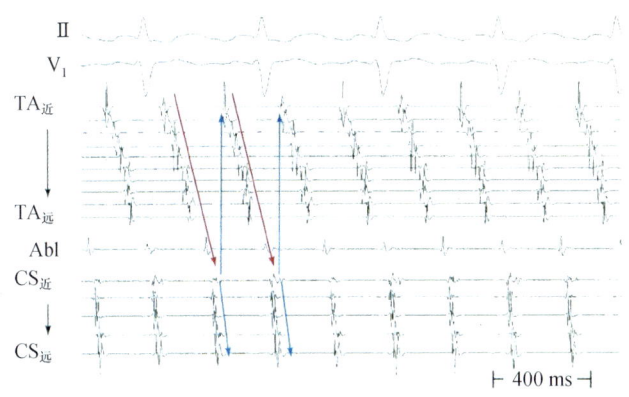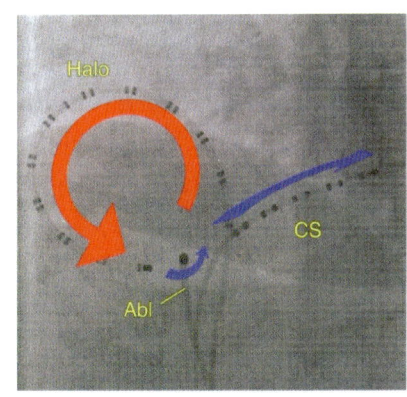

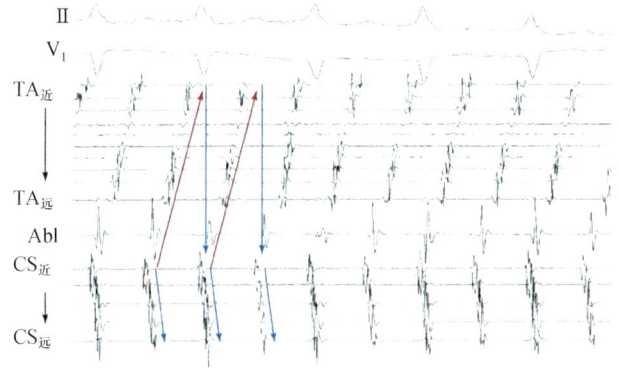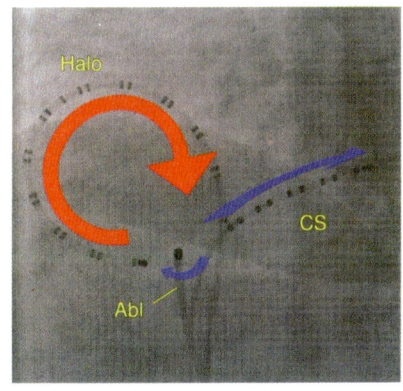

图20-1 逆钟向及顺钟向典型房扑的腔内激动顺序图示
消融导管（Abl）放置在三尖瓣峡部上，Halo多极导管环绕三尖瓣环放置。TA：三尖瓣环；CS：冠状窦。

顺钟向房扑仅占自然发作典型房扑的10%左右，但在电生理检查中，程序性刺激很容易诱发其发作，大约一半接受电生理检查的逆钟向典型房扑患者可以诱发出顺钟向典型房扑。逆钟向房扑的高发生率可能与位于房间隔峡部并靠近右心房峡部的部分区域存在传导不稳定性有关。逆钟向房扑更容易由冠状窦内快速心房起搏所诱发，而顺钟向房扑更易由心房低位侧壁的快速起搏所诱发。这些观察所见可由三尖瓣环峡部肌层的各向异性及由此产生的频率依赖性传导延迟所形成的单向阻滞所解释，它既是折返形成的关键同时也受不同的起搏部位的影响。

2. 双重波折返

典型房扑因存在较大的可兴奋间隙，故特定时间间隔内发放的心房期前收缩可以进入房扑折返环，而同典型房扑激动本身共存，我们称此现象为双重波折返。

发生双重波折返时，房扑表现为心动过速的频率加快但体表心电图和腔内电图维持一致。它可通过三尖瓣环上下部分的同时顺序激动所证实。这种特殊的节律一般仅维持数个激动周期，但却可以触发心房颤动（房颤）发生。因为这种特殊激动的关键部分同时依赖右房峡部，所以峡部消融同样可以对其进行有效治疗。

3. 低位（下部）环折返

低位环折返也是峡部依赖性房扑的一种，它的折返围绕下腔静脉口进行，局限于右心房的下部。它通常同顺钟向或逆钟向典型房扑共存。低位环折返同样可绕下腔静脉行逆钟向或顺钟向激动（由侧壁向间隔跨过右心房峡部或反之）。它的发生多因界嵴下部或欧氏嵴连接处出现断裂，导致激动可由此向后壁传导而取代了绕三尖瓣环的激动方式，但因此处的传导为横跨组织传导，故传导速度减慢。钟向激动时，激动可由 Koch 三角顶点传出并沿欧氏嵴后方折返，最终传导回三尖瓣峡部。

这种特殊的折返激动往往自行终止或转化为房扑或房颤。同样，因该折返环依赖右心房峡部，所以峡部消融可以对其进行有效治疗。

4. 峡部内折返

峡部内折返是近期被发现和报道的，其折返环仅局限于峡部中部和冠状窦口之间。对于这一特殊类型的折返，低位右心房侧壁的起搏拖带显示一个相对较长的起搏后间期（PPI），提示低位右心房侧壁不是折返环的一部分；低位右心房间隔部及冠状窦口周围的起搏则显示房扑被隐匿性拖带，同时局部常可标测到可以被拖带的碎裂电位及双电位。尽管目前无法于解剖上证实这种特殊的折返类型，但靠近间隔或峡部中部的消融径线可以消除这种折返，靠近侧壁的消融方式则无效。

三、临床特征

1. 流行病学

阵发性典型房扑可以发生在无器质性心脏病的患者中，但慢性房扑则多发生于确诊心脏病的患者，包括瓣膜性心脏病、缺血性心脏病及心肌病。大约60%的房扑发生于急性心脏疾病过程中，如心肺外科手术后出现肺动脉高压或急性心肌梗死。房扑占整体室上性心动过速发生率的15%，常和房颤并存或作为房颤的前兆。

2. 临床症状

房扑患者的临床症状多种多样，可有心悸、头晕、乏力、呼吸急促、急性肺水肿，甚至是急性冠状动脉综合征。症状的严重程度取决于心室率的快慢，有无基础心脏疾病或左心功能不全。25%～35%的房颤患者同时发生房扑，且往往因房扑时更快的心室率而加重原来的症状。

3. 初诊评价

多数典型房扑可通过体表心电图得到诊断，但有时体表心电图也可能误诊。超声心动可以评价患者的心功能及是否存在基础心脏疾病。为明确房扑的触发因素，有时需要进行更多的相关检查（如肺功能、冠状动脉造影等）。

四、治疗原则

1. 急性期治疗

房扑的急性期治疗取决于患者的临床症状，可以通过减慢心室率的药物或恢复窦性心律来改善。复律（电复律或药物复律）在急性期治疗时较常被应用，电复律终止房扑的成功率很高且不需高的能量就能实现（通常<50J）。药物复律可通过静脉应用伊布利特等药物实现，成功率为38%～76%，依布利特的复律成功率高于胺碘酮、索他洛尔及其他ⅠC类抗心律失常药物。通过经食管或静脉心房快速起搏抑制通常也可有效地终止典型房扑，但同时也存在转化房扑为房颤的风险。复律前后应认真考虑是否进行抗凝治疗，由房扑的持续时间和患者的卒中风险而定，沿用房颤相关的诊疗标准。

应用静脉房室结阻滞剂如维拉帕米、地尔硫䓬、β受体阻滞剂及洋地黄类药物，可以有效地实现心室率控制。相对于房颤，房扑时较慢的心房激动频率使药物控制心室率的成功率相对降低。

2. 长期治疗

伴随急性心脏疾病发生的房扑通常无需长期治疗，基础疾病好转后，房扑转复为窦性心律后无需进一步治疗。从长期看，药物治疗预防房扑复发效果有限，因此导管消融三尖瓣峡部是典型房扑的首选治疗措施。无论是阵发性、持续性或慢性典型房扑，长期药物治疗应慎重考虑。

ⅠA类（奎宁丁、普鲁卡因胺及双异丙砒胺），ⅠC类（氟卡尼及普罗帕酮）和Ⅲ类（索他洛尔、胺碘酮及多非利特）抗心律失常药物对于预防房扑复发有一定效果。如不存在器质性心脏病，ⅠC类药物是较好的选择。预防复发类药物应酌情与减慢心室率的药物同时应用，以预防因房扑复发后较慢的心房激动速度导致出现更快的心室率。

房室结消融加永久起搏植入的治疗策略仅应用于房扑消融及药物治疗（节律及频率控制）失败的患者。依照房颤诊疗常规，根据患者的卒中风险，应用阿司匹林或华法林预防血栓栓塞事件。

五、心电图特征

1. 典型房扑

（1）P波

典型房扑发生时，心房波形态、极性和周期始终保持一致，通常在下壁导联（Ⅱ、Ⅲ、aVF）和V_1导联较为明显。下壁导联上，倒置房扑波呈现锯齿样，由下斜行曲线紧接一陡峭负向切迹及随后的陡峭正向转折组成，波形的形态和幅度可因人而异。

逆钟向典型房扑（图20-2）的心电图表现多为下壁导联先负后正的锯齿样房扑波，V_1导联以高大正向或双向P波为主。下壁导联波形的正向成分的幅度同基础心脏疾病或左房扩大程度相关。Ⅰ、aVL导联多为低电压波形。顺钟向典型房扑下壁导联多为宽大正向波形，V_1导联多为较宽的负向波形。

典型房扑的激动周期通常为190～250ms，心房率为240～340次/分，周期变化率在2%左右。需要注意的是，已应用抗心律失常药物患者的心房激动频率往往较慢（图

20-3)。部分病人可以同时存在逆钟向及顺钟向房扑,顺钟向房扑的激动频率稍慢。

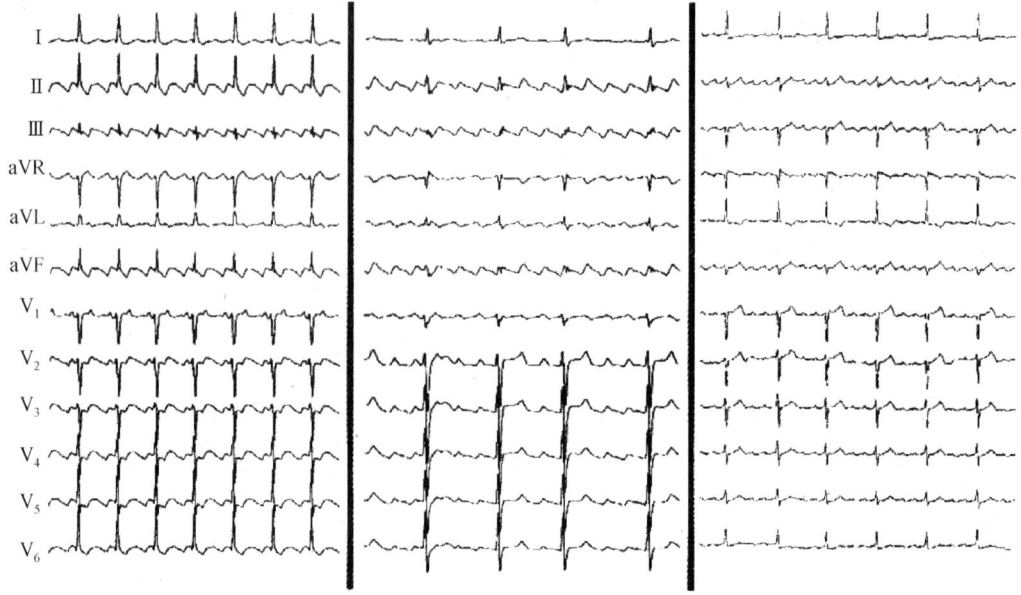

图20-2 心电图示逆钟向激动典型房扑以2:1、不定比、4:1发生房室传导

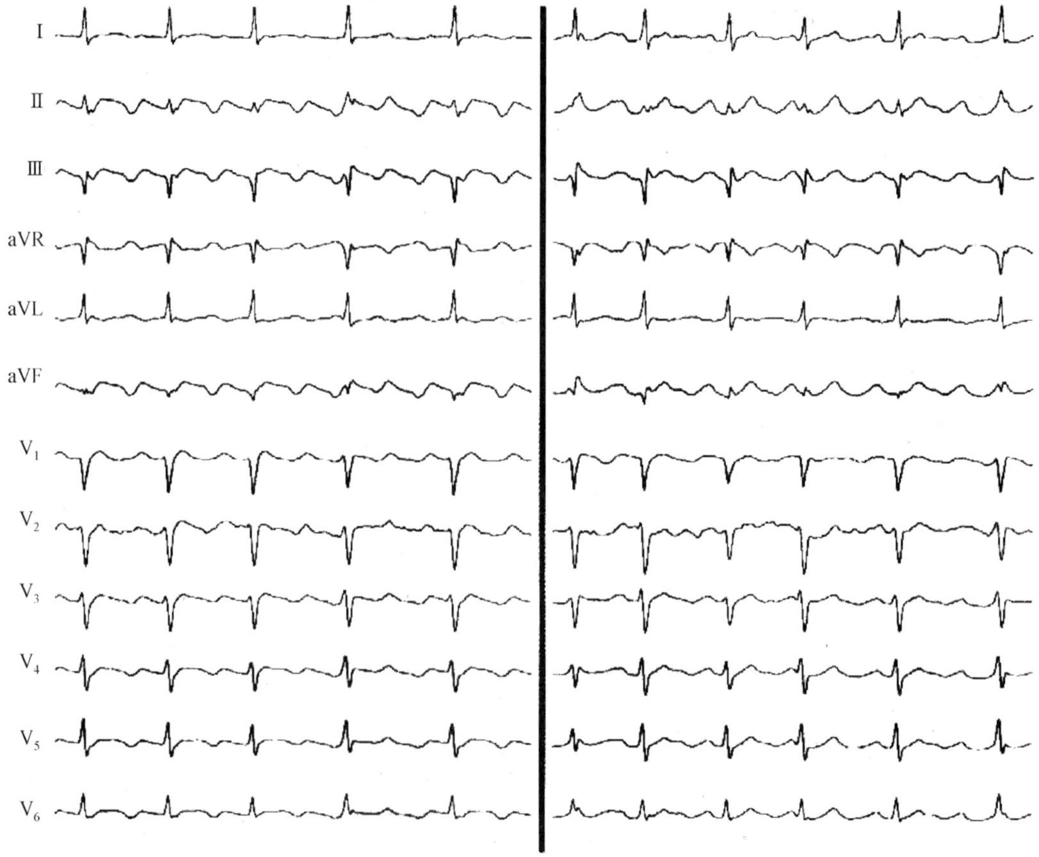

图20-3 心电图示应用氟卡尼治疗后的典型房扑,房扑激动缓慢(周期350ms),波形明显

当房室结传导为 2∶1 时，房扑波的辨认较为困难，因为其经常与 QRS 波或 T 波重叠（图 20-2）。通过与窦性心律时的 QRS 波及 T 波比较，可以帮助辨认房扑波。同时通过刺激迷走神经的方法也可减慢房室结传导显露房扑波。

(2) 房室传导

多数情况下，房扑伴随 2∶1 的房室传导，但不等比下传并不少见。其机制为房室结连续发生隐匿性传导，2∶1 多发生于房室结的上部而不等比文氏传导往往发生在房室结的下部。多数情况下，房扑波于房室结水平发生阻滞，但房室结远端希氏束水平同样可发生阻滞，特别是在基础状态下存在希氏束传导延长或应用 I 类抗心律失常药物的患者。

药物应用后房扑激动频率的减慢可能导致心室率的加快，这可以用房室结区传导功能的改善来解释。伴有预激综合征的患者如发生房扑，可出现 1∶1 快速下传导致较快的心室激动（图 20-4）。

(3) QRS 波形态

房扑时的 QRS 波形态多与窦性心律时相一致，但当束支发生功能性阻滞而出现差异性传导时，QRS 波形态会发生变化，多数出现右束支传导阻滞的图形，房扑波同 QRS 波的重叠也可导致其形态发生不同程度的变化。

2. 其他类型的峡部依赖性房扑

(1) 双重波折返

房扑波的形态在各个导联上与典型房扑相一致，但激动速率更快。

(2) 低位环折返

房扑波的形态变化较多，有时也可与典型房扑波相似，随着界嵴突破部位的不同，房扑波的幅度发生变化，下壁导联正向房扑波振幅可降低，同向下激动的向量相呼应。

六、电生理检查

1. 房扑的诱发

房扑的标测可通过放置 10 极冠状窦导管（近端位于冠状窦口）和 20 极 Halo 导管（沿三尖瓣环放置）实现。将 Halo 导管的远端置于三尖瓣环 6 点位置（左前斜位观），可实现对右房低位侧壁、三尖瓣环前上部、房间隔及冠状窦口的标测。有些电生理室应用一种特殊导管替代 Halo 导管和冠状窦导管，这一特殊导管沿三尖瓣环侧壁、峡部摆放，其远端深入冠状窦口内；该导管可全程标测间隔、峡部及侧壁的激动，并可以简单实现对不同部位的起搏。

不同的程序性刺激方案可实现房扑的诱发，比如发放一个至多个房性期前收缩及心房快速起搏（至出现 2∶1 传导）。静脉滴注异丙肾上腺素（$0.5 \sim 4\mu g/min$）可以增加房扑诱发的成功率。

大多数有房扑发作史的患者容易被程序性刺激所诱发，95% 的患者可被诱发出逆钟向房扑。通常，快速心房起搏刺激较单个心房期前收缩更易诱发房扑，两个或两个以上的期前收缩诱发成功率类似于快速心房刺激法。冠状窦口侧的刺激多诱发出逆钟向房扑，而侧壁的刺激则多诱发顺钟向房扑。需要注意的是，快速心房刺激的速率越快、期前收缩的偶联间期越短，越容易诱发房颤的发生，多数情况下这种房颤自动终止，但少于 10% 的患者可能出现持续性房颤。

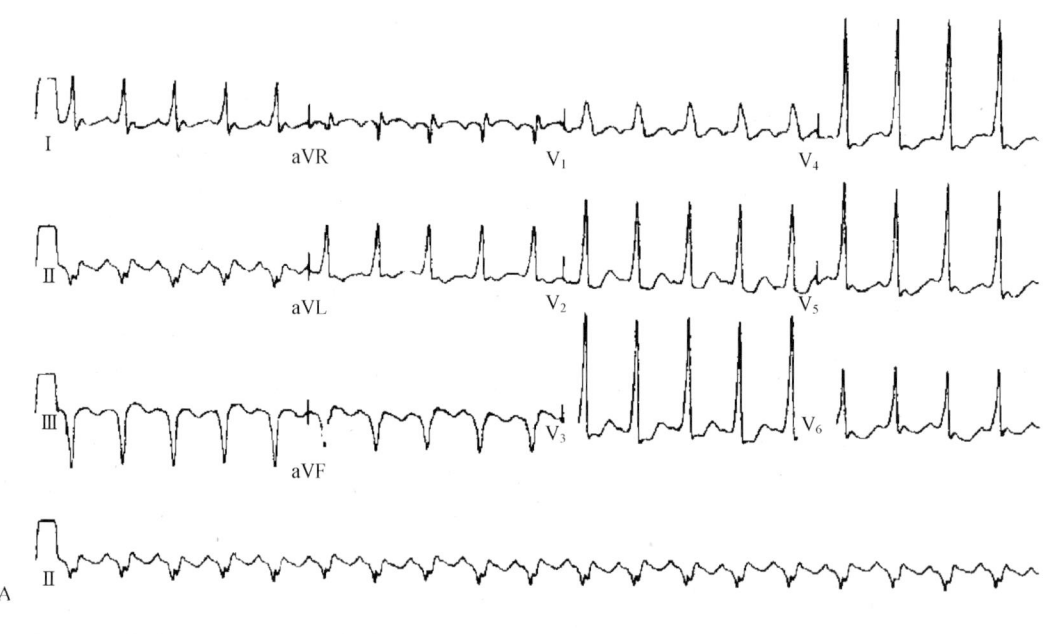

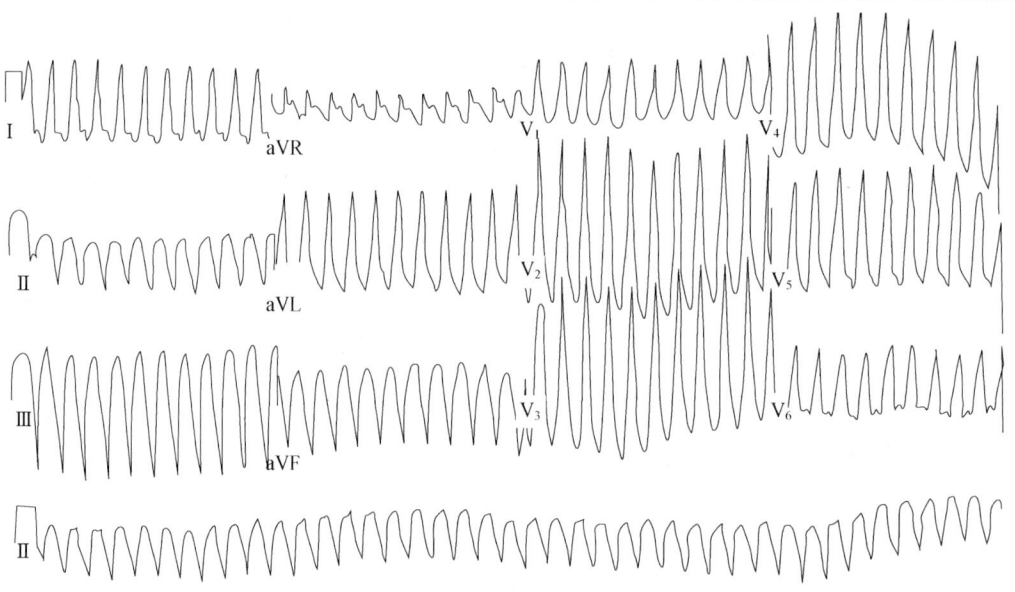

图 20-4　心电图示典型房扑伴左后间隔旁路传导

A：2∶1 房室结传导及旁路传导的融合表现。B：1∶1 旁路下传。

2. 房扑特点

发生典型逆钟向房扑时，右房内激动沿右房侧壁、界嵴前缘向下穿越峡部到达冠状窦口后向上至房间隔，沿三尖瓣环顶部回到右房侧壁完成一次折返（图 20-1）。顺钟向房扑激动方向相反。

典型房扑的激动扩布不同于窦性心律及其他局灶性房性心动过速，来自心房高位的激动，在典型房扑时沿某一特定方向向下激动，而不是同时沿侧壁及间隔两侧同时向下激动，可通过 Halo 导管的激动来证实。

特殊情况下，心电图房扑波形态表现为典型房扑，但电生理检查显示心房呈房颤样激动，这种节律可通过 I、III 类抗心律失常药物转化为典型房扑。

房扑患者中，沿界嵴及欧氏嵴可标测到双电位，提示局部存在功能性或解剖性传导阻滞。

七、房扑电生理鉴别诊断方法

1. 房扑程序性刺激的目的

房扑程序性刺激的目的包括：①证实该心动过速为大折返环性心动过速，②证实三尖瓣峡部为该心动过速折返环中的关键部位。

（1）发放心房期前收缩（房早）

在高位右房及冠状窦口发放期前收缩，以较房扑周期短 10ms 的偶联间期开始，逐级缩短 10～30ms。

通常房早会重整房扑激动，刺激部位离房扑折返环越近，重整越容易发生。典型房扑因存在可兴奋间隙（占 15%～30% 的心动过速周期）故存在折返激动可被重整的特性。位于房扑折返环以外的激动可以重整房扑激动但不改变房扑激动时间。

通常，单个房早很难终止房扑折返，因房扑折返环的可兴奋间隙较小（占 15%～30% 的心动过速周期），故单个房早在不改变心房不应期的同时很难进入折返环并在特定的偶联间期终止房扑。位于三尖瓣环峡部的房早相对容易终止房扑激动，因其仅需一很短的偶联间期（该处组织的有效不应期）即可夺获峡部，同时不影响周围组织的传导。房扑的终止总是因峡部的传导阻滞而发生的。

（2）心房快速起搏

快速刺激起搏通常在高位右房或冠状窦口以略短于房扑周长的周期开始（>10～20ms），逐渐缩短起搏周长。

当起搏周期小于房扑周长 10～30ms 时，房扑拖带即可显示。在测量 PPI 之前，必须确定房扑已被成功拖带。拖带技术通常被用来确定起搏部位距离折返关键部位的远近（表 20-1，图 20-5）。

多数情况下，过快的心房起搏（>20～50ms）会终止房扑。快速起搏时房扑终止，经常会伴随心电图 P 波的突然改变以及腔内电图冠状窦和 Halo 导管激动顺序的改变。在逆钟向典型房扑中，高位右房起搏终止房扑，心电图下壁导联负向房扑波突然变为高大正向 P 波，反映了高位心房起搏时右房侧壁及间隔同步向下激动的向量。尽管如此，当折返环外的大部分心房组织被夺获时（冠状窦远端起搏），房扑并不终止，但心电图仍可显示 P 波形态的明显改变（先显性融合）。

房扑不能被终止通常由以下几个原因导致：①起搏时间过短或起搏周期过长——起搏周期同房扑周长越接近，房扑终止所需的时间越长；②起搏部位远离折返环，折返环周围心肌的保护作用使得刺激无法进入折返环；③心电图显现的"典型房扑"可能实际为房颤或局灶性房速时右心房的被动激动所致。

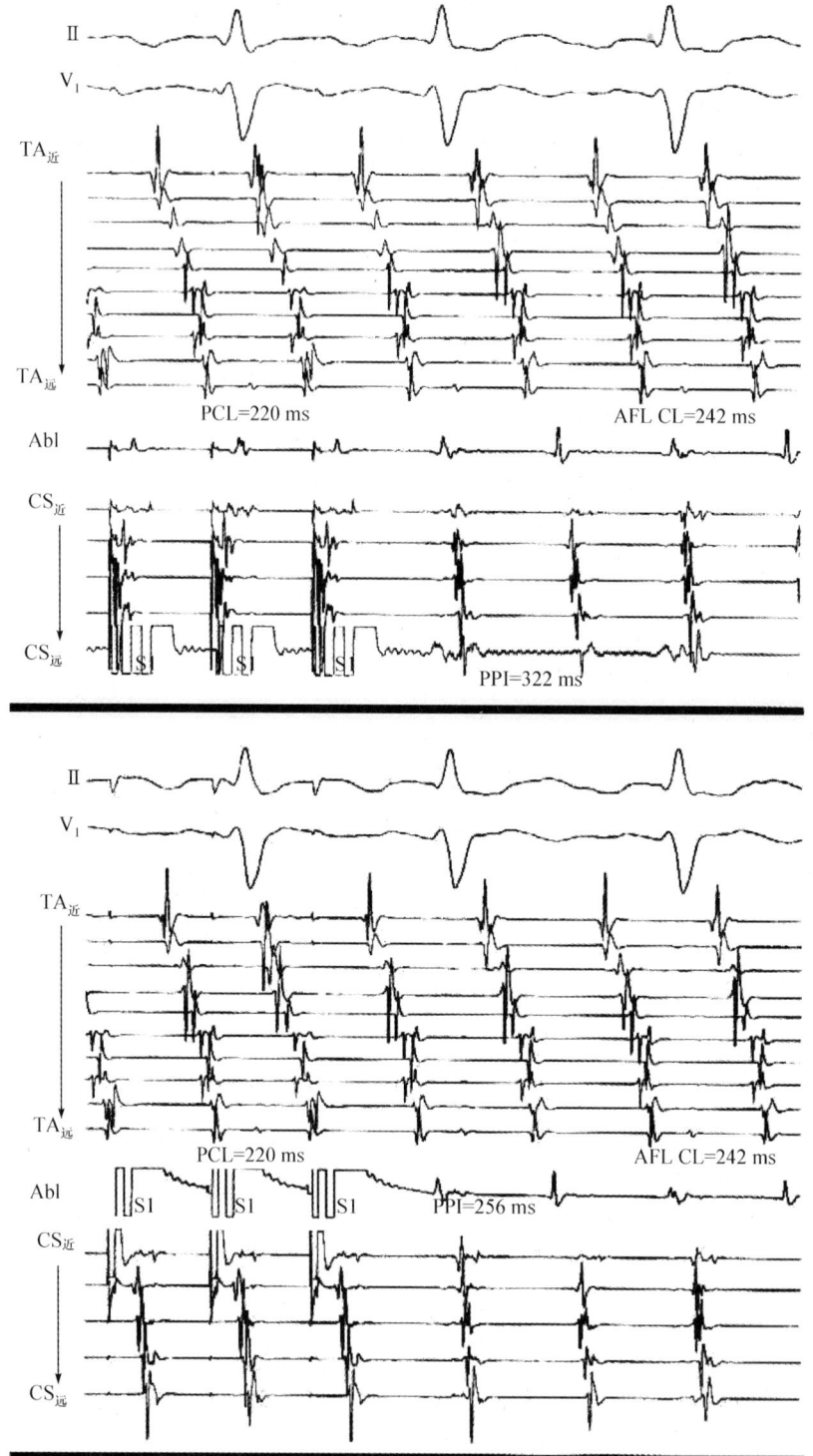

图 20-5　逆钟向典型房扑拖带标测

上图：由冠状窦导管远端电极起搏拖带显示显性心房融合及较长的起搏后间期（PPI-AFL＝80ms），冠状窦远端不在折返环路内。TA：三尖瓣环；CS：冠状窦；Abl：消融导管。

下图：标测导管于三尖瓣峡部起搏拖带显示隐匿性心房融合及短PPI（PPI-AFL＝14ms），峡部是折返环的一部分。

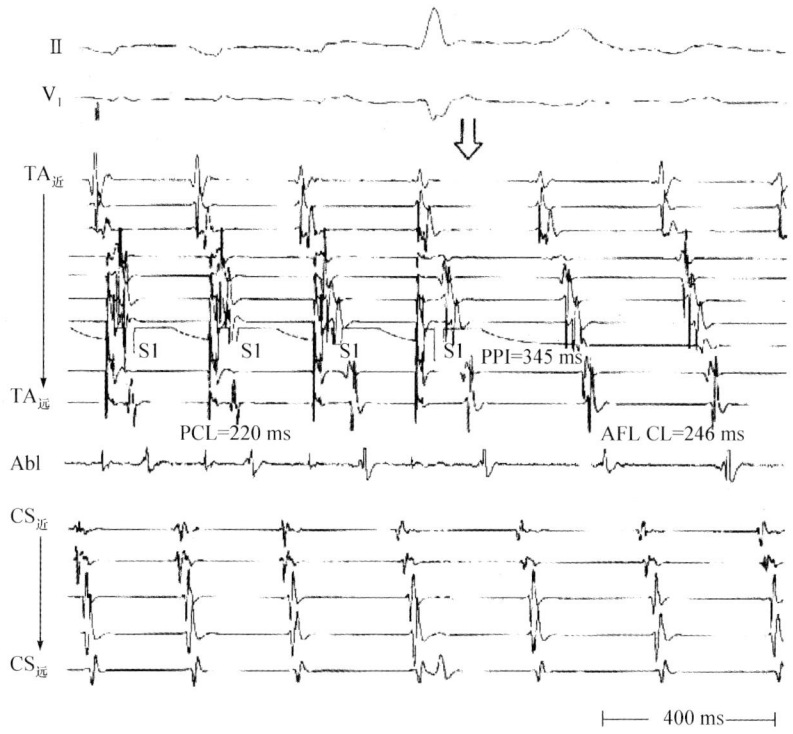

图 20-5（续） 逆钟向典型房扑拖带标测

峡部：尝试由右心房侧壁起搏拖带，箭头处指示最后一个起搏刺激未成功夺获心房，因此无法测量 PPI。

快速心房起搏可能将房扑转化为房颤，但当起搏周期较长或房扑折返环内起搏时，发生房颤的可能性相对较小。快速的刺激也可以使房扑加速，从而将其转换成双重波折返或低位环折返。发生双重波折返时，房扑激动频率加快但体表心电图及腔内激动顺序均保持不变，可通过三尖瓣环上部和下部的同步顺序激动来确定。

2. 电解剖标测

三维高密度电解剖标测可以很好地显示典型房扑右心房内激动顺序，并可以为明确峡部关键位置提供帮助。激动顺序图（图 20-6）可以清晰显示围绕三尖瓣环的连续颜色渐变（红至紫）提示激动围绕三尖瓣环进行。同时通过显示局部最早激动及最晚激动相互连接的关系，反映心动过速符合大折返的特性。激动波阵面沿三尖瓣环间隔侧向前上激动，后沿侧壁向后下激动，并于侧壁后部呈线性阻滞，此处的双电位分布与界嵴相吻合（图 20-6）。激动波继续围绕上腔静脉扩布，与围绕三尖瓣环的激动相融合，并最终传导至右心房前侧壁，进入三尖瓣峡部的侧壁部分。

三维电解剖标测同时可以提供峡部组织的电压等相关参数。局部电压越低，达到局部传导阻滞越容易。所以三维电解剖标测可以辅助选定合适的消融路径，有时并不是最短的线路。

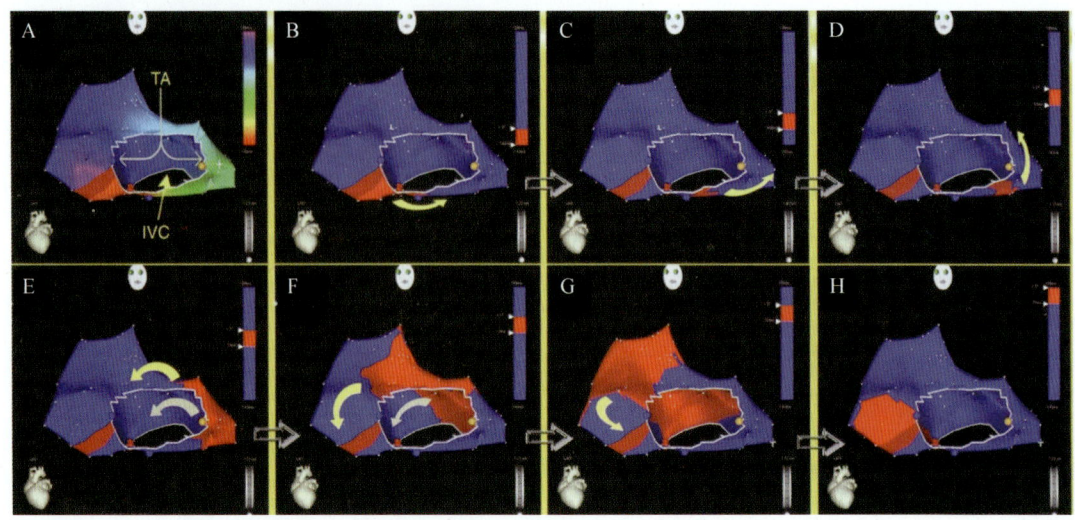

图 20-6　典型房扑，右房 CARTO 三维电标测系统构建的右房三维激动模型

激动图显示：激动波阵面沿三尖瓣环（TA）呈逆钟向连续激动（由红至紫），最早及最晚激动部位相连。IVC：下腔静脉。

表 20-1　典型房扑的拖带标测

房扑折返环外起搏
显性心房融合：心电图形态或腔内激动顺序发生改变（激动周期固定，房扑波形态及激动顺序逐渐改变）。房扑拖带过程中，任何心房激动顺序的改变都应视为显性融合。
起搏后间期（PPI）>30ms：起搏信号至房扑波起始的间期长于起搏局部电图至房扑波起始的间期。
房扑折返环内起搏
隐匿性心房融合（起搏后心房波的心电图形态及腔内激动顺序与典型房扑完全一致）。
PPI<30ms：起搏信号至房扑波起始的间期等于起搏局部电图至房扑波起始的间期。

3. 非接触性标测

典型房扑的消融通常采用最常规的策略，但非接触性标测可以明确房扑折返环的解剖位置，减少 X 线照射时间，证实峡部阻滞。同时非接触性标测还可以清楚显示峡部消融后残余组织传导所导致的不完全性阻滞。因其可以同步记录多个不同部位的激动，非接触性标测可以迅速定位消融线上的传导间隙。通过消融线一侧的起搏，可以快速定位残留传导间隙，从而缩短复发的房扑的再次手术时间。基础三维模型上的快速二次标测，可以清晰地显示峡部双向阻滞后的右房传导过程。针对放电过程中的标记，可以显示消融线的部位和完整性，为再次回到关键点指路。

八、房扑消融

1. 消融目标

通常，我们选定三尖瓣环峡部作为理想消融目标，因为其位于右房峡部的中间部位，导管容易到达，宽度相对较窄，消融安全，同时最为重要的是，它是典型房扑折返环的关键缓慢传导区（并不因其为病理区域）。

右房峡部中部（左前斜位观 6 点位置）通常为最狭窄处（13～26mm），同时也是肌肉最薄的部位，射频消融容易成功。另一个原因是，随着峡部向间隔部的延伸，大约 10％患者的房室结组织或房室结动脉走行于此；而随着峡部向侧壁延伸，右冠状动脉在此处更接近心内膜面（最近至内膜下 4mm）。

另外，三尖瓣环至冠状窦口或下腔静脉至冠状窦口也可作为消融目标（图 20-7），但消融难度更大。因多需要在冠状窦内消融，故该方法的成功率较低。与峡部其他部位相比，越靠近间隔部，峡部越厚，且更加靠近房室结组织及其营养血管；越靠近侧壁部，峡部越宽，且更加靠近右冠状动脉。故这两种方法均不作为首选。

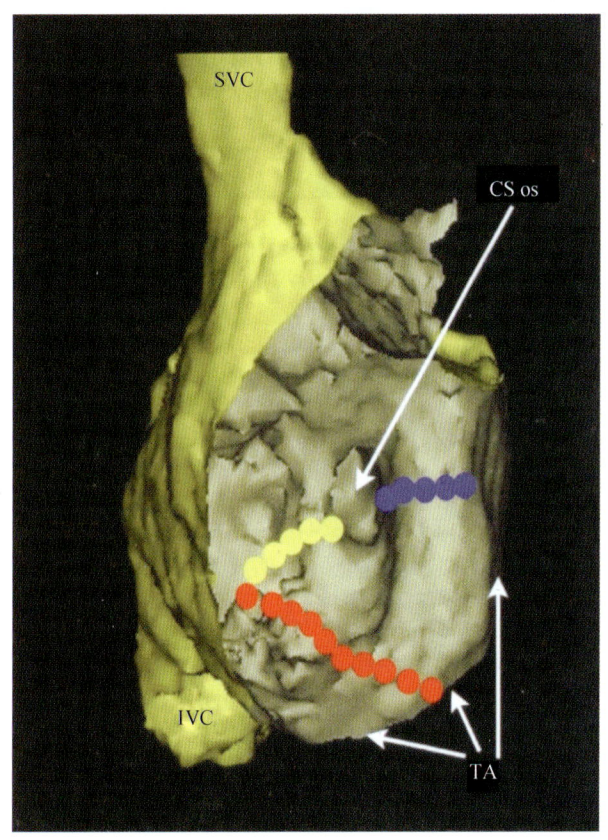

图 20-7 右房 CT 断层扫描三维重建图：红色点为典型房扑峡部消融常规部位；蓝色点为峡部冠状窦侧；黄色点为峡部下腔静脉侧（IVC）

SVC：上腔静脉；CSos：冠状窦口；TA：三尖瓣环。

2. 消融技术

（1）导管位置

通常选用 4mm 或 8mm 可控弯度消融导管。所选导管的弯度大小和形状可能影响导管与峡部位置的贴靠，应用塑形长鞘（Daig SR0，SL1）可帮助增加导管的稳定性，减少导管滑脱至下腔静脉或右心室的发生率。

通过电解剖标测可以构建峡部局部模型，消融导管打弯后由右心室下壁逐渐向下腔静脉回撤直到腔内图显示小 A 波大 V 波为止。然后通过 X 线透视或电解剖模型调整消融导管头至三尖瓣环峡部中点（左前斜位45°观6点位置）（图20-8）。

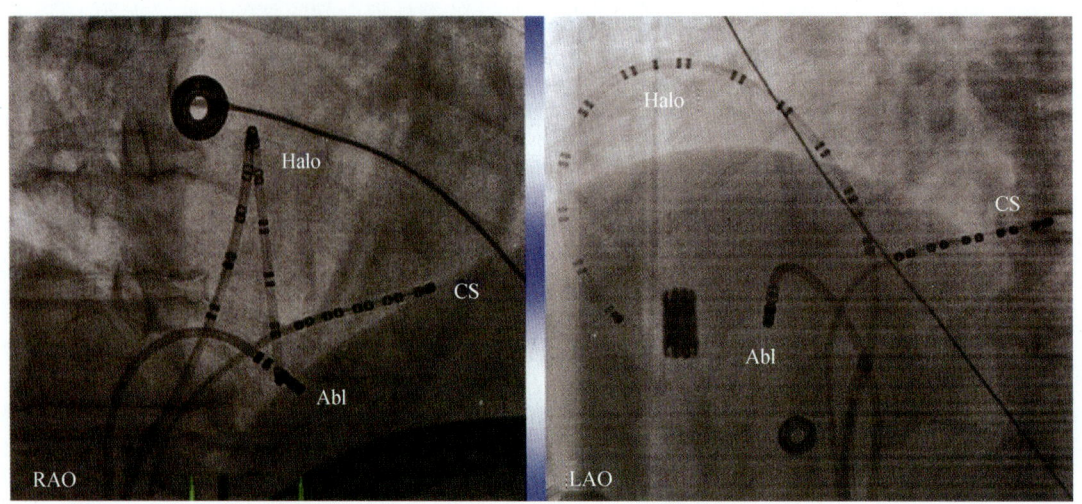

图20-8　X线透视右前斜位（RAO）及左前斜位（LAO），消融导管（Abl）位于三尖瓣峡部上
CS：冠状窦。

心房波（A）和心室波（V）比例大小可帮助判断导管位置，A/V<1∶4提示靠近三尖瓣环，A/V接近1∶1或2∶1提示在峡部上，A/V>1∶4提示靠近下腔静脉。导管于三尖瓣峡部的定位也可依据心房隐匿性拖带来证实。

（2）射频消融技术

明确消融导管于目标消融部位后，可采取连续能量释放下逐渐回撤导管的方法（目标温度55～60℃，能量设定为50～70W，每一点消融60～120s）或采用逐步移动导管间断释放能量的方法（目标温度55～60℃，能量设定50～70W，每一点消融30～60s）。能量释放应从靠近三尖瓣环侧开始，逐渐延伸至下腔静脉直到形成一条完整的消融路线。在每一点消融后，局部电位幅度减低并转化为碎裂样提示消融有效，可以移动至下一处出现高大电位的位点直至电位消失为止。这一消融策略既可通过常规X线透视实现，也可借助三维标测系统完成。

消融能量释放过程中，房扑的激动周期可发生短暂或永久性的变化，从间隔至低位右房的激动时间发生明显延迟。这表明射频能量释放有效，应继续消融，直至形成跨越整个峡部的完整消融阻滞线。有时，一次消融并不能实现峡部的阻滞，这就需要通过旋转导管，适当偏离起始消融部位重新进行线性消融，直至形成完整阻滞。在消融过程中，注意局部电图电压幅度是否减低，是否出现碎裂电位或双电位。

完全的传导阻滞可通过沿整个峡部消融线所标测到的双电位来证实，双电位间应出现一等电位线。一旦局部出现双电位，表明已达到完整的传导阻滞，无需对该处进行进一步的消融。消融线中出现单向、多向碎裂电位，或双电位的等电位线上出现小碎裂电位往往提示局部存在传导缝隙（残存的传导细胞），应对其进行进一步消融直到局部出现完全阻滞。在大约20%的患者中，形成完整的峡部传导阻滞存在一定的困难，原因包括：①欧氏嵴宽大；②峡部心肌组织较厚，射频能量穿透困难；③局部组织水肿，或出现凝血块，导致射频能量无法穿透至更深层的组织中。

升级换代的导管设计可以简化消融过程,提高峡部消融的成功率。因不同的峡部组织可存在陷窝及肌肉突出等结构,应用常规 4mm 消融导管可能无法成功消融。在血流速度过高或过低的部位,应用 8mm 消融导管,可实现更为宽大的消融范围,从而达到减少消融次数、缩短消融手术时间及 X 线照射时间的目的。盐水灌注导管同样可以在相似的组织条件下应用,有研究证实,与常规消融导管相比,经灌注导管消融形成的峡部阻滞线更为持久可靠,操作时间更短。

(3) 最高电压指引消融技术

有研究者认为峡部深处存在的潜在肌纤维束在房扑折返传导中发挥重要作用,因此提出以最高电压指引消融的技术。峡部标测到的高大心房电位提示局部存在肌束,并以此作为消融目标指导消融能量的释放。相较于常规的解剖指导法,该消融技术方法可大大缩短消融能量释放的时间。

该技术要点如下:首先于 X 线透视或三维系统指导下,在窦性心律或冠状窦起搏下,从中部开始仔细标测整个峡部;标记所有的高电压位点,选取电位最高的部位开始消融,每点持续 40~60s;当局部电位电压幅度下降大于 50% 或形成传导阻滞后,重新选取新的最高电位处进行消融,直至峡部完整阻滞。应用该方法消融,有时并不出现峡部连续的消融线,但可以实现峡部的双向传导阻滞。

(4) 冷冻消融技术

三尖瓣峡部消融同样可以采用冷冻消融技术。尽管目前尚无法证实冷冻消融较常规射频消融更为有效,但在冷冻消融过程中,患者的疼痛感明显减少,且目前的研究指出峡部冷冻消融的近期或远期成功率与射频消融相同。需要提出的是,冷冻消融的平均耗时较射频消融明显延长,这可能与冷冻消融系统每次能量释放需用时 4 分钟相关。

(5) 三维电解剖标测系统的作用

三维标测系统(CARTO 或 NavX)可以展示导管在心房内的精确空间位置,同时可以记录每一个消融位点,借此实现减少 X 线照射时间和手术时长的作用。随着手术的进行,三维系统可以清晰地显示逐渐形成的连续线性消融线,这样就避免了遗漏点和重复消融的可能,大大减少了消融线上出现缝隙传导的可能(图 20-9)。

三维系统不仅能减少 X 线暴露时间,显示三维模型,同时能记录三维结构的电压、阻抗及局部激动时间;通过整合相关数据,以电压图、电位图、激动扩布图等多种形式为射频消融提供辅助,术者综合这些数据,可选择最短或最合适的峡部消融路线。

对于复发患者,三维系统在二次手术中发挥特殊作用。通过再次构建高密度的峡部三维模型,残存高电位区域及局部激动电图可将传导突破缝隙容易地辨认出来,在选定的感兴趣部位直接消融,操作更为精确,同时减少不必要的反复消融。

同时,三维系统可以轻松地借助已构建模型而进行二次构图,简单快速地验证峡部是否实现双向阻滞。

3. 消融终点

消融可以在房扑发作时进行亦可在冠状窦内起搏下进行。但房扑持续发作时,消融的第一步目标是终止房扑;房扑终止后,必须继续以起搏下验证峡部是否实现双向阻滞;快速心房起搏尝试再次诱发房扑发作并不是必需的。如果线性消融结束,房扑并未终止,则需再次消融。需要注意的是,消融能量释放过程中的房扑终止,往往不同时伴随峡部的双向阻滞,故验证峡部的阻滞线是否完整是最为可靠的消融终点。当明确峡部形成双向阻滞后,等待30分钟后再次验证,对减少房扑复发有重要意义。

窦性心律下的消融通常需冠状窦起搏来辅助,以观察术中跨越峡部的激动次序是否发生改变。多数情况下,消融中能够观察到峡部自间隔到侧壁的激动时间逐渐延长直至完全阻滞。

验证峡部双向传导阻滞

(1) 心房起搏下的激动次序

通过分别观察于右房侧壁及冠状窦口起搏下的峡部激动顺序,我们可以验证峡部消融线是否实现双向阻滞,通常以600ms周期进行起搏。

在冠状窦口处起搏时,消融前的右房激动次序为:激动传导分别从峡部及房间隔向右心房侧壁进行,两个激动阵面多数在高位右心房侧壁碰撞融合(实际的融合部位取决于峡部及心房其他部位的传导速度之差)(图20-10)。当顺钟向阻滞形成后,间隔部位起搏的传导次序表现为:单纯由右心房侧壁向下激动直至峡部阻滞线终止(Halo导管显示由近端至远端的激动顺序),同时可以观察到跨越峡部的传导发生显著延迟(图20-10)。当峡部阻滞不完全时,来自间隔部的激动仍然可以跨峡部向侧壁传导,最终的传导阵面融合发生在低位右心房侧壁的附近,而不是消融线的侧壁旁,Halo导管上表现为,Halo1、2激动提前于Halo3、4。

需要注意的是,仅观察右心房侧壁的激动次序,经常导致双向阻滞判断错误。原因在于,当峡部传导被显著延迟时,来自间隔部的激动有足够的时间提前于跨峡部传导从而到达消融线的侧壁旁。同时,因峡部的宽度不一,部分传导缝隙无法被Halo等多极导管记录到,所以应尽量将Halo导管的远端放置在消融线旁,并在起搏验证时前后移动Halo导管以更全面地标测整个峡部传导过程。

在低位右心房侧壁起搏时,消融前的右房激动次序表现为:激动传导分别从峡部及右房侧壁向房间隔进行,两个激动阵面多数在高位右心房侧壁碰撞融合,来自峡部的激动由冠状窦口向高位间隔传导,因此冠状窦口的激动提前于希氏束部位的激动(图20-11)。同时,低位右心房的激动可以迅速自冠状窦口向左心房传导,冠状窦电极表现为由近端向远端的激动传导,在心电图上表现为下壁导联倒置的P波。当逆钟向阻滞形成后,低位右心房侧壁部位起搏的传导次序表现为:单纯由高位房间隔向下激动直至峡部阻滞线终止(Halo导管显示由远端至近端的激动顺序),房间隔激动顺序较基础状态发生翻转,由上升的激动变为向下的激动。因峡部的逆钟向阻滞,造成冠状窦口的激动延迟于希氏束的激动,右房激动经Bachmann束向左心房传导,冠状窦电极表现为自远端向近端的传导,心电图表现为下壁导联P波终末部分正向。

(2) 跨峡部传导间期

通过分别于间隔及低位右心房下起搏,测量峡部两侧的传导间期可以帮助判断峡部是否被完全阻滞,通常这一间期较基础状态下延长50%以上(或消融后绝对值>150ms)。这一间期指标具有较高的灵敏性和几乎100%的阴性预测能力,但其特异性和阳性预测值低于90%。

(3) 双电位

消融后,沿整个峡部消融线两侧标测到双电位提示峡部阻滞成功,双电位的等电位线部分>30ms，多数研究者将其作为判断峡部完全阻滞的金标准（图 20-10）。当峡部存在传导缝隙时，导管越靠近该缝隙，双电位间距越窄，到达缝隙处，双电位消失，取而代之的是较碎裂的慢电位。有研究指出，当双电位时程大于 110ms 时，峡部完全阻滞；当其时程小于 90ms 时，双向阻滞不成立。需要注意的是，因峡部消融线附近可能被反复消融，所以对双电位的精确测量有时具有一定难度。

(4) 单极电图形态

未经滤波处理的单极电图形态可以体现局部激动传导的方向。正向折返（R 波）提示激动朝向记录局部进行，负向折返（QS 复合波）由离开记录部位的激动产生。当由冠状窦近端起搏时，基础状态单极电图显示典型 RS 波形态，提示激动跨越峡部向侧壁传导；因激动传导跨越整个峡部，所以每一个电极的单极电图起始部分均显示同一方向的波形。当峡部发生顺钟向阻滞时，峡部消融线间隔一侧的电极保持相同的电极电图方向，但波形变为单纯正向 R 波，提示激动由间隔传导至此并阻滞于消融线上；而消融线侧壁一侧的电极电图因激动传导变为相反的逆钟向，而发生极性翻转（图 20-10）。逆钟向阻滞可通过侧壁的起搏方法进行验证。另外也有研究提出，双极电图也可用于判断激动的传导方向。但应注意，双极电图主要反映局部激动的时程，通过信号相减所得出的双极电图往往丢失部分形态特征；因此，双极电图的极性翻转可用于辅助判断峡部的双向阻滞（图 20-10）。

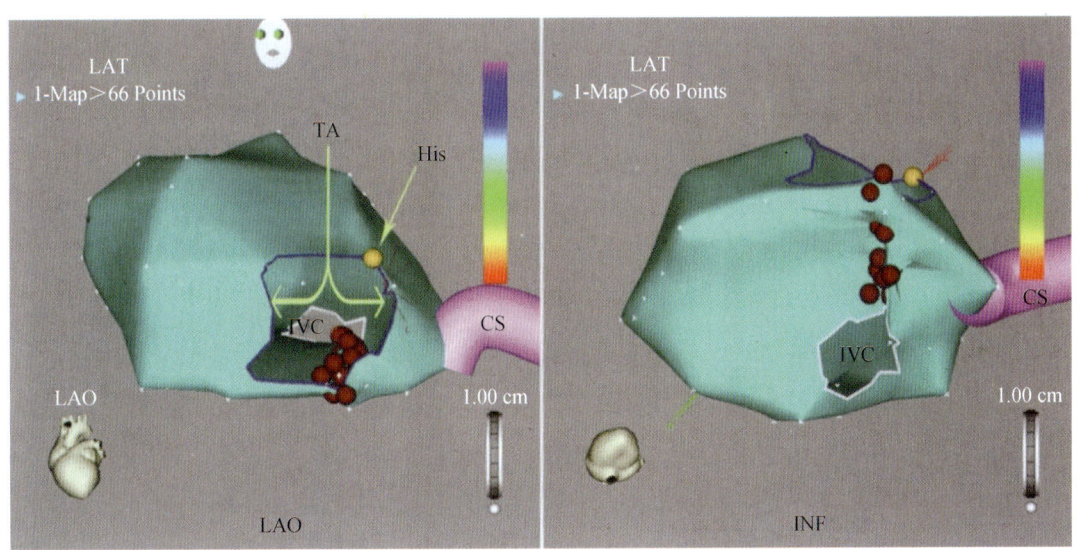

图 20-9 CARTO 系统指导的三尖瓣峡部消融图示

左前斜位（LAO）及足位观（INF），消融线位于三尖瓣环（TA）
及下腔静脉（IVC）之间。CS：冠状窦。

(5) 鉴别起搏

当峡部存在单向传导时，沿消融线两侧记录到的双电位特征可用于判断阻滞是否完整。双电位的起始部分代表起搏同侧的激动，终末部分代表消融线起搏对侧的激动，随着起搏逐渐远离消融线，双电位起始部分的激动也发生延迟，但终末部分的表现则依据是否存在峡部阻滞。如果峡部存在缓慢传导，则终末部分同起始部分发生相同程度的激动延迟；如果峡部完全阻滞，因双电位的前后两部分分别代表消融线的两侧，终末部分则发生提前激动（激动传导从相反的方向进行）。

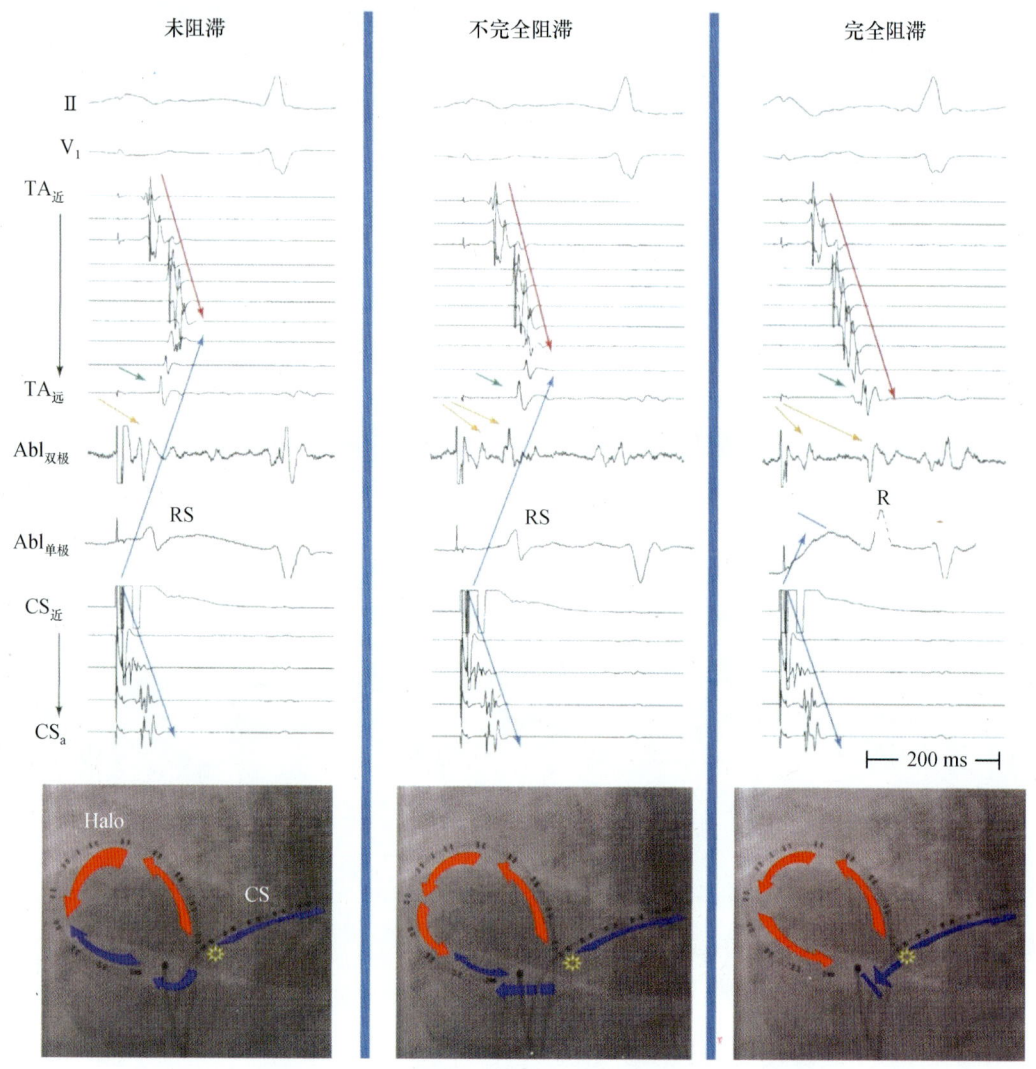

图20-10 通过冠状窦导管不同部位起搏验证峡部传导是否阻滞

上图：腔内激动图，右房、冠状窦及峡部。下图：X线透视左前斜位。峡部未阻滞时，传导碰撞融合发生在右房侧壁（蓝红箭头指示）。峡部不完全阻滞时，传导碰撞融合发生于低位右房侧壁。峡部完全阻滞时，冠状窦起搏，最晚激动部位位于峡部消融线侧壁一侧。TA：三尖瓣环；CS：冠状窦；Abl：消融导管。

分别从消融线的两侧进行起搏，观察冠状窦口及低位右心房的激动间期变化，可用来鉴别是否存在峡部双向阻滞。发生逆钟向阻滞时，自消融线向侧壁移动起搏下，冠状窦口至起搏信号的间期逐渐缩短，反之则逐渐延长。发生顺钟向阻滞时，自消融线向间隔移动的起搏下，低位右心房至起搏信号的间期逐渐缩短，反之则逐渐延长（图20-11）。

（6）频率依赖性峡部阻滞

峡部不完全性阻滞时，极度缓慢的传导可以表现为同峡部完全阻滞相一致的激动次序。残存的峡部传导功能多为递减性的，随着起搏频率的加快，消融线两侧的激动将发生传导延迟及方向翻转。应用这一方法可以识别局部极度缓慢的峡部传导。当峡部残存局部传导延迟时，冠状窦口起搏速率的递增会导致低位右心房激动时间的逐渐延迟，当峡部传导延迟部位最终发生文氏阻滞时，递增的起搏频率将不再伴随低位右心房的激动延迟，因为此时低位右心房激动通过正常的心房间隔及侧壁传导而来。相反方向的阻滞可通过低位右心房的起搏递增来验证。

(7) 三维电解剖标测系统

三维电激动图（图20-12）亦可被用来验证峡部的双向阻滞。当形成双向阻滞时，三维激动图的最晚（颜色最深）部分发生在沿消融线的起搏对侧；如果残存传导时，峡部激动仍呈连续性（颜色由红至紫渐变），右心房前侧壁激动最晚（冠状窦起搏时）。同时峡部激动图可以直接显示传导缝隙所在处，但需注意，当局部电图呈多相甚至碎裂时，判断电图的真正起始部分是很难的。

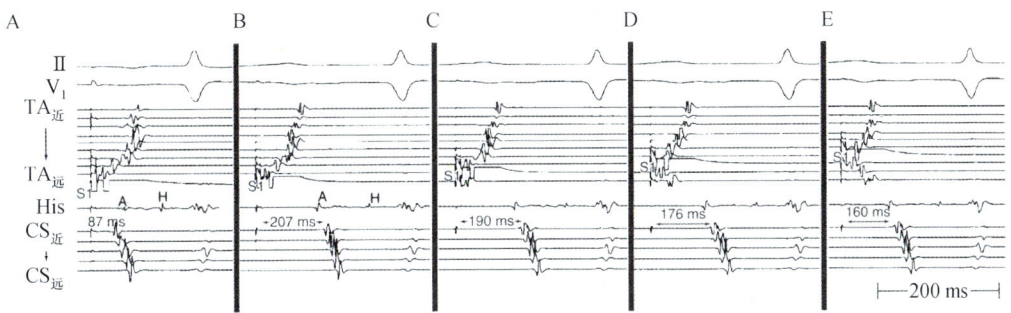

图 20-11 右房鉴别起搏判断峡部是否完全阻滞

A图，Halo导管1、2电极起搏（峡部消融线侧壁部）；B图：Halo导管3、4电极起搏；C图：Halo导管5、6电极起搏；D图：Halo导管7、8电极起搏；E图：Halo导管9、10电极起搏。峡部阻滞后的侧壁起搏沿三尖瓣环顺时针向冠状窦传导。

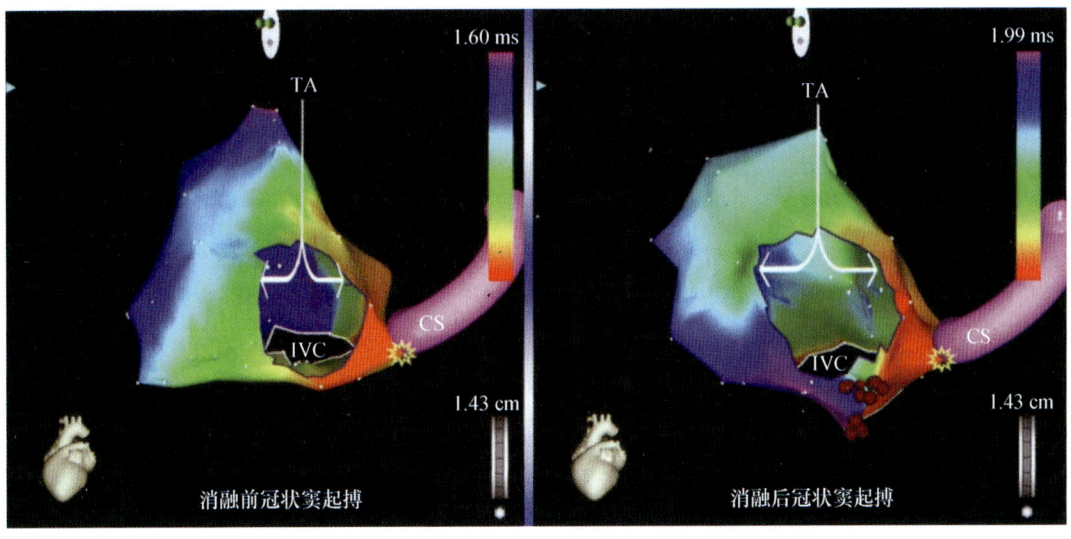

图 20-12 CARTO激动模型显示峡部阻滞前（左）后（右）三尖瓣环激动顺序

TA：三尖瓣环；CS：冠状窦；IVC：下腔静脉。

九、结语

随着导管技术、标测系统及消融能量的不断发展，以及使用更为精确的"武器"，我们可以更简单地实现峡部成功消融，因典型房扑复发而需再次手术的患者也大大减少。目前，典型房扑的近期消融成功率可达99%。大约5%~15%的患者因复发接受再次消融，整体远期成功率达97%。复发患者的主要原因为：未能成功实现双向阻滞，双向阻滞验证不精确，峡部传导功能恢复等。在接受房扑消融术后，随访一年时，大约20%~30%的患者出现房颤；随访4年后，大约82%的患者出现房颤。

房扑消融术中，严重并发症的发生是罕见的（约0.4%），其中包括：房室传导阻滞（0.2%左右）、心脏压塞、穿刺点血肿、一过性ST段抬高（损伤右冠状动脉所致）、血栓栓塞事件和室性心律失常。

第二节 非典型（非峡部依赖性）心房扑动

一、病理生理

典型房扑特指一类围绕三尖瓣峡部进行顺钟向或逆钟向折返的房性心动过速，它是大折返性房性心律失常的一种特殊类型，右房三尖瓣峡部是其折返的关键部位。除该特殊的房扑类型以外，所有其他的心房大折返性房性心律失常均被定义为非典型房扑。

大折返性房扑是指一类折返环范围较大的心律失常，通常其折返环直径为数厘米。折返环的传导屏障可为正常或异常的组织结构，其传导屏障的功能可以是暂时的也可以是固定的。折返环没有固定的激动出口，心房组织可被折返环的不同部分所激动。

描述一种大折返性房扑时，必须指出其所处的心房位置、传导屏障的组成以及关键峡部所在。典型的慢性、持久性房性心律失常多为大折返性；局灶性房性心律失常往往具有不规则的特性，自发性终止及反复发作通常是其区别于大折返性房性心律失常的特性。

二、右心房非峡部依赖性房扑

1. 损伤性右心房大折返性房扑

这种类型的大折返性房扑，其传导屏障通常为心房肌瘢痕、房间隔修补片、外科缝合线或既往的射频消融阻滞线；当瘢痕阻滞靠近上下腔静脉时，两者也可成为折返的传导屏障。某些少见的患者心房存在静默区域，这些区域区别于外科手术或其他损伤所致，多数存在于右心房侧后区或侧壁。这些特殊的静默区域通常可导致多种类型的房速。窦性心律或房速下，在这些区域均可标测到低电压、双电位或阻滞线等瘢痕病理性电位。

对于外科手术后的成人患者，他们的大折返性房扑折返环通常位于侧壁的外科切口瘢痕附近、间隔部的外科补片附近、三尖瓣峡部。位于左心房的折返环在这一类患者中比较少见。复杂的多折返环性房速可以在外科迷宫术后、房颤导管消融术后及外科Fontan修复术（法洛四联症修复术）后的巨大心房中出现。

围绕右房侧壁外科切口瘢痕形成的房速非常清晰地展示了大折返性房扑的特点（图20-13），它常见于先天性心脏病或瓣膜性心脏病外科术后。绝大多数情况下，这种房扑的折返传导屏障为外科瘢痕，有时因功能性阻滞的出现，上腔静脉也可成为传导屏障的一部分。右心房前壁通常由上至下被激动，类似于典型房扑，但右心房间隔往往缺乏典型房扑时由下至上的激动特点。通过拖带标测，当局部起搏后间期（PPI）与房速周期一致时，可以验证右心房前壁是折返环的一部分。侧壁标测往往发现线性分布的双电位，由上至下走行，此处的双电位较典型房扑更为明显，且电压幅度更低。在上下腔静脉、瘢痕的上下界线及三尖瓣环之间，甚至是瘢痕内部，我们通常可以标测到狭窄的传导通道——关键峡部（图20-14）。这些峡部传导缓慢，峡部内的稳定起搏通常是困难的，且经常导致心动过速终止。峡部的定位通常是靠导管操作终止了房速，或尝试性消融后无法再次诱发房速来证实。在低位右心房侧壁，靠近下腔静脉的折返环关键部位，通常可以标测到一个单一、宽大的碎裂电位。双电位线、低电压、碎裂电位在窦性心律下也可被标测到，借此可辅助判定瘢痕的定位。

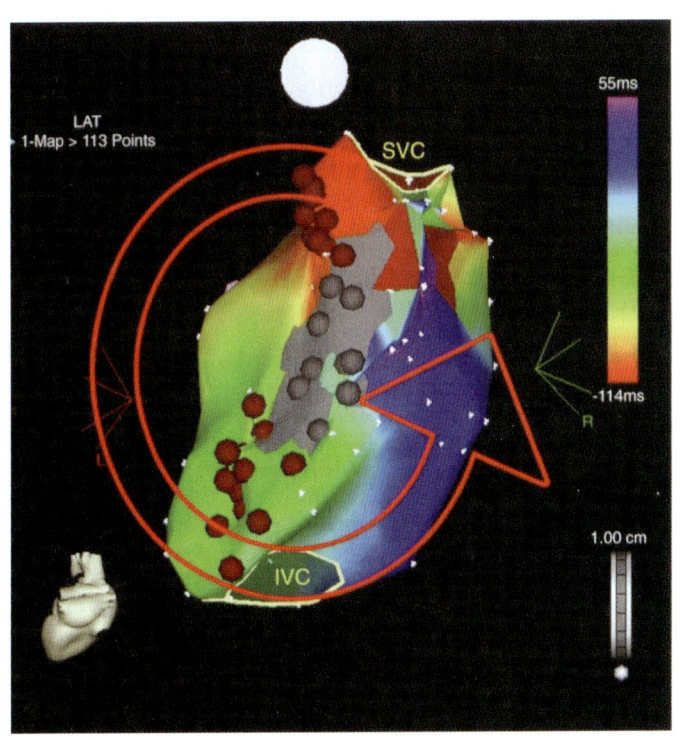

图20-13 大折返性房扑的三维电激动图（患者为房间隔缺损外科修补术后）
灰色区域为位于右心房侧壁外科切口处的瘢痕区域。房速折返环围绕瘢痕区域进行，红色和灰色点为消融线部位，由瘢痕区域直至下腔静脉。SVC：上腔静脉；IVC：下腔静脉。

心脏手术后的患者中，典型房扑也是房速的一部分，而且常常是发生几率最高的一种（图20-15）。消融去除一种房速后，常可以暴露其他的房速发生，因此，完全消融所有的房速才能达到临床治疗成功。术中仔细观察体表心电图形态及腔内电图激动顺序的改变，对发现所有的房速起到关键的作用；同步记录多个部位的激动可以帮助发现房速的变化。在约76%的此类患者中，三尖瓣峡部是房扑折返环的一部分；有报道指出，单纯消融三尖瓣峡部可以治愈27%的此类患者。

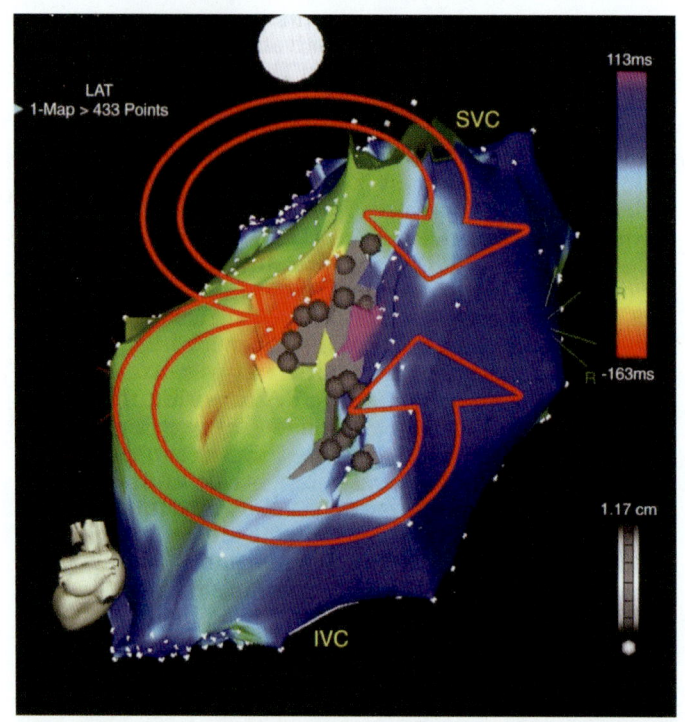

图 20-14　大折返性房扑的三维电激动图（患者为房间隔缺损外科修补术后）

灰色区域为位于右心房侧后壁外科切口处的瘢痕区域。房扑折返环围绕瘢痕区域向上下腔静脉同时进行，细长的关键峡部位于瘢痕中间，灰色点为消融线部位，阻断瘢痕中的传导缝隙后，消融成功。SVC：上腔静脉；IVC：下腔静脉。

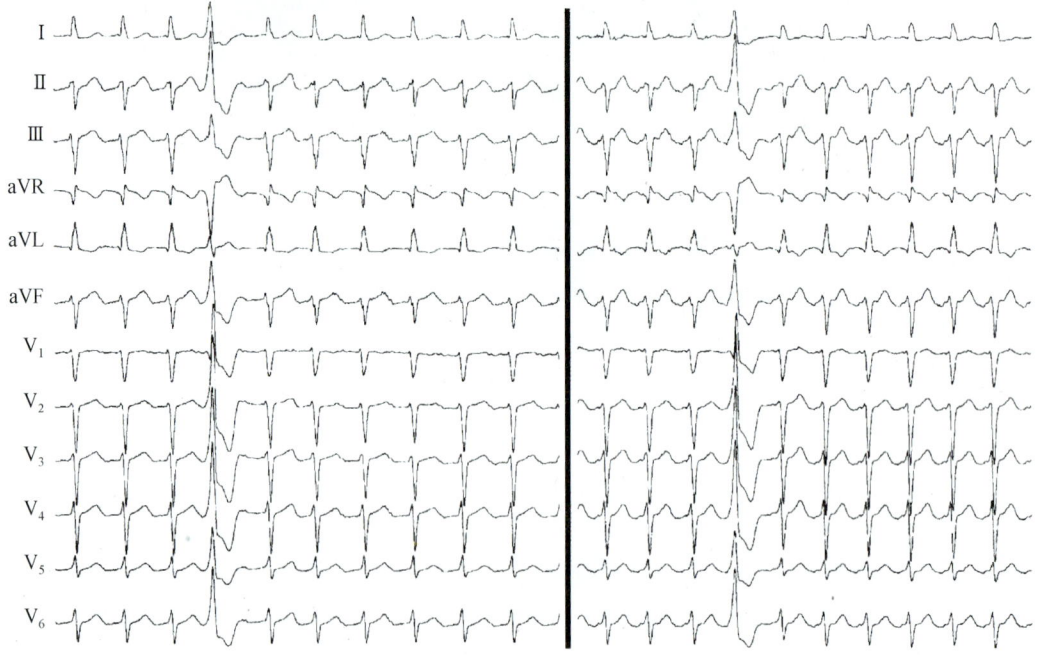

图 20-15　两种不同形态的房扑心电图，均为外科房缺修补术后

左图：非典型房扑消融成功后，演变为典型房扑，室早时的房扑波显露更加清楚；右图：大折返性非典型房扑。

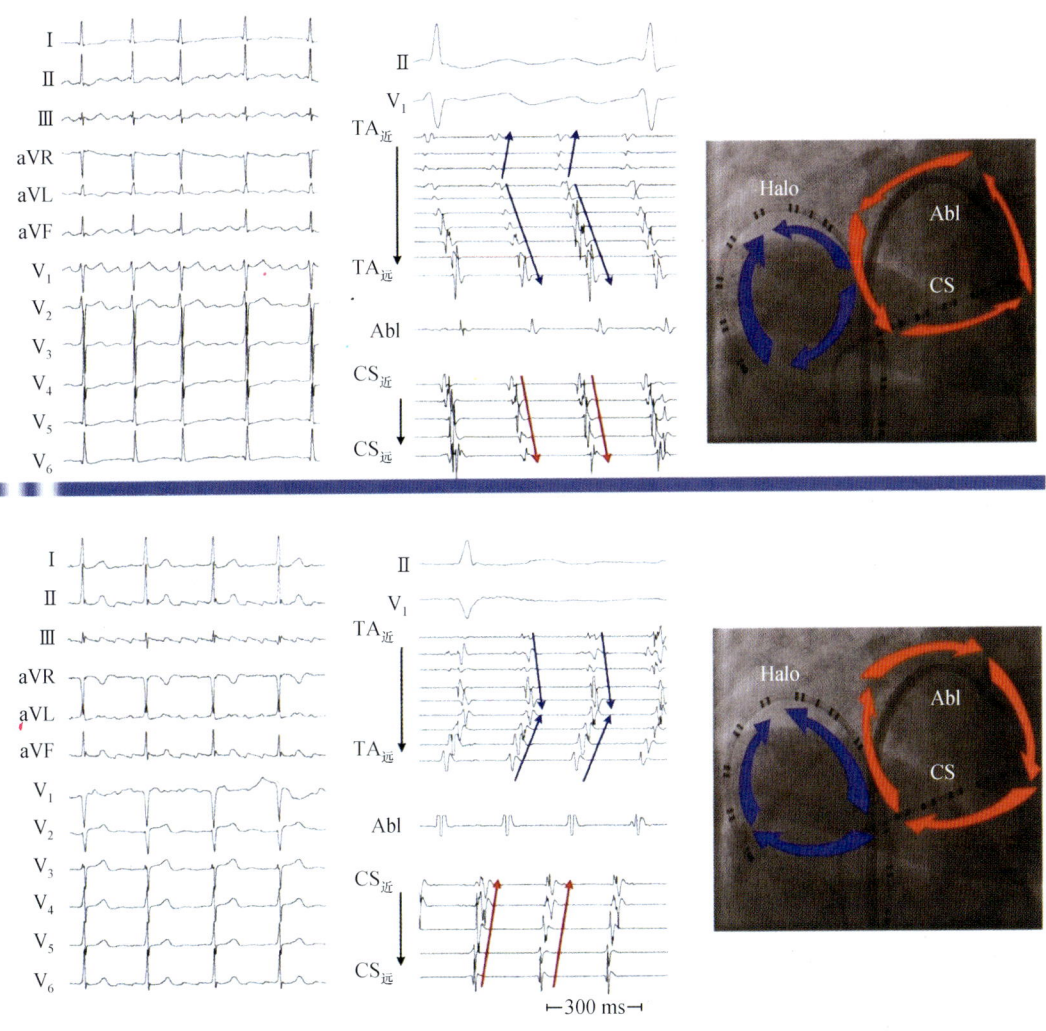

图 20-16 二尖瓣环折返房扑的体表心电图、腔内激动图及 X 线透视图
上组图为逆钟向折返，下组图为顺钟向折返。TA：三尖瓣环；CS：冠状窦。

2. 高位环折返

这种类型的非典型房扑的折返环位于右心房上部，可跨界嵴传导，房扑时右心房内的激动波阵面碰撞发生在低位右心房甚至是三尖瓣峡部。高位环折返最初被发现时，研究者曾认为其折返环位于上腔静脉、卵圆孔及界嵴之间；随后的非接触性标测系统显示，该类型房扑的大折返环围绕界嵴进行激动，界嵴因发生功能性阻滞而成为该折返环的传导屏障。该房扑可以以顺钟向或逆钟向的方式围绕界嵴折返，三尖瓣峡部并不是该折返环的内在组成部分。高位环折返可同典型的三尖瓣峡部折返或低位环折返同时存在，通过线性消融消除界嵴上的传导缝隙，可以消除这种房扑。

三、左心房大折返房扑

左心房房扑通常与房颤相关或与房颤并存。针对心脏的外科手术，可以产生多种左心房房扑，但有些患者的左心房房扑与外科手术并不相关。电解剖标测系统显示：在未接受外科手术的患者中,他们的左心房存在部分低电压区域,这些区域可能是左心房房扑的折返环传导屏障。

1. 二尖瓣环折返

这一心动过速围绕二尖瓣环进行顺钟向或逆钟向折返(图20-16),常见于器质性心脏病患者。有研究者通过三维电解剖系统发现,部分无心脏疾病的患者,左心房后壁存在低电压瘢痕样区域,这些区域可作为折返环的后传导屏障发挥作用。二尖瓣环房扑同时也是房颤导管消融术后最为常见的大折返性房扑。

2. 肺静脉旁折返(瘢痕或非瘢痕性)

在器质性心脏病或房颤导管消融术后的患者,可以观察到围绕一个或多个肺静脉口进行折返的房扑,特别是在进行了线性左心房消融的患者中更为常见。同样,肺静脉旁的低电压区域是"健康"患者发生这类房扑的原因。

3. 左心房间隔折返

这一类型房速折返环位于左心房间隔部,右肺静脉可作为其后传导屏障,二尖瓣环作为可能的前传导屏障。在接受房间隔修补的患者中,房间隔修补片可能成为折返的基础。

4. 迷宫术后房扑

在接受了房颤外科迷宫术后的患者中,大约10%可以发生房性心律失常。最常见的是左心房大折返房扑,其折返环通常包括前壁或后壁等外科阻滞区域,有时还包括切除左心耳的部位。

四、临床特征

1. 流行病学

非典型房扑由多种左心房或右心房的大折返房扑所组成,它们的发生机制各不相同。它们的发生多见于器质性心脏病、先天性心脏病、外科心脏手术或房颤导管射频消融。通常,非典型房扑伴随房颤共同存在。在少数患者中,并不存在明确的心脏器质性改变。

房间隔缺损外科修补术造成的右心房切口瘢痕是最常见的折返发生机制,同时Fontan术、Mustard术及Senning术后,大折返性房扑也很常见,且发生随着术后时间的延长而增多。法洛四联症修补术后的房速是比较常见的(12%~34%),所以在随访中应给予关注。需要指出的是,在以上存在基础病变的患者中,典型房扑仍然是最常见的大折返性房扑类型,且常与非典型房扑共存。

大折返性房扑是先天性心脏病患者中最常见的症状性心律失常。通常,房扑发生于外科手术后多年。随着心脏外科手术复杂程度的增加,其房速的发生率和复杂程度也相应增加,可能与更大的心房和更广泛的心房瘢痕相关。其他的危险因素包括:病态窦房结综合征,高龄及较长的术后随访时间。大折返性房扑更多见于接受Mustard术、Senning术或旧式Fontan术后,与其术中留下的较大右心房侧壁切口瘢痕及其所引起的长期血流动力学异常相关。

2. 临床表现

与房颤和典型房扑相似,非典型大折返房扑通常是慢性的。患者症状多与快速的心室率、心律失常性心肌病或潜在心脏疾病恶化相关。

一般来说,在成人患者中,非典型大折返性房扑较典型房扑频率更慢,心房率往往在

150～250次/分之间。当房室结功能正常时，这样的心房率通常会发生1∶1心室下传，对于本身已经存在先天性心脏病的患者，常常造成严重的症状，如低血压、晕厥甚至是休克。在部分心室率控制适当的患者中，非典型大折返性房扑依然是有害的，因其丧失了正常的房室同步收缩。同时，长时间的房扑还增加了血栓栓塞事件的风险。

3. 临床评估

除了典型房扑，临床医生在面对非典型房扑时会遇到大量问题，需要他们通过更多的检查来了解患者基础心脏疾病及心功能状态。因房速的多样性，单纯心电图常无法给出精确的诊断，电生理检查常常是必需的。详细了解房扑的类型、先天性心脏病的具体异常及既往的外科手术和导管消融手术情况对治疗方法的制订有重要作用。

4. 治疗原则

非典型房扑的药物治疗原则同房颤治疗原则一致，ⅠA、ⅠC、Ⅲ类抗心律失常药物是首选方案，同时需要对慢性患者进行预防抗凝治疗。是否单纯采取心室率控制治疗，由多个因素决定：症状严重程度、对心室率控制药物的反应、心功能及全身疾病状态等。

导管消融治疗非典型房扑通常是有效的，但目前研究设计中所包含的患者数量少，成功率和并发症等还未完全明确。而且相较于典型房扑，非典型房扑的消融难度可能更大。因其机制的复杂性，往往涉及多个复杂折返环，这就需要对心房解剖有深入的了解；同时需要拥有丰富的心律失常分析经验。导管消融治疗通常应用于有明确心脏结构异常且对药物治疗反应差的患者，每一位患者的治疗方案应个体化选择。

对心室率控制药物反应差的患者，当导管消融无法实现或失败时，消融房室结加起搏器植入的治疗方法是正确选择。

五、心电图特点

1. 右心房切口性大折返性房扑

对于接受过右心房外科手术的患者，其房速的心电图表现是多种多样的，既可有典型房扑样表现，又可有局灶性房速样图形。

2. 高位折返环

心电图表现类似于典型房扑的表现。

3. 左心房大折返性房扑

体表心电图表现根据患者折返环所在位置的不同而变化。部分患者表现为局灶性房速样心电图：低平的P波伴等电位线；部分患者可呈典型房扑样波形。

4. 二尖瓣环房扑

大多数患者心电图V_1、V_2导联显示明显的正向F波，下壁导联F波低平（图20-16）。位于左心房后壁的瘢痕可导致沿二尖瓣环逆钟向或顺钟向折返，可与典型房扑心电图表现相似，但较低的胸前导联F波往往可帮助区分。在房颤导管消融术后的患者中，二尖瓣环逆钟向房扑在Ⅰ，aVL导联往往呈负向波形。Ⅰ、aVL导联的正向波形通常可将顺钟向二尖瓣环房扑同逆钟向峡部依赖性房扑和左肺静脉房速相区分。

5. 肺静脉相关房扑

因该类型房速与肺静脉周围瘢痕和损伤相关，所以其心电图波形多为低电压，或以宽大平坦的波形为主，形态多样。

6. 左心房间隔房扑

因折返环位于左心房间隔，所以心电图上 V_1、V_2 导联通常显示正向 F 波，其他导联 F 波多低平（图 20-17）。

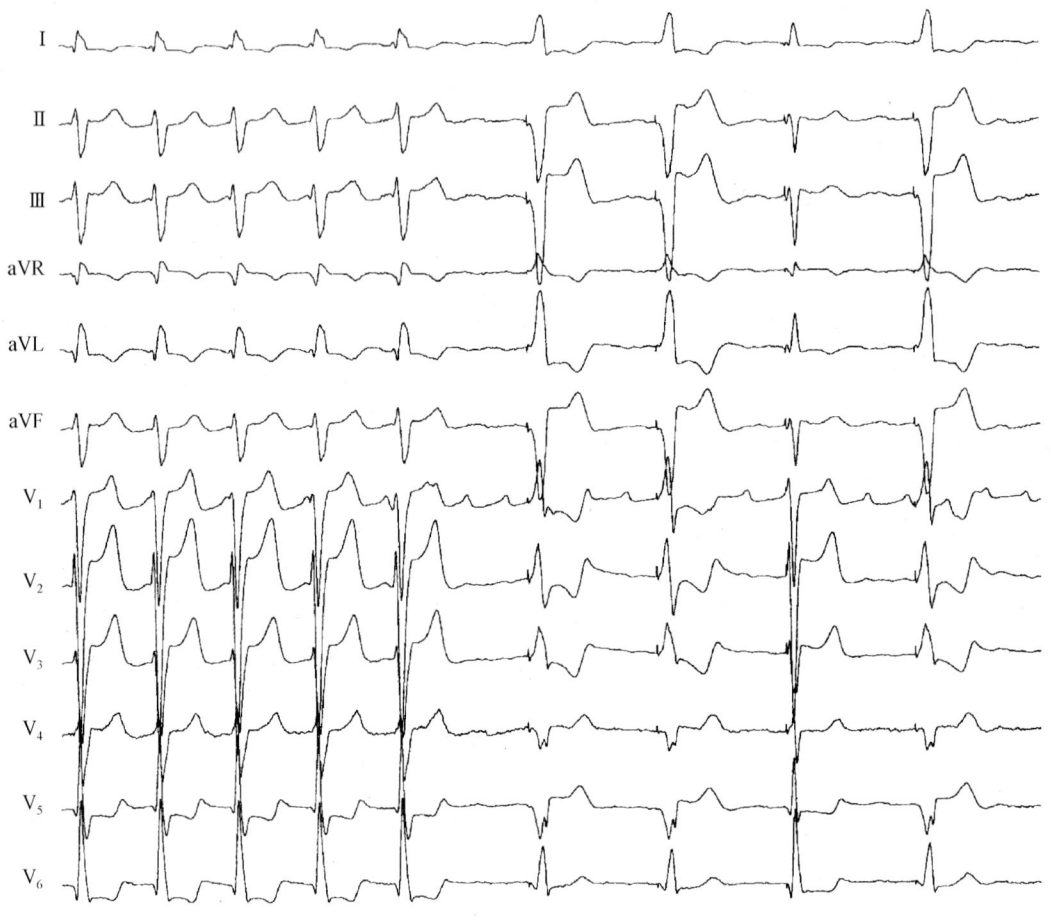

图 20-17　左心房间隔部折返房扑的体表心电图

当房扑以 2∶1 房室传导比例下传，房扑波被 QRS 波及 T 波所遮盖。除 V_1 导联外，其他导联均为低平波形。

六、电生理检查

1. 房扑的诱发

程序性刺激应包括高位右心房快速刺激、冠状窦 2∶1 刺激和单个至多个房性早搏发放等。可通过静滴异丙肾上腺素（0.5～4μg/min）的方法来帮助诱发房扑。大折返性房扑的电生理检查目的见表 20-2。

表 20-2　大折返性房扑的电生理检查目标

1. 验证心律失常是房速
2. 验证房速为大折返性房扑
   - 心房激动跨越整个房速周长
   - 具有折返激动的重整现象
   - 拖带标测证实折返激动
3. 排除典型三尖瓣峡部依赖性房扑
   - 通过三尖瓣峡部拖带标测进行验证
4. 确定折返环位于右心房或左心房
   - 体表心电图的心房波形
   - 右房存在独立性周长
   - 右房激动周期<50%心动周期
   - 右心房不同部位进行拖带起搏
5. 明确折返环路特性
   - 拖带标测
6. 确定折返环内的关键峡部
   - 拖带标测

2. 房扑电生理诊断方法

（1）心房起搏

拖带标测。拖带标测可以为确定左心房或右心房是否是折返环的一部分提供信息（图20-18）。通常在三尖瓣峡部、高位右心房、右心房侧壁等部位起搏；应避免于间隔部起搏，因起搏可能同时夺获左心房从而无法判断右心房和左心房房扑的差别。

拖带结果分析。我们通常以短于房速周长10~30ms的周期于心房的不同部位进行起搏；是否发生拖带，需要首先通过解读PPI来判定。成功的拖带可以排除触发性因素或异常的自主激动活动等因素。同时，拖带标测还能准确判断起搏部位距折返关键峡部的距离（表20-3）。

表 20-3　大折返性房扑的拖带标测

房速折返环外起搏，表现显性拖带
1. 体表心电图呈显性心房融合表现。任一腔内电图发生心房激动次序变化。
2. PPI-AFL CL（起搏后间期-房扑周期）>30ms
3. 起搏信号至房扑波起始的间期长于起搏局部电图至房扑波起始的间期

房速折返环内起搏，表现显性拖带
1. 体表心电图呈显性心房融合表现。任一腔内电图发生心房激动次序变化。
2. PPI-AFL CL<30ms
3. 起搏信号至房扑波起始的间期等于起搏局部电图至房扑波起始的间期

房速折返环内关键峡部起搏，表现隐匿性拖带
1. 体表心电图呈隐匿性心房融合表现。无腔内电图发生心房激动次序变化。
2. PPI-AFL CL<30ms
3. 起搏信号至房扑波起始的间期等于起搏局部电图至房扑波起始的间期

拖带标测的局限性。对于外科术后的房扑患者，切口局部的低电压区常难以被起搏夺获。因起搏信号和 QRS 波的重叠，心房波形难以辨别，特别是本身存在病理情况的患者。

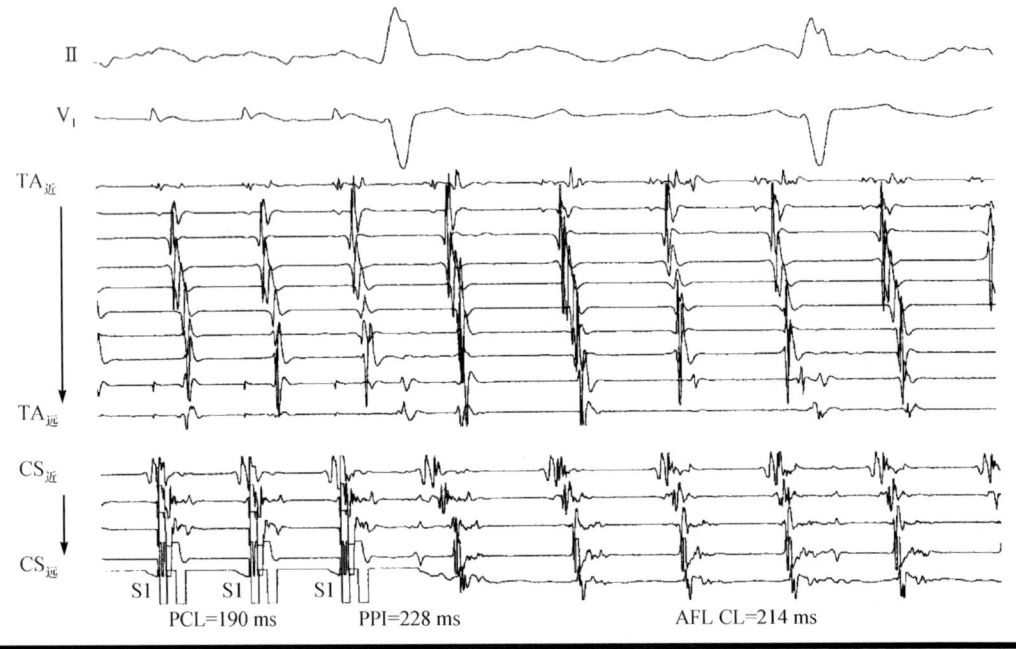

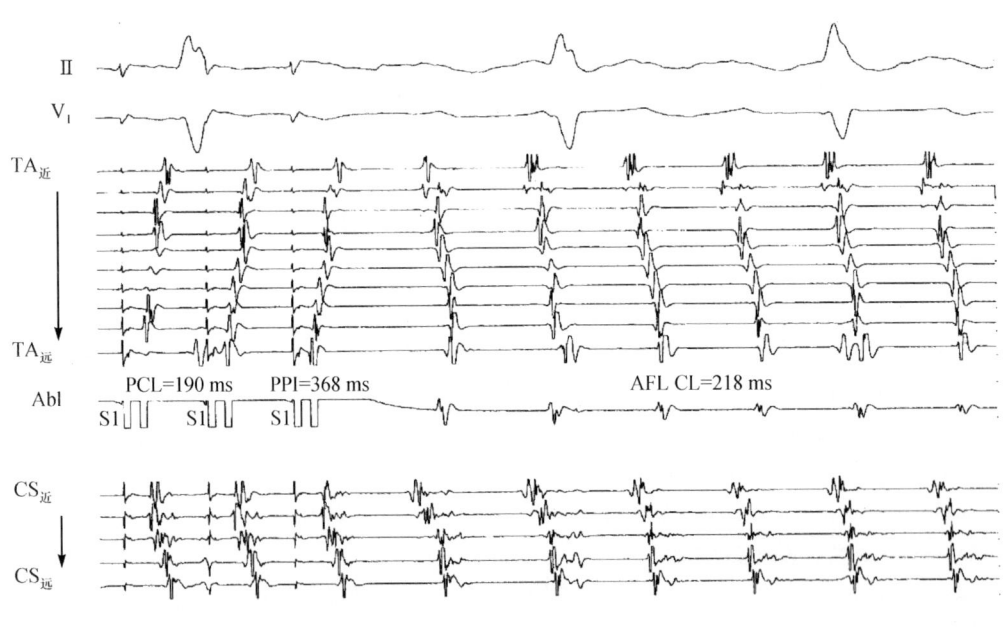

图 20-18 二尖瓣环逆钟向折返房扑的拖带标测

上组图：冠状窦（CS）远端电极处起搏，心电图表现为心房显性融合（同时伴随 CS 电极激动顺序的改变），PPI-AFL CL=14ms，提示 CS 远端靠近折返环；下组图：三尖瓣峡部起搏，心电图表现为心房显性融合，PPI-AFL CL=150ms，提示三尖瓣峡部远离折返环。

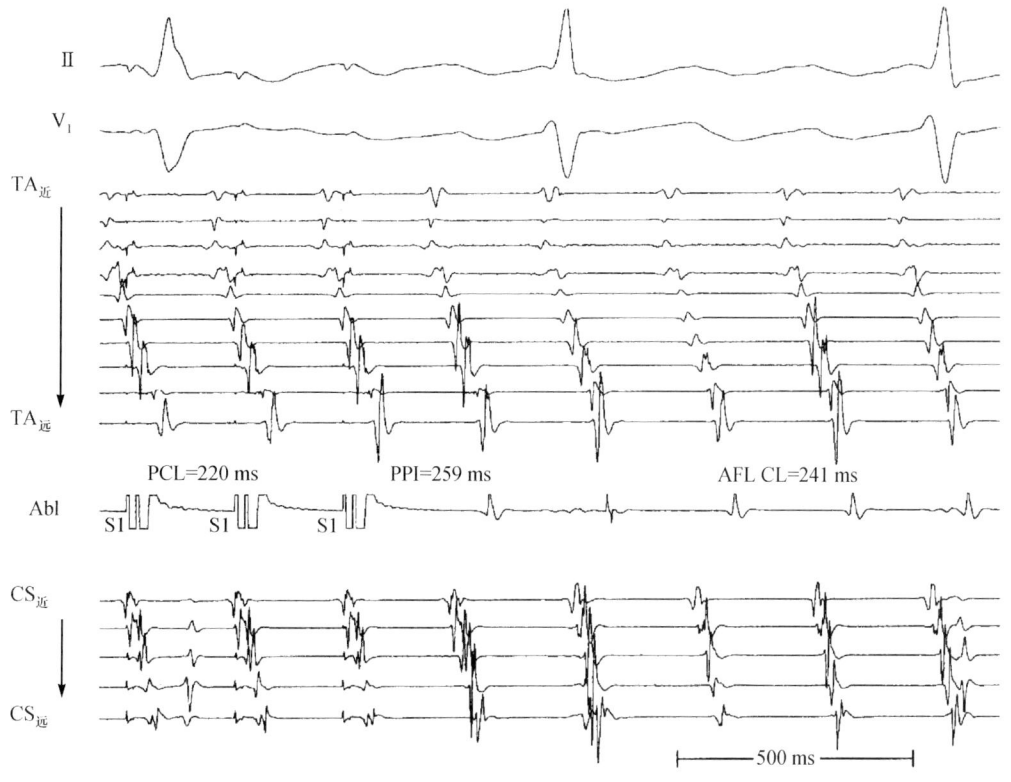

图 20-18（续） 二尖瓣环逆钟向折返房扑的拖带标测

二尖瓣峡部起搏，心电图表现为心房隐匿性融合，PPI-AFL CL=18ms，提示二尖瓣峡部是折返环关键峡部。TA：三尖瓣环。

同时，错误的测量方法可以给出错误的 PPI；递减性传导可能造成 PPI 的延长，给出假阴性的结果；少数情况下，远场电位对 PPI 的测量也产生影响。完整地描绘整个关键峡部经常是困难的，峡部内的操作经常造成房扑周长或形态的改变。将拖带标测同三维电解剖标测系统相结合可以减少其局限性，因此，建议两者联合应用。

（2）标测

因非典型房扑折返环可以包括任一解剖屏障，所以在典型房扑消融中的解剖定位指引法无法实现。标测的目的是精确了解折返环路及其关键峡部的电位和范围，并以这些资料个体化地制订消融策略。

（3）定位折返环路（右心房或左心房内）

①病史资料

患者既往心脏病史、房扑发作史及外科手术史对决定重点标测腔室及部位起到重要作用。非典型大折返房扑可能涉及多个腔室或解剖结构，造成双环或多个折返环。

因先天性心脏病修补术及瓣膜置换术由右心房入手，所以房扑发生于右心房的可能性大于左心房，特别是患病数年造成心房扩大后右心房房扑更为常见。左心房房扑常见于左心房疾病后，包括高血压性心脏病、二尖瓣置换术后及房颤消融术后。近来发现，在这类患者中，左心房部分组织常出现自发传导功能异常或电静默区域。

②心电图表现

在无既往心脏外科手术史或导管消融史的患者心电图上，V_1导联房扑波常表现为完全负向的波形（特别是当全部胸前导联均为负向波形时），提示房扑折返环位于右心房游离壁。相反，无典型房扑的患者心电图如出现V_1导联正向或正负双向波形时，折返环多数位于左心房。少数左心房低电压区域组织相关的房扑常表现为：除V_1导联外所有其他导联无明显房扑波。

③右房出现独立的房扑周长变化

右心房出现自主性房扑周长变化（30~125ms）或右心房内呈2∶1的房扑激动，同时伴有冠状窦电极小于20ms的周长变化，以上特征提示房扑大折返环位于左心房（图20-19）。

④排除三尖瓣峡部依赖性房扑

可通过以下方法予以排除：A. 房速时三尖瓣峡部存在双向传导，传导波阵面可于峡部发生碰撞融合（图20-16）；B. 存在跨越整个峡部的双电位，双电位间存在等电位线；C. 峡部拖带表现显示显性融合伴延长的PPI（图20-18）。

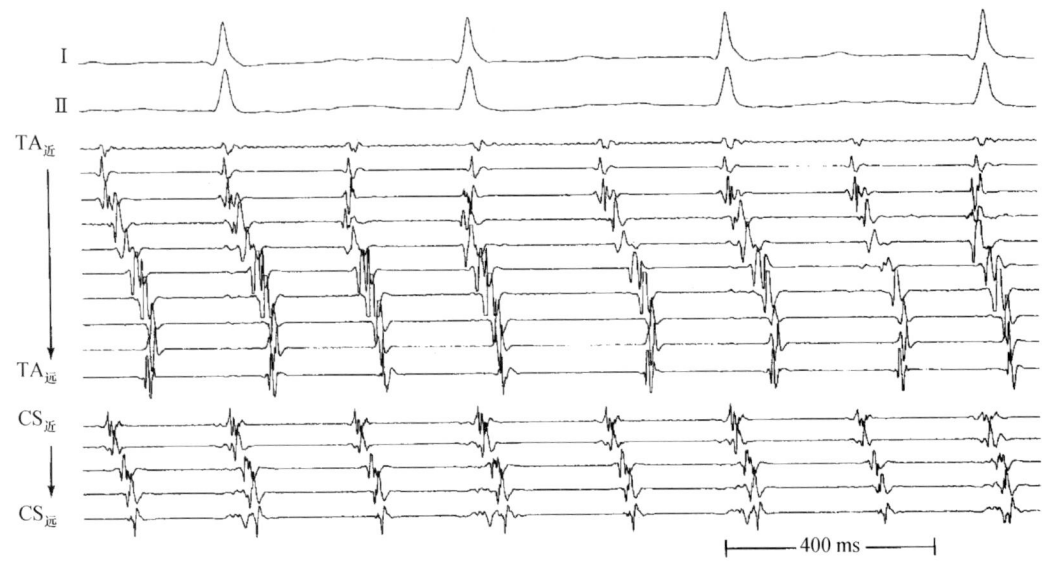

图20-19 左心房房扑的部分心电图及腔内激动图

房扑周期自发性改变伴随腔内激动顺序的改变，CS导管显示左房固定的激动顺序。TA：三尖瓣环。

(4) 激动标测

①右心房激动时间

在右心房内平均分布的10点处进行激动标测（需包括3~4个位于三尖瓣环的位点），同冠状窦电极激动相比较，如整个激动时长短于50%的房扑周期，则提示房扑折返环不在右心房内，唯一的例外是右心房内局限性小折返环房速。

②左心房房扑时的右心房激动次序

与典型大折返房扑所不同，右心房的整个激动时长大大短于整个房扑激动周期，且标测显示右心房内激动呈类局灶性激动特点。右心房间隔部激动相对提前既可提示间隔起源房速，也可以表明房速来源于左心房（图20-16和图20-19）。少数情况下，阻滞的峡部或界嵴会对标测产生干扰，局部的拖带标测可以帮助明确其与折返环的关系。

③冠状窦电极激动次序

冠状窦电极的激动次序经常被用来判断房扑来源腔室。需要注意的是：典型右心房房扑时，冠状窦激动由近端向远端，少数局限于高位右心房的折返环产生的房速会造成冠状窦由远端向近端的激动；少数左心房房速，如逆钟向二尖瓣房扑造成冠状窦由近端向远端的激动图形（图20-16）。

④拖带标测

右心房内多个位点处的PPI-ATCL>40ms提示折返环位于左心房。当拖带标测无法明确折返环在左心房或右心房时，需考虑是否存在局灶性房速或小折返性房速。

（5）识别潜在的传导阻滞线（传导屏障）

对于右心房房扑，三尖瓣环经常是传导屏障之一；其他天然的屏障包括：上、下腔静脉、冠状窦口等。对于左心房房扑，二尖瓣环及肺静脉常是传导屏障。获得性传导屏障包括：外科切口、外科补片及电静默区等。

传导阻滞线常表现为线性分布的双电位区，较大范围的低电压区往往提示电静默区。较小的传导阻滞线或区域常需要多个不同部位起搏下的多次标测来证实。

（6）确定完整折返环

完整的折返环应该是空间上连接跨越整个房扑周期距离最短的两处间的区域，同时该区域内应该表现为单向传导及相连的最早和最晚激动。心电图上，折返环处的激动往往位于房扑波等电位线的中间。整个折返环内均可标测到提前的激动，因此没有绝对的最早激动部位；可以通过选定某个参考部位，来确定不同部位的提前程度，但需明确其相对性。

不能满足以上特点的激动区域为激动折返的旁观者，欠精细的标测常对判断是否为旁观者或关键峡部起到混淆作用。因此高密度的标测和拖带标测的应用可以帮助辨别。

对于左心房房扑，完整识别整个折返环常很困难。首先应确定折返环是否覆盖整个房扑激动周期，应仔细标测二尖瓣环周围，以排除左心房常见的二尖瓣折返。有些情况下，特别是先天性心脏病术后房扑，标测无法明确整个折返环的分布，这时可尝试应用拖带标测确定哪些区域位于折返环内，并通过隐匿性融合来确定关键峡部所在。需要注意的是，因房扑心电图常无法辨别明显的房扑波，心房内多个部位的激动记录是必要的。

（7）确定关键峡部

当明确了心房瘢痕和传导屏障后，它们在房扑折返中发生的作用决定是否应围绕它们进行消融。可通过于稳定房扑下，峡部的激动标测或拖带标测来确定关键峡部。

当心房内存在多个传导屏障时，提示可能存在多个折返关键峡部。不同的房扑可能因不同峡部的出口发生阻滞所致。

（8）房扑表现

不伴激动周期变化的房扑心电图变化往往提示多个关键峡部的存在。这种表现往往因折返环中的旁观者部位发生激动方向改变所致。房扑周期变化可以由激动路径发生变化所致，亦可由传导时间发生变化所致。

（9）电解剖系统标测

电解剖系统可精细显示房扑大折返环激动及心房的激动次序，因此可用于鉴别房扑是否为大折返性或局灶性。同时，电解剖系统可清晰显示折返环与传导屏障或外科瘢痕之间的关系，帮助识别缓慢传导路径，制订消融线，指导导管操作，验证消融是否实现了传导阻滞。

①CARTO系统标测技术

通常选定冠状窦作为参考电极，并通过构建三维模型，标记出具有解剖定位意义的位点，如腔静脉、希氏束、冠状窦、瓣环及肺静脉等。通过激动顺序标测明确心房内激动过程。

在左心房或右心房的不同部位均匀标测一定数量的点来构建三维模型。选定一个固定的腔内电图（通常为冠状窦电图）作为参考电极，在三维模型上以每一点的局部激动时间（LAT）创建激动顺序图；每一个采取的点需满足空间及局部激动稳定的条件，空间稳定取值<2mm，激动时间稳定取值<2ms。双电位线常需特殊标记从而帮助识别可能的传导屏障，同时可以为设计有效的消融径线提供信息。局部电压低于0.05mV的点被标记为心房瘢痕（静默区），如右心房侧壁及间隔部的外科术后瘢痕区，这些区域在三维模型上将以灰色显示（图20-13，图20-14）。激动顺序图提供的信息将简化拖带标测的过程，以简化手术的过程。在出现两个以上电位的区域，需仔细辨别远场电位和近场电位，通常可通过局部的起搏及拖带来精确鉴别。

②激动顺序图

以不同颜色（从红至紫）显示的激动顺序图，可以初步提示最早激动部位及最晚激动部位，借此资料可以帮助判断大折返性房扑来源于哪一侧心房（图20-20）。局灶性房速往往表现为以最早激动部位为中心向四周扩散的图形，同时最早激动所在腔室的激动时程小于房速周长。

③电压图

电压图通常用来显示心房瘢痕区的分布，瘢痕区通常需满足两个条件：局部电压<0.05mV及以20mA能量无法夺获局部心房组织。

④激动扩布图

三维系统可将模拟的激动扩布图显示在构建的三维模型上，借此我们可以直观了解激动扩布顺序，同时依据等时激动图获得不同部位激动速度的信息。激动扩布图上，已激动部位以红色显示，未激动部位以蓝色显示。

⑤三维电解剖标测系统的局限性

当房速本身激动周长发生>10%的变化时，CARTO图往往无法给出正确的激动信息，因此需在手术中仔细观察房速的变化。当房速无法持续时，三维系统无法对其进行评价，这种情况下可应用蓝状电极导管或非接触标测系统来研究房速。部分情况下，可应用氟卡尼或胺碘酮滴注来尝试稳定心动过速，但也存在抑制房速的可能。当房速周期变化过大过频繁时，需考虑房颤的可能。

(10) 非接触标测系统

当房速无法持续或无法反复诱发时，可考虑应用非接触标测系统，它可以同步记录多部位的电活动信息（如EnSite 3000系统），该系统可通过整合多部位同步电激动信息来判断最早激动部位。

EnSite 3000系统应用一个9Fr多电极阵列式球囊导管作为参考和记录电极，以7Fr标测消融导管来构建三维模型及消融。首先将球囊导管用导丝在X线透视下放置于感兴趣部位，通过含造影剂的盐水充盈和显示阵列球囊；球囊不必直接接触标测腔室的内膜壁即

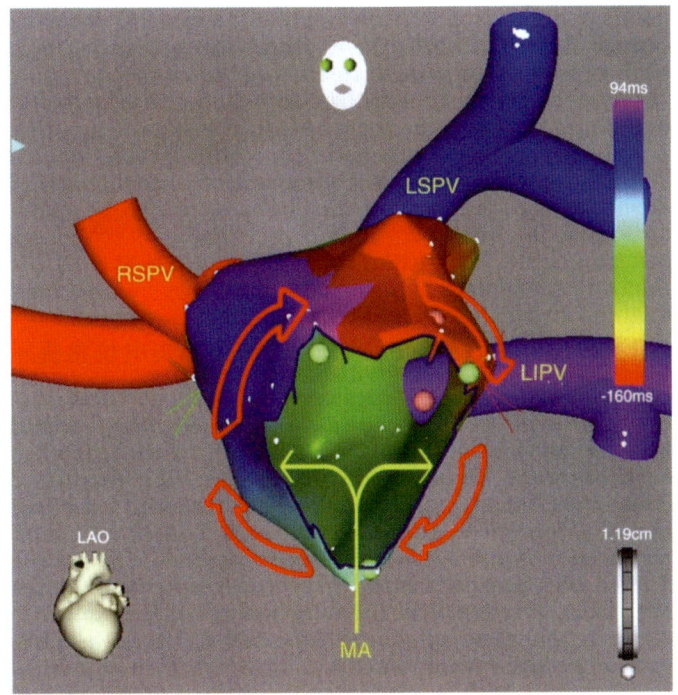

图 20-20　左心房二尖瓣房扑的三维电激动电图（LAO）

围绕二尖瓣环的连续颜色变化（红到紫）提示为顺钟向二尖瓣环折返。LSPV：左上肺静脉；RSPV：右上肺静脉；LIPV：左下肺静脉；MA：二尖瓣环。

可直接记录相对应部位的信息。因球囊导管的特殊构造，术中往往需要监测活化凝血时间（ACT）来保证充分的抗凝，特别是进行左心标测时，ACT 需控制在 300～350s。

当球囊阵列放置到位后，可以应用常规标测消融导管来构建局部三维模型；通过标记心腔内固定的解剖标志（腔静脉、冠状窦、瓣环等），可以建立更为精确的三维模型。在三维模型基础上，球囊导管记录短暂的房速激动活动，系统将自动计算模拟出局部激动顺序。与 CATRO 系统不同，非接触标测系统不需要患者有持续性房速。

在非接触系统标测过程中，球囊阵列导管可同步记录 3000 点的单极电图，并以此为基础创建激动顺序图。术者可于创建的激动顺序图上随意选定房速周期中不同时期的某个位点，系统将给出该部位的虚拟单极电图以帮助判断激动传导的方向。需要注意的是，因系统的非接触标测特性，当所标测部位远离球囊导管时，信息的准确性会下降，因此术中需仔细判断。非接触系对于显示缓慢传导区及激动突破点有较大的帮助。

非接触标测系统的局限性为当局部电压过低时，系统无法记录该部位的电活动信息，特别是当所标测区域距离球囊导管超过 40mm 时。因系统本身的特点，目前的非接触系统所创建的三维模型常存在不同程度的"变形"，这与导管操作、环境电干扰等原因相关，进一步的系统升级可能是必要的。因该系统需另一根导管进行三维模型构建，所以在部分狭小的心腔结构内标测有一定的难度。

七、消融技术

1. 消融靶点

完成房速标测及激动分析后，通常选定折返传导环的可能关键区域进行消融。需要注意的是，非典型大折返性房扑折返环常涉及部分解剖屏障，所以在这些解剖屏障周围进行消融时，要最大程度地减少对正常组织的损伤（如膈神经、窦房结及房室结等部位）。

消融应以较明确的关键传导峡部为目标，选择距离最短的关键峡部部位进行消融，同时应考虑局部导管接触度等因素。设计的消融线需横跨整个关键传导峡部，连接解剖传导屏障或电静默区域（如腔静脉、瓣环及肺静脉等）。如果标测的激动图不完整，起搏及拖带标测的结果对指导消融路径有重要作用。例如消融右心房外科切口性房扑时，常选择将瘢痕区延伸至最近的解剖传导屏障的消融策略。

在靠近双电位阻滞线的部位，精细标测发现的连续碎裂电位常提示阻滞线的结束部位，折返激动可能由此穿越形成折返。缓慢的连续碎裂电位往往提示局部存在封闭的慢传导通道，单个高电压的激动图提示局部消融可能需扩大范围。当起搏及拖带标测确定的关键区域较三维系统指示的关键区域小时，前者的准确性更高，因标测和消融所应用的导管为同一大小的导管。在电压图提示的低电压内消融，获得完全透壁的消融效果较容易实现。

2. 右心房房扑消融

非典型右心房房扑折返环多位于右心房游离壁，这与外科术后瘢痕及自发性传导阻滞区相关。对于这一类房扑，应采取以下消融策略：①消融三尖瓣峡部，它在大部分患者的右心房房扑中起重要作用；②消融缓慢传导区；③延长外科瘢痕区至下腔静脉；④延长外科切口区域至上腔静脉，因上腔静脉附近有窦房结组织，故首选下腔静脉。

极少数情况下，先天性心脏病外科 Mustard 或 Senning 修补术后常导致围绕间隔切口或补片的复杂折返环；对于这一类房扑，消融策略依然是连接缓慢传导区至解剖屏障。

3. 左心房房扑消融

（1）外科术后及自发性瘢痕相关性房扑

首先应准确定位瘢痕区及传导阻滞线的范围，同样选取连接这些部位至解剖屏障的消融策略。尽管多数情况下，消融径线可以完成，但应尽量避免连接左心房低位间隔及二尖瓣环的消融策略，因为此部位的心肌组织往往较厚，透壁性损伤很难完整，如必须进行这一区域的消融时，建议选用灌注消融导管提高消融效果。

（2）房颤消融术后非典型房扑

这一类型的房扑经常因恢复传导功能的肺静脉肌袖组织所导致；同时，围绕二尖瓣环的房扑也可能是原因之一；少见的情况下，因房颤环肺静脉消融线存在传导缝隙，可出现环绕单个或多个肺静脉的复杂折返。所以，针对这一类房扑患者，首先应验证肺静脉阻滞线是否完整，是否存在恢复的肺静脉电位，然后排除环二尖瓣房扑及环肺静脉房扑。

（3）单纯性左心房房扑

这一类型的房扑常因心房内有自发性缓慢传导区所致，但不能忽略环二尖瓣房扑的可能；同时，近期有研究报道少见的左心房环卵圆窝房扑。

（4）环二尖瓣房扑

可通过在二尖瓣环及左肺静脉等解剖屏障间建立消融阻滞线进行治疗（图 20-21），部分情况下，也可选择连接二尖瓣环前壁及右肺静脉的策略，但消融难度较大。

(5) 环右肺静脉房扑

这一类型的房扑会产生与二尖瓣环相碰撞融合的激动波阵,二尖瓣环处的拖带标测 PPI 较左心房房顶明显延长。随着目前房颤消融的增加,这种类型的房扑也越来越多见。目前的消融策略常包括连接两侧肺静脉的消融线,这条消融线上的残留传导缝隙可导致环右肺静脉房扑。再次连接两侧肺静脉消融线,并明确消融线两侧的传导阻滞是最佳选择。选择房顶消融线较左心房后壁线产生心房食管瘘的可能性更小。

(6) 环左肺静脉房扑

这一类型的房扑相对少见,可采取连接左下肺静脉至二尖瓣环或连接两侧上肺静脉的消融策略。

(7) 左心房间隔房扑

可选择连接右肺静脉至卵圆孔或至二尖瓣环的径线进行消融。

(8) 无法标测的左心房房扑

这一类型的房扑少见,多表现为多变的形态及激动周长。当常规标测及三维标测无法提供有效的信息时,可选择房顶消融线及二尖瓣峡部消融线相结合的消融策略,绝大多数房扑在消融实现完全阻滞后会终止。

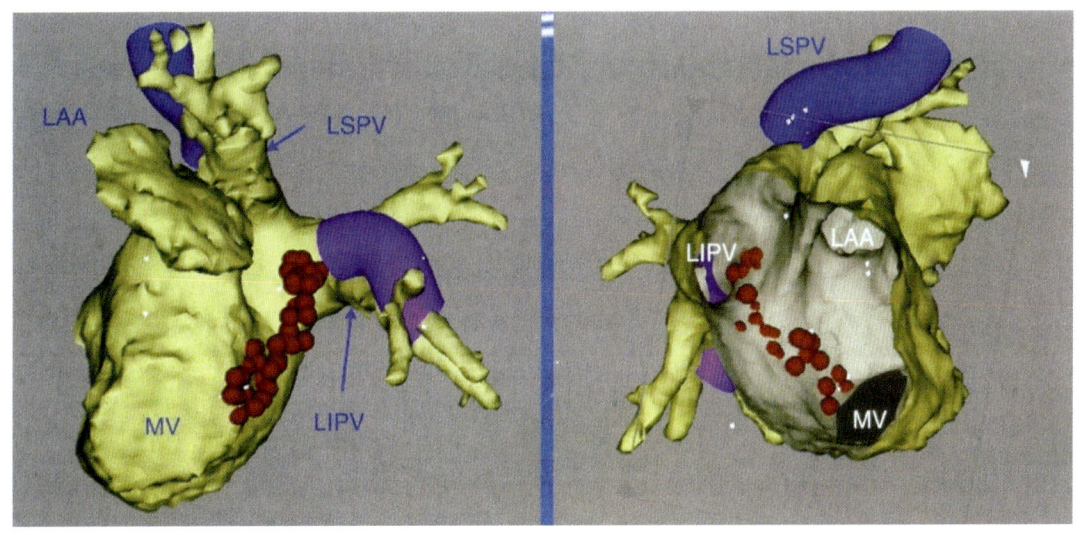

图 20-21　左心房房扑峡部消融的三维电激动电图及左心房 CT 重建图的整合图形

红色点为消融部位。LAA:左心耳;LSPV:左上腔静脉;LIPV:左心腔静脉;MV:二尖瓣。

4. 消融技术

一旦确定了合适的消融靶点后,应仔细完成设定的消融径线。可采取点到点的消融策略或连续消融策略,每一点的消融时间应持续 60～120s 直至局部电压幅度出现＞80％的降低,或局部出现双电位。明确的消融效果需达到消融部位的完整透壁损伤,通常当局部电位变为双电位后最好坚持消融 30～40s 以达到稳定的结果。消融过程中,房扑的激动周期发生变化或房扑终止均提示消融可能有效,应继续消融直至完成预先设定的消融径线。应用三维系统指导的消融对实现连续的线性消融有较大的辅助作用,同时可以清楚看到瘢痕或解剖屏障的位置。

二尖瓣峡部消融

二尖瓣峡部通常较短（2～4cm），由二尖瓣环、左下肺静脉及左心耳围绕形成（图20-21），通常选择连接二尖瓣环侧壁至左下肺静脉的消融径线。

将冠状窦（CS）导管尽量深入放置，使二尖瓣峡部消融线位于 CS 导管的远端电极和近端电极之间；将消融导管通过穿间隔置入左心房后，可采取从心房向心室或相反的方向进行消融。从心室向心房消融时心室侧一般从 AV 电图比例为 1：1 至 2：1 开始，心房侧消融至左下肺静脉口前缘结束（图20-22），反之亦然。从 X 线透视 LAO 面观，消融线一般从 3～4 点处开始向上延伸至 2～3 点部位，少数情况下需要连接左心耳至左心房后壁的消融线辅助实现阻滞。

消融能量设定为 40W、50℃，每一点一般消融 90～120s。消融过程中，通过透视及腔内电图变化来监测导管的稳定，以避免误消融左下肺静脉及左心耳。

窦性心律下消融时，通常通过同步起搏 CS 导管的近端来监测二尖瓣峡部的阻滞情况，将 CS 近端电极置于消融线的间隔侧，消融终点为远端电极激动时间的最大化延长。局部电图碎裂化及双电位化都提示消融有效，实时测量起搏信号至 CS 远端电极的激动时间决定消融是否完成。完成消融后，沿整个消融线的两侧通过标测及起搏来验证消融阻滞线的完整，局部电图出现间隔窄的双电位及碎裂电位均提示消融效果不满意。

少数情况下，因过厚的二尖瓣峡部心肌组织，明显的传导延迟仅显示在心内膜的消融导管上，心外膜 CS 导管依然提示传导功能残留，此时可能需从冠状窦心外膜途径进行消融去除二尖瓣峡部传导缝隙。在冠状窦内进行消融一般选用较低的能量设置 20～30W（图20-22），避免冠状窦血管的损伤及血栓形成。

5. 消融终点

（1）射频消融中，房速终止

不休止性房速在消融中的突然终止提示消融部位可能为折返环关键部位，应于局部继续消融。需要注意的是，部分房速本身具有自我发作终止的阵发性特点，房速终止可能给出错误信号造成不必要的多余消融，同时消融过程中产生的房早也可在特定情况下终止房速。房速的突然终止有时还会导致导管的移位，致使消融能量误释放或关键峡部一过性阻滞，而导致复发。

（2）房速再次诱发困难

术前固定条件下可反复成功诱发同一房速时，可以考虑将房速能否再次诱发作为消融终点指标之一。当消融前房速本身就存在诱发困难时，能否再次诱发就不能作为判断消融是否成功的指标。机械损伤及一过性阻滞均可导致心动过速短暂无法诱发，但远期复发率较高。

（3）明确消融线完全阻滞

消融线两侧持久稳定的传导阻滞是消融成功最客观及有效的判断指标。但同典型房扑消融相比，非典型房扑的消融阻滞难度较大。通常通过消融导管于消融线两侧精细标测及起搏来验证双向阻滞是否完整；不同部位的消融线需要不同的验证方法，如右心房切口性房速，往往借助 Halo 导管观察整个右心房游离壁消融后激动顺序从而帮助判断，跨右心房侧壁瘢痕传导的消失往往可以用来判定传导的阻滞。

（4）二尖瓣峡部阻滞的验证

对于环二尖瓣房扑来说，二尖瓣峡部是有效的消融靶点。因二尖瓣峡部靠近冠状窦导

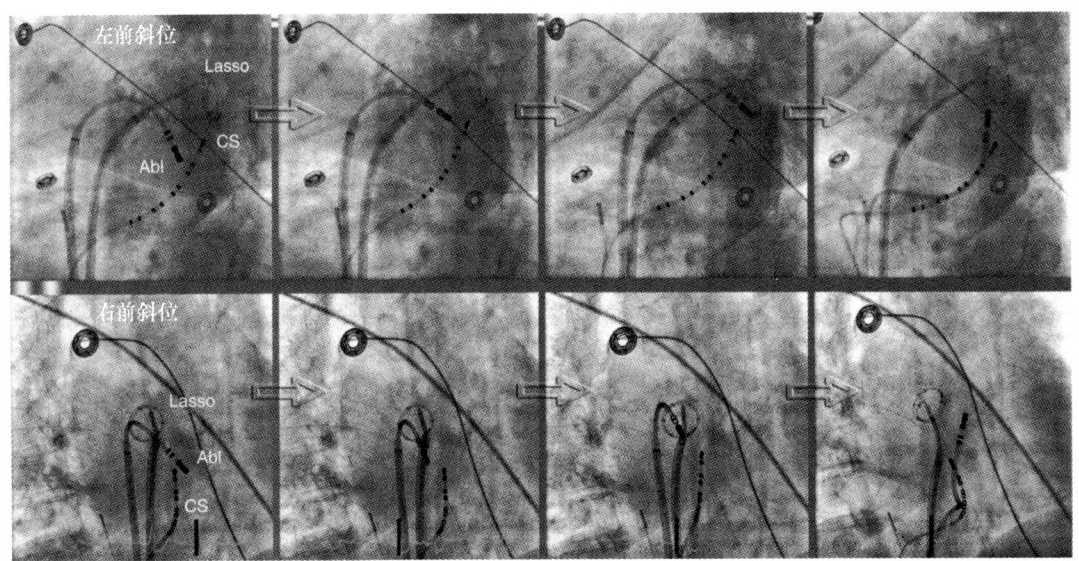

图 20-22 二尖瓣峡部双向阻滞的验证

上组图：消融导管于消融线的侧壁部起搏，Lasso 导管位于左下肺静脉口部，二尖瓣峡部未阻断前激动呈顺钟向进行（CS 远端向 CS 近端）；二尖瓣峡部传导阻滞时，CS 激动次序发生反转。下组图：鉴别起搏，CS 近端及远端均位于峡部消融线的近间隔一侧，CS 近端起搏较远端起搏时 Lasso 记录的左下静脉口处激动时间更短，提示峡部阻滞，激动沿左房前壁进行，无法沿二尖瓣直接逆钟向激动左下肺静脉口。

管的走行部位，所以同三尖瓣峡部一样，可以简单通过消融线两侧的鉴别起搏来判定双向阻滞是否存在，同时可以帮助排除缓慢传导的可能缝隙。

以下标准可用于证实二尖瓣峡部的双向阻滞：

①CS 近端起搏下，整个消融线附近标测到宽等电位间隔的局部双电位（150～300ms）。

②于 CS 近端起搏时，激动沿二尖瓣环间隔及侧壁两侧向消融线靠近；消融导管于心内膜 CS 远端起搏时，可观察到 CS 导管由近至远的激动过程。三维系统可帮助判断。

③鉴别起搏排除缓慢传导缝隙的存在。将 CS 导管放置于远端电极位于消融线间隔侧的位置，标测导管在消融线的侧壁部进行测量。当起搏部位由 CS 远端移至 CS 近端时，起搏信号至标测导管间隔出现缩短证实完全双向阻滞。

6. 射频消融失败

严重扩张的心房常影响射频能量的释放、导管的稳定接触及能量的丢失；消融局部因存在较低的血流速度，常导致局部组织消融能量过低；外科术后部分心房组织存在纤维化、增生等情况，射频消融在这些部位达到透壁损伤难度较大。

八、结语

1. 成功率

房扑的近期手术成功率是较高的，大约 90%；但复发率较高，54% 的患者需要接受第二次消融。长期成功率约为 72%，单一心脏结构缺损（如房间隔缺损）的房扑消融成功率较高，可达76%。对于二尖瓣峡部消融，76%～92%的患者可获得房扑的缓解，但其中68%的患者需要术中于冠状窦内进行消融。

尽管这类患者大多存在心脏结构异常，合并房颤的患者比例并不高，大约9%～21%。可能与这类患者心房大多存在较大电静默区及消融产生的阻滞线，在不同程度上减少了同步心房激动的区域，致使房颤基质相对减少所致。在验证了存在双向完全阻滞的患者中，长期随访中房颤发生率同样较低。

2. 左心房房扑消融的安全性

左心房消融时，可通过以下措施减少血栓栓塞事件的风险：①术前至少4周的抗凝；②术前行经食管超声心动图检查排除心房内血栓；③术中保持左心房长鞘持续盐水灌注（2～4ml/min）；④术中（可选择穿间隔后）持续给予静脉肝素，维持ACT于250～350s；⑤应用灌注消融导管。

消融术中穿间隔及导管操作均可能导致左心房穿孔，特别是组织较薄的左心耳部位。术中需严格控制消融能量，监测导管位置，特别是于左心房后侧、肺静脉周围消融时注意避免过热产生爆裂。

肺静脉狭窄也是潜在的风险之一，选用灌注导管以合适的能量进行消融可以减少其发生。左侧膈神经损伤并不常见，多于左心房前壁近心耳基底部消融时出现。右侧膈神经损伤主要见于右上肺静脉前缘消融时。

3. 右心房房扑消融的安全性

右心房侧壁及上腔静脉前缘消融时，存在发生右侧膈神经损伤的风险。膈神经损伤的即刻症状包括咳嗽、呃逆或膈肌呼吸运动的降低，早期识别这些症状终止射频消融对预防永久性膈神经损伤发挥重要作用。消融前通过标测导管局部起搏排除膈神经夺获对预防膈神经损伤也有作用，较低的能量（20～25W）及经常性地观察膈肌运动能最大程度地减少膈神经损伤的出现。

（张　凝）

参考文献

[1] Waldo AL. Atrial flutter：Mechanism, clinical features and management//Zipes DP. Cardiac Electrophysiology：From Cell to Bedside. 4th ed. Philadelphia：WB Saunders，2004：490-499.

[2] Waldo AL. Atrial flutter：From mechanism to treatment//Camm AJ（ed）. Clinical Approaches to Tachyarrhythmias. Armonk，NY：Futura，2001：1-56.

[3] Feld G，Srivatsa U，Hoppe B. Ablation of isthmus-dependent atrial flutter//Huang SKS，Wood M（eds）. Catheter Ablation of Cardiac Arrhythmias. Philadelphia：WB Saunders，2006：195-218.

[4] Yang Y，Managat I，Glatter KA，et al. Mechanism of conversion of atypical right atrial flutter to atrial fibrillation. Am J Cardiol，2003，91：46.

[5] Waki K，Saito T，Becker AE. Right atrial fluter isthmus revisited. Normal anatomy favors nouniform anisotropic conduction. J Cardiovasc Electrophysiol，200，11：90.

[6] Yang Y，Cheng I，Bochoeyer A，et al. Atypical right atrial flutter patterns. Circulation，2001，103：3092.

[7] Zhang S，Younis G，Hariharan R，et al. Lower loop reentry as a mechanism of clockwise right atrial

flutter. Circulation, 2003, 108: 60.

[8] Bochoeyer A yang Y, Cheng J, et al. Surface electrocardiograph characteristics of right and left atrial flutter. Circulation, 2004, 108: 60.

[9] Yang Y, Varma N, Keung EC. Scheinman MM. Reentry within the cavotricuspid isthmus: An isthmus dependent circuit. Pacing Clin Electrophsiol, 2005, 28 (8): 808.

[10] Yang Y, Varma N, Keung EC. Surface ECG characteristics of intraisthmus reentry. Pacing Clin Electrophysiol, 2003, 26: 1032.

[11] Blomstrom-Lundqvist C, Scheinman MM, Aliot EM, et al. American College of Cardiology; American Heart Association Task Force of Practice Guidelines; European Society of Cardiology Committee For Practice Guidelines. Writing Committee to Develop Guidelines for the Management of Patients With Supraventricular Arrhythmias: ACC/AHA/ESC guidelines for the management of patients with supraventricular arrhythmias: executive summary: A report of the ACC/AHA Task Force on Practice Guidelines and the ESC Committee for Practice Guidelines. Circulation, 2003, 108: 1871.

[12] Duytschaever M, Diericks C, Tavernier R. Variable atrioventricular block during atrial flutter: What is the mechanism? J Cardiovasc Electrophysiol, 2002, 13: 950.

[13] Josephson ME. Atrial flutter and fibrillation//Josephson ME. Clinical Cardiac Electrophysiology. Philadelphia: Lippincott, Williams & Wikins, 2002: 272-321.

[14] Kottkamp H, Hugl B, Krauss B, et al. Electromagnetic versus fluoroscopic mapping of the inferior isthmus for ablation of typical atrial flutter: A prospective randomized study. Circulation, 2000, 102: 2082.

[15] Friedman PA. Novel mapping techniques for cardiac electrophysiology. Heart, 2002, 87: 575.

[16] Schneider MA, Ndrepepa G, Zrenner B, et al. Noncontact mapping-guided ablation of atrial flutter and enhanced-density mapping of the inferior vena caval-tricuspid annulus isthmus. Pacing Clin Electrophysiol, 2001, 24: 1755.

[17] Betts TR, Roberts PR, Allen SA, et al. Electrophysiological mapping and ablation of intra-atrial reentry tachycardia after Fontan surgery tithe the use of a noncontact mapping system. Circulation, 2000, 102: 419.

[18] Cosio FG, Pastor A, Nunez A, et al. Catheter ablation of typical atrial flutter//Zieps DP, Haissaguerre M. Catheter ablation of arrhythmias. Armonk: Futura, 2002: 131-152.

[19] Nakao M, Saoudi N. More on isthmus anatomy for safety and efficacy. J Cardiovasc Electrophysiol, 2005, 16: 409.

[20] Kaiai A, Anselms F, Teo WS, et al. Comparison of effectiveness of an 8-mm versus a 4-mm tip electrode catheter for radiofrequency ablation of typical atrial flutter. Am J Cardiol, 2000, 86: 1029.

[21] Rodriguez LM, Nabar A, Timmermans C, et al. Comparison of results of an 8-mm split-tip versus a 4-mm tip abltaion of type 1 atrial flutter. Am J Cardiol, 2000, 85: 109.

[22] Marrouche NF, Schweikert R, Saliba W, et al. Use of different catheter ablation technologies for treatment of typical atrial flutter: Acute results and long-term follow-up. Pacing Clin Electrophysiol, 2003, 26: 743.

[23] Elleubogen KA, Wood MA. Atrial tachycardia. //Zipes DP. Jalife J (eds). Cardiac Electrophysiology: From Cell to Bedside, 4th ed. philadelphia: WB saunders, 2004: 500-511.

[24] Jais P, Shah DC, Haissaguerre M, et al. Prospective randomized comparison of irrigated-tip ver-

sus conventional-tip catheters for ablation of common flutter. Circulation, 2000, 22 (101): 772.

[25] Jais P, Hocini M, Gillet T, et al. Effectiveness of irrigated tip catheter ablation of common atrial flutter. Am J Cardiol, 2001, 88: 433.

[26] Atiga WL, Worley SJ, Hummel J, et al. Prospective randomized comparison of cooled radiofrequency versus standard radiofrequency energy for ablation of typical atrial flutter. Pacing Clin Electrophysiol, 2002, 25: 1172.

[27] Schreieck J, Zrenner B, Kumpmann J, et al. Prospective randomized comparison of closed cooled-tip versus 8-mm tip catheters for radiofrequency ablation of typical atrial flutter. J Cardiovasc Electrophysiol, 2002, 13: 980.

[28] Ozaydin M, Tada H, Chugh A, et al. Atrial electrogram amplitude and efficacy of cavotricuspid isthmus ablation for atrial flutter. Pacing Clin Electrophysiol, 2003, 26: 1859.

[29] Redfearn DP, Skanes AC, Gula LJ, et al. Cavotricuspid isthmus conduction is dependent on underlying anatomical bundle architecture: Observations using a maximum voltage-guided ablation technique. J Cardiovasc Electrophysiol, 2006, 14: 832.

[30] Subbiah RN, Gula LJ, Krahn AD, et al. Rapid ablation for atrial flutter by targeting maximum voltage-factors associated with short ablation times. J Cardiovasc Electrophysiol, 2007, 18: 612.

[31] Timmermans C, Ayers GM, Crijns HJ, et al. Randomized study comparing radiofrequency ablation with cryoablation for the treatment of atrial flutter with emphasis on pain perception. Circulation, 2003, 107: 1250.

[32] Collins NJ, Barlow M, Varghess P, et al. Cryoablation versus radiofrequency ablation in the treatment of atrial flutter trial (CRAAFT). J Interv Card Electrophysiol, 2006, 16: 1.

[33] Ventura R, Rostock T, Klemm HU, et al. Catheter ablation of common-type atrial flutter guided by three-dimensional right atrial geometry reconstruction and catheter tracking using cutaneous patches: A randomized prospective study. J Cardiovasc Electrophysiol, 2004, 15: 1157.

[34] Tada H, Oral H, Ozaydin M, et al. Randomized comparison of anatomical and electrophysiol, 2002, 13: 662.

[35] Shah DC, Takahashi A, Jais P, et al. Tracking dynamic conduction recovery across the Cavotricuspid isthmus. J Am Coll Cardiol, 2000, 35: 1478.

[36] Oral H, Sticherling C, Tada H, et al. Role of transisthmus conduction intervals in predicting bidirectional block after ablation of typical atrial flutter. J Cardiovasc Electrophysiol, 2001, 12: 169.

[37] Anselme F, Savoure A, Cribier A, et al. Catheter ablation of typical atrial flutter: A randomized comparison of two methods for determining complete bidirectional isthmus block. Circulation, 2001, 103: 1434.

[38] Villacastin J, Almendral J, Arenal A, et al. Usefulness of unipolar electrograms to detect isthmus block after radiofrequency ablation of typical atrial flutter. Circulation, 2000, 102: 3080.

[39] Tada H, Oral H, Sticherling C, et al. Electrogram polarity and cavotricuspid isthmus block during ablation of typical atrial flutter. J Cardiovasc Electrophysiol, 2001, 12: 393.

[40] Andronache M, de CC, Mijoen H, et al. Correlation between electrogram morphology and standard criteria to validate bidirectional cavotricuspid block in common atrial flutter ablation. Europace, 2003, 5: 335.

[41] Haissaguerre M, Jais P, Shah DC, et al. Electrophysiological end point for catheter ablation of atrial fibrillation initiated from multiple pulmonary venous foci. Circulation, 2000, 101: 1409.

[42] Morady F. Catheter ablation of supraventricular arrhythmias: state of the art. J Cardiovasc Electro-

physiol, 2004, 15: 124.

[43] Ellis K, Wazni O, Marrouche N, et al. Incidence of atrial fibrillation post-cavotricuspid isthmus ablation in patients with typical atrial flutter: Left-atrial size as an independent predictor of atrial fibrillation recurrence. J Cardiovasc Electrophysiol, 2007, 18: 799.

[44] Ouali S, Anselme F, Savoure A, et al. Acute coronary occlusion during radiofrequency catheter ablation of typical atrial flutter. J Cardiovasc Electrophysiol, 2002, 13: 1047.

[45] Ramanna H, Derksen R, Elvan A, et al. Ventricular tachycardia as a complication of atrial flutter ablation. J Cardiovasc Electrophysiol, 2000, 11: 472.

[46] Yang Y, Cheng J, Bochoeyer A, et al. Atypical right atrial flutter patterns. Circulation, 2001, 103: 3092.

[47] Iesaka Y, Takahashi A, Goya M, et al. Nonlinear ablation targeting an isthmus of critically slow conduction detected by high-density electroanatomical mapping for atypical atrial flutter. Pacing Clin Electrophysiol, 2000, 23 (11 Pt 2): 1911.

[48] Kall JG, Rubenstein DS, Kopp DE, et al. Atypical atrial flutter originating in the right atrial free wall. Circulation, 2000, 101 (3): 270.

[49] Cosío FG, Martín-Peñato A, Pastor A, et al. Atypical flutter: a review. Pacing Clin Electrophysiol, 2003, 26 (11): 2157.

[50] Nakagawa H, Shah N, Matsudaira K, et al. Characterization of reentrant circuit in macroreentrant right atrial tachycardia after surgical repair of congenital heart disease: isolated channels between scars allow "focal" ablation. Circulation, 2001, 103 (5): 699.

[51] Markowitz SM, Brodman RF, Stein KM, et al. Lesional tachycardias related to mitral valve surgery. J Am Coll Cardiol, 2002, 39 (12): 1973.

[52] Tomita Y, Matsuo K, Sahadevan J, et al. Role of functional block extension in lesion-related atrial flutter. Circulation, 2001, 103 (7): 1025.

[53] Triedman JK, Alexander ME, Love BA, et al. Influence of patient factors and ablative technologies on outcomes of radiofrequency ablation of intra-atrial re-entrant tachycardia in patients with congenital heart disease. J Am Coll Cardiol, 2002, 39 (11): 1827.

[54] Magnin-Poull I, De Chillou C, Miljoen H, et al. Mechanisms of right atrial tachycardia occurring late after surgical closure of atrial septal defects. J Cardiovasc Electrophysiol, 2005, 16 (7): 681.

[55] Jais P, Shah DC, Macle L, et al. catheter ablation of atypical left atrial flutter//Zipes DP, Haissaguerre M (eds). Catheter ablation of arrhythmias. Armonk, NY: Futura, 2002: 169-184.

[56] Delacretaz E, Ganz LI, Soejima K, et al. Multi atrial maco-re-entry circuits in adults with repaired congenital heart disease: entrainment mapping combined with three-dimensional electroanatomic mapping. J Am Coll Cardiol, 2001, 37 (6): 1665.

[57] Shah D, Jais P, Takahashi A, et al. Dual-loop intra-atrial reentry in humans. Circulation, 2000, 101 (6): 631.

[58] Chan DP, Van Hare GF, Mackall JA, et al. Importance of atrial flutter isthmus in postoperative intra-atrial reentrant tachycardia. Circulation, 2000, 102 (11): 1283.

[59] Tai CT, Huang JL, Lin YK, et al. Noncontact three-dimensional mapping and ablation of upper loop re-entry originating in the right atrium. J Am Coll Cardiol, 2002, 40 (4): 746.

[60] Jaïs P, Shah DC, Haissaguerre M, et al. Mapping and ablation of left atrial flutters. Circulation, 2000, 101 (25): 2928.

[61] Bochoeyer A, Yang Y, Cheng J, et al. Surface electrocardiographic characteristics of right and left

atrial flutter. Circulation, 2003, 108 (1): 60.

[62] Gerstenfeld EP, Marchlinski FE. Mapping and ablation of left atrial tachycardias occurring after atrial fibrillation ablation. Heart Rhythm, 2007, 4 (3 Suppl): S65.

[63] Ouyang F, Ernst S, Vogtmann T, et al. Characterization of reentrant circuits in left atrial macroreentrant tachycardia: critical isthmus block can prevent atrial tachycardia recurrence. Circulation, 2002, 105: 1934.

[64] Marrouche NF, Natale A, Wazni OM, et al. Left septal atrial flutter: electrophysiology, anatomy, and results of ablation. Circulation, 2004, 109 (20): 2440.

[65] Walsh EP, Cecchin F. Arrhythmias in adult patients with congenital heart disease. Circulation, 2007, 115 (4): 534.

[66] Shah DC, Jais P, Hocini M, et al. Catheter ablation of atypical right atrial flutter//Zipes DP, Haissaguerre M (eds): catheter ablation of arrhythmias. Armonk, NY, Futura, 2002: 153-168.

[67] Rodriguez LM, Timmermans C, Nabar A, et al. Biatrial activation in isthmus-dependent atrial flutter. Circulation, 2001, 104 (21): 2545.

[68] Hameed A, Karaalp IS, Tummala PP, et al. The effect of valvular heart disease on maternal and fetal outcome of pregnancy. J Am Coll Cardiol, 2001, 37 (3): 893.

[69] Ellenbogen KA, Wood MA. Atrial tachycardia//Zipes DP, Jalife J (eds). Cardiac Electrophysiology: From cell to Bedside. 4th ed. Philadelphia, PA: Saunders, 2004: 683-688.

[70] Kall JG, Wilber DJ. Ablation of Atypical atrial flutter//Huang SK, Wilber DJ (eds). Radiofrequency catheter ablation of cardiac arrhythmias: Basic Concepts and Clinical Applications. Armonk NY: Futura, 2000: 233-256.

[71] Sehra R, Coppess MA, Altemose GT, et al. Atrial tachycardia masquerading as atrial flutter following ablation of the subeustachian isthmus. J Cardiovasc Electrophysiol, 2000, 11 (5): 582.

[72] Ricard P, Imianitoff M, Yaici K, et al. Atypical atrial flutters. Europace, 2002, 4 (3): 229.

[73] Gerstenfeld EP, Dixit S, Bala R, et al. Surface electrocardiogram characteristics of atrial tachycardias occurring after pulmonary vein isolation. Heart Rhythm, 2007, 4 (9): 1136.

[74] Morton JB, Sanders P, Deen V, et al. Sensitivity and specificity of concealed entrainment for the identification of a critical isthmus in the atrium: relationship to rate, anatomic location and antidromic penetration. J Am Coll Cardiol, 2002, 39 (5): 896.

[75] Cantale CP, García-Cosío F, Montero MA, et al. Electrophysiological and clinical characterization of left atrial macroreentrant tachycardia. Rev Esp Cardiol, 2002, 55 (1): 45.

[76] Hammer PE, Brooks DH, Triedman JK. Estimation of entrainment response using electrograms from remote sites: validation in animal and computer models of reentrant tachycardia. J Cardiovasc Electrophysiol, 2003, 14 (1): 52.

[77] Della BP, Fraticelli A, Tondo C, et al. Atypical atrial flutter: clinical features, electrophysiological characteristics and response to radiofrequency catheter ablation. Europace, 2002, 4 (3): 241.

[78] Hare GV. Ablation of reentrant atrial tachycardia associated with structural heart disease. In Huang SK, Wilber DJ (eds): Radiofrequency catheter ablation of cardiac arrhythmias: Basic Concepts and Clinical Applications. Armonk, NY: Futura, 2000: 185-208.

[79] Perry JC, Boramanand NK, Ing FF. "Transseptal" technique through atrial baffles for 3-dimensional mapping and ablation of atrial tachycardia in patients with d-transposition of the great arteries. J Interv Card Electrophysiol, 2003, 9 (3): 365.

[80] Cosío FG, Pastor A, Núñez A. How to map and ablate atrial scar macroreentrant tachycardia of the

right atrium. Europace, 2000, 2 (3): 193.

[81] Zrenner B, Ndrepepa G, Karch M, et al. Block of the lower interatrial connections: insight into the sources of electrocardiographic diversities in common type atrial flutter. Pacing Clin Electrophysiol, 2000, 23 (5): 917.

[82] Betts TR, Roberts PR, Allen SA, et al. Electrophysiological mapping and ablation of intra-atrial reentry tachycardia after Fontan surgery with the use of a noncontact mapping system. Circulation, 2000, 102 (4): 419.

[83] Reithmann C, Hoffmann E, Dorwarth U, et al. Electroanatomical mapping for visualization of atrial activation in patients with incisional atrial tachycardias. Eur Heart J, 2001, 22 (3): 237.

[84] Paul T, Windhagen-Mahnert B, Kriebel T, et al. Atrial reentrant tachycardia after surgery for congenital heart disease: endocardial mapping and radiofrequency catheter ablation using a novel, noncontact mapping system. Circulation, 2001, 103 (18): 2266.

[85] Mandapati R, Walsh EP, Triedman JK. Pericaval and periannular intra-atrial reentrant tachycardias in patients with congenital heart disease. J Cardiovasc Electrophysiol, 2003, 14 (2): 119.

[86] Kannankeril PJ, Fish FA. Management of intra-atrial reentrant tachycardia. Curr Opin Cardiol, 2005, 20 (2): 89.

[87] Morady F. Catheter ablation of supraventricular arrhythmias: state of the art. J Cardiovasc Electrophysiol, 2004, 15 (1): 124.

[88] Jais P, Hocini M, Hsu LF, et al. Technique and results of linear ablation at the mitral isthmus. Circulation, 2004, 110 (19): 2996.

[89] Fassini G, Riva S, Chiodelli R, et al. Left mitral isthmus ablation associated with PV Isolation: long-term results of a prospective randomized study. J Cardiovasc Electrophysiol, 2005, 16 (11): 1150.

第二十一章 局灶性房性心动过速的消融治疗

局灶性房性心动过速(房速)指激动起源于心房内小面积的异位灶,向整个心房呈离心性扩展。局灶性房速与器质性心脏病无关,其发作往往呈反复性或持续性,可于左右心房的不同部位起源,其发病机制包括自律性增高、触发活动和微折返。之前有较多文献描述了各种特殊解剖结构起源的房速的电生理特征及射频消融结果,但是关于局灶性房速总体的分布特点的数据较少,有研究表明右房起源的房速明显多于左房,前者约占63%,而后者约占37%。右心房以界嵴、三尖瓣环以及冠状窦口部位起源的情况多见,而左心房以肺静脉、二尖瓣环部位起源的情况多见。

一、局灶性房速的特点及机制

局灶性房速通常起源于心脏的局部,其特点有:①激动标测显示心内膜激动顺序由最早激动点向四周传播;②局灶性房速的频率由局部兴奋灶的频率或微折返的周长(cycle length,CL)决定,与心房肌的传导速度无关;③运用三维标测系统于心腔内标测总的局部激动时间(LAT)常小于房速CL,这点是与大折返性房速有本质的区别,因为局灶性房速的LAT总时程由心房肌的传导速度决定,CL由局部病灶的自律性或微折返的周期决定,而折返性房速的LAT就是由主导折返环的传导周期(CL)决定的;④局部微折返性房速,心内膜靶点附近局部电位明显碎裂,持续时间可能接近整个心动过速周长。

局灶性房速的发病机制包括自律性增高、触发活动和微折返。自律性机制的特点为异丙肾上腺素能够诱发,程序刺激不能诱发和终止房速,超速起搏能够短暂超速抑制,普萘洛尔能够终止所有房速,而腺苷三磷酸、维拉帕米(异搏定)不能够终止。触发机制的特点是心房起搏能够诱发房速,其起搏周长有一定的窗口,能够观察到延迟后除极,程序刺激能够终止房速,腺苷三磷酸、异搏定能够终止所有房速。微折返机制特点有程序刺激能够诱发和终止房速,可以显性或隐匿性拖带,早搏的联律间期和房速发作的第一跳间期呈反相关,腺苷三磷酸、异搏定能够终止部分房速,但亦有不敏感者。

二、局灶性房速的常见起源部位

局灶性房速趋向产生于与解剖结构相关的特征性部位。常见的右房起源部位是界嵴,房间隔右侧,包括房室结附近、三尖瓣环、冠状窦口、右心耳和上腔静脉。在左心房,大多局灶起源点在肺静脉口、左心耳、房间隔左侧和二尖瓣环(图21-1)。其他少见的起源部位有主动脉窦、Marshall韧带或左上腔静脉等。

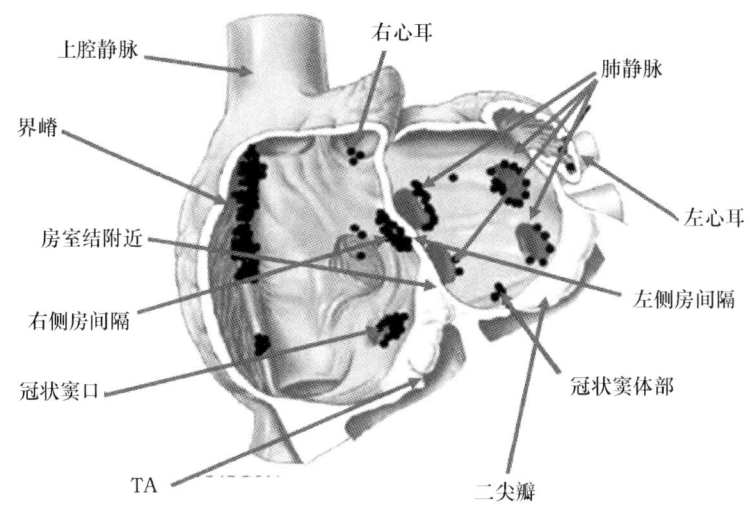

图 21-1　常见局灶性房速的起源部位

三、体表心电图的指导意义

在标测前分析窦性心律和房速时体表心电图 P 波的形态对局灶性房速有指导定位的意义（图 21-2，图 21-3），对体表 12 导联心电图 P 波形态或向量进行分析，可大致判定局灶性房速的起源部位，对术前准备和指导消融靶点的标测具有帮助。aVL 和 V_1 导联的 P 波形态对鉴别右心房和左心房房速的价值最大，V_1 导联的正向 P 波对判定左心房房速的敏感性和特异性分别为 92.9% 和 88.2%。Ⅰ 导联正向 P 波对诊断左心房房速特异性高，敏感性差，aVL 导联的双向或正向 P 波判断右心房房速的特异性和敏感性较高。Ⅱ、Ⅲ 和 aVF 导联的正向 P 波，提示房速位于心房的上部，如：右房耳、右房高侧壁、左房的上肺静脉或左房耳；反之，则提示房速位于心房的下部，如：冠状静脉窦口、下肺静脉等。有时体表心电图的 P 波辨别不清，此时可给予少量的心室刺激或静脉推注腺苷就可以将 P 波清楚地显示（前提是房速不终止），同时在 P 波的起始部位和终末部位分别画线，有利于分辨出各个导联 P 波的形态。

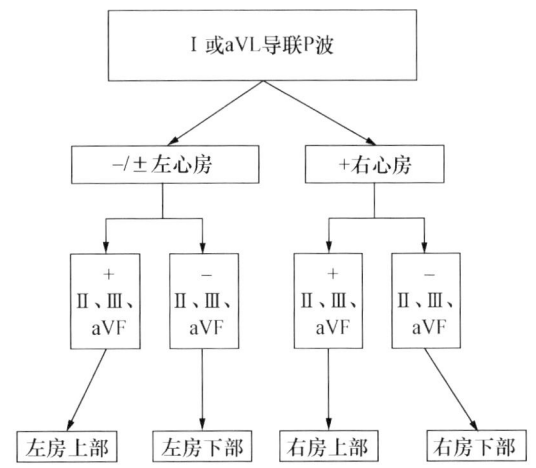

图 21-2　简单的体表心电图定位房速的方法

摘自 Zipes/Haïssaguerre. Catheter Ablation of Arrhythmias. 2nd Ed.，2002.

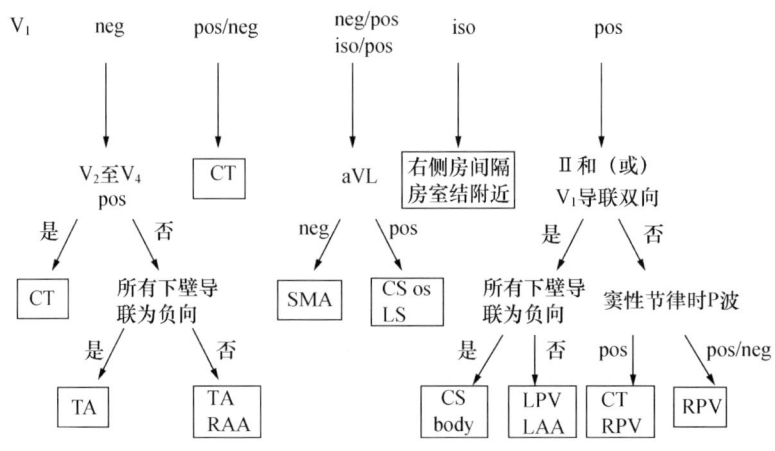

图 21-3　胸导联和肢导联联合定位

neg，负向；pos，正向；iso，等电位线；CT，界嵴；TA，三尖瓣；RAA，右心耳；SMA，二尖瓣前瓣；CS os，冠状窦开口；LS，左侧房间隔；CS body，冠状窦体部；LPV，左侧肺静脉；LAA，左心耳；RPV，右侧肺静脉。（摘自 Kistler PM. J Am Coll Cardiol，2006，48（5）：1010-1017.）

四、不同起源部位的局灶性房速体表心电图 P 波形态特点

1. 界嵴起源房速

界嵴所有部位均有可能产生房速，由于起源部位高低不同，心电图 P 波形态亦不同。aVR 导联 P 波负向可除外三尖瓣环和间隔部房速，初步定位于界嵴；Ⅰ、Ⅱ 导联 P 波正向，V_1 导联呈正负双向，或窦性心律下及房速时 V_1 导联 P 波均为正向预测房速起源于界嵴的特异性和敏感性均较高，而下壁导联正向 P 波的高低可进一步区分起源部位的高低。起源于高位界嵴的房速与上腔静脉、右上肺静脉起源的房速有时难以区别，有研究认为，若窦性心律时 V_1 导联 P 波为双向，而房速时变为正向，可判定为右上肺静脉口部起源的房速，而界嵴起源的房速无该特征。

2. 上腔静脉起源房速

上腔静脉由于解剖结构毗邻窦房结，故房速时 P 波形态与窦性 P 波较为接近，下壁导联 P 波正向，并且振幅稍高于窦性 P 波，aVR 导联 P 波负向，Ⅰ 导联上 P 波多数为正向，aVL 导联 P 波形态不确定，V_1 导联上 P 波可为正负双向或等电位线，后者明显与右上肺静脉起源的房速不同，其 V_1 导联上 P 波均为正向。

3. 间隔起源房速

间隔房速的识别具有挑战性，局灶房速可以来源于房室结附近房间隔的任何一边。这一区域的射频消融具有很大的引起房室传导阻滞的危险性。若来源于右侧房间隔，V_1 导联 P 波呈等电位线或者双向；若来源于左侧房间隔，V_1 导联 P 波正向，且 aVL 导联 P 波负向多见。如果最早右心房激动电位比 P 波起始提前≤15ms，或者房速在 V_1 导联有单一正向 P 波，那就应该尽早进入左心房进行标测，寻找更早激动点，而不是在房间隔右侧面再尝试。此外，房间隔可分为前、中、后三个范围，不同区域起源的房速其 P 波形态有所区别（表 21-1）。

表 21-1　房间隔不同区域起源的房速的 P 波形态特点

起源部位	V_1	Ⅱ	Ⅲ	aVF
前间隔	双向 少数负向	正向 少数负向	正向	正向
中间隔	双向	负向 少数双向	负向	负向
后间隔	正向	负向	负向	负向

4. 冠状静脉窦口起源房速

冠状静脉窦口较低，故其房速特点为下壁导联 P 波深倒，且Ⅱ、Ⅲ导联 P 波倒置的幅度较 aVF 导联明显加深，aVL 导联和 aVR 导联 P 波正向，V_1 导联 P 波负向或者呈等电位线，于 V_2 至 V_6 导联逐渐变负向。

5. 右心耳起源房速

右心耳在解剖上位于心脏的右前侧壁，故房速时心电图 V_1 导联 P 波负向，V_2 至 V_6 导联逐渐变正向，而下壁导联 P 波为低幅正向波。

6. 三尖瓣环起源房速

三尖瓣环位置相对靠右前下，起源于三尖瓣环的房速多数位于瓣环的前下壁。心电图上 V_1 导联 P 波负向，V_2 至 V_6 导联 P 波负向或者双向，下壁导联至少有一个 P 波为负向，尤其是Ⅲ导联 P 波多为负向，aVL 导联 P 波正向或呈等电位线。

7. Koch 三角起源房速

起源于 Koch 三角的房速，由于左右心房同时激动，其 P 波时限常较窄，心电图上各导联 P 波形态以等电位线居多。

8. 肺静脉起源房速

肺静脉口内的肌袖可产生肌袖性房速，不同肺静脉起源的房速体表心电图有不同的特点。V_1、aVL、Ⅰ、Ⅱ导联的 P 波形态对于鉴别肺静脉起源的房速意义较大。aVL 导联 P 波正向，Ⅰ导联 P 波正向（振幅≥0.05mV），窦性心律时 V_1 导联 P 波为双向，房速时为正向，提示右上肺静脉起源；Ⅰ导联 P 波负向或呈等电位线，Ⅱ导联 P 波有切迹，V_1 导联 P 波正向（时限≥80ms）或Ⅲ导联 P 波振幅/Ⅱ导联 P 波振幅≥0.8 预测为左肺静脉起源；下壁导联 P 波有切迹提示下肺静脉起源，Ⅱ导联 P 波振幅≥0.1mV 提示上肺静脉起源。

9. 左心耳起源房速

左心耳位于心脏的左上部，与肺静脉相比，更接近左房前壁，激动时除极向量背离于胸前导联，故于 V_2 至 V_6 导联呈等电位线或者低振幅向上，其 V_1 导联 P 波向上或者双向，下壁导联 P 波向上，且振幅较高。左心耳起源房速需与左上肺静脉起源房速鉴别，后者 V_1 至 V_6 导联 P 波通常正向，但振幅逐渐变低。

10. 二尖瓣环起源房速

二尖瓣环相对于肺静脉来说位于前方，并较左心耳低，故有其特征性心电图 P 波形态，V_1 至 V_6 导联 P 波双向，通常为先负后正，肢体导联 P 波多为低振幅。肺静脉起源房速 V_1 导联上 P 波多为正向，左心耳起源房速时下壁导联上 P 波通常较高，这些特征与二尖瓣环起源房速有明显不同。

11. 主动脉窦起源房速

主动脉窦起源房速相对少见，无冠窦、左冠窦及右冠窦起源的房速均有报道。Ouyang 总结无冠窦起源房速心电图特点为 Ⅰ、aVL 导联 P 波为正向，V_1、V_2 导联 P 波呈负/正双向，下壁导联 P 波以负/正双向多见，但亦可为负向，或者表现为 Ⅱ、aVF 导联正向，Ⅲ 导联低平。左冠窦、右冠窦起源房速罕见，前者心电图特点为 Ⅰ、aVL 导联 P 波为负向，V_1 导联 P 波以正向为主，下壁导联 P 波正向，有时难以与左心耳起源房速相鉴别；后者心电图 Ⅰ 导联 P 波呈等电位线，V_1 导联 P 波呈等电位线，终末部分负向，V_2 至 V_6 导联 P 波双向，初始部分有小的负向曲折，下壁导联 P 波先负向后正向。

12. 其他部位起源房速

少见的局灶性房速还可起源于 Marshall 韧带、左上腔静脉、卵圆窝、左房体部、主动脉干等部位，体表心电图无明显特征，需应用三维标测系统仔细进行激动顺序标测方可明确起源病灶。

五、局灶性房速的消融

由于三维标测系统的广泛应用，局灶性房速现在多采用三维标测系统指引下激动顺序标测法寻找最早激动点，消融过程中房速可先加速后终止，亦可无加速效应而终止。通常，消融开始 10～20s 内房速快速终止是靶点正确和消融成功的标志。对于上腔静脉、肺静脉等入心静脉而言，电隔离是治愈此类房速的有效方法。一般而言，局灶性房速消融的急性成功率为 60%～100%，复发率为 14%～25%。左房房速成功率比右房房速成功率低。多灶房速比单灶房速复发率高。患者年龄是一次消融后出现多灶房速和复发房速的独立指标。严重并发症发生率约占 1%，包括心脏压塞、房室传导阻滞、肺静脉狭窄、膈神经损伤和窦房结功能障碍等。

（刘　旭　孙育民）

第二十二章　特发性室性心动过速与室性期前收缩的消融治疗

第一节　室性心动过速分类

室性心动过速（ventricular tachycardia，VT）通常与结构性心脏病有关，冠心病和心肌病是最常见的原因。约10%的VT患者没有明显的结构性心脏病，称为特发性VT。如果心电图、超声心动图和冠状动脉造影等全都正常，通常提示没有结构性心脏病。但是，也有一些结构性异常不易被识别，需要其他的检查以明确如磁共振成像等。

特发性VT可分为多种类型，按VT来源，分为右室VT、左室VT；按VT形态，分为左束支传导阻滞型VT、右束支传导阻滞型VT；按对运动试验和药物的反应，分为腺苷敏感型VT、维拉帕米敏感型VT；按VT的持续时间，分为非持续性VT、持续性VT。

第二节　腺苷敏感型（流出道）室性心动过速

一、病理生理学

1. 腺苷敏感型室速的机制

多种证据提示，大部分流出道VT都是腺苷敏感的，由磷酸腺苷（cAMP）介导的后除极延迟以及触发活动所引起。程序性刺激，如心室或心房的快速起搏，或给予儿茶酚胺类药物，可使心率加快，VT更易发生。而通过钙通道阻滞剂直接阻滞二氢吡啶受体或其他降低cAMP的方法（如以腾喜隆或迷走刺激方法激动M_2毒蕈碱受体，或用β受体阻滞剂抑制β肾上腺素受体，或用腺苷激动A_1腺苷受体），可终止VT。此外，室速发生前室性期前收缩的联律间期或心室起搏周期长度（cycle length，CL）与第一个室速节律的联律间期存在直接的关系。VT的开始是周期长度（CL）依赖性的，起搏的CL长于或短于关键CL窗口不能诱发VT。关键CL窗口受自主神经影响。

2. 腺苷敏感型室速的类型

约90%的特发性VT是腺苷敏感型室速两种类型中的一种。非持续性、反复发作性、单形性VT的特点是有频发室性期前收缩（premature ventricular complexes，PVC）、簇发非持续性VT、间隔短时间的正常窦性心律（normal sinus rhythm，NSR）（图22-1）。这种类型的VT发生在静息时或运动后，可能频繁发作，运动时VT减少，这是最常见的类型（占60%~90%）。另一种运动诱发性VT的特点是由运动或情绪应激诱发，VT持续发作，间隔长时间的NSR，PVC少见（图22-2）。有证据提示，两种类型的VT都是cAMP介导的触发活动引起的特发性VT，两种类型间有相当大的重叠性。此分类虽然有用，但并不一定精准，取决于节律记录的方法和持续时间。

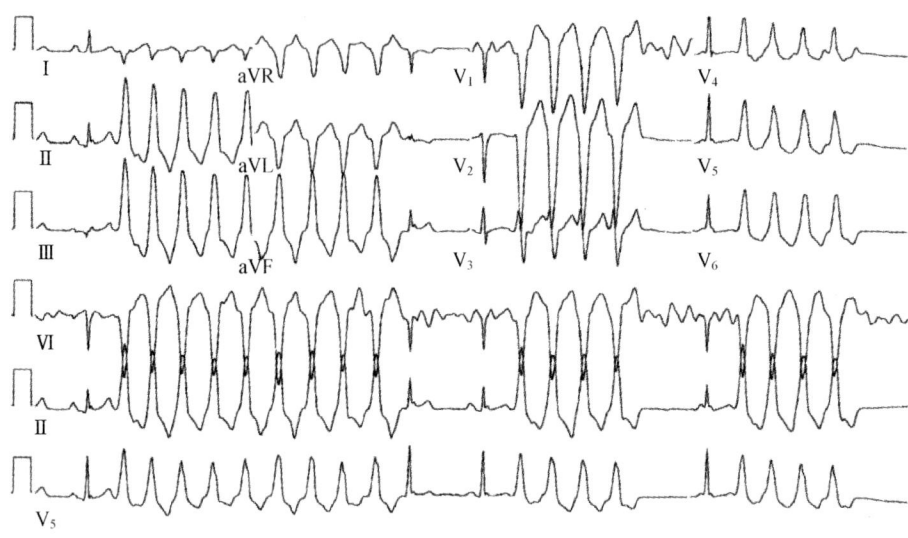

图 22-1　反复发生的单形性右室流出道室速的体表心电图
室速反复发生，间隔出现窦性心律。

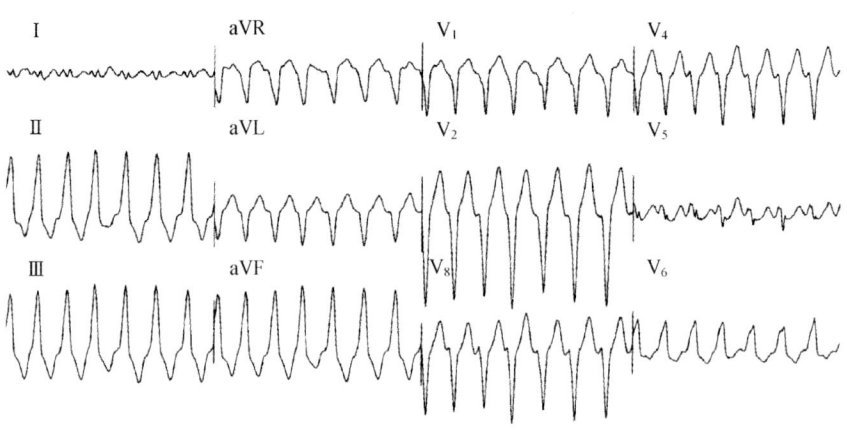

图 22-2　持续性右室流出道室速的体表心电图

二、临床特点

1. 流行病学

特发性 VT 中约 60%~80% 来源于右室［其中大部分来自右室流出道（right ventricular outflow tract，RVOT）］。此类患者的年龄通常为 30~50 岁，女性更多见。

2. 临床表现

大多数患者有心悸，50% 有头晕，少数（10%）有晕厥。症状大多与频发 PVC 或非持续性 VT 有关。一小部分情况下，出现由运动或情绪应激引起的持续性 VT。临床过程为良性，预后良好，心脏性猝死罕见。5%~20% 的患者 VT 自发缓解。

3. 初步诊断

诊断的特点包括①结构正常的心脏；②来源于 RVOT（特发性 VT 也可能来源于右室

流入道、右室心尖或左室）；③LBBB形态的QRS。特发性VT的诊断是一个排除性诊断，必须排除结构性心脏病、冠状动脉病变、儿茶酚胺性VT以及致心律失常性右室发育不良性心肌病（arrhythmogenic RV dysplasia-cardiomyopathy，ARVD）等。

运动试验有助于复制部分患者的临床VT，但对多数病例并无临床益处。大部分患者超声心动图正常。罕见RV轻度扩大。ARVD的诊断应仔细考虑。对于特发性的RVOT室速，其室速信号平均心电图、右室MRI、右室活检以及右室造影无显著变化，有助于与ARVD区别。

4. 治疗原则

（1）急性期治疗

可通过迷走神经刺激方法或经静脉给予腺苷终止流出道室速。如果患者血压尚可，已诊断为维拉帕米敏感性室速，可选择经静脉给予维拉帕米。如血流动力学不稳定则需要即刻进行心脏复律。

（2）长期治疗

流出道VT的长期治疗包括药物治疗和导管消融。轻中度症状的患者可考虑药物治疗，对于有症状、药物无效的VT患者，以及无法用药或不愿长期进行药物治疗的患者，可选择导管消融。药物（包括β受体阻滞剂、维拉帕米以及地尔硫䓬）有效率为25%～50%。其他可选择的药物包括ⅠA类、ⅠC类和Ⅲ类抗心律失常药物。射频消融治愈率为90%，对于大部分流出道VT患者可能是更合适的方法。

三、心电图特征

1. 正常窦性节律时的心电图（ECG）

NSR时的ECG通常是正常的。至多有10%的患者可有完全性或不完全性RBBB。

2. VT时的ECG特征

反复性单形性VT的特征是频发PVC、非持续性VT，间隔短时间的NSR（见图22-1）。运动引起的阵发性VT的特征是运动或情绪应激促发的持续性VT（见图22-2）。两种类型都特征性地表现为LBBB形态，伴心电轴向右下（更常见）或左下。心动过速频率通常很快（CL<300ms）。不管是VT还是PVC，都为单形性。

3. LBBB形态VT的鉴别诊断

特发性RVOT来源的VT需要与其他呈LBBB形态的VT鉴别，包括ARVD的VT，束支折返性（bundle branch reentrant，BBR）VT，先天性心脏病外科修补后的折返性VT，以及来源于LV间隔的心肌梗死后VT。此外，逆行房室折返性心动过速也可表现为LBBB形态的宽QRS波心动过速。RVOT室速应特别注意与ARVD鉴别，因为ARVD的临床预后更为严重。ARVD患者的VT也可发生于年轻人，通常儿茶酚胺可促发，并可来源于RVOT。ARVD患者VT的形态与RVOT室速相似（LBBB，心电轴向下），但腺苷无法终止。ARVD患者静息12导联心电图在右胸导联特征性地表现为T波倒置。由于右心室传导延迟引起的Epsilon波有助于ARVD的诊断，V_1和V_2导联易见。此外，多个自发性或可诱导的VT形态是ARVD的特征。

4. 运动ECG

临床VT患者中，<25%～50%的患者通过运动试验可复制VT。VT可表现为非持

续的，少见情况下为持续性的。有两种阳性反应形式：在运动中发生 VT、在恢复过程中发生 VT。反复发作性单形性 VT 患者，运动时通常抑制 VT。儿茶酚胺性 VT 也是运动依赖性的，但心电轴可出现 180°的变化，也称为双向 VT，可恶化为多形性 VT 以及心室颤动（ventricular fibrillation，VF）。

5. 监护记录

监护记录可观察到多种特发性 VT 的特征。室性异位心律特征性地发生于一定的心率范围内（CL 依赖性）。第一个 PVC 的联律间期相对较长（约为基础窦性 CL 的 60%）。VT 前的窦性心律的频率与 VT 持续时间存在相关性。此外，VT 为簇发，而且大多发生于醒来时以及早上和下午晚些时候。VT 对自主神经的影响极为敏感，导致重复性差。

6. 流出道 VT 来源的 ECG 定位

RVOT 定义为上至肺动脉瓣、下至右室流入道的上缘（三尖瓣）。室间隔和右室游离壁分别组成了后中和前侧部分。

RVOT 室速呈 LBBB 形态，胸前导联出现 QRS 波移行（第一个胸前导联 R/S>1）不早于 V_3 导联，更常见于 V_4 导联。结合额面心电轴、胸前导联 R/S 移行、QRS 宽度以及下壁导联 QRS 波形态可准确定位 RVOT 室速的起源。大多数 RVOT 室速来源于间隔的前上部分，低于肺动脉瓣处。此心动过速有特征性的 12 导联心电图表现：Ⅱ、Ⅲ、aVF 为大的正向 QRS 波，aVR 和 aVL 导联为大的负向 QRS 波。Ⅰ导联的 QRS 波形态典型的表现为多相、QRS 净向量为零或仅轻度正向（见图 22-2）。

但是，不是所有 LBBB 形态、心电轴向下或正常的 VT 都可在 RVOT 成功消融。一些 VT 来源于肺动脉瓣上、左室流出道（LVOT，10%～15% 为腺苷敏感性 VT）以及少数在主动脉根部。QRS 心电轴向上的特发性右室 VT 通常位于右室体部，位于前游离壁或间隔的中远部（表 15-1）。

对流出道 VT 准确来源的预测仍很困难，因为流出道区域不同结构在解剖位置上很接近。例如，特发性流出道 VT 患者常见 R/S 移行区在胸前导联 V_3，RVOT 室速 R/S 移行区出现在 V_3 导联的发生率与 RVOT 以外其他流出道来源的 VT 没有统计学差异。因此，该 ECG 标准的预测价值低。约 50% 的流出道 VT 且 R/S 移行区在 V_3 导联的患者在 RVOT 可以成功消融；但是，相当一部分患者需要在其他部位消融以获得成功，包括 LVOT、主动脉瓣、冠状窦、肺动脉以及经心包穿刺到达心外膜等。

（1）右室流出道 vs. 左室流出道

V_1 导联没有 R 波，胸前移行区在 V_4、V_5 或 V_6 导联提示 RVOT 来源。而 V_1、V_2 导联出现 R 波，并且 R/S 移行区在 V_1、V_2 导联是 LVOT 来源的特点（见图 22-3）。但是 R/S 移行区在 V_3 导联没有特异性。Ⅰ导联出现 QS 波也提示为 LVOT 来源的。

表 22-1　12 导联 ECG 判断 RVOT 室速来源的预测指数

	前壁 vs. 后壁：QRS 间期		Ⅱ和Ⅲ导联 R 波	
	>140ms	≤140ms	Ⅱ和Ⅲ导联为 Rr' 或 rr' 型	Ⅱ和Ⅲ导联为 R 波
游离壁	7	1	5	8
间隔部	6	21	0	22

续表

左 vs. 右：aVR 和 aVL 导联 QS 波幅度			Ⅰ 导联极性	
	aVR＜aVL	aVR≥aVL	Ⅰ导联负向	Ⅰ导联正向
左侧	18	5	20	3
右侧	2	10	3	9
上 vs. 下：V$_1$ 和 V$_2$ 导联 r 波幅度				
	高 r*	低 r#		
肺动脉瓣下近侧	14	8		
肺动脉瓣下远侧	4	9		
LVOT vs. RVOT：V3 导联 R/S 比率				
	R/S≥1	R/S＜1		
LVOT 侧	4	1		
RVOT 侧	6	29		

* 高 r 表示两个导联 r 波幅度都＞0.2mV。

\# 低 r 表示一个或两个导联 r 波幅度＜0.2mV。

（2）RVOT 间隔部 vs. 游离壁

Ⅱ 和 Ⅲ 导联 QRS 间期＜140ms、没有切迹的单相 R 波（例如，无 RR' 或 Rr'），胸前导联移行早（V$_4$ 导联前），提示间隔部起源。游离壁来源的室速激动从右室游离壁到左室，QRS 波较宽，常为三相 RR' 或 Rr' 形态。

（3）RVOT 的左侧（前中部分）vs. 右侧（后侧部分）

一般来说，Ⅰ 导联的 QS 波来自前间隔（RVOT 最左侧）或附近。当起源点向右移时，不管是间隔还是游离壁，Ⅰ 导联的 R 波逐渐明显，QRS 电轴更向左。相似的，QS 幅度在 aVL＞aVR 导联提示来自 RVOT 左侧，QS 幅度在 aVR＞aVL 导联提示来自 RVOT 右侧。

（4）RVOT 上 vs. 下

RVOT 上部偏左部位的 V$_1$、V$_2$ 导联 R 波幅度往往较大；当起源点移向右下时，胸前导联 R 波幅度变低，移行区左移。V$_2$ 导联 R 波幅度或 V$_1$ 和 V$_2$ 导联 r 波幅度大于 0.2mV 提示上方来源。起源点越接近肺动脉瓣，心电轴越向下向右；起源点越向下向后，心电轴越左偏。

（5）肺动脉瓣上起源的 VT

肺动脉瓣上起源的 VT，V$_2$ 导联 R/S 比例以及下壁导联 R 波幅度显著高于 RVOT 室速。而且，aVL 导联的 Q 波幅度显著大于或等于 AVR，Ⅰ 导联出现 QS（或 rS）波。

（6）三尖瓣环来源的 VT

来源于三尖瓣环的 VT 表现为 LBBB 形态的 QRS 波，Ⅰ、V$_5$ 和 V$_6$ 导联 QRS 波正向。与来源于 RVOT 的 VT 相比，任何下壁导联无正向 QRS 波是三尖瓣环来源 VT 的特征。Ⅰ 导联 QRS 波无负向部分，而且三尖瓣来源的 VT 的 Ⅰ 导联 R 波幅度要比来自 RVOT 的室速高许多。此外，来源于三尖瓣环的 VT 在 aVR 导联呈 rS 或 QS 波形，如同来自

RVOT 的室速；但与 RVOT 室速相比，三尖瓣环来源的 VT 在 aVL 导联的 QRS 波几乎都为正向（89%）。

(7) 主动脉瓣来源的 VT

起源于右冠瓣的 VT 较左冠瓣更常见，而无冠瓣来源罕见。此类 VT 的机制可能是来源于右或左冠瓣基底部的心室肌束。无冠瓣基底部为二尖瓣延续的纤维组织。

对于 LVOT 室速，V_5 或 V_6 导联没有 S 波提示瓣上来源，而有 S 波提示瓣下来源（见图 22-3）。与来源于 RVOT 的室速相比，因为主动脉瓣位于 RVOT 的右后侧，V_1 和 V_2 导联有较宽和较大的 R 波强烈提示来源于主动脉瓣尖（R/QRS 间期>50%，R/S 波幅>30%）。

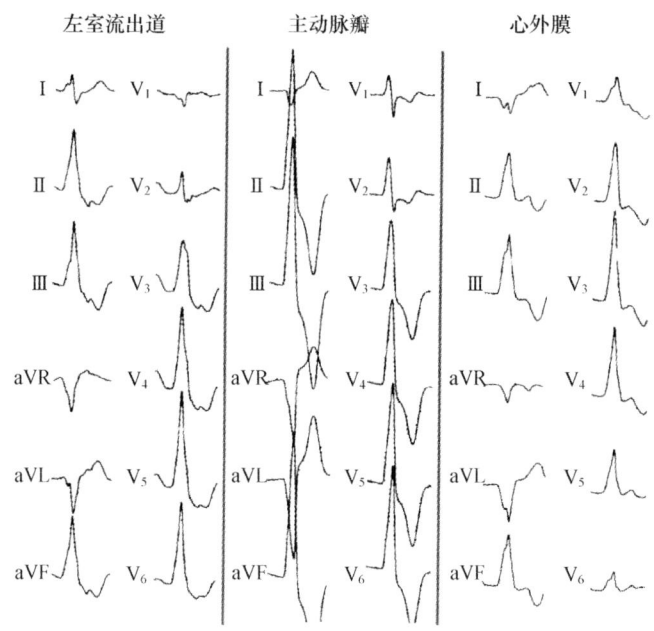

图 22-3 左室流出道、主动脉瓣、心外膜来源的室性期前收缩心电图

左主动脉瓣尖 VT 从左室除极开始，V_1 导联特征性的表现为 W 形态或有切迹，提示经间隔激动。右主动脉瓣尖来源的 VT 在 V_2 或 V_3 导联 R 波正向，左主动脉瓣尖来源的 VT 在 V_1 或 V_2 导联 R 波正向。此外，左主动脉瓣来源的 VT 在 I 导联通常为 QS 或 rS 波，而右主动脉瓣的位置越偏右后，通常 VT 在 I 导联 R 波越大。对于有悬垂心的年轻患者，在左右主动脉瓣区域及附近，I 导联 QRS 波可能为负向。对于水平心患者，主动脉瓣附近的区域位于左室心尖-侧壁的右侧，I 导联 QRS 波可为正向。

有研究发现来源于主动脉瓣的 VT 常（25%）向 RVOT 优先传导，这使起搏标测或通过 ECG 特点判断起源点的方法可靠性下降。实际上，20% 来源于主动脉瓣的 VT 的 QRS 移行区在 V_3 导联以后。这些病例中，可能存在跨心室流出道间隔的心肌纤维。

(8) 心外膜 VT

心外膜来源的左室 VT 有多个 QRS 特点，包括粗钝的上升支（假性 delta 波≥34ms），类本位曲折时间（R 峰时间、室壁激动时间：从 QRS 起点测至 R 波顶端垂直线间距）较长（≥85ms），最短胸前导联 RS 波≥121ms（见图 22-3）。I 导联出现 Q 波提示左室基底上部和心尖上部来源的 VT；下壁导联无 Q 波提示左室基底上部 VT；下壁导联有 Q 波提示左室基底和心尖下部 VT。前冠状静脉附近的心外膜 VT 在 V_1 和 V_2 导联常无 R 波，$V_3 \sim V_6$ 导联为宽 R 波。来源于右室的 VT，出现 I 导联 Q 波和 V_2 导联 QS 波提示心外膜来源可能。

（9）腺苷敏感性 VT 的左心室起源点

VT 可起源于 LVOT、室间隔左侧基底段上部、主动脉二尖瓣连接处、二尖瓣环、主动脉瓣、心大静脉和室间静脉区域的心外膜位置。这些起源位置的 VT 大多数伴 LBBB 形态、心电轴向下。LBBB 形态伴胸前移行区位于 V_1、V_2 导联提示左室间隔基底段来源。RBBB 形态、胸前导联的宽的单向 R 波提示主动脉二尖瓣连接处来源。二尖瓣环上的起源点越向侧壁，I 导联和下壁导联 R 波波幅越小。LVOT 游离壁 VT 移行较早，胸前导联以 R 波为主。LVOT 室速罕见心外膜起源。如为心外膜 LVOT 起源，则 V_1 导联有 R 波，V_2 导联有 S 波，胸前移行区在 $V_2 \sim V_4$ 导联，aVL 导联呈深 QS 波，下壁导联为高 R 波。

四、电生理检查

1. 心动过速的诱发

局灶性 VT 在电生理实验室的环境中常不易发生。因此，电生理检查前，抗心律失常药物应停用至少 5 个半衰期，尽量减少麻醉深度。程序性电生理检查包括右室心尖部和 RVOT，进行递减的 burst 心室起搏（直到无法 1∶1 夺获或起搏 CL 到达 220ms），以及不同 CL（600 和 400ms）时的 1～3 个心室期前刺激。儿茶酚胺类药物可使 VT 更易诱发，常用异丙肾上腺素（使心率上升 30% 左右）。如果异丙肾上腺素未诱发 VT，应重复快速心室起搏和心室期前刺激。如 VT 仍未被诱发，应停止使用异丙肾上腺素，VT 可能在停用异丙肾上腺素后发生，如同运动后恢复时间内发生 VT。如果 VT 仍未被诱发，可再次给予异丙肾上腺素、阿托品或氨茶碱，并进行程序性电刺激。

不到 65% 的患者心室刺激可诱发 VT，与折返性 VT 相比，心室快速起搏常比心室期前刺激更有效。反复性单形性 VT 患者较少能诱发出持续性 VT。所有诱发 VT 的方法再复制率低于 50%，而单个或两个心室期前刺激诱发 VT 的再复制率约 25%。心房起搏诱发不常用。

心室起搏 CL 长于或短于关键 CL 窗口都不能诱发 VT，该关键窗口随自主神经张力改变。心室刺激的位置对于 VT 触发活动的开始并无影响，只要起搏脉冲到达 VT 的局灶处（与折返性 VT 不同）。

VT 的诱发可重复性较低，因为诱发对于患者即刻自主神经状态很敏感。因此，一次电生理检查无法诱发并不足以将心律失常归入非触发活动的机制。

2. 心动过速的特点

VT 可以是持续性的或反复发生的单形性 VT。QRS 常呈 LBBB 形态，心电轴向右下或左下，心率通常较快（CL<300ms），但变化范围大。

VT 时，His 电位在 QRS 波开始之后，常埋藏于局部心室电图中。室房（VA）传导可有可无。VT 对于腺苷、Valsalva 动作、颈动脉窦按摩、腾喜隆、维拉帕米以及 β 受体阻滞剂敏感。

五、标测

RVOT 是右心腔的管形部分，在室上脊的上方。RVOT 的厚度约 3～6mm，在肺动脉瓣部位最薄。RVOT 来源的 VT 可分为前后、左右和上下几类。在左前斜位（LAO）60°时，前部为影像上的前侧（游离壁），后部为影像上的后侧（间隔部）。右前斜位（RAO）30°时，流出道的后部为影像的右侧，前部为影像的左侧。肺动脉瓣1cm 内为上部（远端），超出 1cm 的区域定义为下部（近端）。因为大多数 VT 来源于 RVOT，标测从 RVOT 开始，如果未确定 VT 起源，再延伸至肺动脉。如果激动标测和起搏标测提示 RVOT 和肺动脉外的局灶起源，标测冠状窦（CS）可提供关于是否有左侧心外膜来源可能的信息。经 CS 成功消融缺血性 VT 已有报道，对于特发性 VT 也有可能。如果经静脉途径失败，通常下一步经逆行主动脉途径标测 LVOT 和主动脉瓣。

最后，如果所有途径都未成功，应考虑经皮心包穿刺标测心外膜。提示心外膜起源的标测所见包括心室内膜起搏标测没有很好的位置，距离 QRS 波前没有大于 15ms 的尖锐电位，最早的心内膜部位记录到低幅远场信号，非常粗钝的上升支和宽 QRS 波（提示心外膜或间隔内起源的可能性），CARTO 或其他激动图上有大片等时或稍早的收缩前位点。

1. 激动标测

开始时，应通过 ECG 提示查找异位点起源的大致区域。分析心电图上的 12 导联，VT 或 PVC 时 QRS 起始最早最易识别的导联应作为下一步标测的参考点。然后将标测电极导管置入 RVOT，从多个心内膜位点取样双极信号。

在 VT 时进行心内膜激动标测以确定 QRS 波相对起始最早的激动位点。在插入导管前应记录 VT 或 PVC，因为导管可能引起类似 VT 或 PVC 的异位点波形。VT 的起源位置定义为最早的双极电位部位，此处导管远端电极显示最早电位以及最早 QS 单极电图。

起源点的双极电图较体表 QRS 波提前 10～45ms。碎裂电位和舒张中期电位少见，如有，应考虑潜在器质性心脏病。一旦确定最早的信号位置，应参考消融导管远端单极信号，单极信号应表现为单向 QS 波形伴快速下降支。单极信号对于成功消融位点的敏感性高，但特异性差（70％的非成功消融位点也表现为 QS 波形）。QS 波形区域可大于局灶，相差可超过 1cm，因此，QS 波形不应作为指导消融的唯一标测标准。但是，当单极电图呈 RS 波形时，一般远离病灶，难以成功消融。应将双极电图的最早电位与单极电图快速下降支的 QS 波形相结合来分析。此外，单极电图上 ST 段抬高，并且单极起搏可夺获，提示电极接触良好。

2. 起搏标测

起搏标测用于确定激动标测的结果，特别在 VT 难以诱发时，有较大价值。

（1）技术

如果可能的话，应在 VT 时起搏标测（起搏 CL 较心动过速 CL 短 20～40ms），这样，在起搏结束时的 12 导联 ECG 上可与 VT 比较。如果不能诱发持续的 VT，起搏的 CL 应接近自发的 VT，起搏标测用单极刺激较好（10mA，2ms），远端电极为标测电极（阴极），阳极位于下腔静脉，或用间距近的双极起搏，能量为 2 倍舒张期阈值以避免远场刺激。

（2）解读

起搏标测 VT 形态在所有 12 导联体表 ECG 与 VT 形态相同或几乎相同提示 VT 起源位点。应在相同的增益和滤波设置下回顾 ECG。即使一个导联上起搏与自发 VT 的 QRS 形态不同也很重要。如果只考虑 QRS 形态的主要变化，相隔超过 15mm 起搏位点的 QRS 波形也可能相似。

(3) 缺陷

10mA 以上的电流对单极起搏 ECG 形态影响小。而双极起搏可引起起搏 ECG 的形态变化，通过降低起搏输出、减少电极间距（≤5mm）可使影响最小化。此外，起搏 QRS 的形态受起搏 CL 的影响，因此起搏 CL 应接近 VT 的 CL，否则，频率依赖性 QRS 形态变化可混淆标测结果。

六、消融

1. 消融靶点

消融靶点为 VT 或 PVC 时最早激动且起搏标测最好的位点。激动标测和起搏标测高度相关，都用于选择消融位点，所取得的信息确切，起源点越有可能落入射频消融的范围。虽然普遍认为起搏标测对于局灶性特发性流出道 VT 空间定位更好，但没有证据证明这一点。

2. 右室流出道来源的 VT

标测消融导管开始时置于肺动脉近端，缓慢回撤入 RVOT 直到记录到局部心内膜电位，此处在肺动脉瓣下，是大多数 RVOT 室速起源的部位。注意当导管头端与 RVOT 垂直时，勿推送导管，以免引起心脏穿孔、心脏压塞。如 RVOT 内彻底的标测未能定位 VT 的起源点，应将标测延伸入肺动脉。

3. 来源于左室流出道和主动脉瓣的 VT

如 RVOT 和肺动脉内彻底的标测和消融未能定位或终止 VT，应标测 LVOT、主动脉瓣上的主动脉根部以及 Valsalva 瓣内的区域，直至记录到较早的心室电位，并且起搏的 QRS 波形与临床 VT 形态相同。在这些位置起搏常需要高输出。偶尔左室的其他部位也可潜藏 VT 的起源点。

在一些主动脉瓣来源的 VT，向 RVOT 有优先传导，导致起搏标测不可靠。因此，当 RVOT 内局部心室激动不足以提前于 VT 或 PVC 的 QRS 波起始，或射频消融无效，虽然起搏标测图很好，应考虑标测 LVOT。此外，有研究提示 27% 主动脉瓣起源的 VT 在 RVOT 内的局部心室激动早于 VT 或 PVC 时的 QRS 波起始。因此，当在 RVOT 内无法获得良好的起搏标测或射频消融无效，虽然局部心室激动足够提前于 VT 或 PVC 的 QRS 波起始，仍应考虑标测主动脉瓣。

当确定最早心室激动位于主动脉瓣，最好插入 5F 猪尾导管于主动脉根部，行主动脉根部造影确定左右冠状动脉开口。左右冠状动脉窦分别靠近左右心耳，因此常可见心房电位伴随心室电位。主动脉内射频能量应从低输出开始（15W），不应超过 25W，靶点温度在 55℃ 左右。消融时应连续透视以观察导管运动。即使稍有移位，也应停止消融。消融 10s 后 VT 不终止或仍反复发作，也应停止消融。消融术后常立即进行冠状动脉造影以排除冠状动脉痉挛、夹层或血栓。

4. 心外膜 VT 的消融

(1) 经皮心外膜标测

在 LAO15°，以 8.9cm、17gauge 的硬膜外穿刺针缓慢进入胸骨下区，间歇注入少量造影剂，当注入的造影剂位于心包时，提示穿刺针进入心包。通过穿刺针放入软导引钢丝，经钢丝置入 8F 鞘，再经鞘置入 7F、4mm 可弯曲导管，通过三维电解剖标测系统标测 VT。

(2) 消融能量

对于来源于 RVOT 和 LVOT 的室速，可设置上限 60～70℃、50W。对于主动脉瓣来源的 VT，应限于 15～25W。成功位点的消融常引起快速心室反应（与 VT 相同的 QRS 波形），随后逐渐减慢至完全消失。这种表现对于成功消融位点的特异性高，但敏感性低。在 VT 时成功位点消融通常在 10s 内使 VT 终止。

少数情况下，在数次消融后，原来的 VT 形态变为另一种不同但相似的 VT，这可能表示有毗邻的第二个局灶，或者局灶的出口发生了改变。这种情况下，在原消融位点的 1～2cm 范围内消融可终止第二种 VT。

(3) 消融终点

成功的消融终点被定义为在消融后至少 30min 内不能诱发 VT。

(4) 结果

急性期成功率超过 90％。复发率约为 7％～10％，其中 40％在消融术后 24～48h 复发。消融 1 年后 VT 复发少见。

并发症较少，2％出现 RBBB，心脏压塞罕见。在消融 LVOT 或主动脉瓣 VT 时可能损伤冠状动脉和主动脉瓣。

第三节　维拉帕米敏感型（分支性）室性心动过速

一、病理生理

维拉帕米敏感型左室 VT 是折返型心动过速。VT 通过程序性电生理刺激可反复诱发并终止，可拖带和重整，心室起搏 CL 与 VT 起始的联律间期呈相反关系。

关于维拉帕米敏感型 LV 室速折返环的确切本质，有些研究者认为是左后分支区域内的微折返，也有人认为折返限于浦肯野系统。目前，较多证据提示，VT 是由后部浦肯野系统内的折返环路引起的，有可兴奋间隙以及缓慢传导区。由左后分支与异常浦肯野组织组成的大折返，可能成为 VT 的基质。缓慢传导区的入口被认为位于左室间隔基底附近，出口（最早心室激动处）位于靠近心尖的左室间隔下后部（左后分支区域）。折返环的逆传支由来自左后分支或其延续的浦肯野组织组成，形成浦肯野电位；前传支由异常浦肯野纤维组成，表现为缓慢、递减传导，对维拉帕米敏感，在中间隔部出现晚舒张期电位，可能与毗邻心室肌绝缘。缓慢传导区可能依赖于缓慢的钙内流，因为维拉帕米减慢心动过速的程度完全取决于其对慢传导区域的负性传导作用。

二、临床方面

1. 流行病学

典型的发病年龄在 15～40 岁（55 岁以上少见），男性多见（60％～80％）。分支性 VT 是特发性左室 VT 最常见的类型，占特发性 VT 的 10％～15％。

2. 临床表现

多数患者有轻中度心悸及头晕症状。临床过程为良性，预后良好。罕见心源性猝死。VT 可能自行缓解。

分支性 VT 的诊断特点包括心房起搏可诱发、RBBB 伴心电轴左偏（右偏少见），心脏结构正常，对维拉帕米敏感。但诊断前必须排除器质性心脏病。

3. 治疗原则

（1）急性期治疗

静脉用维拉帕米可成功终止 VT。腺苷终止的情况罕见，除非是电生理检查时用异丙肾上腺素诱发的心动过速。

（2）长期治疗

对于轻度患者维拉帕米长期治疗有效，但是对症状明显的患者，维拉帕米长期使用几乎无效。射频消融疗效较好，推荐用于症状严重的患者。

4. 心电图特点

（1）正常窦性节律时的 ECG

静息时的 ECG 通常是正常的。在 VT 终止后可出现 T 波对称性倒置。

（2）室速时的 ECG

VT 时的 ECG 为 RBBB 伴左前分支阻滞，在少见的情况下为左后分支阻滞（5%～10%）（见图 22-4）。VT 频率约为 150～200 次/分。VT 为阵发性，可持续数分钟到数小时。偶尔 VT 可不停歇地持续很长时间（数日），无法自行转复为为窦性心律。

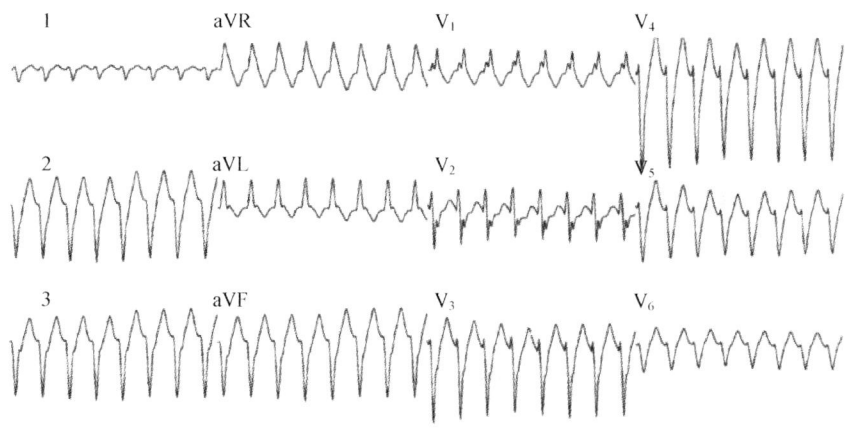

图 22-4　维拉帕米敏感型左室室速的体表心电图
RBBB 伴左前分支阻滞。

三、电生理检查

1. 心动过速的诱发

VT 可由房性期前刺激、室性期前刺激、心房起搏、心室起搏诱发。异丙肾上腺素或结合程序性刺激，使 VT 更易诱发。

2. 最早的心室激动部位

左室 VT 时，90%～95%最早的心室激动部位在左后分支（左室间隔下后部）（呈 RBBB、QRS 心电轴向上），5%～10%在左前分支（左室间隔前上部）（呈 RBBB，QRS 心电轴右偏）。希氏束并不是折返的组成部分，常在最早心室激动后 20～40ms 记录到逆传希氏束电位（His 电位）。

3. 浦肯野电位

浦肯野电位（purkinje potential，PP）是最早心室激动前 15~42ms 的离心性、高频电位，窦性心律和 VT 时，在 LV 间隔部的后三分之一，可记录到浦肯野电位。因为该电位于窦性心律时也在心室激动之前，一般认为来源于一部分左后分支的激动，代表折返环的出口。

4. 晚舒张电位

晚舒张电位（late diastolic potential，LDP）是 VT 时 PP 前不连续的电位，在间隔的基底部、中部或心尖部可记录到。LDP 被认为来源于入口到异常浦肯野组织的激动，作为折返环的前传支。与 PP 形状不同，LDP 相对低幅、低频。LDP 的记录区域较局限（0.5~1.0cm^2），被包括在 PP 电位的记录区域中（2~3cm^2）。LDP 常与 PP 在同一电极上同时记录。在 LDP 记录部位 LDP、PP、局部心室电位相对 QRS 起始的激动时间分别是（−50.4ms）±18.9ms，（−15.2ms）±9.6ms，3.0ms±13.3ms。VT 时最早心室激动位置（出口）比 LDP 区域在间隔部位上更靠近心尖。

5. 对药物的反应

静脉给予维拉帕米使 VT 频率减慢并终止。地尔硫䓬效果相同。在终止后一段时间仍可能发生非持续性 VT。在维拉帕米后，一般 VT 不易被诱发。维拉帕米显著延长 VT 的 CL、LDP-PP 间期以及 VT 时的 PP-LDP 间期。但是，从 PP 到 QRS 起始的间期保持不变。

VT 对利多卡因、普鲁卡因胺、胺碘酮、索他洛尔、普萘洛尔的反应并不一致，而且这些药物通常无效。颈动脉窦按摩和 Valsalva 动作对分支性 VT 无效。分支性 VT 对腺苷无反应，但是，对于儿茶酚胺刺激（异丙肾上腺素）诱发的 VT，可以是腺苷敏感的。

6. 拖带

心室起搏可顺行或逆行夺获拖带 VT。当从 RVOT 起搏拖带时，常能实现拖带。因为 RVOT 接近左室间隔基底部折返环缓慢传导区的入口区域。从右室心尖部起搏较难拖带，此处起搏也不表现为融合，因为距离折返环入口较远，而且折返环可激动的间隙窄。拖带时，LDP（代表折返环的入口）被夺获，当起搏频率上升，LDP-PP（代表异常浦肯野组织区域）间期延长，而刺激到 LDP 的间期和 PP 到心室激动的间期（PP-V 间期）通常恒定。拖带通常以比心动过速 CL 短 10~30ms 的周期起搏，分析不同部位的拖带有助于确定这些部位与 VT 折返环的关系。

表 22-2 维拉帕米敏感性左室 VT 的拖带

VT 折返环外位点起搏（RV 心尖或 RVOT） 体表 ECG 上表现为室性融合或完全起搏 QRS 形态 PPI-VT CL>30ms 刺激信号到 QRS 起点的间期>起搏导联上局部心室电位到 QRS 起点的间期
VT 折返环内位点起搏（LV 后下间隔） 体表 ECG 上表现为室性融合 PPI-VT CL<30ms 刺激信号到 QRS 起点的间期=起搏导联上局部心室电位到 QRS 起点的间期
VT 折返环内峡部起搏（记录到 PP 和 LDP 的部位） 隐匿性心室拖带（例如，起搏的 QRS 与 VT 时的 QRS 相同） PPI-VT CL<30ms 刺激信号到 QRS 起点的间期=起搏导联上局部心室电位到 QRS 起点的间期 刺激到 LDP 的间期长，LDP 可被夺获

7. 鉴别诊断

诊断特发性左室 VT 前应排除分支间 VT，分支间 VT 的特点是：①VT 时呈双分支阻滞的 QRS 形态，与窦性心律时相同；②VT 时希氏束（HB）和左束支（left bundle branch, LB）激动顺序颠倒；③因 LB-LB 间期改变引起 VT 周期的自发性变化。分支间 VT 通过室性期前收缩或消融阻滞左前分支（LAF）或左后分支（LPF）可使其终止。

当分支性 VT 伴 1∶1 的室房（VA）传导时，因为其对维拉帕米有反应，可被心房起搏诱发，可能被误诊为伴双分支差异性传导（差传）的室上速。室上速伴差传的希氏束-心室（HV）间期等于或轻度长于窦性心律时。而分支性室速的 HV 间期为负值或短于窦性心律时。而且，室上速时希氏束是前向激动，而分支性室速时，希氏束是逆向激动。

四、消融

1. 消融靶点

确定合适的消融靶点需要较好地理解此类 VT 的解剖结构。开始时的消融靶点被定义为最佳起搏标测和 VT 时心内膜心室最早激动处。因此，结合起搏标测，室速时可能代表左后分支电位和 VT 出口的最早 PP 电位是成功消融的标志，因为该电位位点被认为是折返环的出口。在 QRS 开始前 30~40ms 可记录到 PP 电位处可成功消融。VT 时记录到的 LDP 可能代表参与折返环的关键缓慢传导区的激动，也有报道它是成功消融的有用标记。

目前，消融的靶点在可记录到最早 PP 和 LDP 的 LV 间隔中部或心尖下部。可用隐匿性拖带及随起搏频率加快而显著延长的 LDP-PP 间期来证实这些位点。此外，LDP 区域导管头端的压力偶尔会导致 VT 终止，因为 LDP 与 PP 间传导被阻断。

应认识到成功的消融不需要以最早的 LDP 为靶点，实际上可通过消融最早电位远端的 LDP，减少损伤左主干的危险。如果找不到此 LDP 电位，最早心室激动伴 PP 融入的位置可能是靶点。

2. 消融技术

消融采用 4mm 头端消融导管，经主动脉以逆行的方式进入左室，朝向室间隔，标测开始集中于室间隔心尖下部，如果没有找到理想位点，则向中间隔区域移动。应缓慢移动导管并避免机械性损伤折返环。应进行心内膜激动标测及拖带以证实消融靶点。

一旦靶点确定，从 20~35W 开始试消融 20s，目标温度 60℃。如果 VT 在 15s 内终止或减慢，应再放电 60~120s，如果需要，能量可升至 40W 以达到目标温度。如果导管接触良好但无效，应更换消融位点，以减少对左后分支及左束支区域的损伤。

成功消融通常伴 LDP-PP 间期的逐渐延长，VT 终止同时，两电位间的传导阻断。少见情况下，需要用到 50W 或使用冷盐水或 8mm 头端导管才能成功消融。

3. 消融终点

成功的消融定义为在消融后 30min 内，不管是否用异丙肾上腺素，VT 不能被诱发。

4. 结果

急性期成功率超过 90%。复发率约为 7%~10%，最常见在消融术后 24~48h 后复发。并发症少见，包括不同程度的束支传导阻滞、心脏压塞（少见）、主动脉反流、消融导管嵌顿于二尖瓣腱索引起腱索撕裂。

5. 不可被诱发的 VT 的消融

传统的激动标测依赖于左室 VT 的诱发与持续。但 VT 在电生理导管室可能不能被诱发。此外，左室 VT 的关键基质如因导管操作受到机械损伤，也会使 VT 不易被诱发。在这种情况下，建议进行基质标测并于窦性心律时消融。以下两种方法用于窦性心律时基质标测。

（1）消融窦性心律时记录到最早 LDP 的位置（PP 后 15～45ms），成功消融位点处的 PP-QRS 间期相对较短。

（2）解剖线性消融横断左后分支中远部分，破坏左室 VT 的基质。

第四节　频发室性期前收缩的消融

频发的单形性室性早搏患者临床上较为多见，如发生在没有明确器质性心脏病而且心功能正常者，其预后一般是良好的。有些患者的不适症状，仔细分析是心律不齐所致，或是由于对病情不够了解，产生恐惧感、焦虑等情绪引起的。对此类患者应给予耐心的解释和安慰，以减轻患者的精神负担。这类患者是否为射频消融治疗的适应证，应根据病人的不同情况酌情而定。总的原则要严格掌握适应证，治疗的对象应是频发单形性室性早搏和（或）非持续性室速，小时动态心电图显示早搏次数非常多和（或）短阵室速阵次较多，且与其相关的症状非常明显，而多种药物正规治疗无效或希望获得根治者。

起源于右室流出道和左室间隔或左室流出道部位的室性早搏，12 导联心电图 QRS 波形态与上述特发性室速相同，因此体表心电图定位、心内膜标测与消融方法也是相同的。而且从某种意义上讲，室性早搏比特发性室速的射频消融治疗相对要容易些，因为频繁出现的室性早搏更便于消融靶点的标测和消融终点的判定，成功消融后即刻室性早搏完全消失，心律恢复正常，疗效非常直观；同时血流动力学稳定，消融术更为安全。对符合适应证的频发室性早搏患者进行射频消融治疗的临床疗效较为满意。随着射频消融技术与经验的成熟，目前对频发室性早搏的射频消融指征已经放宽，近期有专家提出，应积极开展室性早搏的射频消融作为心室颤动的预防性治疗。

（陈　颖）

参考文献

[1] Issa ZF, Miller JM, Zipes DP. Clinical arrhythmology and electrophysiology. Philadelphia：WB Saunder, 2009：440-461.

[2] Klein LS, Shih HT, Hackett FK, et al. Radiofrequency catheter ablation of ventricular tachycardia in patients without structural heart disease. Circulation, 1992, 85：1666.

[3] Miles WM. Idiopathic ventricular outflow track tachycardia：Where does it originate? J Cardiovasc Electrophysiol, 2001, 12：536.

[4] Lerman BB, Stein KM, Markowitz SM, et al. Ventricular arrhythmias in normal hearts. Cardiol Clinc, 2000, 18：265.

[5] Lerman BB, Stein KM, Markowitz SM, et al. Ventricular tachycardia in patients with structurally normal hearts. In Zipes DP. Jalife J (eds). Cardiac Electrophysiology：from Cell to Bedside. 4th

ed. Philadelphia: WB Saunder, 2004: 668-682.

[6] Kottkamp H, Chen X, Hindricks G, et al. Idiopathic left ventricular tachycardia: New insights into electrophysiological characteristics and radiofrequency catheter ablation. Pacing Clin Electrophysiol, 1995, 18: 1285.

[7] Yamada T, Murakami Y, Yoshida N, et al. Preferential conduction across the ventricular outflow septum in ventricular arrhythmias originating from the aortic sinus cusp. J Am Coll Cardiol, 2007, 50: 884.

[8] Storey J, Iwasa A, Feld GK. Left ventricular outflow tract tachycardia originating from the right coronary cusp: Identification of location of origin by endocardial noncontact activation mapping from the right ventricular outflow tract. J Cardiovasc Electrophysiol, 2002, 13: 1050.

第二十三章 束支折返性室性心动过速的消融治疗

一、引言

束支折返性室性心动过速（BBRT）是一种利用左、右束支作为折返环重要组成部分的大折返性室性心动过速。BBRT 通常发生在有严重浦肯野纤维病变的患者，临床表现为以下三个特点：①HV 间期延长，②室内传导异常（常表现为左束支传导阻滞），③扩张型心肌病。当然，BBRT 也会发生在没有心肌疾病仅表现为独立的浦肯野纤维病变的患者中（如强直性肌营养不良、主动脉瓣置换等）。同时，在 75% 的患者中 BBRT 以晕厥或心搏骤停的形式出现。

二、折返环

在典型的 BBRT 中，折返环前向传导和逆向传导的分支分别是右束支和左束支，导致束支激动顺序表现为逆时针方向（图 23-1）。室性期前收缩发生在右束支终末分支部位会产生左束支传导阻滞图形。在右束支激动后，除极波通过低位室间隔逆向激动左束支。紧跟着左束支激动后，除极波通过高位室间隔再次激动右束支。持续的心动过速需要通过束支的传导时间超过其对侧束支的有效不应期时间。在非典型的 BBRT 中，折返环是相反的，因此束支激动顺序表现为顺时针方向。

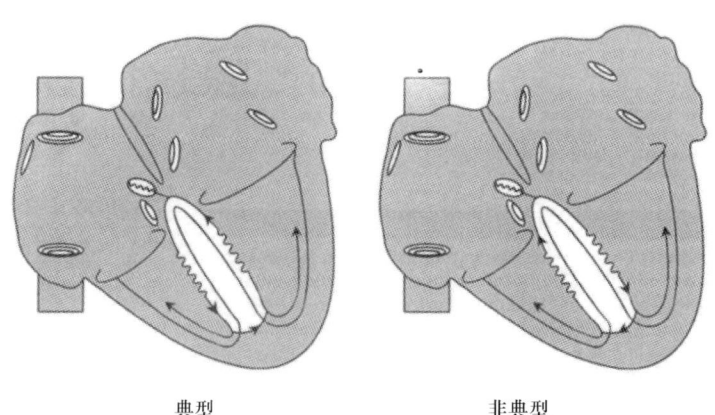

典型　　　　　非典型

图 23-1　典型和非典型的束支折返性室速（BBRT）

三、电生理特性

典型 BBRT 的电生理特征表现为：①左束支传导阻滞图形，②希氏束偏斜提前于 QRS 波，③BBRT 时的 HV 间期≥正常窦性心律（NSR）时的 HV 间期，④束支激动顺序表现为希氏束-右束支-左束支（图23-2至图23-7）。右束支起源的室性期前收缩产生典型的左束支传导阻滞图形。希氏束电位提前于每个QRS波。此外，在希-浦系统内的传导是非均质性的，因此在心动过速时的希氏束-心室（HV）间期超过或者等于其在窦性心律时的HV间期（图23-4至图23-7）。位于上部的折返位置与希氏束非常接近，这导致了希氏束-希氏束（HH）间期的振荡、提前以及可预见的心动过速周长的振荡。与BBRT相反的是，逆向激动希氏束的间隔部起源室速在心动过速发作时HV间期比正常窦性心律时短（间隔部室速HV间期＜窦性心律HV间期）（图23-8）。出现希氏束与心室分离的证据不支持BBRT的诊断。束支逆时针方向激动产生希氏束-右束支-左束支的激动顺序。非典型的BBRT表现为右束支传导阻滞图形以及希氏束-左束支-右束支的激动顺序。

1. 诱发

采用右室期前刺激诱发典型的BBRT需要激动落入能诱发心动过速的窗口（我们将其定义为在右束支和左束支之间逆向传导引发不应期差异的情况）（图23-9至图23-12）。严格意义上符合要求的激动应该是①传导速度落后于正常右束支传导（即单向阻滞）；②穿过室间隔后逆向激动左束支引起心室-希氏束（VH）跳跃（即缓慢传导）。足够长度的VH跳跃允许右束支恢复不应期，产生前向传导而诱发心动过速。VH跳跃的长度与后续的HV间期是负相关的（VH/HV互相作用）。通过程序心室刺激诱发单个束支折返性期前收缩在正常人群中是常见的，只有在浦肯野纤维病变患者中才会进一步发展为BBRT。普鲁卡因胺（能明显延缓希-浦系统传导）或者长-短序列刺激（通过增加束支间不应期离散度从而增宽了心动过速窗）能够促进BBRT的诱发（图23-10）。同步进行右室和左室刺激能够终止BBRT的发生，因其阻止了间隔部传导以及VH跳跃。

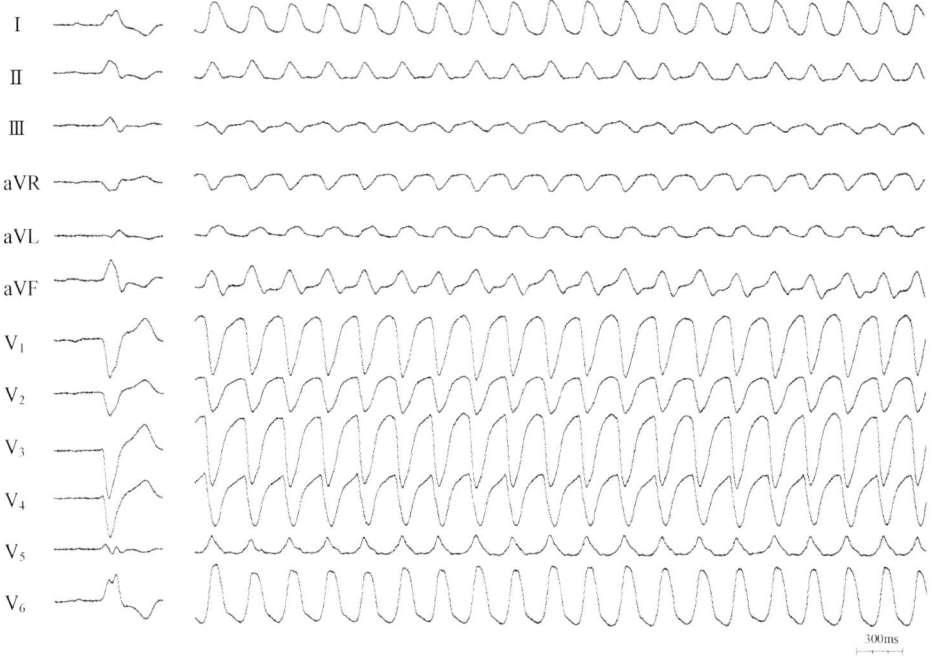

图23-2 窦性心律下（图左）和典型BBRT（图右）时12导联心电图表现

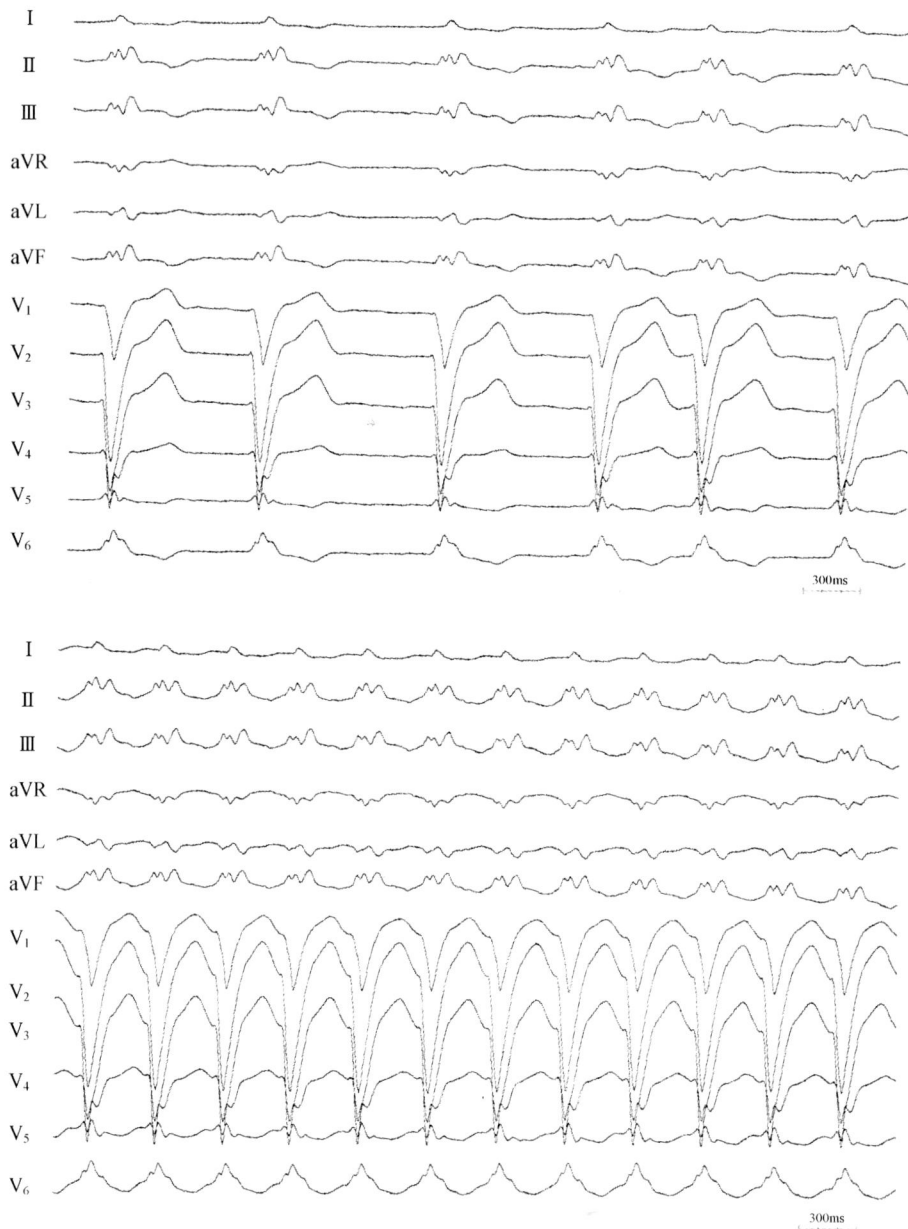

图 23-3 房颤合并左束支传导阻滞（上图）以及典型的 BBRT（下图）时 12 导联心电图表现
QRS 形态在房颤和 BBRT 时明显不同。

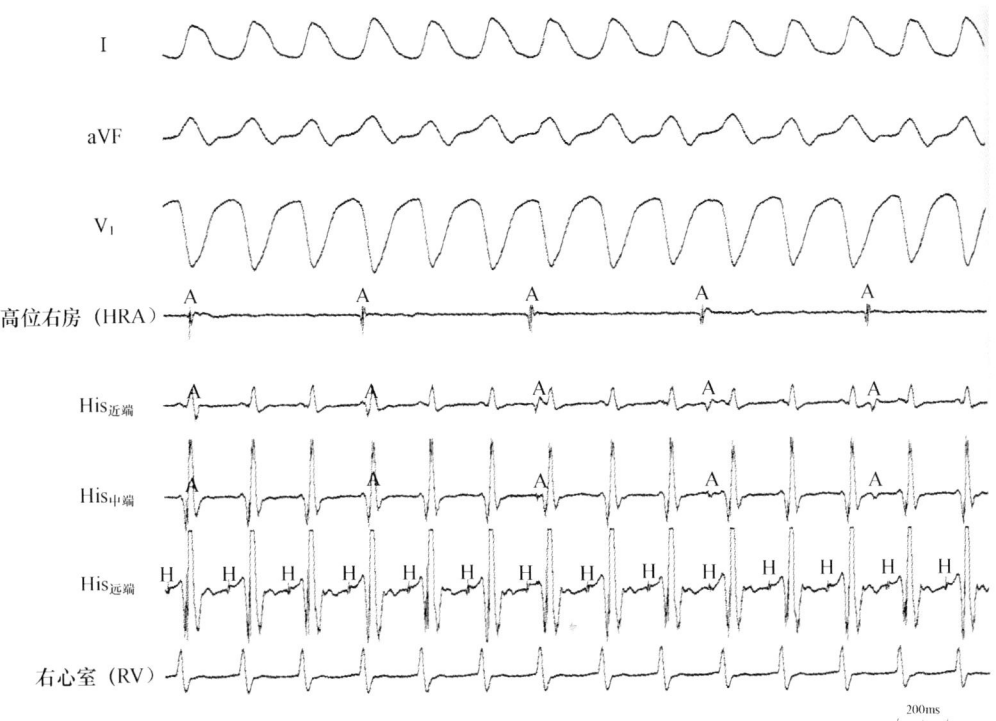

图 23-4 典型的 BBRT

希氏束（His）电位提前于呈左束支传导阻滞图形的 QRS 波（HV 间期=58ms），可见房室分离。

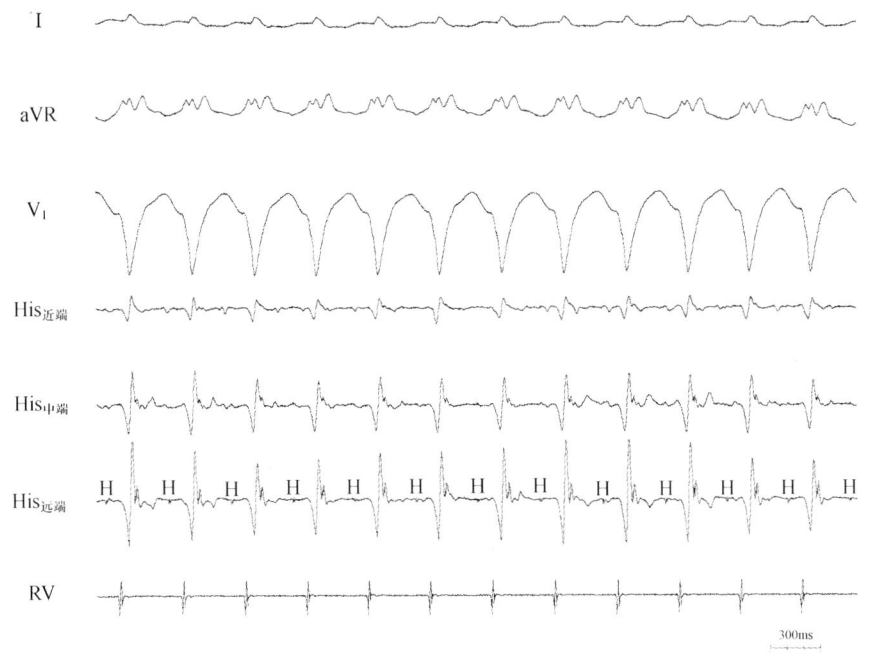

图 23-5 典型的 BBRT

即使在发生房颤的情况下，快速的心室率仍然是规则的。希氏束电位提前于呈左束支传导阻滞图形的 QRS 波（HV 间期=81ms）。

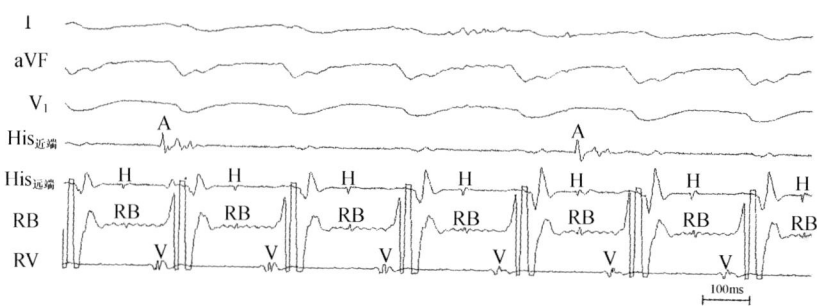

图 23-6　典型的 BBRT

希氏束-右束支（H-RB）激动顺序提前于呈左束支传导阻滞图形的 QRS 波（HV 间期＝82ms），可见房室分离。

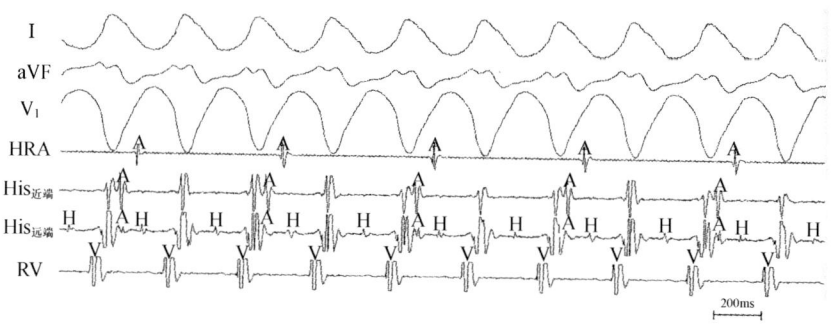

图 23-7　典型的 BBRT

希氏束电位提前于呈左束支传导阻滞图形的 QRS 波（HV 间期＝75ms），在房室结处发生了逆向的 2∶1 传导。

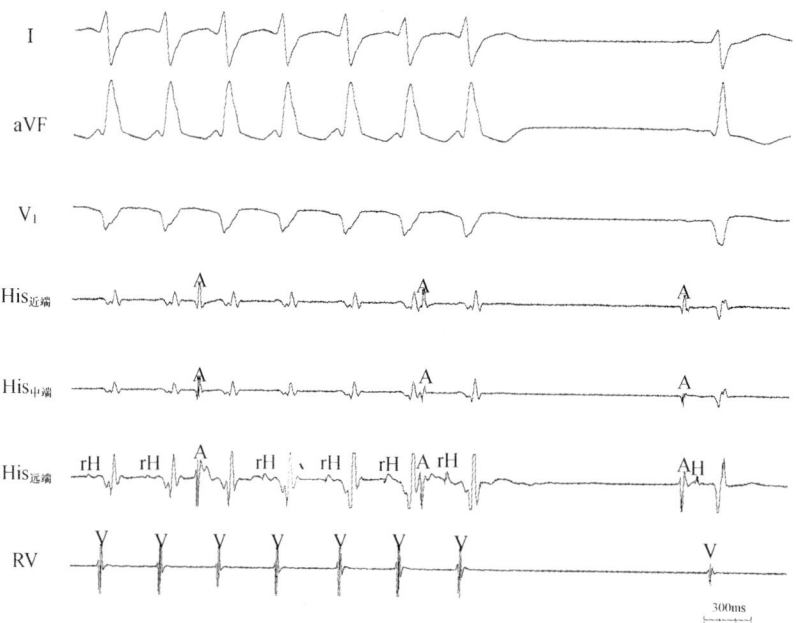

图 23-8　瘢痕相关性室速的自发性终止（非 BBRT）

在心动过速时，呈左束支传导阻滞图形的 QRS 波表现得相对狭窄，与窦性心律时相似，提示这是室间隔来源的。逆向希氏束电位（rH）提前于 QRS 波，HV 间期相比于窦性心律时缩短（57ms *vs.* 77ms），可见房室分离。

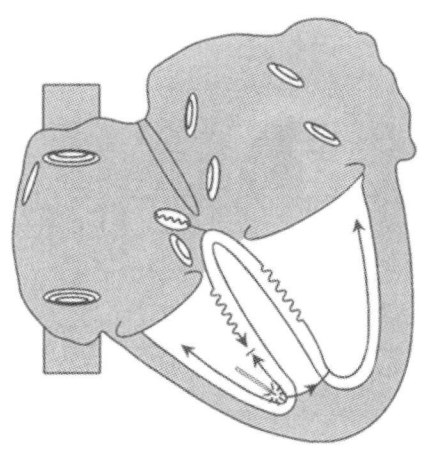

图 23-9　诱发典型 BBRT 的示意图

右室心尖部发放期外刺激，其传导速度落后于正常右束支传导，通过室间隔逆向激动左束支和希氏束（VH 跳跃）。左束支传导的足够延迟能够使得右束支恢复兴奋性，产生前向传导诱发心动过速。

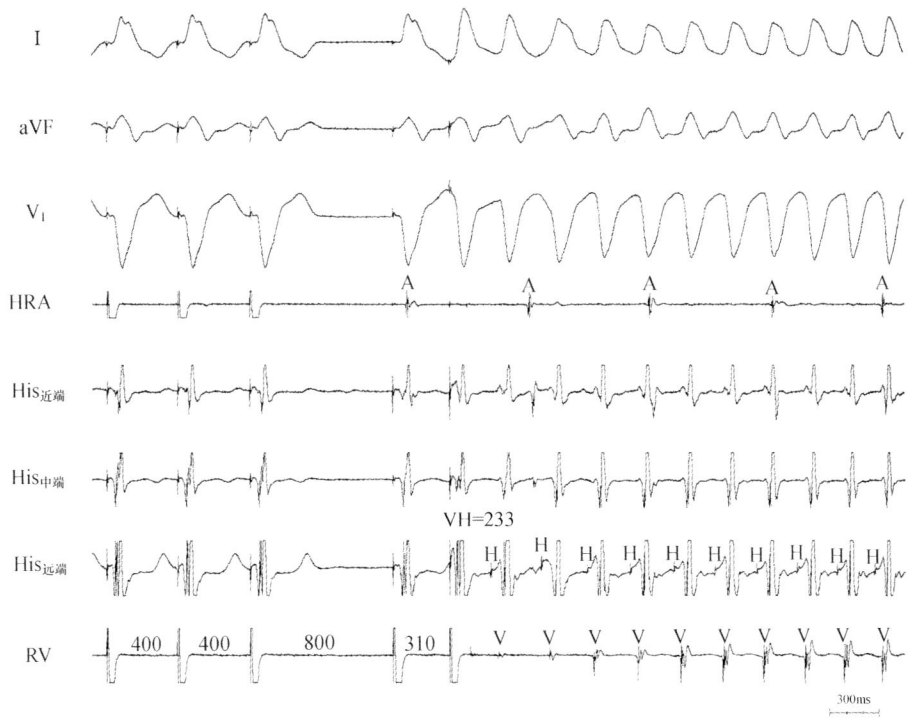

图 23-10　在长短序列间期刺激后诱发典型的 BBRT

长短间期刺激（800ms/310ms）在 VH 跳跃后（223ms）诱发心动过速。希氏束电位提前于 QRS 波（HV 间期=58ms），合并 HH 间期的振荡、提前并影响到 VV 间期。可见房室分离。

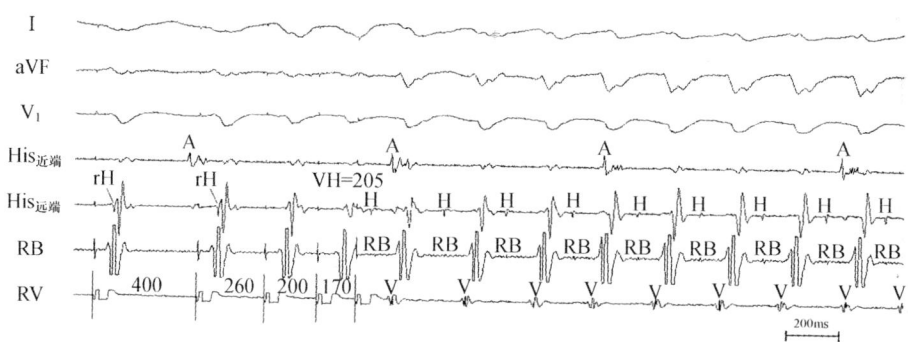

图 23-11　序列心室刺激诱发典型的 BBRT

通过 400ms 的拖带,逆传希氏束电位提前于局灶的室性激动,提示通过右束支逆向传导。第二个激动夺获心室,遇到右束支不应期,通过室间隔部位逆向激动左束支和希氏束(VH 跳跃=205ms)。左束支传导的足够延迟能够使得右束支恢复兴奋性,产生前向传导诱发心动过速。希氏束和右束支(RB)顺序激动,可见房室分离。

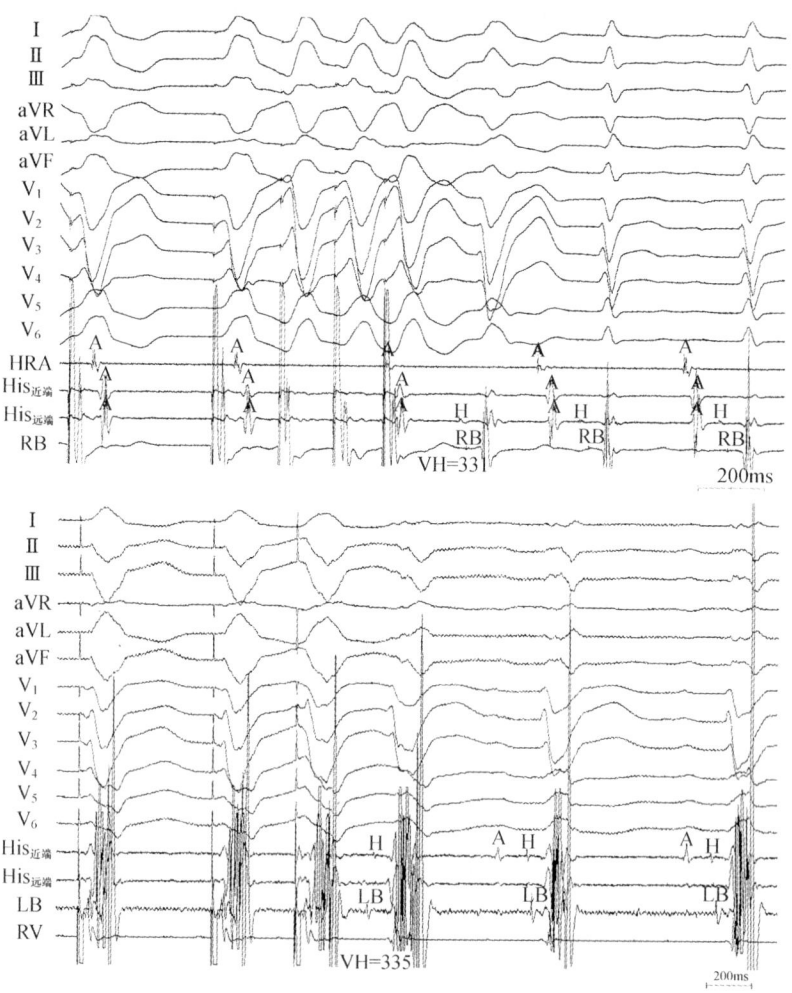

图 23-12　在典型束支折返时的希氏束、右束支和左束支激动图

心室刺激可以诱发单个束支折返性 QRS 波。上图:在 VH 跳跃时(VH=331ms),希氏束电位提前于右束支电位。下图:在 VH 跳跃时(VH=335ms),左束支(LB)电位提前于希氏束电位。

2. 终止

左右束支的传导阻滞可以终止 BBRT（图 23-13）。在典型的 BBRT 中，希氏束激动前/后的自发心动过速终止提示分别在左束支或者右束支发生了传导阻滞（图 23-14）。

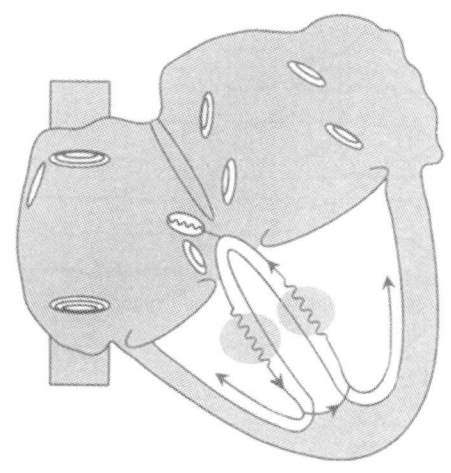

图 23-13　BBRT 消融靶点示意图，即左右束支部位

四、起搏策略

1. 心房拖带

BBRT 时，因其在希-浦系统进行折返，所以可以在心房部位进行拖带。这表明快速的心房起搏频率可以通过房室结传导。心房快速起搏使得希氏束和心室同时到达起搏频率可以产生与 BBRT 发作时完全相同的 QRS 图形（顺向隐匿性 QRS 融合），而这并不是心肌梗死后室速的特点。

2. 心室拖带

希-浦系统参与折返环的组成使得 BBRT 能在右室心尖部靠近右束支分支末端部位被拖带。因为右室心尖部导管和 BBRT 折返环非常接近，起搏后的间期与心动过速周期非常接近（PPI-TCL＜30ms）（图 23-15）。与之相反，在其他表现为左束支传导阻滞的折返性心动过速，即使该种心动过速同样出现房室分离（如瘢痕相关性室速或者呈左束支图形的房室结折返性心动过速），起搏部位和折返环一般也不会非常接近，且起搏后的间期超过心动过速周期（PPI-TCL＞30ms）。

五、标测和消融

束支是 BBRT 折返环的重要组成部分，因此也成为消融的靶点。消融右束支从技术上比左束支简单，因为当表现为左束支传导阻滞的情况下，消融有产生房室传导阻滞的风险。

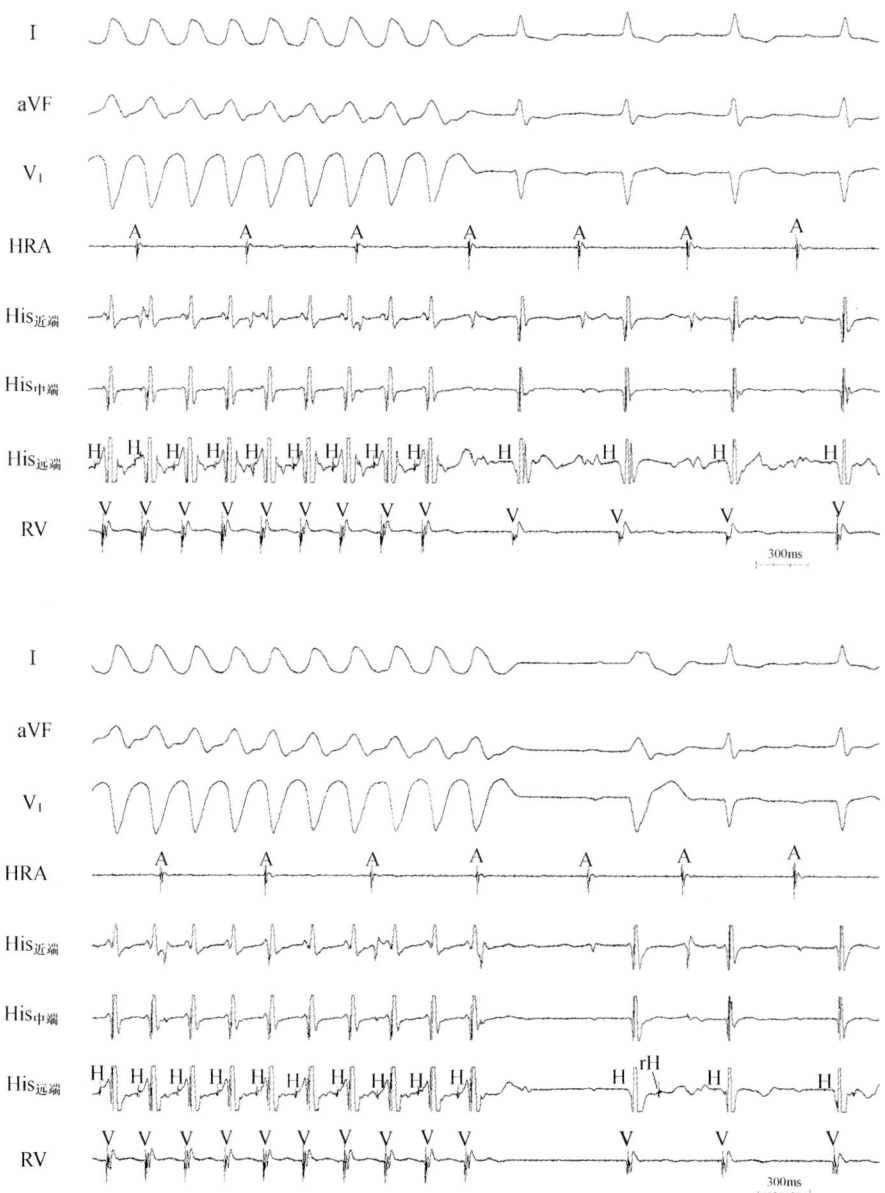

图 23-14 伴（上图）或不伴（下图）左束支 4 相阻滞时，典型 BBRT 的自发终止

左束支传导阻滞引起 BBRT 的突然终止。在心动过速刚终止时，早期产生的第一个正常传导的窦性激动能够阻止左束支发生频率降低依赖性的传导阻滞。而晚期产生的第一个正常传导的窦性激动使得左束支传导停顿，诱发频率降低依赖性的传导阻滞。4 相左束支传导阻滞发生在逆向希氏束电位之后，但并不再次诱发 BBRT，因为传导停顿延长了右束支不应期时间，阻止了后续的前向传导通过右束支。

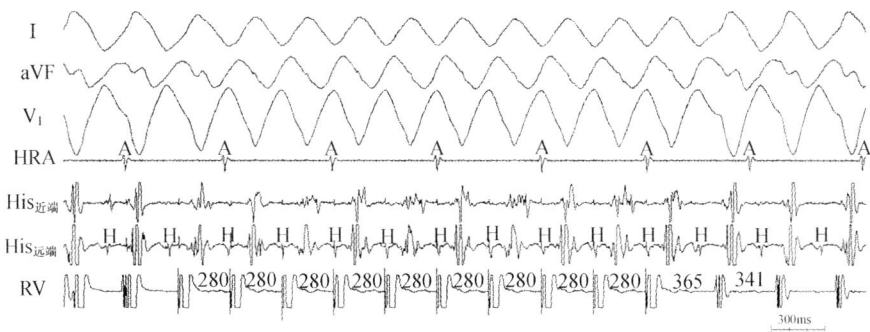

图 23-15　右室心尖部拖带产生典型的 BBRT

希氏束顺向激动，频率加速至起搏周长。起搏后间期仅比心动过速周期长 24ms。

1. 消融右束支

消融导管通过三尖瓣进入右心室，远端到达希氏束，顺时针旋转导管使其定位于室间隔部位。消融靶点图表现为：①没有心房电位或者表现为小的心房电位（远场电位）；②右束支电位；③巨大的心室电位（图 23-16，图 23-17）。没有心房电位可以将希氏束和右束支电位相区别，因为右束支病变时可以使得 RB-V 间期变长（>35ms）。在合并左束支传导阻滞的情况下进行右束支消融，常会出现明显的 HV 间期延长同时合并右束支传导阻滞图形的改变，以上情况说明左束支传导阻滞本身并不是由于束支功能衰竭所致而是传导延迟所致。

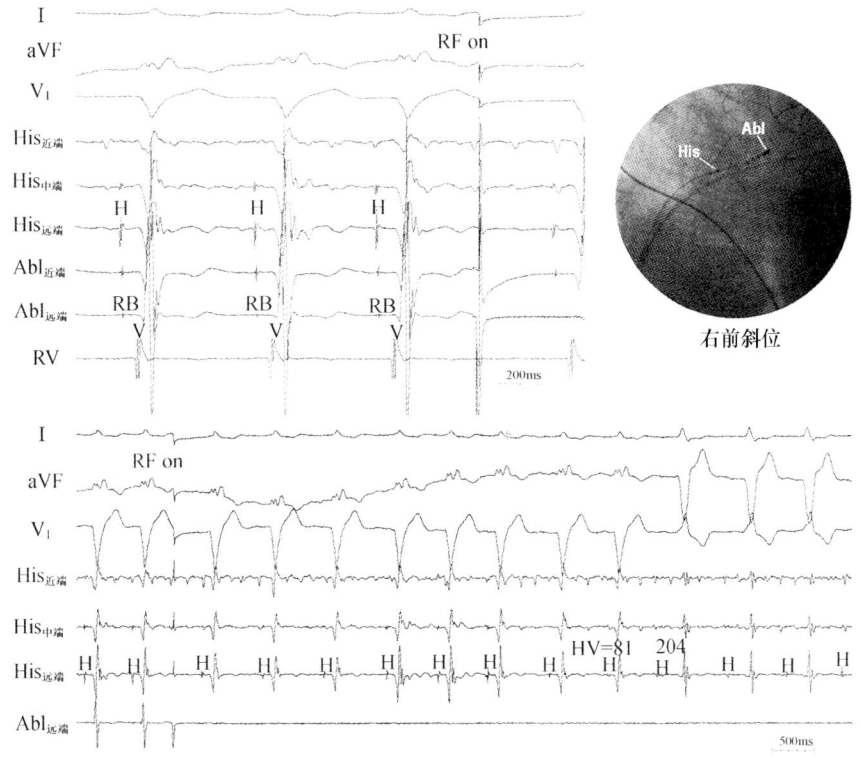

图 23-16　消融右束支

消融导管（Abl）头端置于希氏束导管末端，右束支部位。当希氏束导管记录到心房、希氏束和心室电位时，消融导管仅记录到右束支电位（RB）和巨大的心室电位（RB-V 间期=66ms）。当消融开始（RF on）后，QRS 形态从左束支传导阻滞变为右束支传导阻滞，同时 HV 间期明显延长（从 81ms 至 204ms）。

2. 消融左束支

消融导管逆行通过主动脉瓣进入左室定位于室间隔。位于右侧部位的希氏束导管对于希氏束区域定位是非常有价值的。消融靶点图表现为：①没有心房电位或者表现为小的心房电位（远场电位）；②左束支电位；③巨大的心室电位（图 23-18）。在合并右束支传导阻滞的情况下进行左束支消融，将使得 QRS 波形态更为异常，这是由于传导延迟所致。

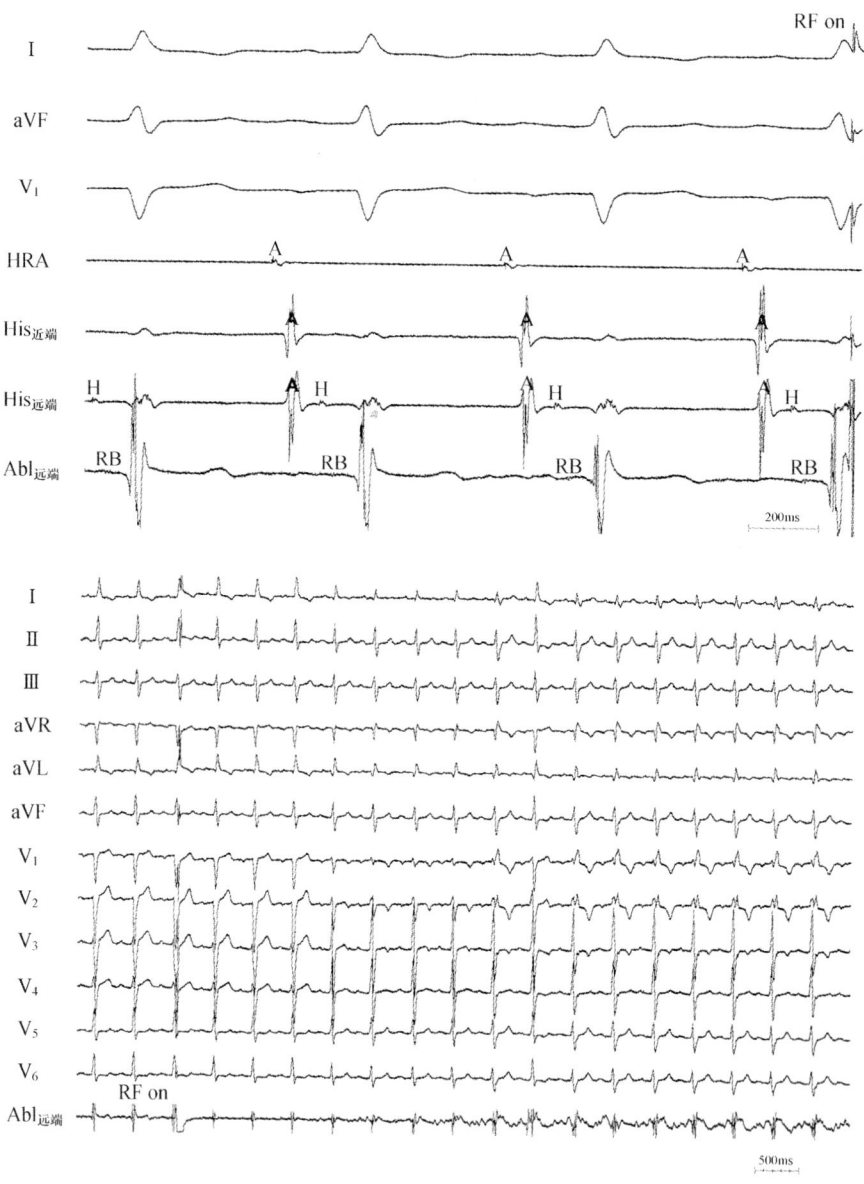

图 23-17 消融右束支

当希氏束导管记录到心房、希氏束和心室电位时，消融导管记录到微小的右束支电位（RB）和巨大的心室电位。消融开始后，可见一过性 QRS 波变窄，后面紧跟右束支传导阻滞。

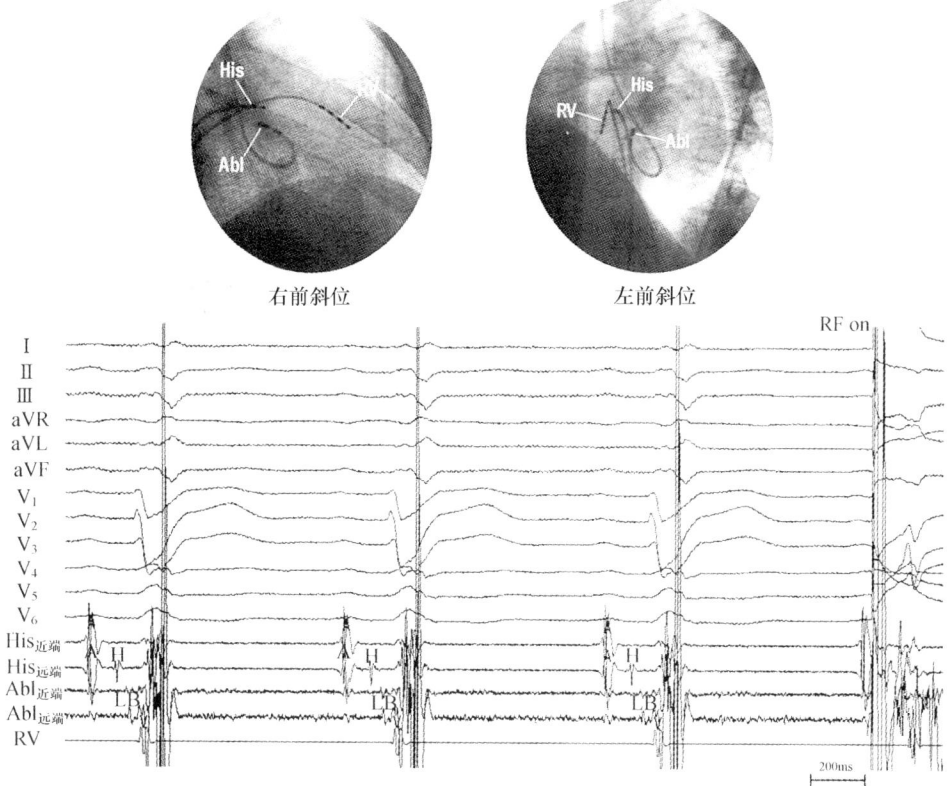

图 23-18　消融左束支

消融导管逆行通过主动脉瓣进入左室，头端定位于室间隔，低于右侧希氏束导管。当希氏束导管记录到心房、希氏束和心室电位时，消融导管记录到微弱的心房电位（远场）以及左束支电位（LB）和巨大的心室电位。左束支紧跟希氏束后激动。

参考文献

[1] Akhtar M, Gilbert C, Wolf FG, et al. Reentry within the His-Purkinje system: Elucidation of reentrant circuit using right bundle branch and His bundle recordings. Circulation, 1978, 58 (2): 295-304.

[2] Narasimhan C, Jazayeri MR, Sra J. Ventricular tachycardia in valvular heart disease: facilitation of sustained bundle-branch reentry by valve surgery. Circulation, 1997, 96 (12): 4307-4313.

[3] Fedgchin B, Pavri BB, Greenspon AJ, et al. Unique self-perpetuating cycle of atrioventricular block and phase IV bundle branch block in a patient with bundle branch reentrant tachycardia. Heart Rhythm, 2004, 1 (4): 493-496.

[4] Blanck Z, Sra J, Dhala A, et al. Bundle branch reentry: mechanisms, diagnosis, and treatment. In Zipes DP, Jalife J, eds, Cardiac Electrophysiology: From cell to bedside. 3rd edtion. Phliadelphia, PA: W. B. Saunders Co., 2000: 656-661.

[5] Fisher JD. Bundle branch reentry tachycardia: why is the HV interval often longer than in sinus rhythm? The critical role of anisotropic conduction. J Interv Card Electrophysiol, 2001, 5 (2): 173-176.

[6] Caceres J, Tchou P, Jazayeri M, et al. New criterion for diagnosis of sustained bundle branch reentry tachycardia (Abstract). J Am Coll Cardiol, 1989, 13: 21A.

[7] Caceres J, Jazayeri M, McKinnie J, et al. Sustained bundle branch reentry as a mechanism of clinical

tachycardia. Circulation, 1989, 79 (2): 256-270.

[8] Akhtar M, Damato AN, Batsford WP, et al. Demonstration of re-entry within the His-Purkinje system in man. Circulation, 1974, 50 (6): 1150-1162.

[9] Reddy CP, Damato AN, Akhtar M, et al. Effect of procainamide on reentry within the His-Purkinje system in man. Am J Cardiol, 1977, 40 (6): 957-964.

[10] Denker S, Lehmann MH, Mahmud R, et al. Facilitation of macroreentry within the His-Purkinje system with abrupt changes in cycle length. Circulation, 1984, 69 (1): 26-32.

[11] Merino JL, Peinado R, Fernández-Lozano I, et al. Transient entrainment of bundle-branch reentry by atrial and ventricular stimulation: elucidation of the tachycardia mechanism through analysis of the surface ECG. Circulation, 1999, 100 (17): 1784-1790.

[12] Merino JL, Peinado R, Fernandez-Lozano I, et al. Bundle-branch reentry and the postpacing interval after entrainment by right ventricular apex stimulation: a new approach to elucidate the mechanism of wide-QRS-complex tachycardia with atrioventricular dissociation. Circulation, 2001, 103 (8): 1102-1108.

[13] Tchou P, Jazayeri M, Denker S, et al. Transcatheter electrical ablation of right bundle branch. A method of treating macroreentrant ventricular tachycardia attributed to bundle branch reentry. Circulation, 1988, 78 (2): 246-257.

[14] Touboul P, Kirkorian G, Atallah G, et al. Bundle branch reentrant tachycardia treated by electrical ablation of the right bundle branch. J Am Coll Cardiol, 1986, 7 (6): 1404-1409.

第二十四章 器质性心脏病相关性室性心动过速的消融治疗

对于心肌梗死后患者,器质性室速(以下简称"室速")的消融不仅能减少室速的发生,同时对于改善此类患者的生活质量起到重要作用。大多数接受室速消融的患者均置入了ICD,并且有过多次放电治疗的病史;尽管接受了有效的机制改良消融,存在单一形态、血流动力学稳定的室速的患者仍应接受ICD植入,因为消融术后的心脏猝死(SCD)发生率仍约2.1%。ESVEM研究显示,单形性室速较反复发作的室速更易引起SCD,抗心律失常药物通常作为辅助治疗应用于接受ICD植入的患者,但其抑制室速复发的作用有限,同时因存在潜在副作用而影响患者的生存质量。尽管目前导管消融仍被视为室速的辅助治疗手段,但成功的消融可以显著地减少室速的复发。

一、病理生理学

单形室速的典型基质为心肌梗死后功能失常的心肌组织。心肌坏死组织的面积、室间隔坏死区域及心肌收缩功能的损伤程度均为心肌梗死后室速发生的危险因素。与发生非持续性室速及SCD的患者相比,发生持续性、血流动力学稳定室速的患者往往存在更广泛的梗死面积、更大的室壁瘤及更差的收缩功能。及时的再血管化治疗及心室重构的药物治疗能降低室速发生率约1%。

导致室速发生的心肌电生理基质通常在心肌梗死后的两周内逐渐形成并定型,在心肌恢复过程中,坏死组织被纤维组织所替代,这一过程导致心肌细胞间的缝隙连接数量减少。同时所剩的缝隙连接也因梗死过程而出现分子水平的组成和功能异常。尽管梗死区内剩余健康心肌细胞仍能表现"正常"的钠离子依赖性动作电位,但细胞间异常的连接,导致传导出现缓慢及阻滞的表现。这些异常的传导功能为室速的形成提供了电生理基质。室速出口部位的心内膜标测可以识别低电压,激动缓慢的多成分复杂电位(图24-1)。这些碎裂电位中的每一成分代表一部分孤立存在的心肌细胞团,它们之间被纤维组织所分割。局部记录到的慢激动电位提示导管位于异常的缓慢、碎裂传导区。

尽管目前诱发室速和自发室速之间的关联并不明确,但室速的发生提示存在解剖层面的心律失常发生基质,同时可能预示室速的发生。自发室速的发生往往建立于解剖基质的基础上,多被室早、缺血事件、心衰及自主神经水平改变等所触发。多数心肌梗死后室速的机制是梗死瘢痕形成的解剖基质中出现慢传导区域,从而产生相应的折返。室速折返环同解剖基质密切相关,孤立存在于基质中的慢传导区域同时是多种标测技术寻找的目标。折返环的出口通常位于瘢痕周边区域,这一区域的激动代表室速QRS波群的起始。某些情况下,出口可能位于瘢痕组织和解剖屏障(如瓣环)之间的"封闭"区域。部分室速可能由非折返性机制引起,如反复发作的单形非持续性室速可能起源于坏死瘢痕内部。

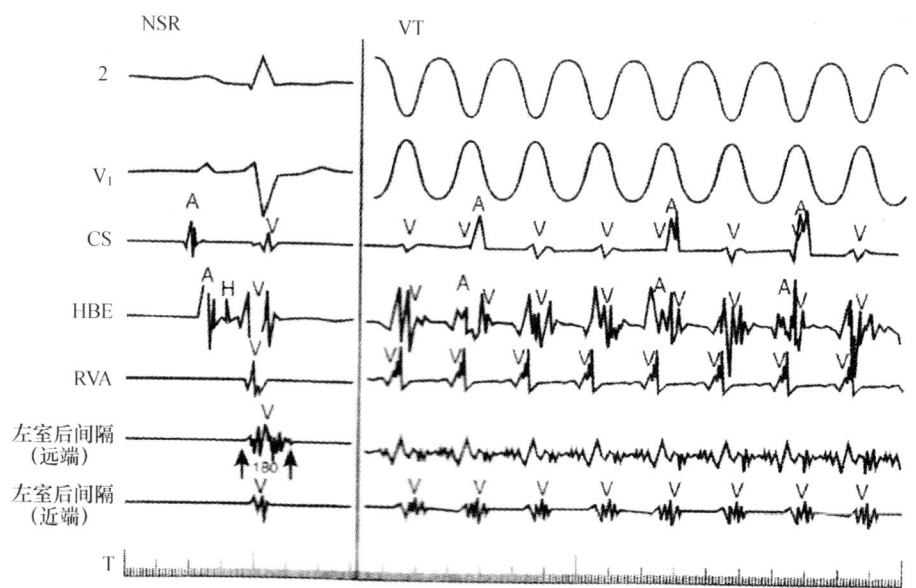

图 24-1　LV septum post-inf（d）电极上可见窦性及室速下局部连续、缓慢的激动电位，窦性下时程达 180ms，室速下缓慢激动几乎持续整个激动周期。NSR，窦性心律；VT，室速。HBE，希氏束；RVA，右室。

对于多形性室速而言，两者间的关系并不明确。Haissaguerre 等的研究曾显示针对多形性室速触发机制的消融，在部分患者中是有效的，在其小样本研究中，触发灶可以通过具有特定形态的心内膜电位及心腔内定位所明确，多数情况下，这些触发灶起源于瘢痕周边区的浦氏系统。对于更多的患者而言，其发现是否具有广泛性仍需进一步研究来证实。

二、室速的诊断

对于持续性室速患者，室速的诊断多通过发作心电图来明确。室速 QRS 呈现宽大畸形的特点，有时可以出现明显的室房分离表现；目前，已经有多个宽 QRS 心动过速鉴别诊断方法被临床应用，其原理均建立在同一概念之上，即室速时心肌传导发生在心肌细胞间，而室上速伴差传时心肌传导仍借助希氏束-浦肯野纤维系统。室上速伴差传的 QRS 波形态同左束支或右束支传导阻滞形态类似，而室速因其起源可来自心室任意部位，故 QRS 波呈现形态各异，起始部缓慢的特点。但伴随预激综合征及 1∶1 下传的房扑差传时，室速形态鉴别诊断则难度加大。长时间的心电记录对于分析引起 ICD 放电治疗的心律失常性质具有重要作用。而 ICD 本身记录的心腔内电图也可帮助诊断是否心律失常为室速，同时 ICD 显示的室速形态有助于明确消融术中所诱发的室速是否是临床相关室速，为消融治疗提供有效的帮助。通过体表心电图或腔内心电图明确心律失常发生不依赖于心房、房室结及希氏束-浦肯野纤维系统，室速的诊断即刻建立；注意：束支折返性室速是一种借助希氏束-浦肯野纤维系统的特殊室速类型。

三、器质性室速消融的指征

发生室性心律失常的患者中，仅有一小部分能通过导管消融进行治疗；Morady 等认为仅有 10% 的室速患者是合适的消融对象。目前的风险/获益研究提示，接受 ICD 植入后复发频繁的室速患者是合适的消融对象。部分研究者认为消融可以作为血流动力学稳定室速患者的首选治疗，但考虑到心肌梗死后患者的心肌病变具有不断发展及不可预测性，多数研究者认同室速消融可以作为 ICD 植入的辅助治疗选择。因此典型室速消融指征为：反复发作的室速导致频繁的 ICD 放电，且抗心律失常药物及抗心律失常起搏（ATP）均无法改善其发作或患者的黑朦、晕厥症状。值得指出的是，接受消融治疗前，应首先应用抗心律失常药物及 ATP 进行改善治疗。

同样，室速发作形态及数目应该在术前被明确，以指导术中选择"正确"的临床相关室速进行标测及消融。通常多形性室速及大面积梗死意味着更高的诱发成功率，但明确诱发室速是否为临床室速常存在困难；仔细分析 ICD 腔内图形态及周期可能为手术提供有益的帮助。尽量选择同临床室速形态一致的室速进行消融，但因折返环可能存在不同的出口，形态不一致的室速不等同于无效的治疗。临床室速形态越少，消融效果也越明显。同时，还应考虑患者的疾病状况，终末期心衰及外周血管病变可能导致手术的失败及并发症的发生；且患者应能接受血栓栓塞及心源性休克等严重并发症的可能。

四、器质性室速标测

除了标测策略的不同，室速消融的理论基础同其他心律失常的消融治疗相似，通过仔细的标测来缩小射频消融的范围，避免不必要的消融，减少并发症的发生。根据室速类型的不同，多种标测方法可能被单一或联合应用：①拖带标测：往往用于血流动力学稳定的持续性室速；②基质标测：用于血流动力学不稳定的快速室速；③触发灶标测：多应用于多形性室速的消融。

1. 拖带标测

拖带标测指通过持续的起搏临时加快折返性心动过速至起搏周长，同时起搏终止时，心动过速自主恢复至本身的激动周期。成功的拖带标测意味着心动过速的折返性机制，同时要求标测导管位于该折返环的关键、狭长封闭传导通道内。Stevenson 等通过一个计算机模拟的瘢痕室速模型将这一瘢痕相关性室速的折返机制清楚地展示出来（图 24-2）。精细的标测低电压区可以明确瘢痕区的大小、位置及形态，瘢痕区域内关键峡部的多部位起搏可以探明狭长的关键峡部的走行，从而使一定数量的消融即可有效地切断折返环。

在进行室速消融前，患者应接受冠状动脉造影、心肌核素扫描或心肌 MRI 以帮助指导瘢痕所在的大致区域。标测开始时，应通过心室程序刺激诱发室速，以确定室速的数目及形态，明确其与临床室速的关系；通过不同部位的拖带标测，比较起搏及室速的体表心电图形态，室速起源已经可以被缩小在 $4cm^2$ 的范围内；通过程序性刺激明确所能诱发的室速数目及其血流动力学特性，通过比较室速的形态及周长，来确定那些室速是临床相关室速。有些研究者应用 270ms 作为周长阈值，较慢的室速更容易复发，而较快的诱发室速则很少出现在自发的状态下；一般来说，消融术中平均能诱发 3~4 种室速形态，相似的形态往往提示室速借助同一折返环激动形成，预示一个部位的消融可能对两种相似的室速均有效。

如果患者的血流动力学稳定，精细的激动标测及电压标测往往能提供更多的信息，标测的重点应集中与瘢痕区内存在高频、碎裂、孤立电位的区域，这些电位往往位于舒张中期，提前或落后于 QRS 波；两者间的关系可通过室速自发周期改变或拖带标测时，两者的激动关系的变化来明确。如果患者的血流动力学不稳定，则进行窦性心律下的标测，位于 QRS 波后的电位，在局部起搏时伴随较长的起搏后间期（40～80ms）往往提示导管位于关键缓慢传导区。

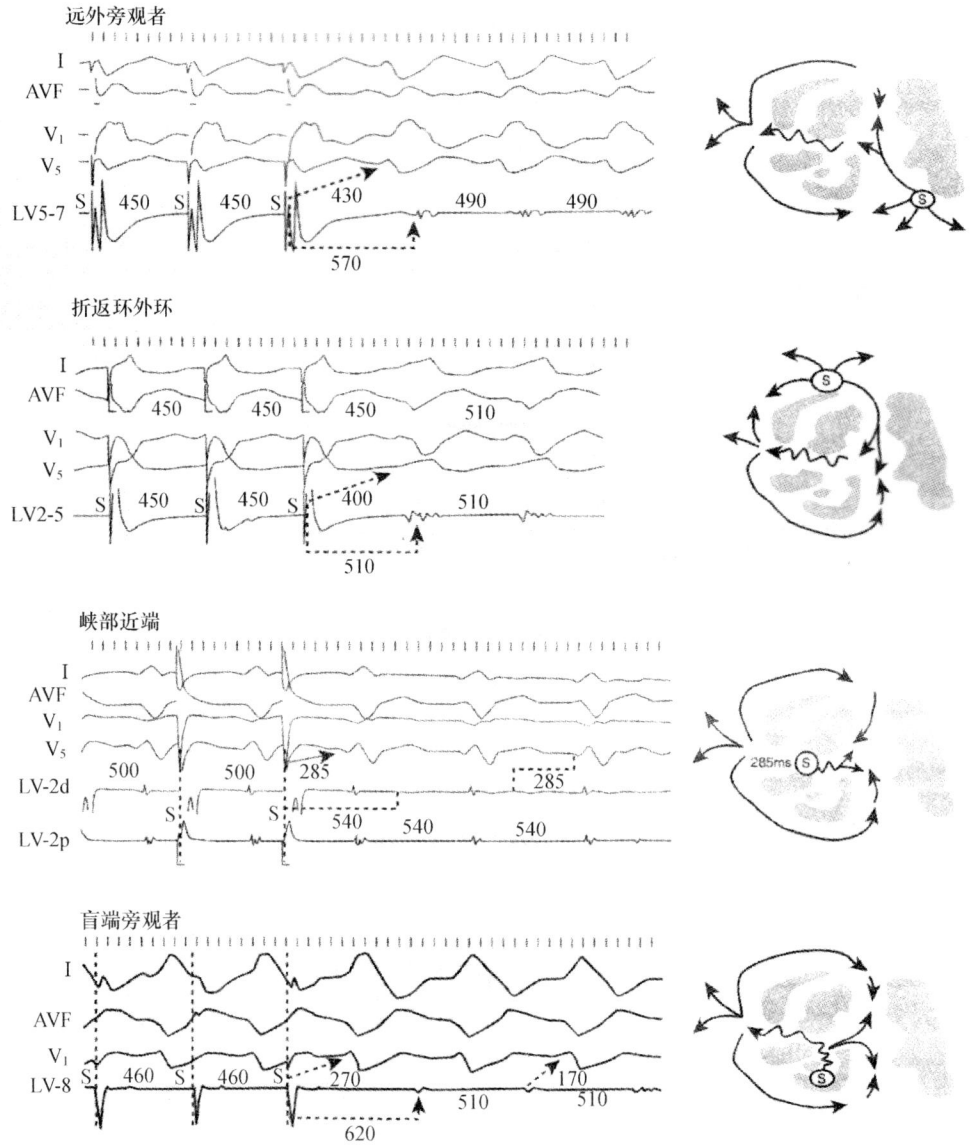

图 24-2　计算机模拟的瘢痕室速模型，折返环不同部位拖带标测的表现。

从上至下分别为：
①折返环远处旁观者：PPI=570ms，大于室速周期，拖带图形与室速图形高度相似；
②折返环外环：PPI=510ms，等于室速周期，拖带图形与室速图形存在差异；
③折返环峡部近端：PPI=540ms，等于室速周期，拖带图形与室速图形一致，隐匿性拖带；
④内环盲端旁观者：PPI=620ms，远大于室速周期，拖带图形与室速图形一致。

PPI，起搏后间期。

标测明确的位点同室速折返环的关系需通过诱发实施来验证。通常应用拖带标测技术,以较低的能量、较室速略快的周长起搏该部位,如起搏产生的体表心电图同室速自身的心电图完全一致则成为隐匿性拖带,提示起搏位点位于关键缓慢传导区的封闭峡部内;观察起搏拖带终止后的第一个室速自身激动,最后一个刺激至第一个室速激动的间期称为起搏后间期(PPI),通过比较 PPI 同室速周期(VTCL)间的差别来判定起搏部位是否位于峡部中,PPI－VTCL＝±30ms 预示着峡部定位。有时,因室速激动较快,PPI 难以准确测量,Soejima 等发明了"N+1"方法,通过比较最后两个刺激至第一个室速激动的间期同两倍室速激动周长间差值可获得同 PPI 相同的结论。刺激脉冲同 QRS 间的间期(S-QRS)亦可用来判断起搏的具体部位:S-QRS 小于室速周长 30% 时,起搏位点位于折返环出口;S-QRS 大于室速周长 70% 时,起搏位点位于折返环的内环内,即折返环内的旁观者;S-QRS 介于室速周长 30%～70% 时,起搏位点位于折返环关键峡部。Stevenson 等通过一次放电是否终止室速,来比较分析以上所有参数的意义。他发现,当局部同时满足隐匿性拖带、短 PPI-VTCL 间期,合适的 S-QRS 及舒张中期电位等四个条件时,一次消融终止室速的成功率为 35%,但四个条件均不满足时,成功率仅为 4%。以上四个条件未能更完美地预测室速消融成功,可能由以下几个原因导致:①消融损伤不完全;②峡部过于宽大;③局部标测不够精细,未覆盖峡部全部。

综上所述,拖带标测对于确定室速折返环关键峡部具有很好的作用,但前提是患者的室速能够反复诱发且血流动力学稳定。有研究显示,这一类患者仅占总体的 10%。对于部位单形性,大面积心肌梗死室速来说,拖带标测是比较好的标测消融策略,可以通过应用抗心律失常药物减慢室速,同步心房起搏及主动脉球囊反搏等方法来提高应用的概率。

2. 基质标测

对于大多数器质性心脏病患者来说,他们的室速因激动速率快或无法反复诱发,常规情况下无法标测;因此,对于这类室速,拖带标测无法应用。在心脏外科领域,通过梗死区的心内膜下切除可以减少 90% 的室速发生。因此,一种基于外科手术的标测消融方式逐渐发展起来,进行心内膜"切除"及在瘢痕区同瓣环间创造传导屏障来去除室速。

Cassidy 等利用双极电压标测的方法,来识别梗死瘢痕区并判别潜在的室速基质。同时,可以借助比较核素心肌扫描显示的瘢痕区及心内膜低电压区域来更好地判断室速的瘢痕基质。动物模型研究显示,通过比较已知的心肌活动异常区域,双极电压大于 1.55mV 能较好预测正常心肌所在,其阳性预测值达 95%;小于 0.5mV 的区域预示着坏死心肌;介于 0.5～1.5mV 的区域提示瘢痕周边区。尸体解剖及在体标测也获得了类似的结果。需要注意的是,坏死心肌往往是非连续性的,其间分布着孤立的正常心肌细胞区域,这些孤立区域正是折返环关键峡部的组成部分。将术前核素扫描等图像同术中三维标测模型进行整合,可能对室速基质标测提供实时的有效信息。de Chillou 等通过室速基质标测研究发现,心梗后室速的平均峡部长度为 31±7mm,平均宽度为 16±8mm,跨越峡部的传导时间通常为室速周期的 57%～81%;除围绕二尖瓣的折返环外,多数位于间隔,前壁及后壁的峡部为垂直于瓣环的走行;连续的局部双电位提示峡部的封闭线,使折返环呈现"8"字环绕的形态。

外科心内膜下心肌切除可以去除室速基质的绝大多数组织,导管消融参照该方法,往往通过跨越整个低电压区形成线性消融、围绕瘢痕区边缘形成线性消融或连接瘢痕至瓣环来隔断缓慢传导区及关键峡部,因其产生的损伤不及外科心内膜切除彻底,故多数情况下，这种消融策略仅针对某一种室速形态。目前，很多研究者着力于改善基质标测的方法，以期更好地指导基质标测下的线性消融路径，如何确定瘢痕区及瘢痕内的缓慢传导区域及通道对于明确折返环、室速出口及关键峡部至关重要。围绕瘢痕区的完整起搏标测可以明确室速出口的位置，但需要注意的是，起搏标测显示与室速图形一致的区域可以距离实际室速出口达 2~3cm，所以起搏时应尽量应用较小的能量以减少误差。实际上，因垂直于瘢痕边缘的长消融线已经能足够破坏室速出口区的传导功能，且应用 S-QRS 间期亦能一定程度地帮助判别出口及峡部，所以起搏标测的特异性并不完美。电压标测可以为心肌存活程度提供直接的信息，同时通过调整等势电压图的阈值，瘢痕区内的狭长传导通道通常可以被显现。电位标测对基质标测同样提供有效的信息，因碎裂电位往往意味着局部存在细胞间传导功能障碍，所以在室速基质标测中无法提供特异性信息；相反，孤立电位及晚电位通常被看做是瘢痕内孤立的细胞团电活动所形成，他们通常孤立存在或延迟于 QRS 波其至 T 波出现，伴随较高电压的远场电位。有研究指出，标测清晰的传导峡部通道内通常可记录到类似的电位，且外科成功切除心内膜区域治愈室速后，此类电位也消失。尽管目前尚无直接的证据证明孤立及晚电位代表室速折返环峡部，但仅针对这类电位进行室速消融的研究正在进行中，其作用将进一步被明确。

3. 多形性室速触发灶的标测

对于多形性室速来说，基质及拖带标测等传统电生理标测方法无法有效地实施。Haissaguerre 等通过研究发现，部分特发性室颤及多形性室速发生前均可观察到重复出现的相同形态的室早，这些室早通常起源于相对固定的区域，包括流出道及瘢痕周边区域等富含浦肯野电位的区域。完成以这些室早为基础的消融后，ICD 长时间随访未发现恶性心律失常的复发。目前为止，仅有少数特发性室颤及多形性室速患者可以通过电生理标测及消融进行有效的治疗。

五、器质性室速的消融

通过较小的电极进行基质、起搏及拖带标测往往可以获得更准确的结果，但 4mm 等较小的电极获得的消融损伤面积较小，特别是在瘢痕内部进行消融时，损伤效果更差。所以，应用盐水灌注消融导管进行室速消融是一个很好的技术进展，常规温控灌注导管设置为：50W，40~45℃，过高的温度容易引起血凝块的形成影响消融效果。同常规导管相比，灌注导管能获得更大的消融面积；8mm 导管同样可以获得较大的消融面积，但需要更高功率的射频仪来驱动，同时，更大的电极头可能导致标测的不精确性。

通常，消融在室速持续下进行，以观察靶点消融的效果。消融中室速的终止可以提示消融靶点的有效性，但室速的突然终止及快速的心率可能导致导管的移位，提高了消融的难度；同时，消融中室速的终止并不等同于室速的治愈。消融结束后，需进行局部起搏来验证消融位点是否彻底毁损，通常 10mA 刺激无法起搏局部心肌可判定局部消融有效，同时可以通过局部诱发判断室速消融是否成功。有些研究者认为，手术结束前的程序性诱发更加有效，因手术麻醉及局部心肌功能恢复可能会影响诱发的效果。对于基质标测而言，一般设定垂直于传导通道的消融线，或沿整个瘢痕区边缘进行平行的线线消融。

室速消融治疗策略的有效性目前还尚不明确，多数研究均显示了较高的急性期有效性，成功率通常为 67%~96%，不同研究入选的标准不同及难以进行随机研究可能是成功率存在差异的原因。同时，较长时间的随访也显示，部分患者存在室速的复发及新室速的发生，室速复发率在30%~46%，因此部分研究者建议应针对术中能诱发的全部室速形态进行全面的消融。另一个影响手术长期结果的因素是抗心律失常药物的应用，术后持续应用胺碘酮（商品名：可达龙）的患者的复发率仅为停药患者的一半，所以抗心律失常药物的作用不能忽视。同时长期的观察还发现，随着随访时间的延长，出现全因死亡的患者人数逐渐增加，可能与基础心脏疾病进展相关，但建议消融术后植入ICD预防患者术后发生因恶性心律失常复发引起的SCD。以基质标测为基础进行的室速消融，明显地减少了患者术后室速的发作次数及ICD的放电，甚至使部分患者不再出现室速的发生。同时少量研究显示，大范围的室速基质消融并未造成心室功能的明显恶化。对于因一级预防植入ICD患者，SMASH-VT研究通过预防性的室速消融，有效地减少了接受室速消融组患者的室速发生。

器质性室速消融是一项难度较大的手术，术中可能出现室速无法诱发、无法血流动力学耐受的快速室速及消融能量释放效率差等问题。尽管目前应用的三维标测系统可以快速地定位室速的最早激动起源点，但因心脏瘢痕区域的复杂性，效果还并不完美。部分室速起源点或关键峡部可能位于心内膜深层或心外膜，如Chagas心肌病等，基于心外膜的室速标测及消融策略才能获得室速的有效消融。同时，器质性室速患者本身具有心肌疾患，手术的并发症及风险较其他消融手术明显加大。术前需谨慎评估患者的耐受性、手术难度及可能的成功率。术中需谨慎注意如：卒中、冠状动脉栓塞、冠状动脉损伤、瓣膜机械性损伤、心源性休克及猝死等并发症的发生，加强术前与患者的沟通及围术期的观察和治疗。

六、小结

对于心肌梗死后反复发生室速的患者而言，此类室速患者常反复接受ICD放电且抗心律失常药物无效，器质性室速的消融具有重要的意义。但这一消融手术存在较大的风险和技术难度，实施的医生应具备丰富的消融手术经验及熟练的理论及导管操作技术。目前，器质性室速消融能够较为有效地治愈或减少临床室速的发生，但因器质性心肌病变本身进展，可能导致新的心肌瘢痕及室速的发生，因此室速消融应作为ICD植入的辅助性治疗。未来的研究应着重于针对病变的进展可能造成的问题进行开展，希望随着技术及对室速认识的不断进步，真正意义上的室速基质消融能够获得进步以有效治疗临床室速及消融后新生室速。

（张 凝）

参考文献

[1] Strckberger SA, Man KC, Daoud EG, et al. A prospective evaluation of catheter ablation of ventricular tachycardia as adjuvant therapy in patients with coronary artery disease and an implantable cardioverter-defibrillator. Circulation, 1997, 96: 1525-1531.

[2] Sarter BH, Finkle JK, Gerszten RE, et al. What is the risk of sudden cardiac death in patients presenting with hemodynamically stable sustained ventricular tachycardia after myocardial infarction? J Am

Cardiol, 1996, 28: 122-129.

[3] Caruso AC, Marcus FI, Hahn EA, et al. predictors of arrhythmic death and cardiac arrest in the ESVEM trial. Electrophysiologic Study Versus Electromagnetic Monitoring. Circulation, 1997, 96: 1888-1892.

[4] de Bakker JMT, Janse MJ. Pathophysiological correlates of ventricular tachycardia in hearts with a healed infarct. Cardiac Electrophysiology: From Cell to Bedside. Philadelphia: Saunders, 2000: 415-421.

[5] Peters NS, Coromilas J, Severs NJ, et al. Disturbed connexin43 gap junction distribution correlates with the location of reentrant circuits in the epicardial border zone of healing canine infarcts that cause ventricular tachycardia. Circulation, 1997, 95: 988-996.

[6] de Bakker JM, van Capelle Fj, Janse MJ, et al. Reentry as a cause of ventricular tachycardia in patients with chronic ischemic heart disease: electrophysiologic and anatomic correlation. Circulation, 1988, 77: 589-606.

[7] Echt DS, Lirbson PR, Mitchel LB, et al. Mortality and morbidity in patients receiving encainide, flecainide, or placebo. The Cardiac Arrhythmia Suppression Trial. N Engl J Med, 1991, 324: 781-788.

[8] Gomes JA, Mehta D, Ip J, et al. predictors of long-term survival in patients with malignant ventricular arrhythmias. Am J Cardiol, 1997, 79: 1054-1060.

[9] Szumowski L, Sanders P, Walczak F, et al. Mapping and ablation of polymorphic ventricular tachycardia after myocardial infarction. J Am Cardia, 2004, 44: 1700-1706.

[10] Wellens HJ, Bar FW, Lie KI. The value of the electrocardiogram in the differential diagnosis of a tachycardia with a widened QRS complex. Am J Med, 1978, 64: 27-33.

[11] Kindwall KE, Brown J, Josephson ME. Electrocardiographic criteria for ventricular tachycardia in wide complex left bundle branch block morphology tachycardias. Am J Cardiol, 1988, 61: 1279-1283.

[12] Callans DJ, Hook BG, Marchlinski FE. Use of bipolar recordings from patch-patch and rate sensing leads to distinguish ventricular tachycardia from supraventricular rhythms in patients with implantable cardioverter difibrillators. Pacing Clin Electrophysiol, 1991, 14: 1917-1922.

[13] Morady F, Harvey M, Kalbfeish SJ, et al. Radiofrequency catheter ablation of ventricular tachycardia in patients with coronary artery disease. Circulation, 1993, 87: 363-372.

[14] Stevenson WG, Friedman PL, Sager P, et al. Identification of reentry circuit sites during catheter mapping and radiofrequency ablation of ventricular tachycardia late after myocardial infarction. Circulation, 1993, 88: 1647-1670.

[15] Stevenson WG, Friedman PL, Sager P, et al. Exploring postinfarction reentrant ventricular tachycardia with entrainment mapping. J Am Coll Cardiol, 1997, 29: 1180-1189.

[16] Josephson ME, Callans DJ. Using the twelve-lead electrocardiogram to localize the site of origin of ventricular tachycardia. Heart Rhythm, 2005, 2: 443-446.

[17] Rothman SA, Hsia HH, Cossu SF, et al. Radiofrequency catheter ablation of postinfarction ventricular tachycardia: long-term success and the significance of inducible nonclinical arrhythmias. Circulation, 1997, 96: 3499-2508.

[18] Fitzgerald DM. Two for the price of one: identifying shared circuits in postinfarction reentrant ventricular tachycardia. J Cardiovasc Electrophysiol, 2002, 13: 242-243.

[19] Brunckhorst CB, Stevenson WG, Soejima K, et al. Relationship of slow conduction detected by

[19] pace-mapping to ventricular tachycardia reentry circuit sites after infarction. J Am Coll Cardiol, 2003, 41: 802-809.
[20] Soejima K, Stevenson WG, maisel WH, et al. The N+1 difference: a new measure for entrainment mapping. J Am Cardiol, 2001, 37: 1386-1394.
[21] Miller JM, Kienzle MG, Harken AH, et al. Subendocardial resection for ventricular tachycardia: predictors of surgical success. Circulation, 1984, 70: 624-631.
[22] Cassidy DM, Vassallo JA, Miller JM, et al. Endocardial catheter mapping in patients in sinus rhythm: relationship to underlying heart disease and ventricular arrhythmias. Circulation, 1986, 73: 645-652.
[23] Marchlinski FE, Callans DJ, Gottlieb CD, et al. Lnear ablation lesions for control of unmappable ventricular tachycardia in patients with ischemic and nonischemic cardiomyopathy. Circulation, 2000, 101: 1288-1296.
[24] Koa-Wing M, Ho SY, Kojodjojo P, et al. Radiofrequency ablation of infarct scar related ventricular tachycardia: correlation of electroanatomical data with post-mortem histology. J Cardiovasc Electrophysiol, 2007, 18: 1330-1333.
[25] de Chillou C, Lacroix D, Klug D, et al. Isthmus characteristics of reentrant ventricular tachycardia after myocardial infarction. Circulation, 2002, 105: 726-731.
[26] Bogun F, Good E, Reich S, et al. Isolated potentials during sinus rhythm and pace-mapping within scars as guides for ablation of post-infarction ventricular tachycardia. J Am Coll Cardiol, 2006, 47: 2013-2019.
[27] Miller JM, Tyson GS, Hargrove WC, et al. Effect of subendocardial resection on sinus rhythm endocardial electrogram abnormalities. Circulation, 1995, 91: 2385-2391.
[28] Haissagurre M, Shoda M, Jais P, et al. Mapping and ablation of idiopathic ventricular fibrillation. Circulation, 2002, 106: 962-967.
[29] Calkins H, Epstein A, Packer D, et al. Catheter ablation of ventricular tachycardia in patients with structural heart disease using cooled radiofrequency energy: results of a prospective multicenter study. Cooled RF Multi Center Investigators Group. J Am Coll Cardiol, 2000, 35: 1905-1914.
[30] Sosa E, Scanavacca M, d'Avila A, et al. A new technique to perform epicardial mapping in the electrophysiology laboratory. J Cardiovasc Electrophysiol, 1996, 7: 531-536.

第二十五章 特发性心室颤动的消融治疗

一、概述

心室颤动（ventricular fibrillation，VF，简称"室颤"）是最为严重的心律失常，也是心搏骤停的类型之一。室颤时，心室肌发生快而微弱的收缩或不协调的快速乱颤，导致心脏失去有效的收缩，心、脑等器官和周围组织血液灌注停止，患者出现意识丧失、抽搐等临床表现，若不及时进行心肺复苏和电除颤，患者很快发生死亡。

室颤是引起心脏性猝死（sudden cardiac death，SCD）最重要的原因，此类患者中估计70%～80%为室颤所致。在美国，每年发生SCD的患者多达30万～40万。我国近期的研究显示，每年SCD的例数高达54.4万。由此可见，室颤是一种严重危害人类健康的恶性心律失常，也是带来巨大的社会和医疗负担的疾病。

因此，如何有效地预防和治疗室颤，进一步减少SCD的发生，具有重要的意义。抗心律失常药物在减少室性心动过速（ventricular tachycardia，VT，简称"室速"）和室颤方面有一定效果，但不能有效地预防SCD。埋藏式心脏复律除颤器（ICD）在治疗室颤、预防SCD方面已得到广泛认可，并成为一线治疗措施。但ICD也存在一些局限性，例如：仅能治疗已经发生的室速和室颤，而没有消除心律失常的触发因素；ICD的异位起搏改变了心脏固有的激动和收缩顺序而可能存在潜在的危害；电除颤给患者带来痛苦甚至可严重影响到生活质量；需要定期更换且价格昂贵。寻找更加有效、安全而且经济的治疗手段，始终是室颤研究领域的重点。

随着电生理和导管消融技术的进展以及相关器械的完善，其在心律失常治疗领域的地位不断提高。同时，对室颤的机制和认识也渐趋深入。目前，对于部分室颤患者已有射频消融的尝试，而且取得了令人鼓舞的初步结果。

本章就室颤的病因、发病机制、诊断和紧急救治以及经导管消融的现状等内容，进行介绍。

二、病因与发病机制

（一）病因

室颤最常见于有器质性心脏病（尤其是缺血性心脏病）的患者，也可见于其他心脏病患者，例如心肌炎、各种类型的心肌病，以及离子通道疾病如长QT综合征、Brugada综合征等。在电解质紊乱、药物（包括抗心律失常药物）过量或中毒、触电等情况下及各种疾病临终前亦可出现室颤。少数（5%～10%）发生室颤的患者，无已知的心脏疾病或可以明确的其他原因，此时称特发性室颤。

室颤的常见病因见如下（表25-1）。

表 25-1 心室颤动的常见病因

器质性心脏病
  冠心病所致的心肌缺血、心肌梗死
  心肌病
    扩张型心肌病
    肥厚型心肌病
    致心律失常性右室心肌病或发育不良
  其他心脏疾病：心肌炎，先天性心脏病，主动脉瓣狭窄，主动脉夹层
非器质性心脏病
  特发性室颤
  儿茶酚胺敏感性室性心动过速
  预激综合征
  离子通道疾病
    长 QT 综合征
    短 QT 综合征
    Brugada 综合征
其他系统疾病或异常
  呼吸系统疾病
    支气管痉挛
    原发性肺动脉高压
    肺栓塞
    张力性气胸
    误吸或窒息
  神经性
    癫痫
    脑血管意外
  代谢性或中毒
    电解质紊乱和酸中毒
    药物（包括抗心律失常药物）或毒品过量、中毒
    环境中的毒素中毒
  其他因素或异常状态
    败血症
    各种疾病的终末期或临终前
    触电、雷击
    溺水

（二）发病机制

自一个半世纪前，首次有关于室颤的描述；一个世纪以前，人类首次用心电图（ECG）记录到室颤。从那时起，就开始了对室颤及其发病机制的不懈研究。室颤发生时，肯定存在其发生的基质（substrate），例如前面提到的各种病因造成心电不稳定性的基础，并且在某种情况下，触发了室颤。但由于受到技术手段的限制，长期以来，室颤具体机制的相关研究进展缓慢。

近些年来，随着心脏电生理技术、高分辨光学标测技术以及计算机技术等相关学科的发展，对室颤的研究手段越来越完善和精确。因而，对室颤的机制也逐渐有了更深的认识，亦不断有各种假说提出。到目前为止，其中比较有代表性和影响力的有：Moe 等提出的多发子波学说，以及以 Gray、Jalife 等为代表的局灶起源学说。概括地讲，室颤的发生机制分为触发和维持两方面，这一点与房颤的发生机制相似。

1. 室颤的触发机制

临床研究和观察发现,室性早搏(室早)可诱发室颤,这些室早常具有反复出现、间期较短、形态固定的特点(图 25-1)。有些室早落在心脏易损期进而诱发室颤,即"R on T"现象。这种诱发室颤的早搏绝大多数起源于浦肯野纤维(Purkinje fibers)系统和右心室流出道(right ventricular outlet tract,RVOT),并且往往具有特定的形态(图 25-2)。延长动作电位时限(action potential duration,APD)的药物可以促进早搏发生,而钙通道阻滞剂维拉帕米可抑制其发生,提示这些早搏的发生机制可能以触发活动(triggered activity)为主。

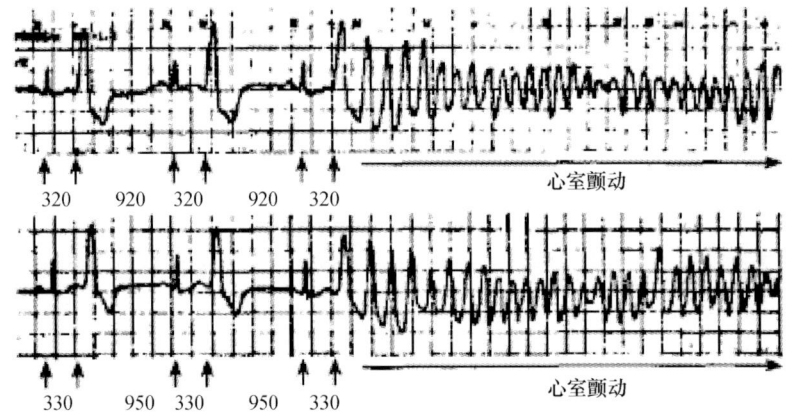

图 25-1 心室颤动被配对间期较短的室性早搏诱发

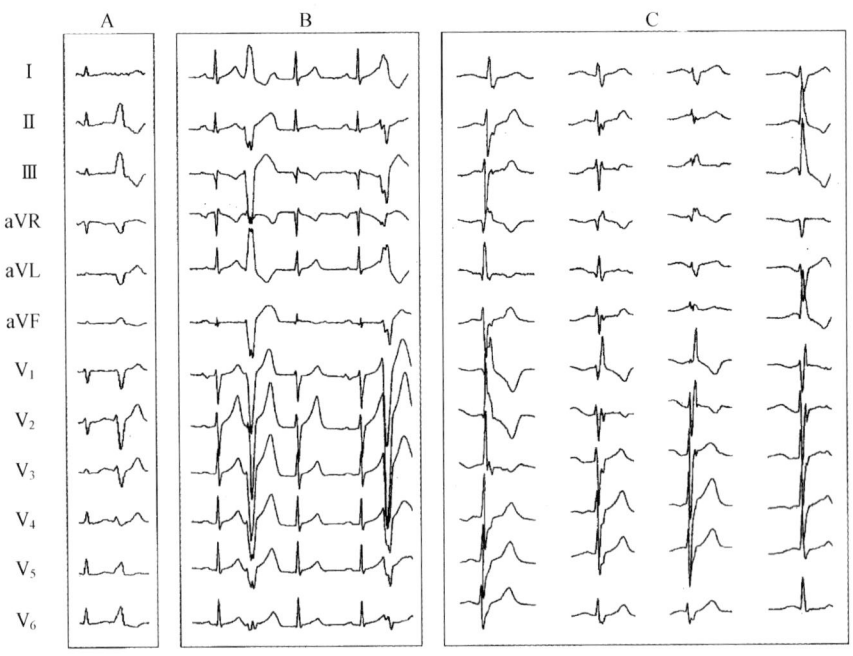

图 25-2 触发心室颤动的不同室性早搏的特征

A. 起源于右心室流出道的室早。B. 起源于右心室浦肯野纤维的室早(两个室早形态稍有不同)。C. 起源于左心室浦肯野纤维的室早(同一个患者,有 4 种不同形态的室早)。

浦肯野细胞的触发活动与早期后除极（early afterdepolarization，EAD）有关。EAD可在动作电位 2 相和 3 相振荡的基础上发生。在实验条件下，增加钠电流（使用海葵毒素）或钙电流（使用异丙肾上腺素）可诱发 2 相 EAD，减少钾电流（使用奎尼丁）可诱发 2 相和 3 相 EAD。对单个细胞电生理学的研究显示，在电生理特性方面，浦肯野细胞与普通心室肌细胞存在显著差异，其本身具有产生 EAD 的潜质。在正常情况下，浦肯野-浦肯野细胞、浦肯野-心室肌细胞之间的电耦联作用在一定程度上抑制了 EAD 的形成。然而，在某些异常的电生理条件下，比如心肌缺血、缺氧，存在心肌病或离子通道疾病等情况，浦肯野细胞的特殊电生理性质就表现出来，可以反复出现 EAD，当除极达到阈值后触发心室激动，从而诱发各种室性心律失常。

起源于 RVOT 的室早通常是良性的，但在少数患者可诱发室颤。有研究认为，RVOT 的触发活动与环磷酸腺苷（cAMP）介导的 EAD 有关，异丙肾上腺素和腺苷可以促进或抑制这种早搏。

除触发活动外，折返激动可能也是触发室颤的因素之一。有学者用计算机三维模型来研究浦肯野-心室肌连接（Purkinje-muscle junction，PMJ），发现冲动从浦肯野纤维向心室肌的传导速度要慢于其逆向传导的速度，提示即便在正常状态下浦肯野纤维网与心室肌之间业已存在发生折返的潜质。还有学者用光学标测的方法对离体的猪心脏进行研究，证实室颤发生时折返存在普遍性和不稳定性，右心室的折返环大多跨壁分布，涉及内膜下的乳头肌和小梁等结构，而左心室的折返更加频繁，并局限于单层心室壁，通常是在浦肯野纤维与心肌的交汇处。

目前，浦肯野系统在室颤发病机制中日益受到关注，它对室颤的触发与维持可能均起着重要作用。有学者在狗和猪的动物实验中，通过消融狗的左心室后乳头肌（posterior papillary muscle，PPM）和后间隔心内膜（损伤浦肯野系统），以及切开并缝合猪的左心室后壁（打断浦肯野系统的折返），均可减少室颤的诱发，提示浦肯野纤维的局灶激活和折返都与室颤的发生有关（图 25-3）。还有动物实验显示，对狗的浦肯野纤维进行消融，有助于终止室颤，或者改变室颤的激动顺序，提示浦肯野纤维在室颤的维持中也同样起着重要作用。甚至已有缺血性心肌病患者的尸检结果，提供了更加直接的证据。该患者生前曾接受消融治疗触发室颤的室早，并获得成功。因心力衰竭死亡后进行尸检发现，消融点位于左室 PPM 和室间隔相连的纤维肌带处，组织学检查证实浦肯野纤维正分布于此。

上述的研究结果，为临床中以触发室颤的室早以及浦肯野电位为靶点进行消融，以达到预防或减少室颤的目的提供了重要依据。

2. 心室颤动的维持机制

心脏兴奋可以看做是电波（electrical wave）的传导。与波前（wavefront）对应的是动作电位上升支（0 相），与波尾（waveback）对应的是快速复极（3 相）。波长是波前和波尾之间的距离，其相关的概念是动作电位时程和传导速度。通常情况下，电波在组织扩布时，平面波和环形波的波阵面上所有点向前扩散的速度相对恒定，波前和波尾不会相互触及。如果出现交叉，其交叉点被定义为波裂（wavebreak）。如果波在沿着波前的方向扩布时失去了同时性，则波就随处消减，不能产生损害，但如果波裂在空间停留，则会产生折返，并可能进而引起心律失常（图 25-4）。

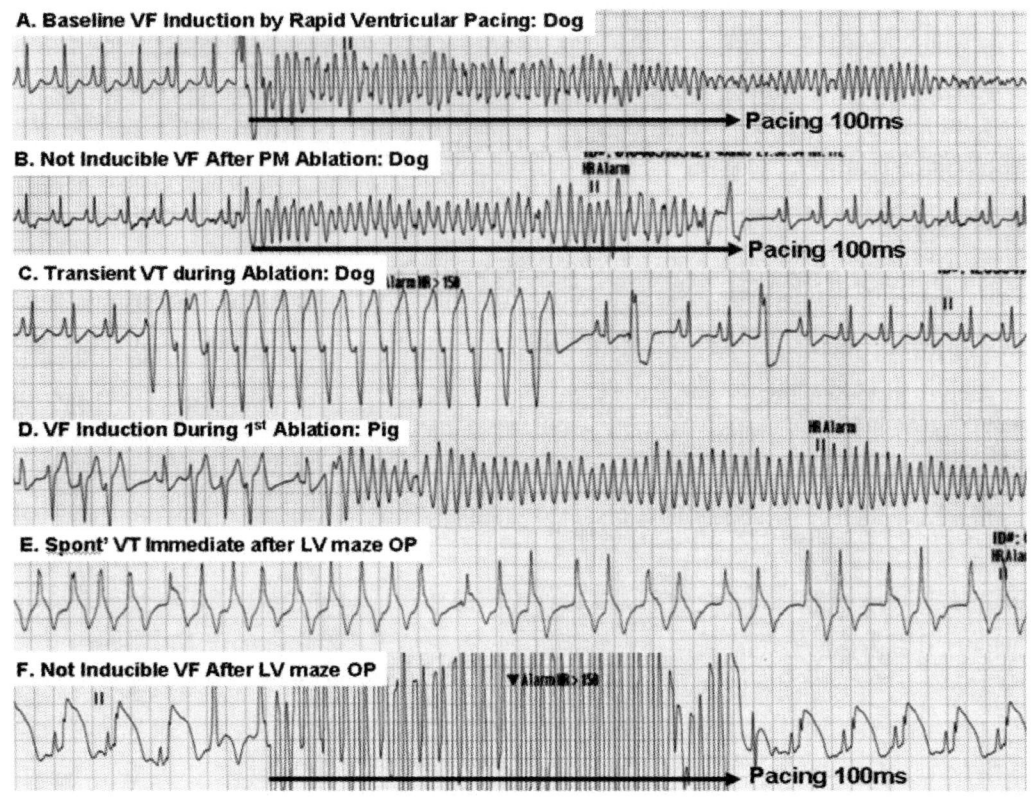

图 25-3　浦肯野纤维与室颤的关系

A. 基础状态下,通过快速的高电流起搏(100ms)狗的心脏,重复诱发室颤。B. 消融狗的左心室后乳头肌(PPM)和后间隔之后,再采用基础状态下的诱发程序,不能诱发室颤。C. 对狗的 PPM 特别是在能记录到明显的浦肯野电位的区域进行消融时,出现非持续性室速。D. 对于猪,导管消融诱发出的室速很容易恶化为室颤。E. 对猪的左心室后壁(LVPW)切开缝合(CSO)后,可观察到自发的持续性室速,不过可以自行终止而没有血流动力学的恶化。F. 对猪进行 CSO 术后,使用之前同样的起搏方案,诱发出室颤的情况明显减少。不过,仍有明显的 ST 段抬高。

目前,室颤的维持机制究竟如何,还有着较大的分歧,焦点就在于如何解释室颤发生过程中持续的波裂现象:波裂究竟是室颤的主导因素,还是室颤的外在表现?针对室颤的维持机制,目前主要存在两种理论:多发子波学说和局灶起源学说。

(1) 多发子波学说:多发子波学说(multiple-wavelet hypothesis),最初由 Moe 等提出。该学说认为,通过波裂连续不断产生的多发子波随机折返,进而导致颤动的发生。波裂是在不应期和解剖学不均一性的基础上,折返子波互相碰撞产生的结果,是室颤维持的必要条件。在心室不同部位以及心室肌的不同层面上,动作电位的时程存在离散性。在各种疾病情况下,这种原本存在的不应期的异质性变得更加明显,促进了波裂的产生。近年来还发现,在波裂的形成中,电学重建中的动态因素即 APD 和激动传导速度(conduction velocity,CV)的恢复特性也起着重要作用。目前有诸多研究包括计算机构建的心脏模型、动物研究的结果,支持多发子波学说。

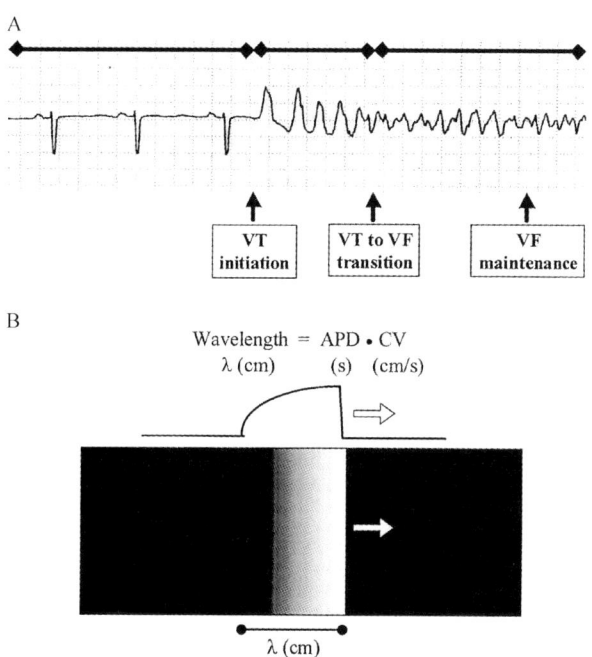

图 25-4　A. ECG 显示室颤发作。B. 在模拟组织中，心脏动作电位（AP）传导（B 图的上部）。白色是波前（AP 的上升支），黑灰色是波尾（复极），两者之间是波长（λ）。

但是，随着标测技术的发展，对室颤标测的精度和深度不断提高，越来越多的现象不支持多发子波学说。有研究发现，折返子波的维持时间是如此之短暂，难以解释其在室颤维持过程中的主导地位。另一方面，多发子波学说认为室颤是绝对的无序，但是标测技术的进步使得对室颤有了新的认识，发现其内在的有序性。因此，多发子波学说存在着明显的局限性。

（2）局灶起源学说：局灶起源学说（focal source hypothesis）最早是在研究心房颤动的机制时提出。后来，该学说在室颤的发病机制中也受到重视。该学说认为，单一的快速兴奋灶起源是室颤的基本驱动力。在动物实验中的标测发现，室颤时的局灶高频电活动的本质是相对规则而快速的小折返，称之为转子（rotor）。Gray 等提出单一的自旋波可以导致类似室颤的多形性室速。Jalife 及 Samie 等学者认为，室性心律失常时激动频率最高的区域是由一个高速运转的折返波即"母转子"（mother rotor）持续活动所致，至于引起室速还是室颤，取决于转子的频率及其与心肌的相互作用。当固定的转子频率不是很快，尚处于允许 1∶1 地向心室肌传导的频率范围内时，表现为单形性室速。而如果转子迅速地漂移或者频率太快，那么该局灶位点的激动向外传导时会出现多个区域的间歇性阻滞并导致复杂的传导模式，从而产生了波裂和大量不稳定的无序子波，这一过程被称为颤动样传导，是室颤表现出的混乱现象的内在原因。

在离体的室颤模型中，确实存在相对孤立、稳定的优势频率区域，即转子区域，也是维持室颤的关键区域。近来观察到颤动中的转子具有不稳定性的特点，包括空间不稳定性和时间不稳定性。前者指转子可以游走、扭曲甚至破裂，后者指转子并不是持续存在，而是不断被新的转子取代。转子可以在心内膜、心外膜或心室壁内记录到，产生转子的最常见部位是心内膜下的 PMJ。心内膜 PMJ 部位在形态上凹凸不平,纤维走向紊乱,会影响激动的传导速度和方向。而且前已述及,浦肯野纤维和心室肌之间的前传与逆传速度不等。这些特殊的解剖学特点和电生理性质是折返产生的基础。

因此,这种持续的局灶性折返与其周围组织的异质性相互作用,可能是室颤触发并维持的重要原因。这也为临床上通过消融这些局灶起源部位进而预防室颤发作提供了一定的理论基础。

不过也有学者认为,室颤的维持并不依赖于转子,或转子并非是室颤维持的唯一因素。因此,转子学说也并非完美,亦存在着局限。

(3) 室颤维持机制的整合以及室颤的分期和分型:多发子波学说与局灶起源学说的一个重要区别在于,前者认为室颤的关键在于波裂,波裂是室颤的主导因素,后者则认为室颤的关键在于转子,波裂是室颤的外在表现。鉴于室颤的复杂性,加上各研究中所采用的室颤模型、标测方法都有所不同,造成各种研究的结果均不太可能反映室颤机制的全部。因而,也就难以用某一种学说或理论解释室颤过程中的诸多现象。在这种情况下,各种学说之间互相弥补、求同存异,有利于更加全面深入地揭示室颤的机制。一些关于室颤的研究,也为不同机制的并存和整合提供了证据。

2003 年,Wiggers 等在动物实验的基础上,提出了室颤的分期。后来又获得 Chen 等学者研究结果的支持。他们认为,室颤的发生过程可分为 4 个阶段:第一阶段(tachysystolic,快速收缩期)持续数秒,特点是单个螺旋波或"8"字折返,如果早搏落入该期可以终止折返而防止室颤发生;第二阶段(convulsive incoordination,痉挛失调期)持续 15~40 秒左右,特点是多发子波和折返激动共存;第三阶段(tremulous incoordination,震颤失调期)持续 2~3 分钟,此时室颤的激动频率开始下降,并且可能由于对心肌缺血的耐受性不同,心内膜与心外膜的心肌之间兴奋性出现梯度分布;第四阶段(终末期)为弛缓的颤动,心肌的机械收缩消失。

此外,对分离的兔心脏进行光学标测研究提示,室颤有两种类型(图 25-5)。Ⅰ型室颤即快速室颤,其主导频率较快(19.1 ± 1.8Hz),标测的特点为游走的子波和持续时间很短的折返波,而复极动力学和细胞兴奋性正常(APD 重建曲线陡峭,CV 恢复曲线平坦),符合多重子波学说的特点,Ⅱ型室颤即缓慢室颤,其主导频率较慢(11.9 ± 2.3Hz),标测多表现为从固定区域起源的单一波阵面在心外膜的播散,有复极异常和兴奋性下降(APD 重建曲线平坦,CV 恢复曲线陡峭),符合局灶起源学说的特点。

实际上,Ⅰ型和Ⅱ型室颤代表了室颤的不同阶段,Ⅰ型为起始阶段(第二阶段)的室颤,此时 APD 重建曲线陡峭而细胞的兴奋性正常;随着心肌缺血等因素的加重,先后出现复极功能异常和细胞兴奋性下降,此时转为Ⅱ型室颤(第三、四阶段)。两型室颤的中间可以出现短暂的室速,作为过渡状态。在动物实验中,可以通过药物干预,使Ⅰ型和Ⅱ型室颤相互转化。

临床上,两种类型的室颤都很重要,室颤刚发作时常表现为Ⅰ型,随后由于急性缺血降低了组织的兴奋性并增大了异质性,往往演变成Ⅱ型室颤(图 25-6)。

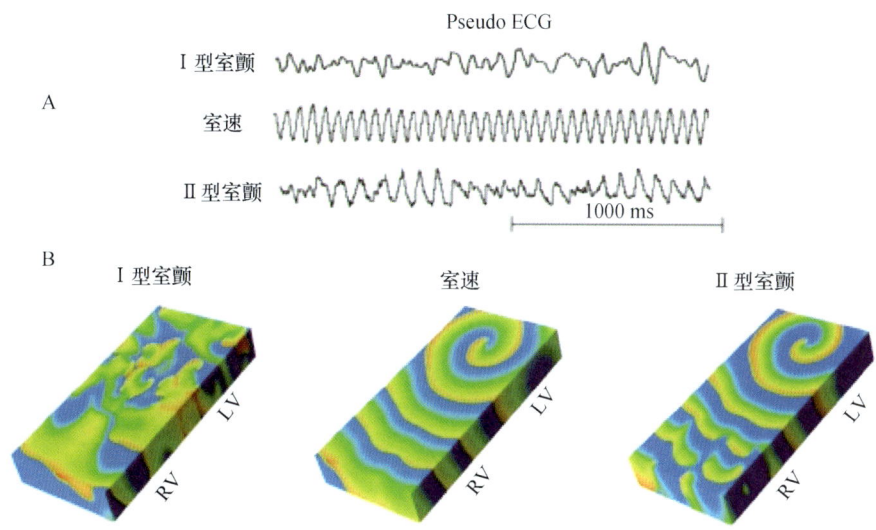

图 25-5 兔心脏光学标测技术研究

A. 从上至下分别为模拟 ECG 记录的 I 型室颤、室速、II 型室颤。B. 从左到右分别为 I 型室颤、经低剂量药物（D600）灌注后诱发的室速、高剂量药物（D600）灌注后诱发的 II 型室颤，提示 I 型室颤不存在母转子，但在室速和 II 型室颤存在稳定的转子。

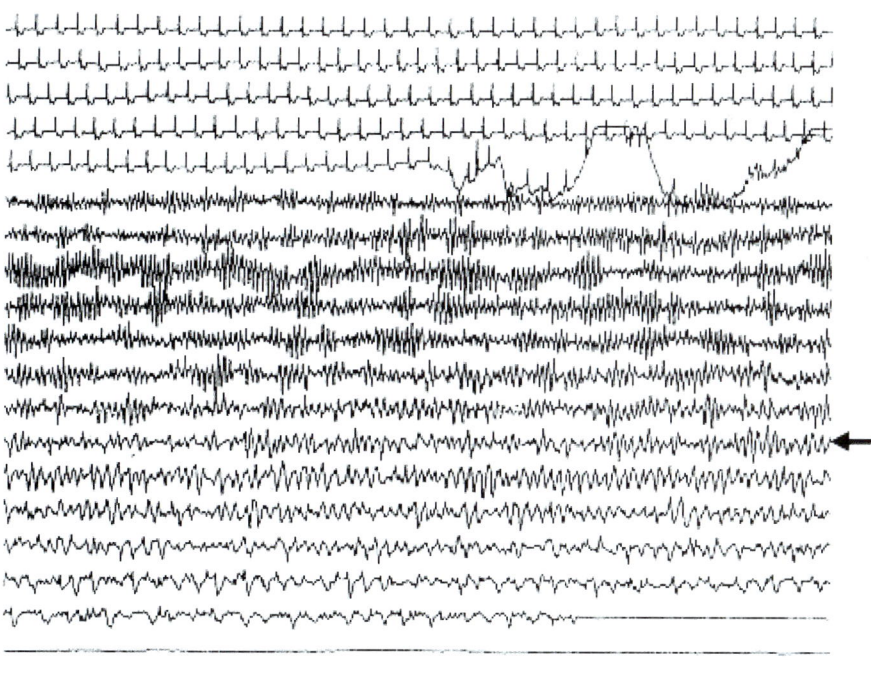

图 25-6 动态心电图（Holter）记录的一例患者的 VF 演变过程。患者心肌缺血发作，诱发室颤，表现为细密的快速波动，为 I 型室颤，由于缺血对兴奋性的影响，室颤波形很快变成缓慢起伏状，波形粗大，为 II 型室颤。

但室颤究竟是如何维持，又是怎样发生转化，其内在的机制还不清楚。室颤能否维持，一方面受心脏固有的不均一性的影响。同时，动态不稳定性也起着重要作用，它代表了激动波的稳定程度以及波裂产生的难易程度，因而也影响着室颤的维持和演变。近来有研究显示，激动波的动态不稳定性受心肌组织的恢复性质的影响，后者主要通过动作电位随心肌节律而发生的变化和组织传导速度来衡量。动物实验显示，APD 恢复曲线的斜率是反映螺旋波折返时稳定性的重要指标，如果斜率＞1，有利于波裂和多发子波的形成，此时多发子波是维持室颤的关键；如果斜率＜1，有利于形成稳定的折返（转子），室颤通过局部起源机制维持，甚至可转化为室速（图 25-7）。

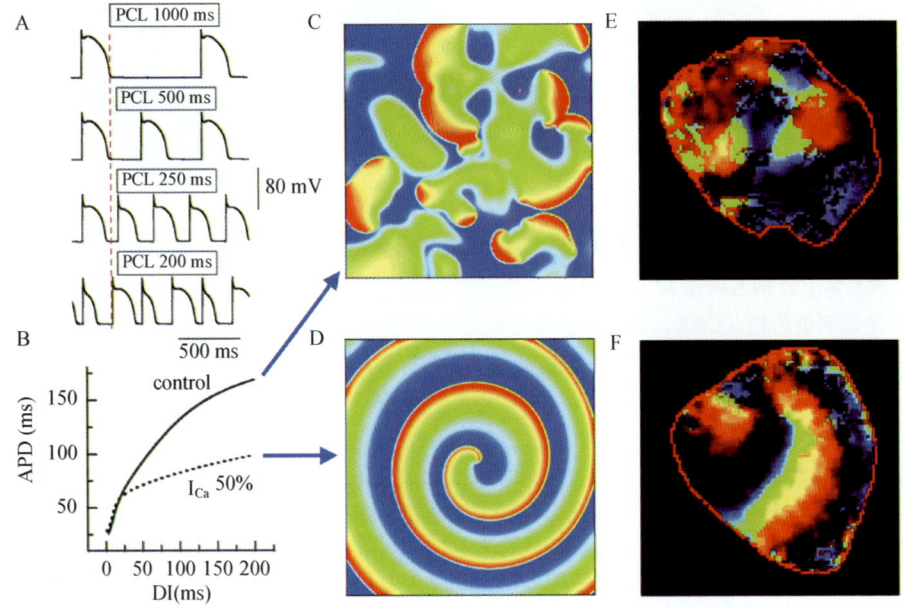

图 25-7　动作电位时限恢复曲线（APD）与室性心律失常的关系
A. 在计算机模拟中，随着起搏周长（PCL）的缩短，APD 随之缩短，出现 APD 的电交替现象。B. APD 的恢复曲线，实线表示斜率大于 1，虚线表示斜率小于 1。C 图和 D 图为在均匀的二维心脏组织中，螺旋波有不同表现，前者表现为波裂产生和多发子波形成，而 D 图表现为稳定的转子，C 图和 D 图中的实验条件相同，不同点在于 C 图中 APD 恢复曲线斜率陡，D 图中的斜率缓，曲线平滑。E 和 F. 在兔心脏模型中光学测量的表面电压图，在 F 图中通过部分阻断 L 型钙电流，使 APD 恢复曲线＜1。E. 转子不稳定，多旋子波转化为复杂的室颤形态。F. 心室颤动转为 VT，表现为稳定的转子。

目前诸多的研究结果提示，室颤并不是绝对无序的，至少在其发展的某个阶段存在相对规则的转子，在无序中包含着有序。由于终止少数规则的转子，要比终止大量的无序子波容易得多，在治疗靶点的选择上可以"避重就轻"。因此，这些发现可能为室颤的治疗带来新思路。例如，在兔心脏进行的实验显示，β 受体阻滞剂普萘洛尔可以使动作电位恢复曲线平滑，降低传导速度，将室颤的折返局限于心室的乳头肌附近，把多子波室颤转化为局灶性的慢室颤，消融该局灶有可能终止室颤。这不但进一步验证了室颤的维持和转化机制，更值得关注的是，它为通过药物与导管消融联合治疗室颤带来了希望，这一点颇具临床意义。

总体而言，室颤的触发及维持机制仍不清楚，还需更深入的研究工作。心肌组织异质性和动力学因素及其相互作用仍是室颤机制研究的重要内容。心脏组织异质性可以是由于心肌梗死、纤维化造成的解剖重塑，也可以是由于药物、遗传缺陷等导致的电重塑，也可以是受自主神经的干预而表现出的异质性。另一方面，则对心脏动力学因素进行研究，包括心肌细胞膜电压、动作电位时程和传导速度恢复、短期心脏记忆、电紧张电流以及细胞内质网钙动力学等。组织异质性使得激动在不同区域之间波阵面传播阻断，产生波裂；而动力学不稳定性促进波裂产生，颤动得以维持，但也有可能导致波裂消减，促使颤动自发终止。心肌组织的异质性和动力学因素，主要是从心脏发生室颤的内因角度阐述。对于自主神经调节、内分泌调节（如肾素-血管紧张素系统、肾上腺素能神经递质以及非肾上腺素能神经递质）等外因对室颤诱发和维持的影响，亦是室颤及其机制的研究中值得关注的课题。

三、诊断

室颤的诊断往往并不困难，根据典型的临床表现和心电图，多可获得诊断。

患者发生室颤后，迅即出现意识丧失，通常伴有抽搐，体检心音消失、不能触及颈动脉等大动脉搏动、无法测到血压、呼吸不规则或停止，进而瞳孔散大、对光反射消失。如果不及时有效地抢救，则因缺氧导致不可逆的脑损伤，并很快死亡。

室颤的心电图（ECG）特点为，正常的P-QRS-T波群完全消失，代之以形态、振幅和间隔绝对不规则的小振幅颤动波，频率约为250～500次/分（图25-8）。心室颤动波持续时间较短，开始时较粗大，以后蜕变为细颤波，如无及时有效救治和（或）病情极为危重，心电活动常于数分钟后消失而出现心脏停搏。这种电活动的变化，反映了心脏能量储备的耗竭。

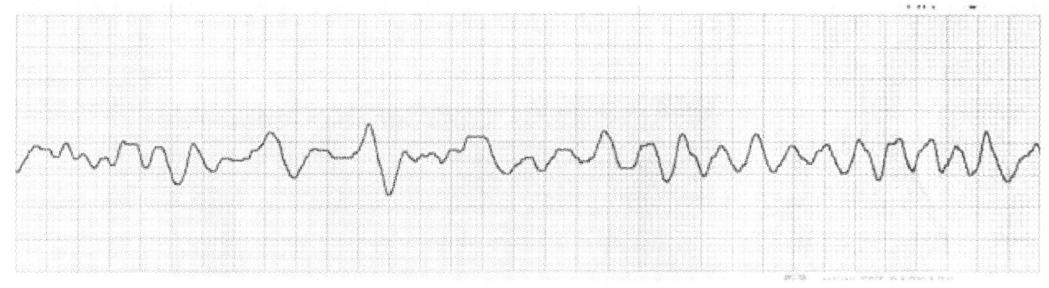

图25-8 心室颤动（QRS波群与T波完全消失，代之以形态不同、大小各异、极不均匀的颤动波，频率约为200～500次/分）

要注意区分室颤与心室停搏，两者的临床表现和血流动力学改变相似。后者的ECG表现为无电活动（呈直线）或仅有一些极其缓慢的低振幅电活动。不过由于室颤发生时，常因病情的猝发和凶险难以进行常规的12导联ECG检查，而多是由心电监测所记录，此类监测大多采用模拟导联，有时不利于对振幅的判断，故应注意鉴别。另外，如果未能及时发现室颤或其进展迅速，ECG检查时颤动波已趋于消失，则极难与心室停搏相鉴别。不过，此时两者的救治措施基本相同。

综上所述，如果患者出现上述典型的临床表现，特别是本身具有发生室颤的病因基础时，应高度怀疑室颤。若有相应的ECG或心电监测记录到典型的图形，则诊断更加明确。

四、紧急救治

心室颤动发生时，必须争分夺秒地进行抢救，按心肺复苏（cardiopulmonary resuscitation，CPR）的原则进行。因此，在室颤发生的最初几分钟内，最重要的干预措施是立即进行CPR，不间断地胸部按压，并尽快电除颤，而药物治疗的重要性居第二位，具体的操作方法和流程可参见心脏性猝死和心脏急救相关章节的内容。

这里着重强调以下几点，临床医师在执行具体的急救操作时应予以重视：①根据美国心脏病协会（AHA）2010年最新的CPR指南，生存链由以下5部分组成：早期识别与呼叫；早期CPR，强调胸外心脏按压，对未经培训的普通目击者，鼓励急救人员电话指导下仅做胸外按压的CPR；早期除颤；有效的高级生命支持；完整的心搏骤停后处理。②2010年的指南中，建议将成人、儿童和婴儿（新生儿除外）基本生命支持的步骤的顺序改为C—A—B（C，胸外按压；A，打开呼吸道；B，人工呼吸），而非以往的A—B—C。③胸外按压的操作方面，在2010年指南中，按压频率由以往要求的"100次/min"更新为至少"100次/min"，按压深度由"4～5cm"更新为"至少5cm"，按压/通气比仍为30∶2。④关于电除颤的操作，2005年和2010年的CPR指南一致推荐，急救者给予1次最高能量的电击治疗室颤，无效者要在CPR和药物治疗的基础上再进行随后的电除颤，而非以往所推荐的连续3次电击，其原因是双相除颤器初次电击成功率已经较高，而且这样做能最大限度地避免胸外按压的中断。

在紧急救治的时候，除电除颤和胸外按压的措施以外，往往还需根据具体病情，采取积极的药物治疗等手段，例如肾上腺素、胺碘酮、多巴胺等。还需注意病因与诱因的处理，例如减轻心肌缺血、纠正水、电解质紊乱和酸碱失衡等。

从临床救治的角度看，对于原发性室颤（又称非循环衰竭性室颤，室颤前无低血压、心力衰竭或呼吸衰竭等，循环功能相对良好），除颤成功率较高，预后相对较好；对于继发性室颤（又称循环衰竭型室颤，室颤前常有明显低血压、心力衰竭及呼吸衰竭，常同时存在药物、电解质紊乱等综合因素），电除颤大多无效，预后很差；对于无力型室颤（又称临终前室颤，垂危病人临终前常出现，特点为室颤波频率慢、振幅低），电除颤基本无效，预后亦极其恶劣。

五、经导管射频消融治疗

由于室颤机制的复杂性，以及发生时对血流动力学的严重影响，目前还不能针对室颤的发病机制进行消融，也不可能在室颤时进行标测来确定消融部位。不过，一些患者的室颤是由反复出现的、形态固定的室早所触发，提示消除这些室早有可能防止或减少室颤的发生。因此，自2002年起，开始有学者对触发特发性室颤的室早进行消融，发现消除室早以后，室颤不再发作或明显减少。此后，国外和国内都有类似的消融手术开展，患者的病种也不单局限于特发性室颤，已扩展到包含多种心脏疾病在内。虽然在相关的文献中纳入的患者例数普遍较少，但总体上初步的结果令人鼓舞。

（一）患者的选择

目前，国外和国内许多医疗中心已经尝试了室颤的消融，并涉及了多种疾病类型，包括：特发性 VF，心肌梗死后，扩张型心肌病，长 QT 综合征，短 QT 综合征，Brugada 综合征，浸润性心肌淀粉样变性，心脏手术后等。其中病例数最多的，是特发性 VF 的患者。但要特别指出，目前的室颤消融病例，实际上主要是针对触发室颤的室早进行消融。而且，绝大多数患者都已经接受了 ICD 的植入，其中部分患者是在优化的药物（包括抗心律失常药物）治疗以及适当的 ICD 程控下，仍有反复发作的室颤而需多次电击治疗，在这种情况下，导管消融是作为一种可供选择的治疗方案而进行。因此，消融的患者群是经过了高度选择的，尚难以具备临床的普遍性。

（二）导管消融的方法

原则上，导管消融治疗一般择期进行，对于室颤反复发作，针对病因和诱因进行适当的处理以及药物治疗仍不能控制者，必要时也可急诊消融治疗。根据术前室早以及室颤的定位与起源点的多少，选择合适的消融途径、标测技术和消融方法。

1. 导管消融术前的准备及术中的一般问题

（1）术前患者评估

导管消融前应对患者常规进行术前评估，包括仔细的病史询问、体格检查、ECG 资料的分析和实验室评估，以及获得患者的知情同意。尤其要重视通过 ECG 中的室早形态特点，初步判断它的起源部位，以便于确定标测和消融的兴趣区域。如果有多种来源的室早时，应确定哪种室早与触发室颤相关。因此，应尽可能获得包含有触发性室早的 12 导联 ECG。有学者建议，若有条件均应行 12 导联动态心电图（Holter）检查，有时需要反复多次记录。若仅能记录 3 导联 Holter，建议选择 aVF、V_1、V_5 导联的组合方式同步记录，这 3 个导联上的异位 QRS 波的形态基本可满足对其起源初步定位的需要。对于植入 ICD 的患者，还需回顾 ICD 所存储记录的心律失常事件来帮助获知室早和室颤的发作情况。

在导管消融前，要确定心脏病的病因和程度。推荐进行经胸超声心动图以及冠心病的常规评估。对于非缺血性心肌病患者，必要时还需行心脏 CT 或 MRI 以及心内膜活检。

对于有可疑外周血管疾病的患者，有必要进一步检查评估。如果手术需要在左心室进行操作，而又考虑经股动脉途径比较困难，必要时可以选择穿刺房间隔途径。

（2）心脏影像

对于室性心律失常的患者，消融术前都应获得其心脏影像资料，无论是超声心动图还是心脏 CT 或 MRI。这些影像资料有助于了解心脏有无解剖变异，而解剖变异既可能是心律失常的基质，也有可能会阻碍消融的顺利进行。术前行 MRI 检查对于确定心肌瘢痕、致心律失常型右室心肌病、心肌淀粉样变、左心室致密化不全以及左心室室壁瘤非常有帮助。对于左心室功能受损的患者，如果术中要标测左心室，术前可进行经食管超声心动图或其他影像检查来排除左心室血栓。对有心房颤动史的患者，也应通过经食管超声心动图来排除左心房血栓。

（3）抗凝策略

消融室性心律失常有导致血栓栓塞的风险，风险的大小视患者的病情和消融部位的不同而各异。

有结构性心脏病的患者接受左心室消融时，血栓栓塞的风险最高。对于此类患者，术前均应筛查是否有左心室血栓，活动性血栓是导管消融的绝对禁忌证。至于术中抗凝的方案，各医学中心可能有所不同。使用普通肝素抗凝时，使目标ACT≥250s。如果术中使用了特殊的多电极阵列导管，因其本身有容易引起血栓的风险，故建议调整ACT≥300s。

原则上，所有接受左心室消融的患者，即便没有结构性心脏病，均推荐静脉应用肝素进行系统性抗凝。对于消融范围较大的患者，术后给予阿司匹林75～325mg/d，共4～8周。对于有额外血栓栓塞风险的患者，有的中心主张术后应用华法林。

除非有其他危险因素，在右心室标测和消融时，一般不需要系统性肝素抗凝。也有些医学中心使用肝素来预防深静脉血栓和肺动脉栓塞，特别是在预期手术过程较长时。相似地，如果患者以往有深静脉血栓史或肺动脉栓塞史，或有高凝表现或存在右向左分流时，术中应接受系统性抗凝，术后不需要抗凝。

(4) 镇静、麻醉和术中监测

为了在消融过程中提供安全的镇静与麻醉，需要术前对患者进行认真评估。对高危患者可以考虑与麻醉师沟通共同制订方案。对于大多数患者，一般采用局部麻醉，对于儿童或室颤反复发作者，可采用静脉复合麻醉。不过，麻醉剂也可能抑制室早或室颤的发作。手术中，最好全程配有对血压、脉搏和氧饱和度监测富有经验的人员。

2. 标测和消融方法

(1) 导管消融的穿刺途径

根据室早和室颤的不同起源点，选择不同的穿刺途径。起源于右心室者，选用股静脉入路；起源于左心室者，可经股动脉逆行途径。股动脉严重迂曲，或主动脉瓣病变与机械瓣更换术后，可采用穿刺房间隔的途径。少数起源于心外膜的室早和室颤，可以采用穿刺心包腔的途径，一般通过剑突下穿刺，但心外膜消融的方法会增加冠状动脉损伤、急性闭塞的风险，消融前应注意确定靶点与冠状动脉之间的距离。

(2) 标测方法

根据具体的病情需要，选择相应的标测、消融导管和其他器械配置，必要时还需使用三维标测系统、心脏内超声成像（ICE）等技术，以弥补单独采用X线影像透视的不足，提高手术成功率，减少并发症。

由于主要是针对触发室颤的室早进行消融，因此涉及的标测方法主要是激动标测，也可用到起搏标测、拖带标测以及基质标测技术。对于部分患者，在心内膜标测不到理想的靶点时，有时需要进行心外膜标测。

由于触发性激动具有不可预测的特点，因此消融的最佳时机常常选在电风暴发作、室早有频繁出现的趋势时。通过术前ECG中异位QRS波的形态来初步定位触发灶的部位，预先判断兴趣区域。

消融的位点，通常以触发VF的室早，或浦肯野电位，或两者共同为靶点进行导管消融。实践证实，这种方法在很多类型的室颤患者（包括特发性VF、Brugada综合以及缺血性VF等）中都是可行而有效的。

在激动标测的过程中，应特别注意室早之前的尖锐的浦肯野样电位。在室早的时候，这种电位可能领先局部的心室激动约10ms。标测的注意力应集中于这种电位的最早激动处。有时候，这种电位在向心肌传导时受阻而不能形成室早。确定最早的电位所在的部位是成功消融的关键。另外，在兴趣区域进行起搏标测时也需要特别注意，起搏输出的幅度应设置为刚好仅能夺获希氏束-浦肯野纤维系统。

在室早不能自发或诱发的情况下，可以在窦性心律下，消融室间隔远端有浦肯野样电位的部位。对于既往发生心肌梗死而存在心肌瘢痕的患者，术前可通过体表 ECG、超声心动图等判断瘢痕区，术中要准确地标测出瘢痕区，特别要注意仔细标测瘢痕和正常心肌的交界处，一般来说，在电解标测时，电压≤0.5mV 的区域提示为瘢痕组织，电压≥1.5mV 的区域提示为正常心肌组织。对此类患者，可以在有浦肯野样电位的区域和瘢痕边缘带进行进一步的消融。对于扩张型心肌病患者，在二尖瓣环附近的左心室后壁常有瘢痕，可在此处瘢痕的边界标测浦肯野样电位并进行消融。

如果心脏结构正常而室早看起来又是来自于浦肯野系统以外的部位，此时可以通过激动标测和起搏标测寻找室早的最早起源位点，并以此作为消融靶点。有时导管到达目标区域的位点后，频发的室早或室速、室颤即刻终止发作，且难以被诱发，也可将该部位作为消融的靶点；导管到位后有时机械刺激心肌，诱发室早或室速、室颤，若与自发的室早或室速、室颤的 12 导联 ECG 中的 QRS 波形态完全相同，也可作为消融靶点。

（3）消融方法

目前，消融基本上还是采用射频能量，其设置与一般的室早、室速消融的相似。浦肯野纤维网位于心内膜表浅的部位，容易对消融产生反应，因此消融无需时间太长或能量太高。

消融中若出现下列反应常提示消融有效：室早、室速或短阵室颤频繁发作者，消融开始后在 10s 内消失提示效果良好；偶发室早，消融后即刻出现相同形态的室早增多，甚至短阵室速或室颤，并随着消融时间的延长而消失；无室早、室速或短阵室颤者，窦性心律下消融，浦肯野样电位消失。出现上述反应后往往需要再巩固消融 1~2min。

消融后，如果自发的室早、室颤消失，重复给予药物和电生理检查刺激不能再诱发，或者在窦性心律下消融时，达到有效的标准，可以考虑结束手术。如果消融的靶点毗邻心脏重要的结构（如希氏束、冠状动脉左主干开口等），消融的风险大于获益，或病变起源部位特殊造成消融效果差或消融面积过大，长时间消融尝试无效，或出现了较严重的并发症，此时亦应考虑终止消融手术。

3. 标测和消融结果

下面主要以特发性室颤为例，介绍标测和消融的情况，此类患者是目前接受室颤消融治疗的主要患病群体。

对于特发性室颤患者，在窦性心律和室早时都可出现领先于心室肌电活动的尖锐电位（时程<10ms），提示这种室早起源于浦肯野系统（图 25-9）。如果在室早最早激动点没有这种电位，提示该室早起源于心室肌。在标测时，要严加留意，避免导管对右束支造成机械擦碰，因为这可能掩盖窦性心律时同侧浦肯野纤维的激动。其他类型的室颤患者，亦能在标测时见到浦肯野电位（图 25-10、25-11）。

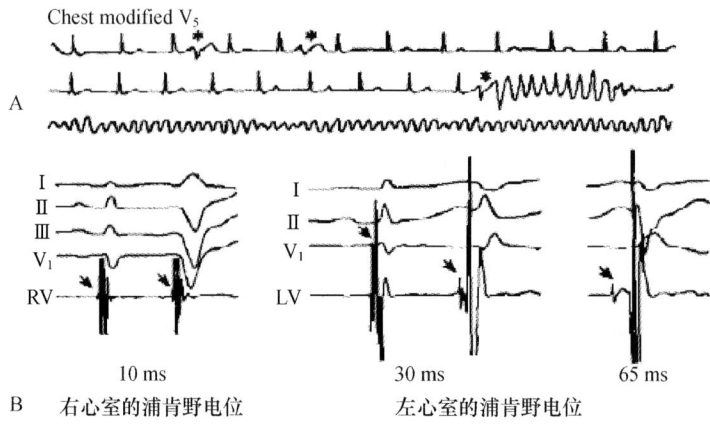

图 25-9 浦肯野纤维起源的室早的消融靶点特征

A. 室早触发多形性室速并恶化为室颤。B. 在窦性心律和室性早搏的情况下，局部心室肌电位前均有明显的浦肯野电位。RV，右心室；LV，左心室。

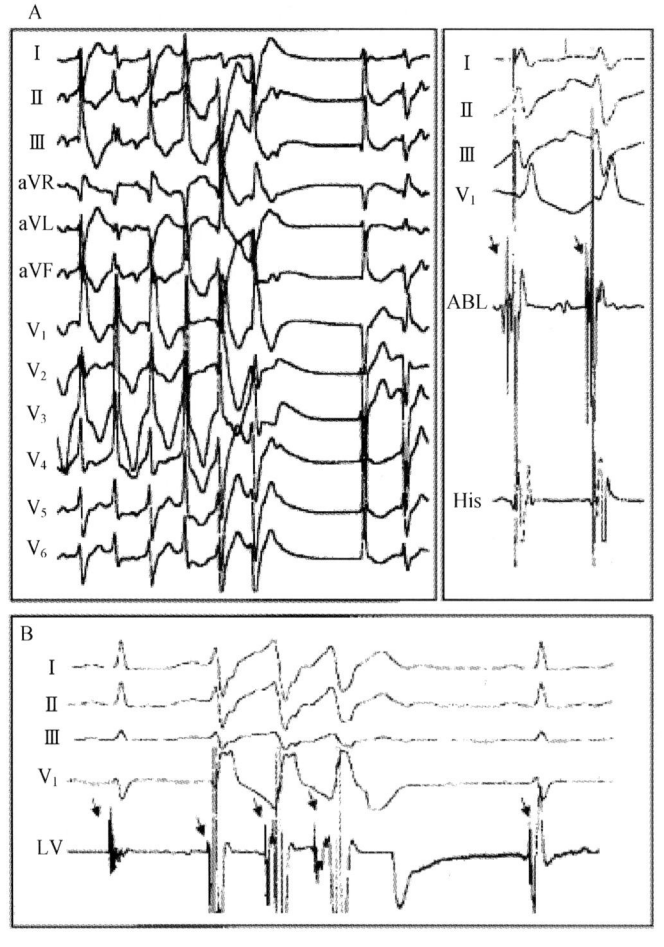

图 25-10 浦肯野纤维触发的室颤

A. 12 导联体表 ECG 显示长 QT 综合征表现（第 7 个 QRS 波群）以及来自于浦肯野纤维的多形性室性心律失常（右侧图）。B. 对长 QT 综合征患者的标测，显示浦肯野纤维触发的多形性室速。每一个 QRS 波群的形态都有所差异，但之前都有浦肯野电位（箭头所示），且该电位到 QRS 波之间的传导时间也有不同。这种浦肯野电位在窦性心律下也有，传导时间更短一些。

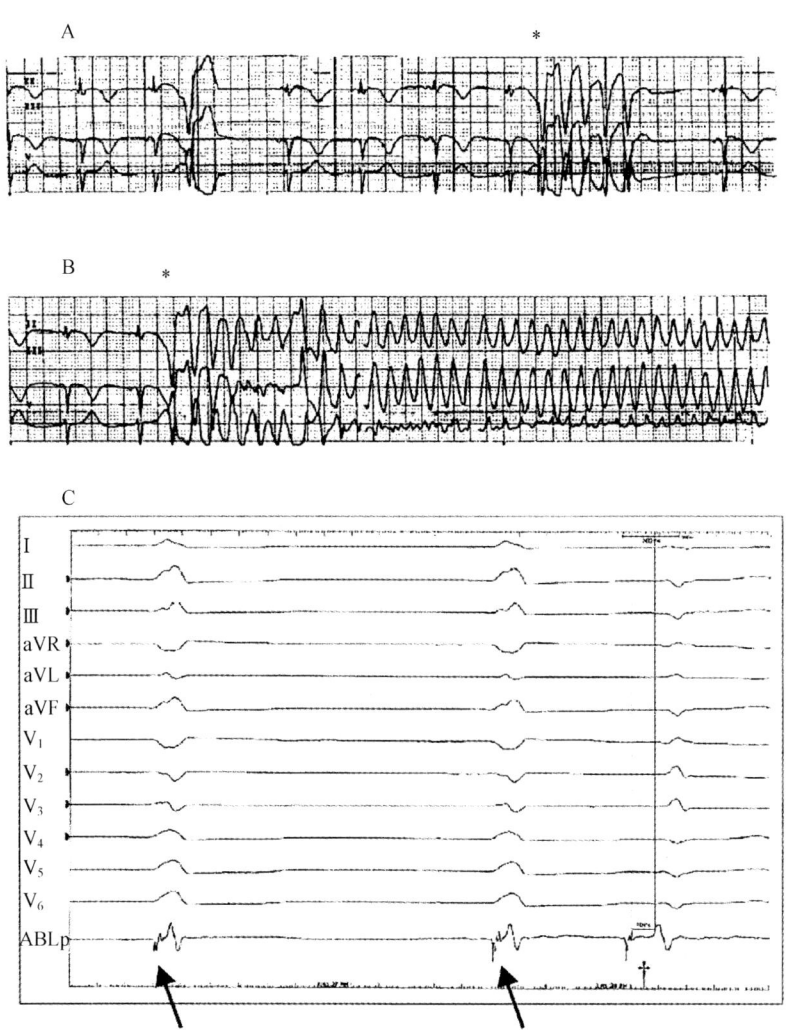

图 25-11　缺血性心肌病患者的电风暴发作以及导管消融

A. 单形性室早（星号所示）触发了非持续的多形性室速。B. 同一种室早（星号所示）触发了室颤。C. 体表 ECG 及消融导管（ABLp）记录显示，室早（第 3 个 QRS 波）之前有高频的浦肯野电位，提早 70ms 出现，在窦性的 QRS 波之前亦有此种尖锐的电位（箭头所示）。在其他缺血性心肌病患者中，即便没有记录到自发的室早，亦能在瘢痕边缘描记到类似电位（图中未显示）。

在触发特发性室颤的室早中，RVOT 起源者其偶联间期明显长于浦肯野纤维起源的室早，后者偶联间期较短（平均为 300ms）。而且，RVOT 起源的室早数量通常较多，与其他特发性 VF 患者室早数量易变的特点不同。对于浦肯野纤维起源的室早而言，室早形态较窄是其显著的 ECG 标志，这一特点可以用来协助"无创"地判断该室早来源于浦肯野系统。起源于右心室浦肯野纤维的室早为较单一的左束支阻滞形态，起源于左心室浦肯野纤维的室早则可分为左后分支阻滞型、左前分支阻滞型及界于两者间的中间型。

在进行心内膜标测时，使用高取样率（>2kHz）高增益（通常 1mm＝0.1mV）的测定系统有利于明确浦肯野电位。标测发现，浦肯野纤维分布于右心室前壁的局部或左心室间隔下部的较大范围内。相对于左心室而言，由于右心室肌小梁较多，更难以记录到稳定的浦肯野纤维电活动。在室早时,最早的浦肯野电位领先局部心肌电活动的传导间期约 38 ± 28 ms,左心室侧的领先程度较右心室侧更明显(46 ± 29 vs. 19 ± 10 ms)。如果在同一侧心室腔,浦肯野电位与局部心肌活动之间的传导间期与 QRS 波的形态变化有关,则提示心室激动路线改变,或者激动起源于浦肯野系统的不同部位。但在窦性心律时,浦肯野电位只是稍领先于心室肌的电活动(提前约 11 ± 5 ms),提示其来自于末端分支。

射频消融的有效终点是放电后浦肯野电位消失和室早消失(图 25-12)。在消融浦肯野纤维时,常会出现心律失常短暂的恶化(包括出现室颤),随之室早消失。在多个有浦肯野电位提早出现的位点,通过逐次消融,可消除各种不同形态的室早,平均放电次数为 9 ± 5 次。

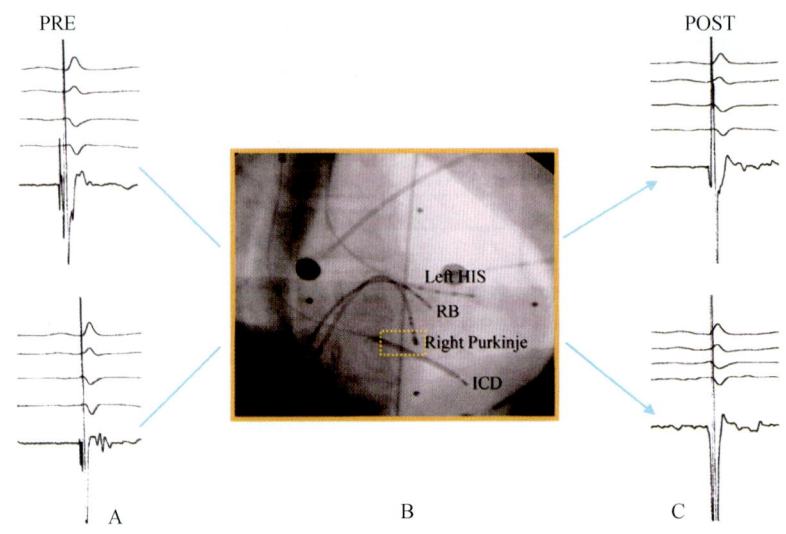

图 25-12 B. 前后位透视影像显示右心室消融部位,以及右束支的位置和左侧希氏束(减少对右束支的机械损伤的风险)的记录。C 图和 A 图分别显示,在右心室浦肯野系统的 2 个不同位点进行消融前、后的图。消融之后,浦肯野电位消失,此外局部心室电图有轻微延迟。RPE,消融前;POST,消融后;Left His,左侧希氏束;RB,右束支;Right Purkinje,右心室浦肯野;ICD,埋藏式心脏复律除颤器。

消融术后,应对患者进行密切的监护和术后相关处理,尤其是连续的心电监护对评价治疗的近期效果以及发现新的心律失常和各种并发症有着重要的价值。常见的并发症有:心肌穿孔、心脏压塞、房室传导阻滞、乳头肌以及腱索损伤以及冠状动脉损伤等。因此,一方面术者操作时应格外仔细谨慎,尽力避免之;术后也要对患者密切观察,尽早发现可能的潜在并发症并给予积极的处理。鉴于室颤一旦复发,便可危及生命,因此即便是消融成功的患者,也宜接受长期甚至终生的密切随访。

迄今为止,对于特发性 VF 的患者,国内外已有多个中心的成功消融的病例报告,即刻成功率高达 90% 以上,随访中仍保持很高的成功率,复发率非常低。其中,2009 年发表的一项对 38 例特发性 VF 消融的多中心研究显示,在平均 63 个月的随访期内,虽然有 7 例(18%)复发(中位时间 4 个月),但其中 5 例再次进行消融后室颤不再发作,初步显示对特发性 VF 消融的长期效果良好。至于其他类型的室颤,包括心肌梗死后室颤、扩张型心肌病的室颤、长 QT 综合征、短 QT 综合征以及 Brugada 综合征等的室颤(图 25-13、图 25-14),消融的即刻成功率也很高,可达 80% 以上,随访中也很少有复发。

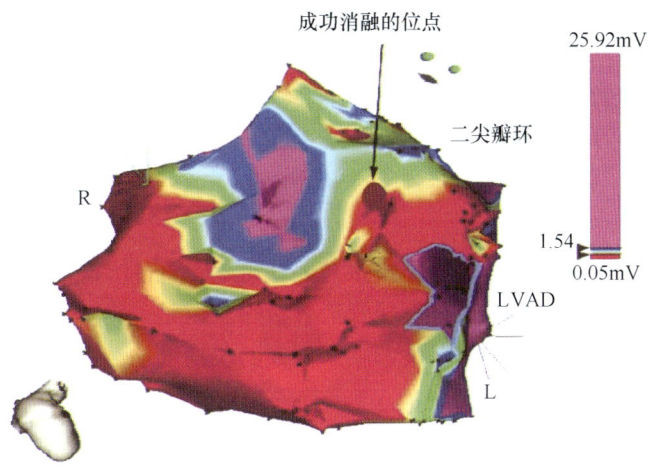

图 25-13 一例缺血性心肌病伴有室颤的患者 CARTO（Biosense-Webster 公司）指导下的三维标测电压图，该患者还接受了左心室辅助装置（LVAD）治疗。红色区域代表瘢痕，绿色和蓝色区域代表瘢痕边缘的异常组织，紫色提示电压≥1.5mV 的正常区域。红点代表标测到室早之前有高频浦肯野样电位的位点，并在该处成功消融。由图可见，消融点位于瘢痕区的边缘。

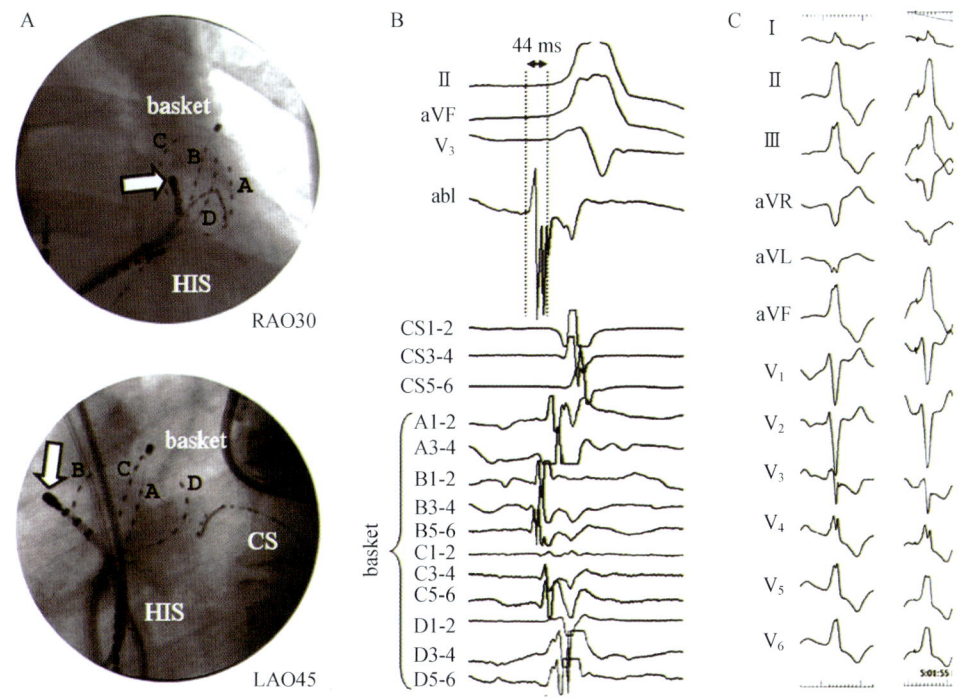

图 25-14 对一例 Brugada 综合征患者进行室颤的消融。A. 成功消融靶点的透视影像，右前斜 30°（RAO 30°）和左前斜 45°（LAO 45°）。消融导管（白色箭头）位于右心室流出道的后侧部。B. 腔内心电图。消融导管远端（abl）记录的心室激动领先于篮状导管双极记录（A、B、C、D）和冠状静脉窦电极（CS）所记录的电位，并领先体表 ECG 的 QRS 波 44ms。C. 12 导联体表 ECG 记录的触发室颤的室早（左侧图）以及在成功消融位点的起搏图（右侧图），两者的形态非常相似。Basket，篮状导管；His，希氏束导管。

（三）导管消融在室颤防治中的地位

较高的手术成功率，使得室颤消融这一技术成为了新的研究热点。然而，值得注意的是，有关于室颤消融的研究入选病例数均较少，很多只是个案报道，迄今为止国内外报道的总例数估计不足200例。此外，随访时间大多偏短，仅数月到1~2年，消融的长期有效性和安全性还需进一步的研究来明确。因此，应客观地评价目前导管消融在室颤防治中的地位。

对于一部分特发性VF患者（心律失常总是由起源于浦肯野纤维的室早所触发），国际上已有专家共识，建议可以考虑进行导管消融治疗。但是，消融手段要成为这部分患者在临床实践中的常规推荐措施，还需大的临床研究的长期随访结果验证。

对于非缺血性结构性心脏病患者的VF，首选治疗应该是ICD。试图通过预防性消融来避免ICD植入，其作用究竟如何，还缺乏相关的证据。大多数情况下，导管消融是一种辅助的或姑息性治疗。对于已植入ICD的患者，如果因持续性VT或VF导致反复多次电击且无法通过重新程控或优化的药物治疗来解决，则可以推荐导管消融治疗。

对于预激综合征患者，出现房颤伴快速预激的心室反应导致VF时，或旁路的不应期非常短（<240ms）且伴有预激性房颤时，有导管消融旁路以防治VF的指征。

对于缺血性VT/VF，不推荐导管消融作为基本治疗或单独的治疗。心肌梗死后植入ICD的患者，如果没有明显的可纠正的原因，而且尽管进行了适当的药物治疗，仍反复出现室性心律失常或电风暴时，导管消融可以作为辅助措施。许多证据显示，对于ICD电风暴的患者，导管消融能使其中约90%的患者有效地得到即刻控制。但是，随访中的复发也很常见。最近，有报道起源于浦肯野系统的触发灶可能是心肌梗死后早期或晚期发生VF的原因。对于明确由室早引起VF并进而导致电风暴的患者，有研究显示消融这些触发灶是挽救生命的一种治疗措施。

总之，心室颤动是医学界长期以来面临的一大挑战，可选择的治疗措施有限。对于引起SCD的室颤，强调紧急的救治，主要是CPR和电除颤。在防止室颤引起的猝死和死亡方面，无论是一级还是二级预防，ICD均居于基础地位。对于室颤发病机制的深入认识，有助于拓展新的治疗策略。浦肯野纤维网在室颤的触发和维持中扮演着重要角色。以触发室颤的室早和（或）浦肯野电位为靶点进行消融，已取得了令人振奋的初步结果。虽然导管消融治疗室颤的相关文献和病例数不多，但效果都比较切实有效，而且不同医学中心所取得的结果有着很好的重复性。因此，在室颤的治疗体系中，虽然导管消融仍然只是ICD的补充，还需要更多的病例和更长期的随访结果来验证其安全性和有效性，但已有的结果无疑为室颤的治疗带来了希望。

（程　宽　朱文青）

参考文献

[1] Haissaguerre M, Shoda M, Jais P, et al. Mapping and ablation of idiopathic ventricular fibrillation. Circulation, 2002, 106: 962-967.

[2] Saliba W, Abul Karim A, Tchou P, et al. Ventricular fibrillation: Ablation of a trigger? J Cardiovasc Electrophysiol, 2002, 13: 1296-1299.

[3] Haissaguerre M, Extramiana F, Hocini M, et al. Mapping and ablation of ventricular fibrillation associated with long-qt and brugada syndromes. Circulation, 2003, 108: 925-928.

[4] 郭成军, 张英川, 方冬平, 等. 射频消融触发心室颤动的室性早搏治疗心室颤动. 中华心律失常学杂志, 2003: 80-86.

[5] Marrouche NF, Verma A, Wazni O, et al. Mode of initiation and ablation of ventricular fibrillation storms in patients with ischemic cardiomyopathy. J Am Coll Cardiol, 2004, 43: 1715-1720.

[6] 江洪, 杨波, 唐其柱, 等. 射频消融室性早搏治疗特发性心室颤动（附一例报道）. 中国心脏起搏与心电生理杂志, 2004, 429-431.

[7] 单其俊. 导管消融终止无休止特发性左室室性心动过速伴先天性 QT 延长综合征心室颤动风暴一例. 中华心血管病杂志, 200, 33: 855-856.

[8] 郭成军, 张英川, 方冬平, 等. 导管消融治疗短 QT 综合征患者多频率室性心动过速和心室颤动一例. 中华心血管病杂志, 2005: 90-91.

[9] 杨平珍, 吴书林, 詹贤章, 等. 触发心室颤动室性早搏的射频导管消融治疗一例. 中华心律失常学杂志, 2005: 353-354.

[10] Enjoji Y, Mizobuchi M, Shibata K, et al. Catheter ablation for an incessant form of antiarrhythmic drug-resistant ventricular fibrillation after acute coronary syndrome. Pacing Clin Electrophysiol, 2006, 29: 102-105.

[11] Mlcochova H, Saliba WI, Burkhardt DJ, et al A. Catheter ablation of ventricular fibrillation storm in patients with infiltrative amyloidosis of the heart. J Cardiovasc Electrophysiol, 2006, 17: 426-430.

[12] Yu CC, Tsai CT, Lai LP, et al. Successful radiofrequency catheter ablation of idiopathic ventricular fibrillation presented as recurrent syncope and diagnosed by an implanted loop recorder. Int J Cardiol, 2006, 110: 112-113.

[13] 牟华明, 庞小华, 杨建军, 等. 射频消融诱发心室颤动的室性早搏治疗特发性心室颤动一例. 中国心脏起搏与心电生理杂志, 2006: 276-277.

[14] Kohsaka S, Razavi M, Massumi A. Idiopathic ventricular fibrillation successfully terminated by radiofrequency ablation of the distal purkinje fibers. Pacing Clin Electrophysiol, 2007, 30: 701-704.

[15] 陈志坚, 曾秋棠, 毛小波, 等. 射频消融治疗特发性心室颤动的研究. 临床心血管病杂志, 2007: 590-593.

[16] 夏云龙, 高连君, 张树龙, 等. 射频消融室性早搏预防性治疗特发性心室颤动成功一例. 中华心律失常学杂志, 2007: 437-438.

[17] Naik N, Juneja R, Sharma G, et al. Malignant idiopathic ventricular fibrillation "cured" by radiofrequency ablation. J Interv Card Electrophysiol, 2008, 23: 143-148.

[18] Nakagawa E, Takagi M, Tatsumi H, et al. Successful radiofrequency catheter ablation for electrical storm of ventricular fibrillation in a patient with brugada syndrome. Circ J, 2008, 72: 1025-1029.

[19] Knecht S, Sacher F, Wright M, et al. Long-term follow-up of idiopathic ventricular fibrillation ablation: A multicenter study. J Am Coll Cardiol, 2009, 54: 522-528.

[20] Sinha AM, Schmidt M, Marschang H, et al. Role of left ventricular scar and purkinje-like potentials during mapping and ablation of ventricular fibrillation in dilated cardiomyopathy. Pacing Clin Electrophysiol, 2009, 32: 286-290.

[21] Suh WM, Fowler SJ, Yeh T, et al. Successful catheter ablation of focal ventricular fibrillation originating from the right ventricle. J Interv Card Electrophysiol, 2009, 26: 139-142.

[22] Kirubakaran S, Gill J, Rinaldi CA. Successful catheter ablation of focal ventricular fibrillation in a patient with nonischemic dilated cardiomyopathy. Pacing Clin Electrophysiol, 2010.

[23] Saba MM, Salim M, Hood RE, et al. Idiopathic ventricular fibrillation in a 10-year-old boy: Technical aspects of radiofrequency ablation and utility of antiarrhythmic therapy. Pacing Clin Electrophysiol, 2010.

[24] 朱俊. 心室颤动的急救处理. 心律失常新进展, 2010: 340-347.

[25] Gray RA, Jalife J, Panfilov AV, et al. Mechanisms of cardiac fibrillation. Science, 1995, 270: 1222-1223.

[26] Gray RA, Pertsov AM, Jalife J. Spatial and temporal organization during cardiac fibrillation. Nature, 1998, 392: 75-78.

[27] Jalife J, Gray R. Drifting vortices of electrical waves underlie ventricular fibrillation in the rabbit heart. Acta Physiol Scand, 1996, 157: 123-131.

[28] Jalife J, Gray RA, Morley GE, et al. Self-organization and the dynamical nature of ventricular fibrillation. Chaos, 1998, 8: 79-93.

[29] Moe GK, Rheinboldt WC, Abildskov JA. A computer model of atrial fibrillation. Am Heart J, 1964, 67: 200-220.

[30] 鲁志兵. 心室颤动的发生机制和射频消融治疗. 中华心律失常学杂志, 2009: 13.

[31] Huelsing DJ, Spitzer KW, Pollard AE. Electrotonic suppression of early afterdepolarizations in isolated rabbit purkinje myocytes. Am J Physiol Heart Circ Physiol, 2000, 279: H250-259.

[32] Lerman BB, Belardinelli L, West GA, et al. Adenosine-sensitive ventricular tachycardia: Evidence suggesting cyclic amp-mediated triggered activity. Circulation, 1986. 74: 270-280.

[33] Berenfeld O, Jalife J. Purkinje-muscle reentry as a mechanism of polymorphic ventricular arrhythmias in a 3-dimensional model of the ventricles. Circ Res, 1998, 82: 1063-1077.

[34] Valderrabano M, Lee MH, Ohara T, et al. Dynamics of intramural and transmural reentry during ventricular fibrillation in isolated swine ventricles. Circ Res, 2001, 88: 839-848.

[35] Pak HN, Kim GI, Lim HE, et al. Both purkinje cells and left ventricular posteroseptal reentry contribute to the maintenance of ventricular fibrillation in open-chest dogs and swine: Effects of catheter ablation and the ventricular cut-and-sew operation. Circ J, 2008, 72: 1185-1192.

[36] Dosdall DJ, Tabereaux PB, Kim JJ, et al. Chemical ablation of the purkinje system causes early termination and activation rate slowing of long-duration ventricular fibrillation in dogs. Am J Physiol Heart Circ Physiol, 2008, 295: H883-889.

[37] Nogami A, Kubota S, Adachi M, et al. Electrophysiologic and histopathologic findings of the ablation sites for ventricular fibrillation in a patient with ischemic cardiomyopathy. J Interv Card Electrophysiol, 2009, 24: 133-137.

[38] Weiss JN, Chen PS, Qu Z, et al. Ventricular fibrillation: How do we stop the waves from breaking? Circ Res, 2000, 87: 1103-1107.

[39] Weiss JN, Qu Z, Chen PS, Lin SF, Karagueuzian HS, Hayashi H, Garfinkel A, Karma A. The dynamics of cardiac fibrillation. Circulation, 2005, 112: 1232-1240.

[40] Chen PS, Wolf PD, Dixon EG, et al. Mechanism of ventricular vulnerability to single premature stimuli in open-chest dogs. Circ Res, 1988, 62: 1191-1209.

[41] Lu Z, Po SS, Jiang H. Mechanistic insights into initiation and maintenance of ventricular fibrillation: Implications for catheter ablation. Acta Cardiol, 2010, 65: 15-22.

[42] Jalife J. Ventricular fibrillation: Mechanisms of initiation and maintenance. Annu Rev Physiol,

2000, 62: 25-50.

[43] Samie FH, Jalife J. Mechanisms underlying ventricular tachycardia and its transition to ventricular fibrillation in the structurally normal heart. Cardiovasc Res, 2001, 50: 242-250.

[44] Nash MP, Mourad A, Clayton RH, et al. Evidence for multiple mechanisms in human ventricular fibrillation. Circulation, 2006, 114: 536-542.

[45] Rogers JM, Huang J, Melnick SB, Ideker RE. Sustained reentry in the left ventricle of fibrillating pig hearts. Circ Res, 2003, 92: 539-545.

[46] Wiggers CJ, Bell JR, Paine M. Studies of ventricular fibrillation caused by electric shock: Ii. Cinematographic and electrocardiographic observations of the natural process in the dog's heart. Its inhibition by potassium and the revival of coordinated beats by calcium. Ann Noninvasive Electrocardiol, 2003, 8: 252-261; discussion 251.

[47] Chen PS, Wu TJ, Ting CT, et al. A tale of two fibrillations. Circulation, 2003, 108: 2298-2303.

[48] Wu TJ, Lin SF, Baher A, et al. Mother rotors and the mechanisms of d600-induced type 2 ventricular fibrillation. Circulation, 2004, 110: 2110-2118.

[49] Pak HN, Oh YS, Liu YB, et al. Catheter ablation of ventricular fibrillation in rabbit ventricles treated with beta-blockers. Circulation, 2003, 108: 3149-3156.

[50] 赵冬冬, 江洪. 原发性心室颤动的机制和治疗. 临床内科杂志, 2006, 447-449.

[51] Field JM, Hazinski MF, Sayre MR, et al. Part 1: Executive summary: 2010 american heart association guidelines for cardiopulmonary resuscitation and emergency cardiovascular care. Circulation, 2010, 122: S640-656.

[52] 郭继鸿. 心室颤动的现代观点. 临床心电学杂志, 2001, 10: 49-53.

[53] 郭成军, 陈新. 室性早搏导管消融和作为心室颤动预防性治疗的技术与方法. 中华心律失常学杂志, 2007: 439-447+480.

[54] Natale A, Raviele A, Al-Ahmad A, et al. Venice chart international consensus document on ventricular tachycardia/ventricular fibrillation ablation. J Cardiovasc Electrophysiol, 2010, 21: 339-379.

第二十六章　心外膜导管消融治疗

Sosa 等最早在 Chagas 病患者室性心动过速（室速）治疗中，应用剑突下穿刺的方法进行心外膜标测与消融。目前，经皮穿刺进入心包腔进行导管消融治疗的方法已较为完善，并应用于一些室性心律失常、房性心律失常的患者，部分旁路在心外膜被消融也可取得较好的效果。

一、心包解剖

心包包裹心脏与心底大血管根部，分内、外两层，外层为纤维心包，内层为浆膜心包。纤维心包膜向上延续为大血管外膜，如升主动脉、肺动脉干、上腔静脉。其前方为胸骨，通过上方与下方的胸骨心包韧带连接。两侧为肺纵隔面覆盖的胸膜，后方为食管、降主动脉以及两侧肺纵隔面的后部。在下方，纤维心包膜连接于膈的中心腱以及左侧一小块肌肉区域。膈位于心包与肝、胃底之间。在胸骨体下 1/2 与左侧第四、第五肋软骨胸骨端后的一小块区域内，纤维心包膜直接与胸壁接触。通过这个区域可以进入心包腔，但应小心不要进入其后的右心室。膈神经位于纤维心包的侧壁，在纤维心包与纵隔胸腔面之间下降。

在纤维心包膜内，还有浆膜心包膜，分为脏、壁两层。紧贴心脏和大血管表面的浆膜为脏层（心脏表面的浆膜为心外膜），延续至大血管根部后折返为壁层，贴附于纤维心包膜的内面。在浆膜心包膜的脏、壁两层之间，有一个狭窄的空间，称为心包腔。在正常情况下，心包腔内约有 20ml 液体，是血浆超滤液，起润滑作用。心包腔内，浆膜心包脏、壁层转折处的间隙称为心包窦，其并不是完全独立的空间，而是与心包腔相连。心包横窦的前方为升主动脉、肺动脉干分叉，后方为左心房、上腔静脉。心包斜窦为左心房后与心包后壁之间的间隙，两侧是左右肺静脉和下腔静脉，其内有 Marshall 静脉。心包前下窦位于心包腔前下部，即心包胸肋部与膈部转折处的间隙。经左剑肋角行心包穿刺即可进入此窦（图 26-1）。

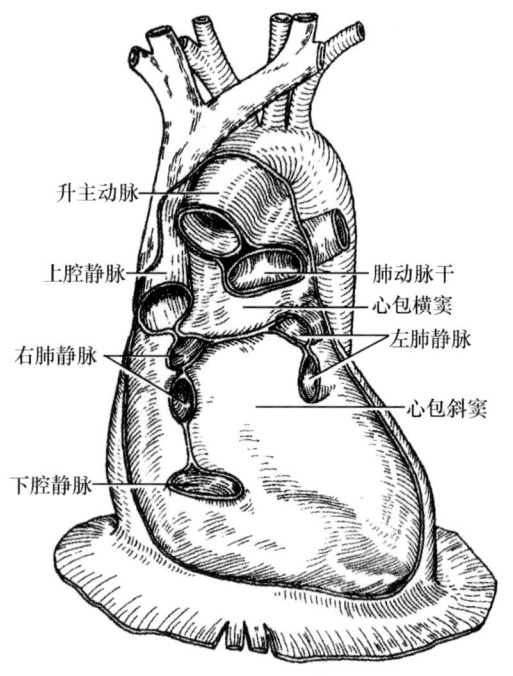

图 26-1　心包解剖

二、心包腔穿刺的方法（剑突下途径）

经皮剑突下穿刺进入心包腔是传统上治疗心脏压塞的方法，经改进后，用于安全地进入正常的心包腔内。剑突下穿刺的方法的优点在于可以到达整个心室表面、右心房以及左心房的大部分区域。

患者处于平卧位，对于消融手术而言，最好先将心腔内导管放到位，以帮助解剖定位，比如可以通过冠状窦导管估计二尖瓣环的位置，通过右心室导管提示三尖瓣环的位置，通过 His 导管确定间隔的位置。右前斜位（RAO）上，易于区分房室，但心脏左右重叠；左前斜位（LAO），相当于从心尖看基底，可以区分心脏左右侧，但房室重叠。穿刺针可根据胸腔尺寸选择不同的长度。通常采用钝头 18Ga Tuohy 心外膜穿刺针与软头钢丝。局部麻醉后，于左剑肋角剑突下约 2cm 处进针。针指向后方，朝向左肩方向。与传统的心包穿刺（与皮肤呈 30°角）不同，进针的角度决定到达的心室部位，要进入心室前部，针应较为水平，透视采用 RAO 的角度；要进入心室膈肌面，针应较为垂直，采用 LAO 的角度，LAO35°～40°下，针应朝向心影。穿刺到膈肌时，会感到较大的阻力，并能通过针感觉到心脏收缩。此时，RAO35°～40°下，针应在心尖与基底部的中部。用 5ml 的注射器注射一些造影剂（约 1ml）以确定针的位置，如果针在膈下，没有进入心包腔，膈下可见造影剂。穿过膈肌到达坚韧的纤维心包膜时，应持续保持负压。当针接近心脏边缘时，注射少量造影剂，可以看见造影剂进入心包外组织，在进入心包腔前，透视常可看见穿刺处心包呈帐篷样被顶起，并可以感觉到自针尖传来的心脏搏动。在针进入心包腔后，可抽出少量淡黄色清澈液体（2～3ml），注入的造影剂将勾勒出心脏的轮廓。这个阶段抽吸没有血液进入针筒证实没有刺破心室，通常也可以通过注射造影剂确定这一点。一旦进入心包腔，可注入一些生理盐水使心包腔扩大，一手固定穿刺针头，移去注射器，置入 J 头钢丝。通过透视观察导引钢丝的置入，确保没有误入右心室或心包外腔隙。LAO 位下，应将钢丝绕过整个心脏轮廓，跨过左右心腔间的边界，从而确定进入心包腔。如果钢丝穿出心影，提示误穿入心室。一些术者赞成此时用 LAO，因为 RAO 或后前位（PA）透视下，钢丝可能穿过右心室，经过右心房和肺动脉，看起来如同在心包腔中。确保钢丝先进入心包腔，然后顺钢丝回撤针头，再置入鞘。大部分的手术，可用带旁侧通路的 8F 鞘。一旦置入鞘，回撤钢丝，通过侧孔吸出液体，出血通常限制在 30ml 内。有术者建议注入 20ml 造影剂进行心包腔造影，也有建议尽量减少造影剂的注入以避免对透视下视野的干扰。

一旦进入心包腔，导管的移动通常没有障碍。但是，对于心包已受过损伤的患者，如心脏外科手术或心肌心包炎患者，心包腔内可能会有粘连，限制导管移动以及接近可能的靶点部位。对于曾进行过心脏外科手术的病例，粘连更常局限在前壁，可以尝试通过移动导管等方法松开粘连。有报道接受过外科手术、心包腔穿刺困难的患者，通过胸骨下心包切开、局部粘连松解术，在直视下可置入心包鞘管。

心外膜标测与消融术后，较易发生渗液、无菌性心包炎、心包积血以及再度心脏压塞。因此，应在监护病房仔细观察患者，监测生命体征，检查超声心动图。建议在心包腔留置猪尾导管数小时（4～24h），应用肝素盐水冲洗导管以防鞘内血块形成。有研究建议给予抗生素预防感染，以及类固醇药物避免出现无菌性心内膜炎。

三、可能的并发症

心包周围有许多重要的结构,在心外膜导管消融时可能受到损伤,包括心肌、大血管、冠状动脉、肺、纵隔、食管、肝、膈神经等,通过对透视下解剖的详尽理解,可以减少严重并发症的发生。最为常见的并发症是心包炎、心包积血。心包炎可通过全身或心包内使用抗炎药物治疗。手术开始时常可见心包积血,应及时通过鞘抽空积血。抽出30ml以内的血性液体可认为是正常的,少见情况下可能更多,但出血通常为自限性的。其他相关并发症还包括穿破心肌,如果是部分穿破,可能不会抽到血液,如果针进入心腔,就会抽出血液。如果只有穿刺针穿破心室,可慢慢地带着负压回撤针,直到回抽不到血液,然后继续手术操作。一些步骤可减少此类风险的发生:透视下注意穿刺针离心脏边界的距离,当针接触到心肌时,会有感觉,当针尖激惹心室时,可能会有期前收缩(早搏);通过连接在针柄上的金属夹监测损伤电流也可确定是否进入心肌;还有一些设备可能有助于减少心包穿刺的并发症。在一个病例报道中,一个鞘已在心包腔内,在第二次心包腔穿刺时,可注入一些空气,从而减小心肌或冠状动脉损伤的危险。

穿刺时发生冠状血管损伤较少见,通过调整针的方向,偏离室间隔,可以减少其发生。消融时发生冠状血管损伤较为常见,易在心脏基底部或间隔部消融时发生。透视下,心内导管可对解剖定位提供信息,如有疑问,应进行冠状动脉(冠脉)造影。

大部分病例中,在进针时,用另一手将肝适度地推到穿刺路径以外,可减小损伤肝的危险。膈肌血管的损伤伴腹腔积血很少见,一旦发生,可能需要输血以及外科手术。

膈神经损伤是导管消融的并发症之一,常见的受损部位包括上腔静脉口、右上肺静脉、左心房以及左心室侧壁。在胸腔内,膈神经位于纤维心包与纵隔胸膜之间,在肺门前向下延伸,但走行存在个体差异。在右侧,神经沿上腔静脉的右前侧边界下行,在与右房交界处转向后方,介于右上肺静脉(尤其接近中远段)与上腔静脉之间,然后沿右房壁下降。在左侧,膈神经沿主动脉弓、肺动脉干、左心耳侧壁的心包以及高位左室游离壁下降。膈神经损伤可导致膈肌麻痹。在消融前通过起搏观察膈肌刺激,可以确定接近神经的部位,并可在电解剖图上记录。冷冻消融利用冷冻早期可逆转的特点,通过透视观察膈肌运动,避免膈神经损伤。当一定要在膈神经附近消融时,通过注入空气与水的混合体可能增加导管与神经之间的距离。

在消融左房后壁时,食管易受热量损伤,患者可在数周后发生食管-心房瘘。通过置入食管温度探头,监测热量损伤,可以避免此类并发症,并能提供透视下的解剖定位。

四、室性心律失常的心外膜消融的主要部位

导管进入心包腔后,可以自由到达侧壁、前壁与下壁,从右室流出道(RVOT)到后壁的房室交界处的心室各部位,都可以方便地进行标测与消融。在心脏的前部,导管可以到达右室流出道,在左右心室游离壁、左室后壁标测与消融都没有困难。但是,难以到达左室流出道(LVOT)(图26-2)。

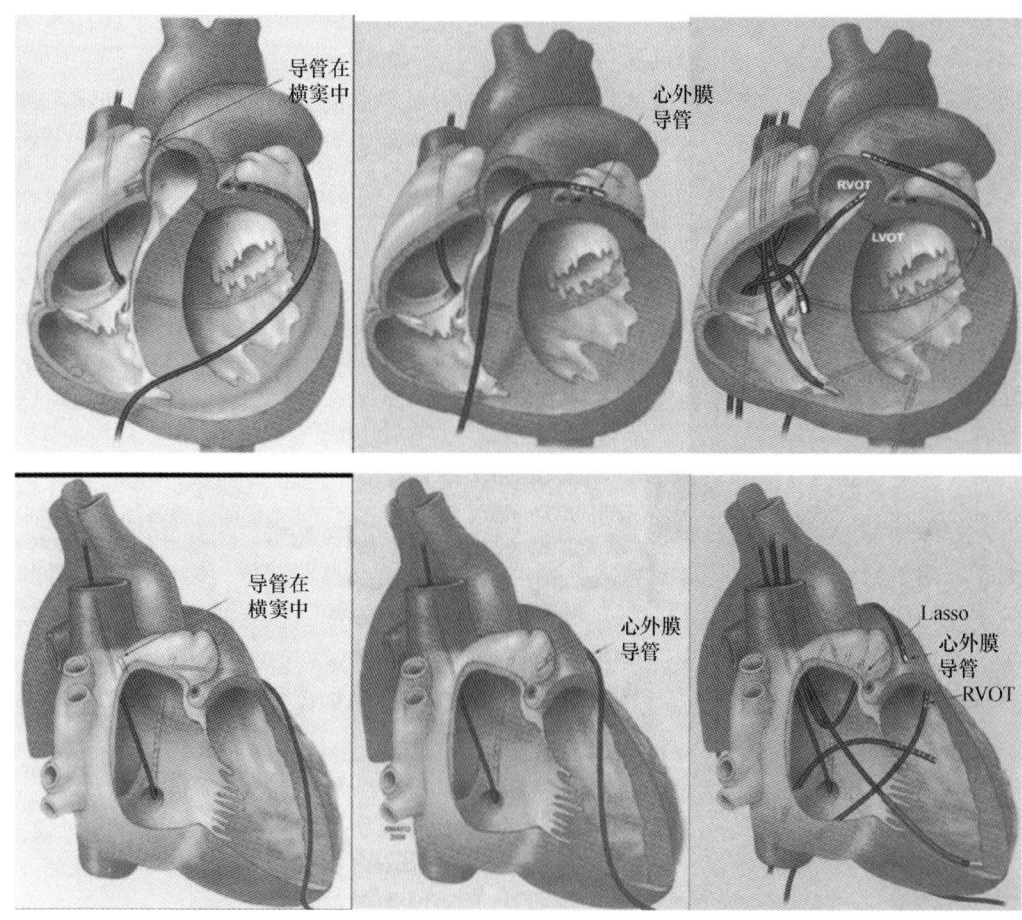

图 26-2 心外膜导管可到达的部位

流出道区域解剖结构复杂。RVOT 在 LVOT 的前部，但在动脉圆锥至肺动脉瓣的一段，RVOT 在 LVOT 左侧。LVOT 与主动脉瓣的中心解剖位置意味着 LVOT 前壁的心外膜实际是 RVOT 的后壁，尤其是瓣上部分，与二尖瓣和左心房相关。因此，主动脉根部心动过速的消融很少通过心外膜途径。冠状动脉近段以及冠状静脉远端与 RVOT 相关，左主干紧邻 RVOT 的后方，左前降支沿 RVOT 肌部的侧面下降。右冠状动脉位于 RVOT 近端上部接近三尖瓣环处。

心包斜窦位于肺静脉、左心房的后部，其内有 Marshall 静脉，在房性心律失常的消融中很重要。但其后部即为食管，应注意避免左房-食管瘘的形成。斜窦位于四根肺静脉区域，右界为上腔静脉，左界为连接两根肺静脉的心包折返，上界为连接左右上肺静脉的心包折返。左房 Marshall 韧带或左心耳与上肺静脉之间的脊通过心内膜较难消融，通过心外膜更易获得成功。在斜窦的上部边界上方是心包横窦。

导管可通过左心室侧壁、左房、肺动脉到达心包横窦。心包横窦也是比较重要的结构，导管在此处可以消融左房顶部或 Bachmann 束以及一些房性心律失常的重要部位。通过心包横窦可以到达左室流出道前部。其下部边界是连接左右上肺静脉的心包折返，左心房顶也构成了横窦的部分底部，因此导管可以到达 Bachmann 束。其前方是升主动脉的后壁，还有部分肺动脉干以及左房顶。横窦的后壁是降主动脉的前壁。其顶部由部分主动脉弓、右肺动脉底部以及部分主肺动脉组成。横窦包含右肺动脉、通过主动脉下部空隙连接无冠窦与右冠窦的心外膜部分。导管也可通过主动脉腔静脉窦到达腔静脉。主动脉腔静脉窦为上腔静脉与升主动脉间的狭小空间，在一些患者，导管可以通过其到达右心界。在其附近的心外膜脂肪垫中可以找到3个副交感神经节：分别位于右房与右上肺静脉交界处、下腔静脉与左房交界处，以及主动脉与腔静脉之间。

在心包腔内操作导管时，当导管沿侧壁向上移动时，第一个碰到的结构是左心耳（LAA）。导管向上移动过程中电位的特征性变化有助于确定这个结构。左心耳完全处于心包腔中，从左房上部经肺动脉干起始处的后侧面，悬垂于RVOT的左侧。在LAA与RVOT的交界处，有左前降支以及前室间静脉。如果LAA有后叶，常位于肺动脉瓣环与主动脉左冠窦之间。

对于在心内膜以及经静脉途径无法消融的旁路，其中一些也可沿瓣环进行心外膜消融。二尖瓣环、三尖瓣环与心脏主要的动静脉紧密相邻。总体来说，相对于动脉系统，静脉偏心房侧，且比较表浅，比如冠状静脉窦相对于左回旋支更偏心房；但是，心大静脉与动脉重叠，前室间静脉位于左前降支近端与左回旋支的心室侧。在冠状静脉内消融或以高能量沿瓣环消融可能损伤回旋支。当心外膜消融时，相比直接在二尖瓣环上消融，通过冠状静脉系统进行心外膜消融，或通过重叠在二尖瓣环上的心房消融，后两者更易发生冠状动脉损伤。

五、心外膜脂肪层

心外膜脂肪层，通常集中于房室沟、室间沟、心脏锐缘以及右室游离壁，主要的冠状血管通常位于脂肪层下。了解心外膜脂肪层沿瓣环的分布、冠状血管的走行对于理解导管在心外膜的透视影像以及记录到的电位很重要。

心外膜脂肪层覆盖了80%的心脏表面，占心脏重量的20%。从20岁到40岁，心外膜脂肪层的厚度逐渐增加，其后与年龄无明显关系。女性的心外膜脂肪层通常厚于男性（1.65:1）。右心室侧壁的基底部常有较多的心外膜脂肪。左心室表面的心外膜脂肪可能是右心室的1/4~1/3。

消融导管与靶点间的心外膜脂肪可能会导致消融失败。心外膜脂肪层如果超过5cm的厚度，会影响记录到的电位的波幅与持续时间，心室刺激阈值也会受到影响，从而难以鉴别脂肪与瘢痕区。Saba等在10例开胸手术的患者中测量左右心室心外膜电位，正常心肌上，如心外膜脂肪层厚度超过0.5cm，则电位波幅低于0.5mV，而传统定义上波幅低于0.5mV的区域代表瘢痕区，因此，较厚的心外膜脂肪处可能与低电压瘢痕区难以鉴别。心内膜基质标测的参考值已有，但心外膜电压的参考值还在定义中。

六、心脏静脉与心外膜消融

导管通过心脏静脉系统可以到达心脏心外膜面进行标测与消融。真正的心外膜与通过静脉到达的心外膜可能有互补的作用。冠状静脉，尤其是前室间静脉，经过室间隔，在基底部靠近RVOT左侧的心外膜面，可能有一些更小的分支到达RVOT与LVOT间的组织，这些静脉可用于局部的标测与消融。

七、心外膜消融能量

对于瘢痕相关性室性心动过速的外科消融经验提示，23%的关键消融部位可能起源于心外膜下，而非心内膜下。

心外膜与心内膜消融最大的区别在于，心内膜有流动的血液，对心内膜有冷却作用，而心外膜没有。心内膜消融时，流动的血液带走热量，输出的能量可以达到更高，热量可以到达更深、更广泛的心肌组织；心外膜消融时，表面没有流动血液冷却，表面温度迅速升高，限制了安全范围内的能量的上升，热量到达的心肌浅而局限，形成的损伤小。

消融中，小部分心肌直接受到输出能量的加热，然后从这部分被加热的组织，热量向周围组织传导。将组织加热到50℃或50℃以上可导致不可逆的热损伤，从而破坏致心律失常的局部病灶。心内膜消融时，有流动的血液冷却，防止组织表面热量过多，当温度超过100℃时，可以防止血液沸腾、组织结痂，故可以安全地输出较高的能量，加热更多、更深的心肌组织层，使热量转化为更大的损伤。心外膜消融时，没有流动的血液冷却，电极与组织间的温度迅速升高，需要限制能量输出以避免组织结痂，而低能量输出导致损伤范围小。因此，心外膜消融时，为了让热量达到更深的组织，必须使用冷盐水灌注导管。可使用闭环灌注，也可以使用开环灌注，两者都可输出更高的能量，产生更大、更深的有效损伤。但是，冷盐水灌注导管可能引起心包腔内液体过多，影响患者血流动力学，导致心脏压塞，需要监测生命体征，及时抽吸心包腔内液体。

在心律失常的导管消融中，首选的是射频消融能量。射频消融能量是电流的转换，电流通过电极传递至心肌组织产热消融，电流通过组织时，组织作为阻抗介质，电压下降，产生热量，并向周围组织传导，形成损伤。脂肪的电与温度传导特性差，射频能量难以穿透到达其下的心肌组织，可能会阻碍心外膜一些位点的消融。

类似心内膜消融，进行心外膜消融时还有其他一些消融能量可供选择，包括微波、激光、超声、冷冻消融等。

（张代富）

参考文献

[1] Sosa E, Scanavacca M, d'Avila A, et al. A new technique to perform epicardial mapping in the electrophysiology laboratory. J Cardiovasc Electrophysiol, 1996, 7 (6): 531-536.

[2] 于频. 系统解剖学. 4版. 北京：人民卫生出版社, 2009：197-198.

[3] Ranjan K. Thakur, Andrea Natale. Epicardial Interventions in Electrophysiology. Cardiac Electrophysiology Clinics Volume 2, Number 1. W. B. Sunders：Elsevier, 2010：1-53.

[4] Soejima K, Couper G, Cooper JM, et al. Subxiphoid surgical approach for epicardial catheter-based mapping and ablation in patients with prior cardiac surgery or difficult pericardial access. Circulation, 2004, 110 (10): 1197-1201.

[5] Grimard C, Lacotte J, Hidden-Lucet F, et al. Percutaneous epicardial radiofrequency ablation of ventricular arrhythmias after failure of endocardial approach: a 9-year experience. J Cardiovasc Electrophysiol, 2010, 21 (1): 56-61.

[6] d'Avila A. Epicardial catheter ablation of ventricular tachycardia. Heart Rhythm, 2008, 5 (Suppl 6):

S73-S75.

[7] Nault I, Nguyen BL, Wright M, et al. Double pericardial access facilitated by iatrogenic pneumopericardium. J Cardiovasc Electrophysiol, 2009, 20 (9): 1068-1069.

[8] Fan R, Cano O, Ho SY, et al. Characterization of the phrenic nerve course within the epicardial substrate of patients with nonischemic cardiomyopathy and ventricular tachycardia. Heart Rhythm, 2009, 6 (1): 59-64.

[9] Crandall MA, Bradley DJ, Packer DL, et al. Contemporary management of atrial fibrillation: update on anticoagulation and invasive management strategies. Mayo Clin Proc, 2009, 84 (7): 643-662.

[10] Cabrera JA, Ho SY, Climent V, et al. The architecture of the left lateral atrial wall: a particular anatomic region with implications for ablation of atrial fibrillation. Eur Heart J, 2008, 29 (3): 356-362.

[11] Suleiman M, Asirvatham SJ. Ablation above the semilunar valves: when, why, and how? Part I. Heart Rhythm, 2008, 5 (10): 1485-1492.

[12] Corradi D, Maestri R, Callegari S, et al. The ventricular epicardial fat is related to the myocardial mass in normal, ischemic, and hypertrophic hearts. Cardiovasc Pathol, 2004, 13 (6): 313-316.

[13] Saba MM, Akella J, Gammie J, et al. The influence of the fat thickness on the human epicardial bipolar electrogram characteristics: measurements on patients undergoing open-heart surgery. Europace, 2009, 11 (7): 949-953.

[14] Sosa E, Scanavacca M, D'Avila A, et al. Nonsurgical transthoracic epicardial catheter ablation to treat recurrent ventricular tachycardia occurring late after myocardial infarction. J Am Coll Cardiol, 2000, 35: 1442-1449.

第二十七章 心脏电生理及导管消融手术并发症及防治

对大多数心律失常来说,药物治疗并不是最佳的手段;同时,部分药物存在疗效不确定,花费高及致心律失常等副作用。因此,目前导管介入射频消融治疗在心律失常的治疗中显现出越来越重要的作用。

一项早期的美国研究显示:1989 年全美共实施射频消融术 450 例,而 1993 年便达到 15000 例,在 4 年间手术数量增长了 4 倍。大量的数据显示,导管消融手术的成功率及手术技术本身均快速获得了提升;但衡量一种手术的临床重要性同时还包括了这种手术本身的安全性及相关并发症的发生率。本章将讨论导管消融术目前的风险和并发症情况与降低相关风险及并发症的技术。

一、导管消融术风险的研究数据及并发症类型

通过回顾各种发表及注册登记的临床研究数据,我们可以获得导管消融术相关并发症的类型及风险(表 27-1,表 27-2,表 27-3)。

表 27-1 预激旁路导管消融术相关的并发症

并发症类型	MERFS $n=2222$(%)	NASPE1995 $n=5427$(%)	NASPE1998 $n=654$(%)
完全性房室传导阻滞	0.63	0.17	0.3
瓣膜损伤	0.05	0.11	0
冠状动脉损伤	0	0.06	0.16
心脏压塞	0.72	0.13	1.1
静脉血栓	0.18	Na	0
肺栓塞	0.09	Na	0.16
动脉血栓	0.18	0	0
卒中/短暂性脑缺血发作(TIA)	0.49	0.15	0
穿刺点出血及血管损伤	0.32	0.06	1.99
死亡	0.13	0.08	0

表 27-2 房室结折返性心动过速导管消融术相关的并发症

并发症类型	MERFS $n=815$(%)	NASPE1995 $n=5423$(%)	NASPE1998 $n=1197$(%)
完全性房室传导阻滞	5.07	0.11	0.74
气胸	0	0.09	0.08
心脏压塞/心包炎	0.24	0.33	0

续表

并发症类型	MERFS n=815（%）	NASPE1995 n=5423（%）	NASPE1998 n=1197（%）
静脉血栓	1.11	0.09	0.08
肺栓塞	0.24	0	0.08
卒中/TIA	0.12	0	0
穿刺点出血及血管损伤	0.24	0.06	0.49
死亡	0	0	0

表27-3　室性心动过速导管消融术相关的并发症

并发症类型	MERFS n=320（%）	NASPE1995 n=844（%）	NASPE1998 n=201（%）
完全性房室传导阻滞	0.31	0.12	Na
瓣膜损伤	Na	Na	Na
外周动脉栓塞	0.63	0.36	Na
心脏压塞	0.31	0.71	1
动脉血栓	0.31	0.12	Na
卒中/TIA	1.26	Na	Na
肺栓塞	0.63	Na	Na
穿刺点出血及血管损伤	0.63	Na	Na
死亡	0.31	0	1.5

MERFS：欧洲多中心射频消融调查
NASPE：北美心脏起搏与电生理学会调查

导管消融术中及术后可能出现多种类型的并发症，多数情况被定义为轻度并发症；而导致永久性损伤及死亡的类型被定义为严重并发症，需要接受长期的住院及治疗。射频消融手术的各种组成部分均可能导致并发症的发生，如：①外周静脉鞘管的放置，②长时间的静脉麻醉，③放射线的辐射，④血管穿刺，⑤血管腔内及心腔内的导管操作，⑥释放射频能量，⑦电复律。血管腔及心腔内的导管操作可导致多种并发症，如心脏压塞、血管穿孔、主动脉夹层、瓣膜损伤、冠状动脉夹层及血栓栓塞事件。导管意外进入肝静脉系统内误操作可能导致肝意外创伤。同射频能量释放相关的并发症包括永久性房室传导阻滞、冠状动脉痉挛或闭塞、血栓栓塞、肺静脉血栓形成、膈神经麻痹、心肌穿孔及心房食管瘘等。术中导管操作及射频消融可导致严重的心律失常需即刻给予抢救治疗。

除死亡外，导管消融术最可怕的并发症就是脑卒中。近期的研究显示，鞘管及导管的置入改变了体内抗凝血酶Ⅲ及D-二聚体的水平从而使患者处于术中高凝状态。尽管如此，多数导管消融手术伴随极低的卒中发生率；但房颤射频消融术较其他手术更易导致卒中，发生率一般在0.5%～1%。同其他手术相比，房颤射频消融术的血栓栓塞事件发生率亦较高，近年多项研究显示其发生率为0.2%～1.1%，值得注意的是这些研究中的导管射频操作是参照国际房颤导管射频消融术指南的要求进行的。

二、放射线辐射

尽管目前介入医生已经了解了有关放射线辐射的近期危害，但医生及患者在导管消融术中受到放射线辐射的长期危害程度仍不明确。因为放射线本身无法被感知，辐射产生的影响可能在数十年后才能显现，因此对放射线辐射的不良影响经常被忽视。随着目前导管消融术数量、复杂程度及手术时间的增加，放射辐射的影响应引起大家的重视。导管消融术应用能量为 65～100kVp 的放射线来显示心脏及导管，这一类别的 X 射线具有低穿透力的特点，因此大量辐射能量被释放在皮肤表面。通常产生放射辐射伤的阈值能量为 2Sv，多项研究显示：近 19% 的患者在导管消融术中接受了超过该剂量的辐射，但相关患者的皮肤损伤报道却很少，这提示介入医生可能低估了放射辐射可能产生的损伤而未进行仔细的观察。且放射辐射相关的皮肤损伤可能在术后 2～3 周才显现。通常，儿童及妇女术中接受的辐射少于成年男性，而复杂、二次手术的患者则接受更大剂量的辐射。房室旁路消融术较房室结改良消融术应用更少的放射剂量，而房颤消融术的平均术中辐射剂量则远高于房室结改良消融术及房扑消融术。通常情况下，导管消融术中的辐射剂量同常规冠状动脉成形术的辐射剂量相当。据估测，放射辐射致癌率约为接受一小时放射辐射，约 1/1000 的患者出现致命性恶性病变。接受相同辐射剂量，14 岁以下儿童的致癌率比成年人高 3 倍。因此，应根据手术需要尽可能减少术中放射线辐射剂量，同时对患者进行必要的放射防护保护。

另一类受放射辐射威胁的人群是放射介入医生，尽管美国国家放射辐射保护协会的研究指出：介入医生在放射介入手术中通常接受较少或符合职业安全要求的辐射剂量，但眼科医生相关研究显示，角膜是人体最易受到放射辐射损伤的组织之一；通常介入手术中，介入医生受到辐射最大的身体部分，包括角膜、左手及前额。目前已经有放射辐射导致医生角膜损伤的病例报道。因此，介入医生应该在导管消融手术中做好相应部位的辐射保护措施。

三、室上性心动过速导管射频消融的相关并发症

（一）预激综合征

房室旁路导管射频消融术的成功率一般在 91%～95% 之间，该类型手术的相关并发症包括完全性房室传导阻滞、冠状动脉损伤、瓣膜损伤或穿孔、心包积液、心脏压塞、血肿、卒中、静脉血栓形成及死亡等。表 27-1 总结了旁路消融术中常见并发症的发生率。多数并发症为轻度类型，可通过短期的治疗有效治愈。严重并发症如：完全性房室传导阻滞、冠状动脉损伤、心脏压塞及瓣膜损伤等则需要植入心脏起搏器、外科手术等手段来治疗。值得注意的是手术相关的严重卒中及心脏创伤性损伤可能直接导致患者死亡，因此该类型消融手术需要医生作好术前评估，术中采取正规的血管穿刺技术，正确地操作导管，实施有效的抗凝及术后严密的观察，减少并发症的发生，早期有针对性地对并发症进行治疗。

（二）房室结内折返性心动过速

房室结慢径是这一类手术的靶点，手术成功率约为 95%，完全性房室传导阻滞发生率一般低于 1%。与该类型手术相关的并发症包括：完全性房室传导阻滞、气胸、心脏压塞、肺栓塞、卒中事件、严重的出血及血管损伤等。多数研究显示该类型手术的死亡率为 0

（见表27-2）。房室结慢径消融术中最常见的严重并发症为不可逆性房室传导阻滞，尽管部分出现二度房室传导阻滞的患者经过长时间的观察，房室传导功能能够得到恢复，但多数持续性房室传导阻滞的患者最终需要植入永久性起搏器治疗。很多介入医生改进了相关的消融技术，以最大程度降低完全性房室传导阻滞的发生率。房室传导阻滞的发生率随着消融部位同 His 束的靠近程度而增加，因此尽量从远离 His 束的有效部位开始消融；同时必须确保消融过程中，全程监测房室结的传导功能，出现一过性的房室传导阻滞或房室传导延长应及时停止射频能量释放，并重新选择消融靶点。消融中出现交界性逸搏心律通常被看做是消融有效的标志，但出现过快的逸搏心率及逸搏心律缺少室房逆传可能预示着房室结本身的损伤，需及时停止能量释放。已有研究者指出，冠状窦水平的射频消融同样能导致完全性房室传导阻滞，因此消融术中的全程房室传导功能监控是至关重要的。

部分研究显示，冷冻消融技术具有减少完全性房室传导阻滞的优势；但消融手术时间的延长及潜在的高复发率是采用这一消融能量时必须加以考虑的。多数有经验的电生理医生更倾向于选择射频消融能量进行房室结慢径消融。

（三）房室结消融

房室结导管消融是药物治疗无效的快速性房颤患者的有效治疗方法。因其手术靶点固定、定位明确，手术成功率通常为100%，少数情况下需要通过动脉逆行途径实施 His 束消融。这类手术的并发症同房室结慢径消融类似，包括气胸、心脏压塞、肺栓塞、卒中事件、严重的出血、血管损伤及猝死等。尽管房室结消融本身操作难度低，治疗效果明确，但因消融后，患者的心律完全依赖永久起搏器，故该手术仍然存在出现严重并发症的可能。目前的报道显示，房室结消融术后猝死分为近期和远期两种情况。近期猝死多与术后起搏导管移位、起搏器功能障碍等导致起搏器失效有关。而远期猝死除了起搏器相关的功能障碍外，起搏依赖诱导的心室颤动等恶性心律失常的发生不可忽视。因此目前多数医生提出，对于接受房室结消融术的患者，术后一定时期内将起搏器低限频率调高至 90 次/分，有助于减少术后恶性心律失常导致猝死的发生。

（四）右房房速及典型心房扑动

右房房速的导管消融成功率介于73%~85%之间，典型心房扑动因其明确的消融靶点成功率接近100%。与心房扑动相比，右房房速的消融术中很少见到严重并发症。这两种类型的导管消融因血管介入途径及消融所在心腔相同，相关的并发症类型也相似，包括房室传导阻滞、气胸、心脏压塞、肺栓塞、严重的出血、血管损伤及皮肤灼伤等。因典型心房扑动消融需要完成线性消融及较长的消融时间，所以皮肤灼伤在这一类型消融患者中较其他患者常见。一项荟萃分析显示，典型心房扑动的并发症发生率为2.6%，其中1/3为血管相关的并发症，16%为房室传导阻滞，10%为心包积液。这与心房扑动消融可能需要盐水灌注消融导管、8mm 消融导管等形成的更大损伤面积相关。术中正确选择消融部位及能量、严密的房室传导监控及细致的血管穿刺和压迫止血通常能最大限度地减少并发症的发生。

（五）心房颤动及左房房速

因左房相关的心律失常导管消融需要更为复杂的导管操作技术、更长的消融时间，所以相关并发症发生率也是最高的。国际研究调查显示：房颤导管消融术的严重并发症发生率为6%，其中包括心脏压塞、严重的卒中事件、肺静脉狭窄、左房食管瘘及死亡。常见的并发症还包括气胸、肺栓塞、严重的出血、血管损伤及膈神经损伤等。

膈神经损伤导致的膈肌麻痹是一种少见但严重的并发症，通常因左房大面积消融及应用盐水灌注导管产生更大范围的消融损伤而导致，近期发现右肺静脉及上腔静脉的冷冻消融更易产生膈神经损伤。消融前，应用大能量刺激消融部位明确膈神经走行能最大限度减少膈神经损伤的发生，但术中间歇性对膈肌运动的观察亦很重要。膈肌麻痹导致的症状包括呼吸困难、呃逆、肺不张、胸腔积液、咳嗽及胸痛等，因目前尚无有效的治疗膈肌麻痹的方法，因此采取以上起搏鉴别方法及膈肌运动观察方法以最大限度地减少膈肌损伤的发生是最关键的手段。左房食管瘘是房颤消融术所特有的严重并发症，尽管发生率仅为0.1%，但因其较高的死亡率仍应被加以重视，部分患者可在术后2~4周后才形成左房食管瘘，所以术后的相应观察是十分必要的。目前认为，房颤消融术中，避免左房后壁长时间及大能量（20~25W，间隔10~20s）的消融有助于最大限度地降低心房食管瘘的发生；部分研究者提出，术中食管温度监测及术后常规的食管镜检查对于接受长时间、较大面积消融的患者是必要的。因房颤及左房房速消融发生在左侧心房，产生严重脑卒中事件及周围栓塞事件的可能性均较右房导管消融显著；术前通过经食管超声排除已形成的血栓，术前的抗凝准备及必要的术中抗凝措施，均可有效降低卒中事件的发生；对于部分高龄、长时间持续房颤、左心房明显扩大、心功能受损的患者，需在严密观察下给予更积极的抗凝方案，最大限度地减少术中血栓形成。值得注意的是，左房导管操作要求更为精巧，导管进出左房及更换鞘管时应注意缓慢操作避免产生气栓而导致非血栓栓塞事件。房间隔穿刺及左房消融中，心房穿孔及心脏压塞较其他手术更为常见，因此房颤导管消融术应仅于有经验的电生理治疗中心开展，相关手术医生应能掌握心包积液、心脏压塞的诊断及心包穿刺技术，以早期发现及处理心脏压塞事件、最大程度减少患者永久性损伤的产生。目前随着三维标测技术及肺静脉前庭消融策略的普及，因肺静脉内消融产生的肺静脉狭窄较单纯依靠造影的节段性肺静脉消融时代已明显减少；目前为止，肺静脉狭窄缺乏有效的治疗手段，所以必要的肺静脉造影及术前影像学检查等协助判断肺静脉开口的技术手段应为医生所熟练掌握，以避免在肺静脉口内进行消融。

四、室性心动过速导管消融的相关并发症

室性心动过速的导管消融一般分为两个类别：特发性室速消融及器质性室速消融。对于无心脏器质性病变的室速消融来说，手术成功率为93%左右。器质性室速因原发心肌病变、心律失常类型、心室收缩功能及手术术式、手术中心的不同，手术成功率及并发症发生率存在较大的差别（表27-3）。急性期成功率为58%~75%，同时存在较高的复发率。因接受消融的患者均存在不同程度的原发心脏疾患，所以严重并发症发生率高，围术期死亡率可高达3%。室速消融相关并发症包括：完全性房室传导阻滞、瓣膜损伤、外周血管栓塞、心脏压塞、动脉血栓、卒中、肺栓塞、血管相关损伤及死亡等。所有类型的并发症均可见于室速消融手术中，因此对电生理医生的要求更高，建议这类手术仅在有较大消融手术量的中心由经验丰富的医生开展。术前对患者病情及心律失常类型的预判，手术方式、策略的选择，术中患者的生命体征监测，必要的抢救措施和设备对并发症的预防及治疗至关重要。

五、小结

所有的诊断及治疗性电生理检查操作均可能出现并发症。房颤射频消融手术产生的卒中风险是最大的。放射线照射所产生的损伤往往是逐渐累积导致的,多数出现于接受照射后的数天及数周后,儿童出现此类损伤的风险最大。具体的风险及并发症取决于消融的靶点部位,房颤射频消融手术及器质性室速的消融手术伴随更大的风险。通常接受射频消融术的患者不存在生命危险,所以努力降低这类手术的风险及并发症是极为重要的。

导管射频消融术是治疗心律失常的有效手段。对于房室结折返性心动过速、预激综合征/旁路、心房扑动、孤立/初发心房颤动、特发性室速及房室结消融,导管消融术的总体成功率高于90%,并发症发生率低于3%,应该作为这些类型心律失常的一线治疗方式或药物治疗的有效替代治疗方式。而对于持续/慢性心房颤动及器质性室速,导管消融的成功率低于80%,并发症发生率高于3%,因此药物治疗应该作为这两种类型心律失常的首选,此时导管消融治疗作为药物治疗无效后的二线治疗方案是合适的。

(张 凝)

参考文献

[1] Scheinman MM. NASPE survey on catheter ablation. Pacing Clin Electrophysiol, 1995, 18: 1474-1478.

[2] Hindricks G. The Multicenter European Radiofrequency survey (MERFS): complications of radiofrequency catheter ablation of arrhythmias. The Multicenter European Radiofrequency survey (MERFS) investigators of the Working Group on Arrhythmias of the European Society of Cardiology. Eur Heart J, 1993, 14: 1644-1653.

[3] Scheinman MM, Huang S. The 1998NASPE prospective catheter ablation registry. Pacing Clin Electrophysiol, 2000, 23: 1020-1028.

[4] Stevenson WG, Wilber DJ, Natale A, et al. The multicenter thermocool VT ablation trial investigators. Irrigated radiofrequency catheter ablation guided by electroanatomic mapping for recurrent ventricular tachycardia after myocardial infarction: the multicenter thermocool ventricular tachycardia ablation trial. Circulation, 2008, 118: 2773-2782.

[5] Lee DS, Dorian P, Downar E, et al. Thrombogenicity of radiofrequency ablation procedures: what factors influence thrombin generation? Europace, 2001, 3: 195-200.

[6] Spector P, Reynolds MR, Calkins H, et al. Meta-analysis of ablation of atrial flutter and supraventricular tachycardia. Am J Cardiol, 2009, 104: 671-677.

[7] Cappato R, Calkins H, Chen SA, et al. Worldwide survey on the methods efficacy and safety of catheter ablation for human atrial fibrillation. Circulation, 2005, 111: 1100-1105.

[8] Spragg D, Dalal D, Cheema A, et al. Complications of catheter ablation for atrial fibrillation: incidence and predictors. J Cardiovasc Elctrophysiol, 2008, 19: 627-631.

[9] Calkins H, Nikalson L, Sousa J, et al. Radioexposure during radiofrequency catheter ablation of accessory atrioventricular connections. Circulation, 1991, 34: 2376-2382.

[10] Rosenthal LS, Mahesh M, Beck TJ, et al. Predictors of fluoroscopy time and estimated radiation exposure during radiofrequency catheter ablation procedures. Am J Cardiol, 1998, 82: 451-458.

[11] Lickfett L, Mahesh M, Vasamreddy C, et al. Radiation exposure during catheter ablation of atrial fi-

brillation. Circulation, 2004, 110: 3003-3010.

[12] National Council on Radiation Protection and Measurements. Limitation on exposure to ionizing radiation. NRCP report No. 116 Bethesda, MD: NCRP; 1993.

[13] Langberg JJ, Leon A, Borganelli M, et al. A randomized prospective comparison of anterior and posterior approaches to radiofrequency catheter ablation of atrioventricular nodal reentry tachycardia. Circulation, 1993, 87: 1551-1556.

[14] Chan NY, Mok NS, Lau CL, et al. Treatment of atrioventricular nodal reentrant tachycardia by cryoablation with a 6mm tip catheter vs. radiofrequency ablation. Europace, 2009, 11: 1065-1070.

[15] Rivard L, Dubuc M, Gueera PG, et al. Cryoablation outcomes for AV nodal reentrant tachycardia comparing 4mm versus 6mm electrode tip catheters. Heart Rhythm, 2008, 5: 230-234.

[16] Sandilans A, Boreham P, Pitts-Cricks J, et al. Impact of cryoablation catheter on success rates in the treatment of atrioventricular nodal reentry tachycardia in 160 patients with long-term follow-up. Europace, 2008, 10: 683-686.

[17] Sousa J, el-Atassi R, Rosenheck S, et al. Radiofrequency catheter ablation of the atrioventricular junction from the left ventricle. Circulation, 1991, 84: 567-571.

[18] Morady F, Calkins H, Langberg JJ, et al. A prospective randomized comparison of direct current and radiofrequency ablation of the atrioventricular junction. J Am Coll Cardiol, 1993, 21: 102-109.

[19] Trohman RG, Simmons TW, Moore SL, et al. Catheter ablation o f the atrioventricular junction using radiofrequency energy an a bilateral cardiac approach. Am J Cardiol, 1992, 70: 1438-1443.

[20] Geelen P, Brugada J, Andries E, et al. Ventricular fibrillation and sudden death after radiofrequency catheter ablation of the atrioventricular junction. Pacing Clin Elctrophysiol, 1997, 20: 343-348.

[21] Perez FJ, Schubert CM, Parez B, et al. long-term outcomes after catheter ablation of cavo-tricuspid isthmus dependent atrial flutter: a meta-analysis. Circ Arrhythmia Electrophysiol, 2009, 2: 393-401.

[22] Cappto R, Calkins H, Chen SA, et al. Prevalence and causes of fatal outcomes in catheter ablation of atrial fibrillation. J Am Coll Cardiol, 2009, 53: 1798-1803.

[23] Calkins H, Yong P, Miller JM, et al. Catheter ablation of ventricular tachycardia in patients with structural heart disease using cooled radiofrequency energy: results of a prospective multicenter study. Cooled RF Multi Center Investigators Group. J Am Coll Cardiol, 2000, 35: 1905-1914.

第二十八章 小儿心律失常的电生理特点与导管消融治疗

十余年来，射频导管消融（radiofrequency catheter ablation，RFCA）用于根治小儿预激综合征、房室结折返性心动过速、房性心动过速、心房扑动、特发性室性心动过速和频发性室性期前收缩（早搏），取得极好的疗效。由于其成功率高、创伤小及相对安全，已成为根治上述心律失常的首选方法。射频导管消融用于治疗小儿快速型心律失常国内外均有报道，开展小儿射频手术的医院和例数远远低于成人，但成功率和并发症与成人无异。2004 年 Van Hare 等报道了 2761 例 0～16 岁小儿阵发性室上性心动过速射频消融结果，总成功率为 95.7%，并发症为 4%，没有死亡病例。Kugler 等将美国儿童射频导管消融注册登记资料分为两组（1991—1995 年和 1996—1999 年）进行比较，结果显示消融失败率自早期的 9.6% 降低到近期的 4.8%，并发症发生率由 4.2% 降低为 3.0%。随着射频消融技术的成熟，适应证趋于小龄化，射频消融手术对婴幼儿的风险是否增加尚存在争议。2001 年 Blaufox 等回顾了美国 27 个中心登记的 137 例自出生至 1.5 岁婴儿的射频消融效果，与 5960 例非婴儿相比，成功率和并发症发生率均无明显差异。因此，对心动过速发作频繁的婴儿，抗心律失常药物疗效不佳或心动过速危及生命时，该资料支持有经验的电生理医师选择射频消融手术。2005 年 Aiyagari 等回顾了美国两大电生理中心资料，对照体重≤15kg 组和体重 15.1～20kg 组射频消融的近期/远期成功率和并发症发生率均无明显差异。1991 年 10 月笔者所在的北京大学第一医院电生理室首先在国内以射频导管消融成功治疗儿童快速性心律失常，迄今已逾 800 例，最小年龄 4 个月，消融总成功率＞95%，并发症发生率＜1%。实践证明，射频导管消融亦可相对安全有效地用于治疗小儿快速性心律失常。

第一节 小儿射频导管消融的特殊性

对于小儿心律失常，RFCA 是一种非常令人向往的治疗选择，儿科领域的大多数心律失常是由于心脏异常传导通路或连接的存在，理论上可以应用 RFCA 这一根治性方法。心律失常的根治可以去除长期应用抗心律失常药物的烦恼，尤其是这些药物可能存在剂量或用药时间相关的副作用，也可去除因反复心律失常对生理与心理发育所造成的负面影响。但是，对于小儿心律失常的 RFCA 尚存在值得商榷之处。许多心律失常在婴幼儿期就已经存在，为血管穿刺和导管的操作增加了难度，况且对 RFCA 造成损伤的远期影响还知之不多。据推测，消融点的损伤是由致密的无弹性的纤维组织来修复的，在小儿心腔里这样的修复对以后心脏生长的负面影响还不明确。同成人相比，在小儿心律失常治疗中的危险似乎更大一些，因为大多数患儿行 RFCA 时要全身麻醉，患儿的所有症状都被遮盖使得术者难以发现潜在的问题。房室结折返性心动过速（AVNRT）以及间隔旁路消融对房室结不可逆损伤的危险性要高于成人。以丰富的操作经验和熟练的技术可以将这些危险减到最小，但依然难以完全避免。

第二节 射频导管消融治疗小儿快速性心律失常的适应证

小儿射频消融适应证与成人有所不同。选择病人时要考虑到不同类型心律失常的自然病史，消融的危险因素，是否合并先天性心脏病，以及年龄对以上各因素的影响。决定是否应当对患儿进行射频消融手术，不仅应当考虑各个患者不同的临床特点，还有赖于医生的个人经验及不同电生理室进行射频消融的成功率与并发症的发生率。

一、小儿射频消融选择病人时应考虑的因素

（一）年龄

小于4岁的患儿，心动过速有自愈的可能，且射频消融危险程度高，更易发生血管并发症或房室传导阻滞，应严格掌握适应证。对于有死亡危险的年龄<4岁的患者，可选择射频消融术，如果心动过速持续同时曾经有射血分数下降，具有发生心力衰竭导致死亡的危险性；抗心律失常药物对于这类病人具有一定的危险性，可进一步降低患者的心脏功能或致心律失常。

（二）心动过速的类型

1. 左侧房室旁路：涉及左心操作，4岁以下小儿易造成血管并发症。
2. 希氏束旁旁路和患者年龄<7岁的房室结折返性心动过速，易造成三度房室传导阻滞。
3. 房性心动过速：多数可自愈。
4. 持续性心动过速伴射血分数下降，年龄>4岁的病人，心动过速类型多为房室旁路介导的持续性交界区反复性心动过速（PJRT），发生机制是位于后间隔部位的具有缓慢递减传导特性的隐匿性房室旁路。PJRT很少有自愈的可能，尤其对于年龄>4岁的患者。对于这个年龄段的病人，射频消融具有高度的有效性，危险程度低，当伴有心脏功能下降时，应当首选射频消融治疗。

（三）血流动力学变化

持续性心动过速左室射血分数降低者，具有发生心力衰竭导致死亡的危险性，对可以应用射频消融治疗的类型，多数学者不主张长期应用抗心律失常药物治疗，应积极应用射频消融治疗。虽然射频消融对于年龄小的患者危险性大，但可以避免心动过速性心肌病的发生。对于持续性心动过速但左室射血分数正常的年龄<4岁的患者，主张首先应用抗心律失常药物进行治疗，以避免射频消融的并发症。

（四）是否合并先天性心脏病

1. 先天性心脏病手术前发生的心动过速。临床上很常见未手术的先天性心脏病患者在进行心导管检查时发生心律失常，目前主张在手术之前对于病人的心律失常进行射频消融治疗，以减少手术的危险性。
2. 先天性心脏病手术获得性持续性房扑，亦称切口折返性心动过速，即使应用药物可以满意地控制心室率，这种病人仍具有发生心房内血栓的可能性。Garson等的回顾性研究提示如果房扑控制不满意，死亡率相应增加。因此多数学者建议应用射频消融进

行治疗。值得注意的是，先天性心脏病术后房扑虽然称为"切口折返性房性心动过速"，但心房上的长切口或补片造成折返环只是形成术后房扑的原因之一。术后房室瓣关闭不全所致的血流动力学变化、手术对窦房结及其供血的损害导致窦房结功能障碍亦是常见的形成房扑的原因。因此在选择射频消融治疗前需要了解形成房扑的基础。

二、小儿射频消融的适应证

根据 2002 年中国生物医学工程学会心脏起搏和电生理分会制定的指南，小儿射频消融的适应证包括：

（一）明确适应证

1. 年龄<4 岁者

（1）房室折返性心动过速、典型房扑，心动过速呈持续性或反复性发作，有血流动力学障碍，所有抗心律失常药物治疗无效。

（2）显性预激综合征右侧游离壁旁路，心动过速呈持续性发作，有血流动力学障碍。

2. 年龄>4 岁者

（1）房性心动过速，心动过速呈持续性或反复性发作，有血流动力学障碍，所有抗心律失常药物治疗无效。

（2）房室折返性心动过速、特发性室性心动过速，心动过速呈持续性或反复性发作，有血流动力学障碍。

（3）预激综合征伴晕厥。

（4）预激综合征合并房颤伴快速心室率。

（5）房室结折返性心动过速。

（6）年龄<7 岁，心动过速呈持续性或反复性发作，有血流动力学障碍，所有抗心律失常药物治疗无效。

（7）年龄>7 岁，心动过速呈持续性或反复性发作，有血流动力学障碍。

（二）相对适应证

1. 年龄<4 岁者

（1）房室折返性心动过速、典型房扑，心动过速呈持续性或反复性发作，有血流动力学障碍。

（2）显性预激综合征右侧游离壁旁路，心动过速呈持续性或反复性发作。

2. 年龄>4 岁者

（1）房性心动过速，心动过速呈持续性或反复性发作，有血流动力学障碍，除胺碘酮以外的其他抗心律失常药物治疗无效。

（2）房室折返性心动过速、特发性室性心动过速，心动过速呈持续性或反复性发作。

（3）预激综合征合并房颤但心室率不快。

3. 房室结折返性心动过速

（1）年龄<7 岁，心动过速呈持续性或反复性发作，有血流动力学障碍，除胺碘酮以外的其他抗心律失常药物治疗无效。

（2）年龄>7 岁，心动过速呈持续性或反复性发作。

4. 先天性心脏病手术前发生的房室折返性心动过速和房室结折返性心动过速，术前进行射频消融治疗，可减少手术时间及手术危险因素。

5. 先天性心脏病手术获得性持续性房扑，除外因心脏手术残余畸形血流动力学改变所致，真正意义的切口折返性房性心动过速。

（三）非适应证

1. 年龄＜4 岁者

（1）房室折返性心动过速、房室结折返性心动过速、典型房扑，心动过速呈持续性或反复性发作，无血流动力学障碍。

（2）显性预激综合征右侧游离壁旁路心动过速，发作次数少，症状轻。

2. 年龄＞4 岁者

（1）房性心动过速，心动过速呈持续性或反复性发作，有血流动力学障碍，除胺碘酮以外的其他抗心律失常药物治疗有效。

（2）房室折返性心动过速、房室结折返性心动过速和特发性室性心动过速，心动过速发作次数少、症状轻。

（3）先天性心脏病手术后"切口折返性房性心动过速"，因心脏手术残余畸形血流动力学改变所致。

第三节　射频消融的方法学

一、术前准备和术中常规处理

除与成人相同点外，由于小儿处于发育阶段，许多方面与成人有所不同，在小儿心律失常治疗中的危险似乎更大一些。如术中不易合作，常需使用镇静剂和麻醉药。不同年龄小儿的解剖生理特点不同，穿刺困难易误伤动脉，心肌壁薄更易导致心肌穿孔，用药及剂量也互有差异。因此，对于开展儿科射频导管消融的医师，除具有儿科临床知识外，尚需具备扎实的心电生理学基础、熟练的心导管技术、丰富的心脏血管影像学知识和高度的责任感。

1. 术前准备

术前禁食 8h。向患儿家长详细讲述手术事宜及术中可能发生的并发症，取得家长的理解并签字。术前洗澡，特别注意仔细清洗两侧腹股沟和颈胸部，必要时备皮。

2. 麻醉

对于＜10 岁或≥10 岁精神紧张不能充分合作的患儿，术中予以静脉镇静麻醉药，应选择对心脏传导系统无影响的药物。麻醉方案：①术前给药：杜冷丁 1mg/kg，异丙嗪 0.5mg/kg，东莨菪碱 0.01mg/kg；②术中用药：咪达唑仑（咪唑安定）用于保持睡眠状态，每次 0.1～0.2mg/kg，每小时追加 0.1mg/kg。芬太尼用于止痛，于最初穿刺或放电时给药，首次剂量 2～5μg/kg，维持剂量 1～2μg/（kg·h）。手术要在麻醉医师配合下进行。导管室需配备经皮血氧监测仪、麻醉机和适合于小儿的除颤器。

3. 抗凝　如涉及左心导管及婴幼儿的右心导管操作，常规使用肝素。放入动脉鞘管后即静脉给予肝素 50U/kg（最大量 2000U），之后操作每延长 1h，追加肝素首次量的半量。术后口服肠溶阿司匹林 2mg/kg，每日 1 次，连服 1～3 个月。

4. 控制放射线照射量　儿童正处于生长发育阶段，较成人具有更高的放射线危险性。术中应在患儿身体下方（视机器球管设置部位）放置甲状腺防护脖套和铅衣以加强对甲状腺和性腺的保护。X线曝光时间严格掌握在60min以内，一般不应超过40min。

二、房室旁路的射频消融

预激综合征（房室折返性心动过速）是小儿最为常见的室上性心动过速，自胎儿期即可发作心动过速。<1岁者常表现为无休止性心动过速，抗心律失常药物难以控制。持续心动过速可导致心功能不全。当合并有器质性心脏病时，更增加了猝死的风险。突然发作的频率非常快的心动过速可因心输出量突然下降导致晕厥。近年来，随着小儿预激综合征射频消融方法的日趋成熟，对有症状的阵发性心动过速的学龄儿童以及药物疗效不佳的婴儿，选择射频消融治疗已无争议。对于无症状的小儿预激综合征进行危险性分层是困难的，无论是回顾性还是前瞻性研究均显示成人无症状性预激综合征的危险性分层标准并不适用于小儿。更多的儿科电生理医生选择以电生理检查评估其危险性及选择适当的治疗。

（一）评价

射频导管消融治疗小儿预激综合征（房室旁路所致房室折返性心动过速），方法成熟，疗效肯定，总成功率＞95%，与成人资料无显著差异。旁路所在位置影响消融成功率，左侧游离壁旁路成功率（97.8%）高于右侧游离壁旁路（90.8%），约3%因间隔旁路而放弃消融。Blaufox等的注册登记资料显示，<1.5岁婴儿（体重1.9~14.8kg）预激综合征射频消融成功率为94.5%，主要并发症发生率为4.6%，非婴儿的成功率为91.5%，主要并发症发生率为2.1%，两者间无显著差异。实践证明，射频导管消融可安全有效地用于治疗儿童和婴儿预激综合征。

（二）病人的选择

选择手术的年龄取决于临床症状、旁路位置以及手术操作医生的经验：①左侧房室旁路的射频消融由于涉及左心导管操作及可能发生的相应并发症，如动脉闭塞、主动脉瓣损伤等，选择<2岁患儿时应极为慎重。②右前、中间隔旁路消融发生三度房室传导阻滞的风险大，选择任何年龄的病人均应谨慎。③右侧游离壁旁路和右后旁路操作相对安全，如果临床表现为无休止性心动过速或心动过速频繁发作，抗心律失常药物不易控制，为防止发生心功能不全，根据手术医师的经验在较小年龄的患儿即可选择消融手术治疗，笔者成功进行手术的最小年龄患者是4个月婴儿。

（三）放置电极导管

经皮穿刺左锁骨下静脉和左、右股静脉，插入三根标测电极导管，分别置于冠状静脉窦和希氏束，以确定心脏传导的大致结构，并作为消融导管位置参考的解剖标志，另一根导管可在心房与心室之间移动以诱发或终止心动过速。因<10岁的患儿冠状静脉窦较短，可选择电极间距1cm的四极标测电极作为冠状窦电极（图28-1）。

（四）心内电生理标测定位

房室旁路的电生理特征现已明了，对旁路的定位技术也已成熟。在房室结顺传型房室折返性心动过速时，激动由心房经房室结至心室然后通过旁路返回心房，经标测可发现心房插入点。显性预激时可在窦性心律时标测心室的提前激动。

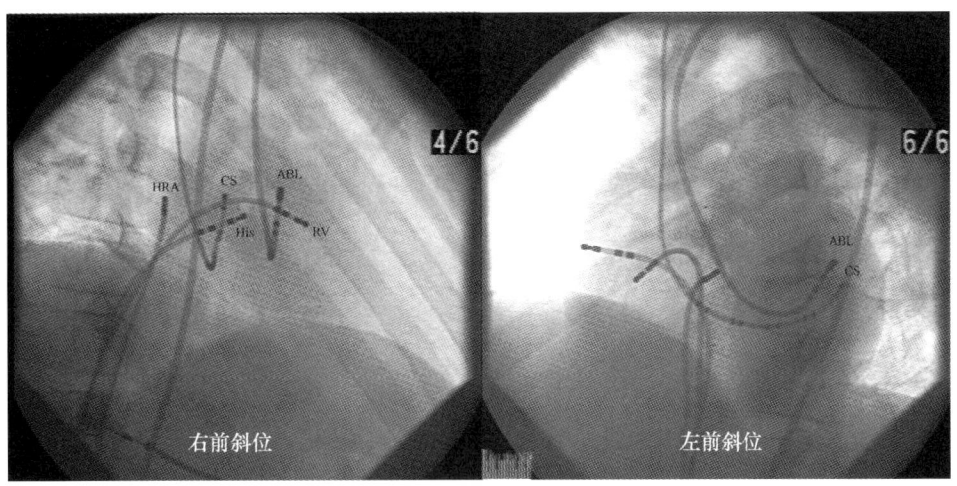

图 28-1　左侧游离壁旁路消融

图中显示了消融电极导管成功消融的靶点位置。His：希氏束；CS：冠状窦；RV：右心室；HRA：高位右房；ABL：消融电极导管。

1. 左侧旁路

取右前斜位 30°（图 28-2），或结合左前斜位 45°，以冠状窦内粗标的结果作为路标。显性预激时窦性心律下标测心室最早激动点（EVA），AV 融合。隐匿性旁路时，寻找心房最早逆传激动点（EAA），VA 贴靠融合。在儿童左侧旁路，多选用弯度最小的 7F 黄把消融电极导管，消融温度/功率预设在 55～60℃/25～40W。

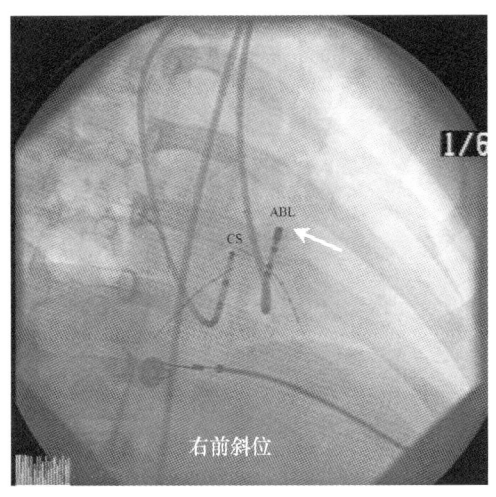

图 28-2　左侧旁路消融

箭头所指为消融电极导管成功消融靶点位置。CS：冠状窦；ABL：消融电极导管。

2. 右侧旁路

取左前斜位 45°～60°（图 28-3），标测方法同成人。显性预激时窦性心律下标测 EVA，隐匿性旁路时可在心室起搏或诱发 AVRT 时标测 EAA（图 28-4），放电消融。小儿右侧旁路，根据不同年龄和部位，选择不同的消融电极导管。右侧游离壁旁路或右后旁路，<5岁患儿选择7F消融电极导管，>5岁儿童可选用8F加硬消融电极导管，消融温度/功率预设在60～65℃/45～60W。右前/中间隔旁路，选用7F消融电极导管，自50℃/10W开始试放电，根据反应逐渐小心增加温度和瓦数。

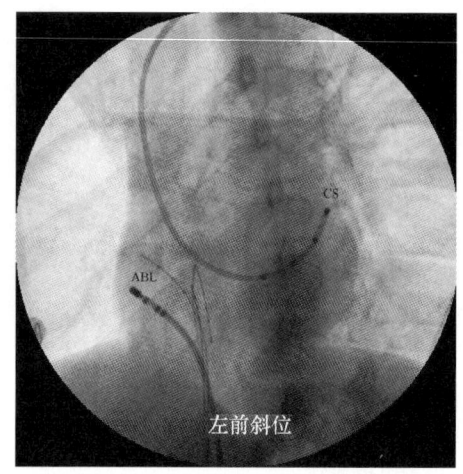

图28-3 右侧游离壁旁路消融

图中显示消融电极导管成功消融靶点位置。CS：冠状窦；ABL：消融电极导管。

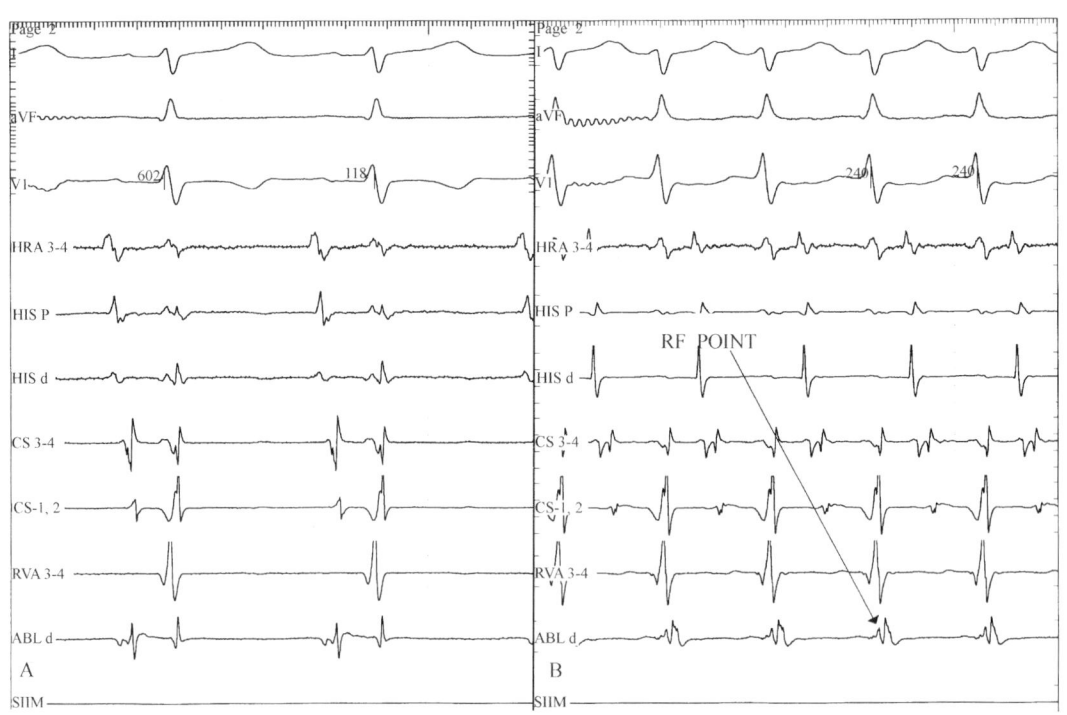

图28-4 右侧预激隐匿性旁路成功消融靶点图

A图示窦性心律时房室传导顺序。B图示心动过速时表现，箭头所指为成功消融靶点图，VA融合。HIS：希氏束；CS：冠状窦；HRA：高位右房；RVA：右心室心尖部；ABL：消融电极导联。

（五）消融终点

1. 放电 5s 内：

（1）旁路前传阻断：显性旁路 Δ 波消失（图 28-5）。

（2）心动过速终止（图 28-6）。

（3）室房逆传阻断：室房（VA）分离或心内激动顺序改变。

2. 继续巩固放电 60s 1～2 次后，观察 15min，旁路前传和逆传功能无复发。

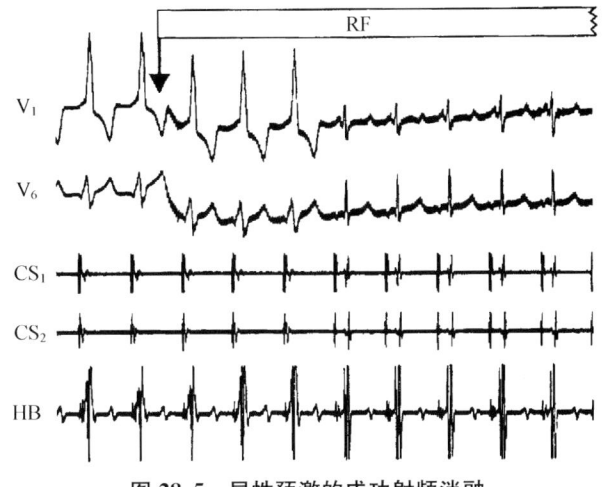

图 28-5　显性预激的成功射频消融

左侧旁路显性预激，放电消融后第 4 次搏动开始体表心电图（V_1、V_6）Δ 波消失，CS_1 和 CS_2 导联可见房室关系发生变化。

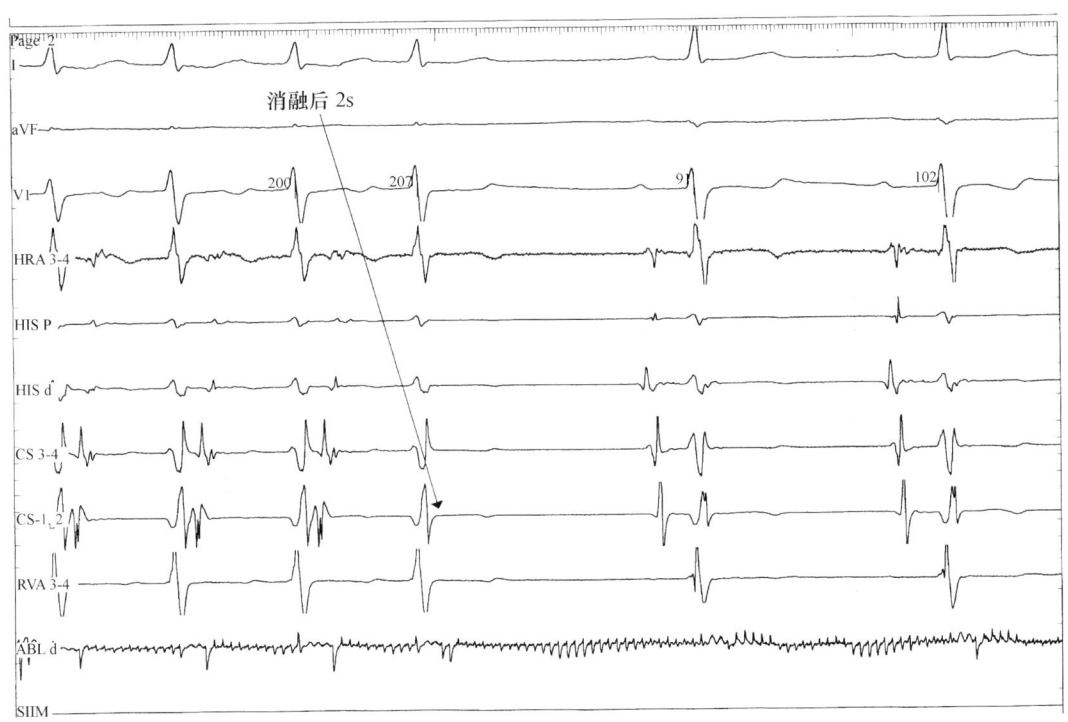

图 28-6　隐匿性预激的成功射频消融

左侧旁路隐匿性预激，心动过速时放电，放电消融后 2s 心动过速终止，且阻断于室房逆传。

（六）特殊房室旁路的射频消融

对于经验丰富的电生理医生，消融房室旁路失败的主要原因是存在特殊旁路，如多旁路、心外膜旁路或慢旁路等。

(1) **多旁路** 指存在两条或两条以上的旁路，两条旁路间距>2cm，可位于同侧也可位于左右两侧。电生理检查及标测消融时靶点图形多变，出现两种或更多的激动顺序，消融难度增加且复发率高。

(2) **心外膜旁路** 可见于右侧房室环和冠状静脉窦。心外膜旁路的特点是于常规部位标测不到理想的靶点图，反复心内膜消融无效。右侧心外膜旁路可于瓣环心房侧标测到大A小V波，于V波较δ波提前处试消融。对于左侧心外膜旁路可于冠状窦内标测试消融。

(3) **慢旁路** 多位于后间隔，也见于其他部位。慢旁路的电生理特性为传导速度慢、有递减传导。心动过速下标测不到VA融合，以最短的VA间期为靶点部位试消融。

(4) **Ebstein畸形** 由于三尖瓣环解剖位置异常以及常合并多旁路而致标测消融困难。标测中要仔细辨认A波、V波，以明确瓣环位置，应适当提高消融温度/功率以及放电时间。

三、房室结折返性心动过速的射频消融

由房室结双径路所致房室结折返性心动过速（AVNRT）是成人最常见的室上性心动过速之一，儿童较成人相对少见，随年龄增长，发生率逐渐增加。婴儿期极为罕见，儿童期发生率仅为室上性心动过速的13%～16%，症状出现的高峰时期在8岁以后，至青春期成为室上性心动过速的最常见原因。

（一）评价

应用射频消融治疗儿童房室结折返性心动过速的报道日益增加。早期通过消融改良房室结快径路的方法，因其极易发生完全性房室传导阻滞目前很少采用。取而代之的是经消融改良房室结慢径路，完全性房室传导阻滞并发症的风险明显降低。儿童房室结折返性心动过速消融成功率为95.7%～97%，复发率为5%～10%。其复发率相对高于成人患者，可能与下列因素有关：①儿童期房室结（AVN）发育尚不成熟，发放消融能量的强度及时间较成人趋于保守；②年幼儿的房室结面积相对较小，导致完全性房室传导阻滞的概率要高于成人。由此，在年幼儿的AVNRT，不宜采取RFCA，症状明显者，可口服抗心律失常药物控制发病次数，待年龄增长（>7岁），房室结发育相对成熟后，再酌情选择RFCA治疗。

（二）慢径消融术

对常见的慢-快型及少见的快-慢型或慢-慢型AVNRT，均可由消融慢径路打断房室结折返环。

1. 放电靶点标测方法

同成人，投照角度取右前斜30°和左前斜45°（图28-7），自希氏束导管顶端至冠状窦口之间划分为上、中、下三个区域。首先在冠状窦口周围的中下段交界处标测，寻找小A波、大V波，其间无H波的部位作为消融靶点（图28-8），如不成功，将导管略向下、

向上移动标测，寻找靶点图，直至消融成功。在慢径路消融中，标测到的 A 波越宽、越碎裂、波峰越多，越容易成功。

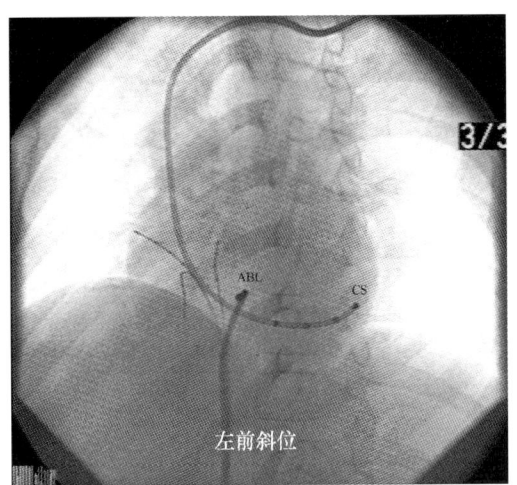
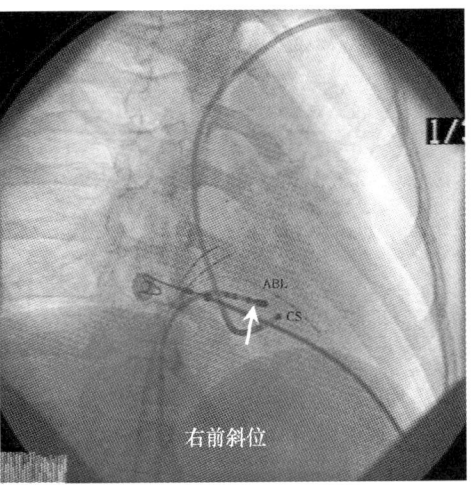

图 28-7　房室结折返性心动过速的慢径路消融

箭头所指为消融电极导管成功消融的靶点位置。CS：冠状窦；ABL：消融电极导管。

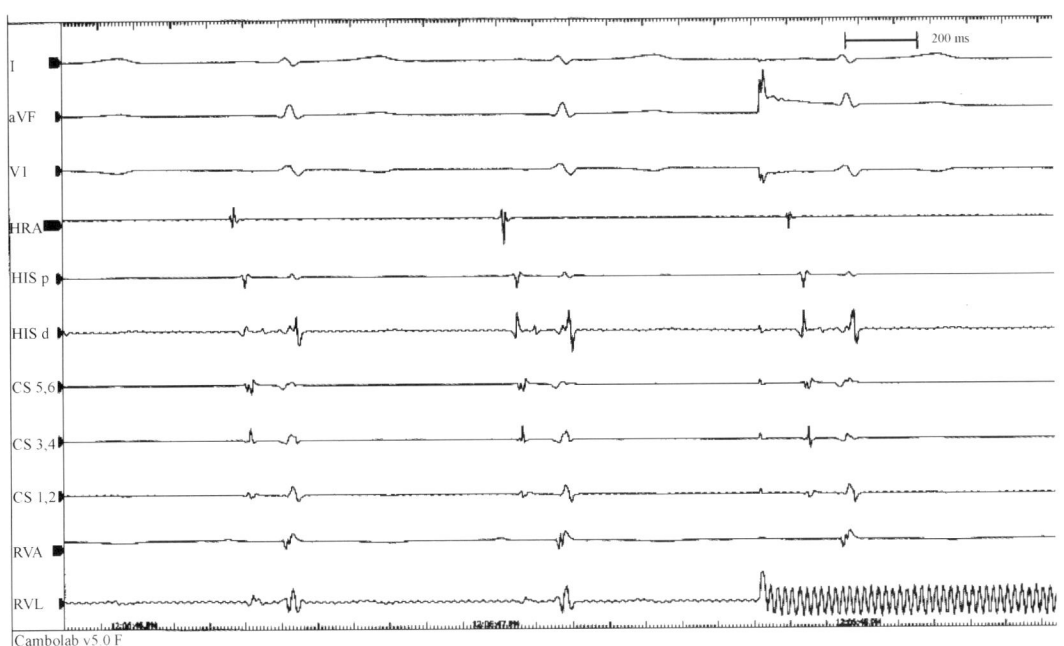

图 28-8　房室结折返性心动过速慢径路成功消融靶点图

图示成功消融靶点图，A 波小且碎裂，V 波大，其间无 H 波。

2. RF 电流的应用

（1）多采用窦性心律下消融。

（2）预设温度/功率为 55～60℃/15～40W，短时多次放电。

(3) 消融可能成功的标志：放电时出现间断的交界性早搏、逸搏或短阵交界性心律（图 28-9），否则为无效放电。放电 15~20s 无交界性心律出现，应重新标测。

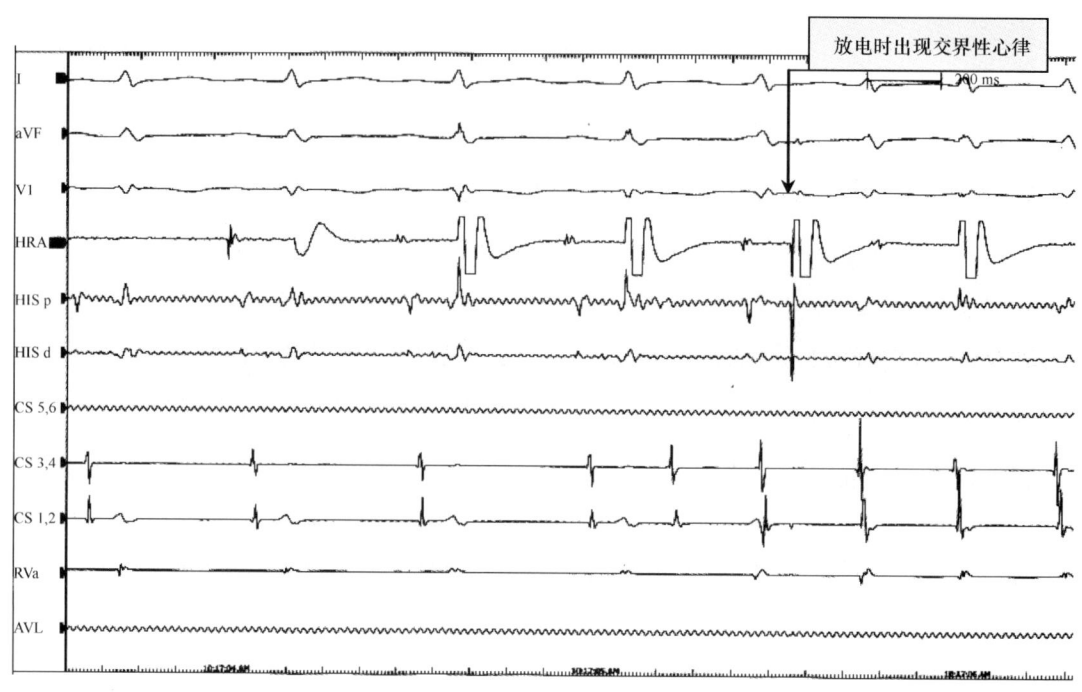

图 28-9 房室结折返性心动过速慢径路消融时出现交界性心律

3. 成功消融终点

(1) 慢径传导功能丧失，即心房程序刺激时 AH 间期跳跃现象消失。

(2) AH 间期跳跃仍存在，但滴注异丙肾上腺素后，不能诱发 AVNRT，心房回波＜1 个。

4. 消融时应注意的问题

为减少或避免完全性房室传导阻滞的发生，消融时应注意下列几点：①采用窦性心律下消融；②放电时自 50℃/15~25W 开始试放电，根据反应逐渐小心增加温度和瓦数，短时多次放电；③放电时如出现 P-R 间期或 A-H 间期突然延长、室房分离的快速交界性心动过速或导管位置的改变，应立即停止消融。

四、房性心动过速

房性心动过速（简称房速）在儿科诊治中临床意义很重要。小儿房速不少见，约占儿童室上性心动过速的 4%~10%。房速可表现为短阵自限性、阵发持续性和持续无休止性心动过速。持续无休止性房速，可引起心功能失代偿。

（一）房速的分类

目前有多种房速的分类方法。根据房速发生的机制可分为：折返性、自律性和触发活动。自律性房速多见于无器质性心脏病的小儿，而折返性房速常合并有器质性心脏病或先天性心脏病矫治术后。Lesh 等根据房速形成基础，把房速分为四大类：局灶性房性心动过速、不适当窦性心动过速、大折返房性心动过速（包括典型心房扑动、不典型心房扑动和切口折返性房性心动过速）和房颤。

（二）评价

在房速的非药物治疗中，射频消融已成为首选方法。局灶性房速的消融成功率为60%~100%，影响成功率的主要因素为房速的起源位置。房速可起源于心房任一部位或与心房相连的解剖结构，如肺静脉、冠状静脉窦等。儿童房速以右房房速且单源性房速多见，射频消融成功率>90%。对于经验丰富的电生理医生，左房房速消融成功率接近右房房速。

（三）病人的选择

目前对于房速，射频消融不作为一线治疗，多选用抗心律失常药物治疗，但有效率低。对于已出现心功能不全征象的患儿，应早期选择射频消融或将射频消融作为一线治疗方案。

（四）局灶性房速的消融技术

房速几乎可以起源于左、右心房的任何部位，左侧房速多起源于肺静脉口。房速消融时，需将标测电极置于冠状静脉窦和希氏束，必要时于右心房放置HALO电极，有助于房速的定位。主要标测方法为激动顺序标测，以体表心电图或心内电图A波最早出现导联作为参照导联，以标测到的最早心房激动点为消融靶点（图28-10）。

左房房速消融时，少数儿童消融电极导管可经解剖上未闭合的卵圆孔到达左心房，如不存在卵圆孔未闭或房间隔缺损，则需穿刺房间隔将消融电极导管送入左房（图28-11）。

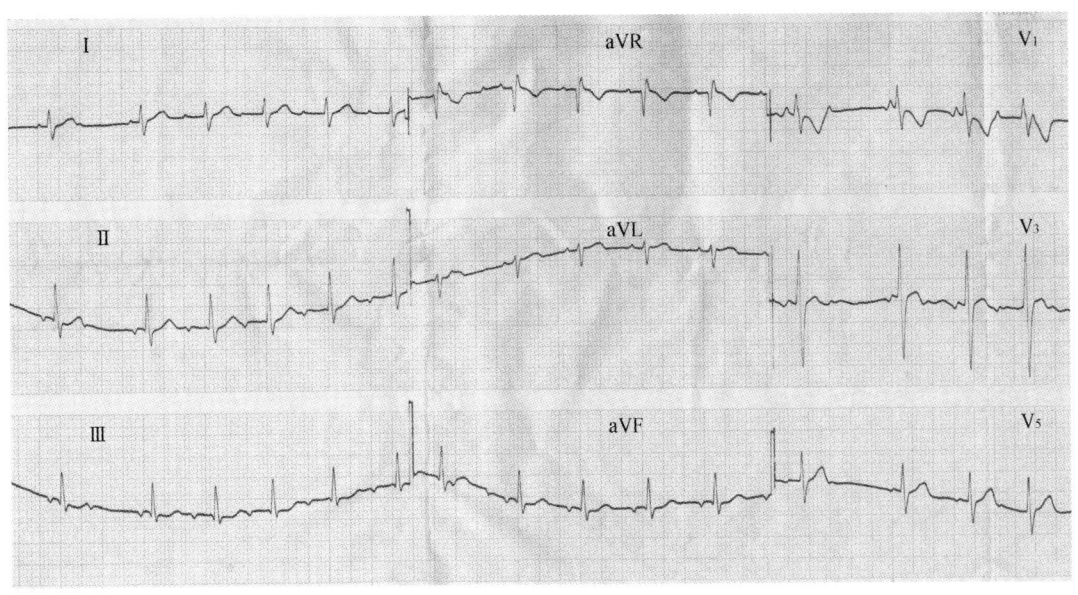

28-10A

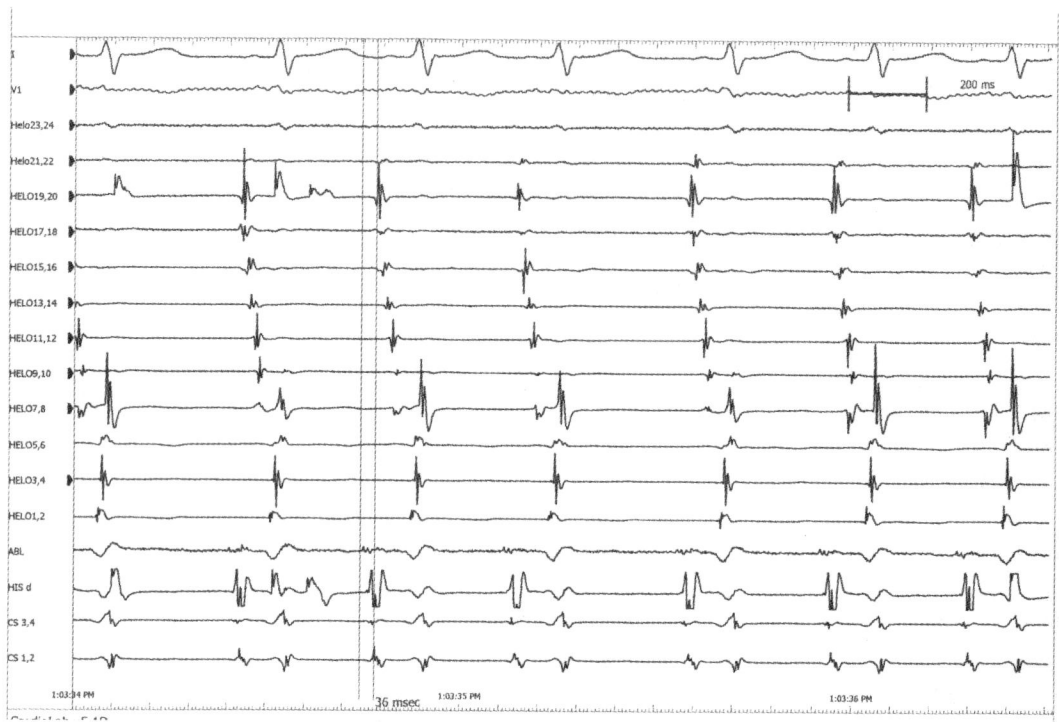

28-10B

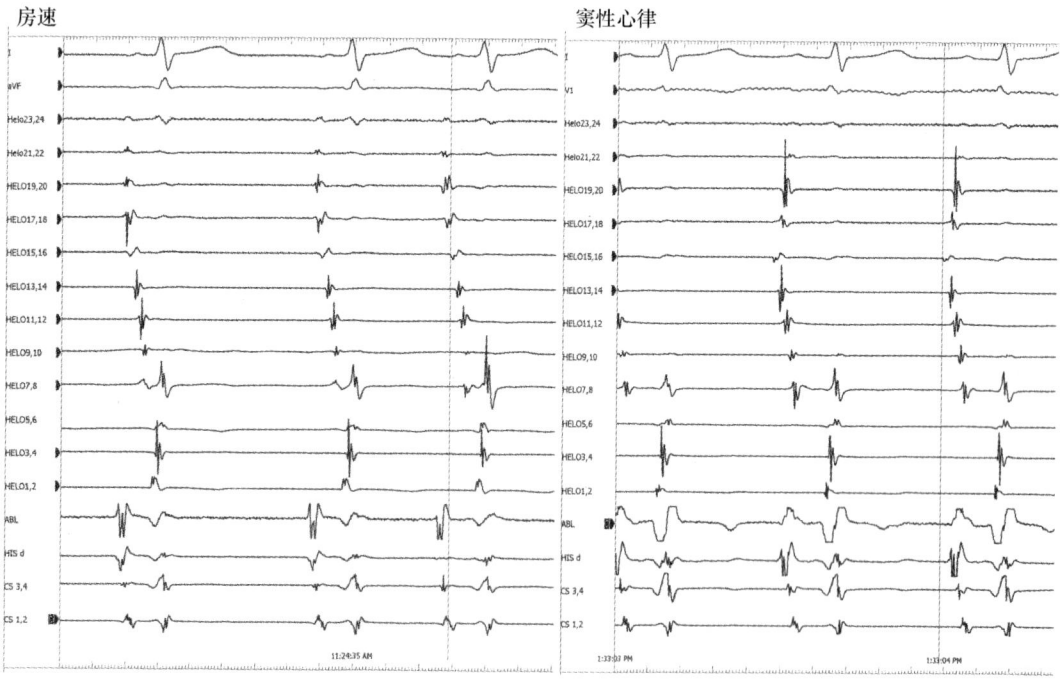

28-10C

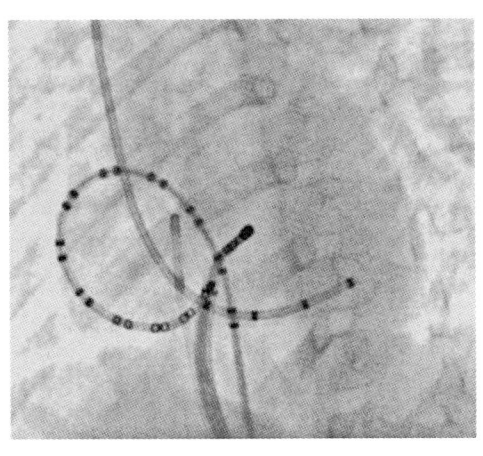
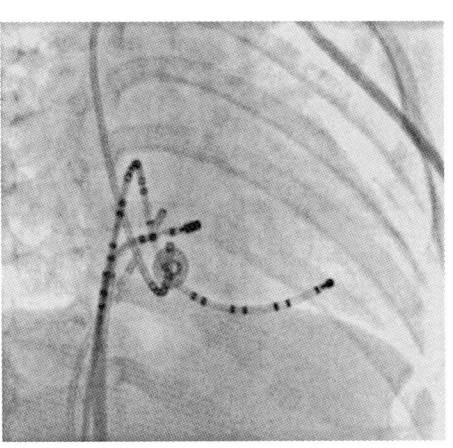

28-10D

图 28-10　右房中间隔房性心动过速的消融（男孩，4 岁）

A. 体表心电图：V_1 导联 P 波先负后正双相，aVL 导联 P 波正相，Ⅱ、Ⅲ、aVF 导联 P 波倒置。
B. 心内标测：ABL 消融电极导管在中间隔处记录到最早心房激动点，局部 A 波较体表心电图 P 波提前 36ms，此处放电消融成功。
C. 心内电图：左图示房速时，HALO 电极 19，20 导联 A 波最为提前；右图示消融成功转复为窦性心律时，心房传导极性发生变化，HALO 电极 15，16 导联 A 波最为提前。
D. X 线影像：示消融成功部位。左图为左前斜 45°，右图为右前斜 30°。

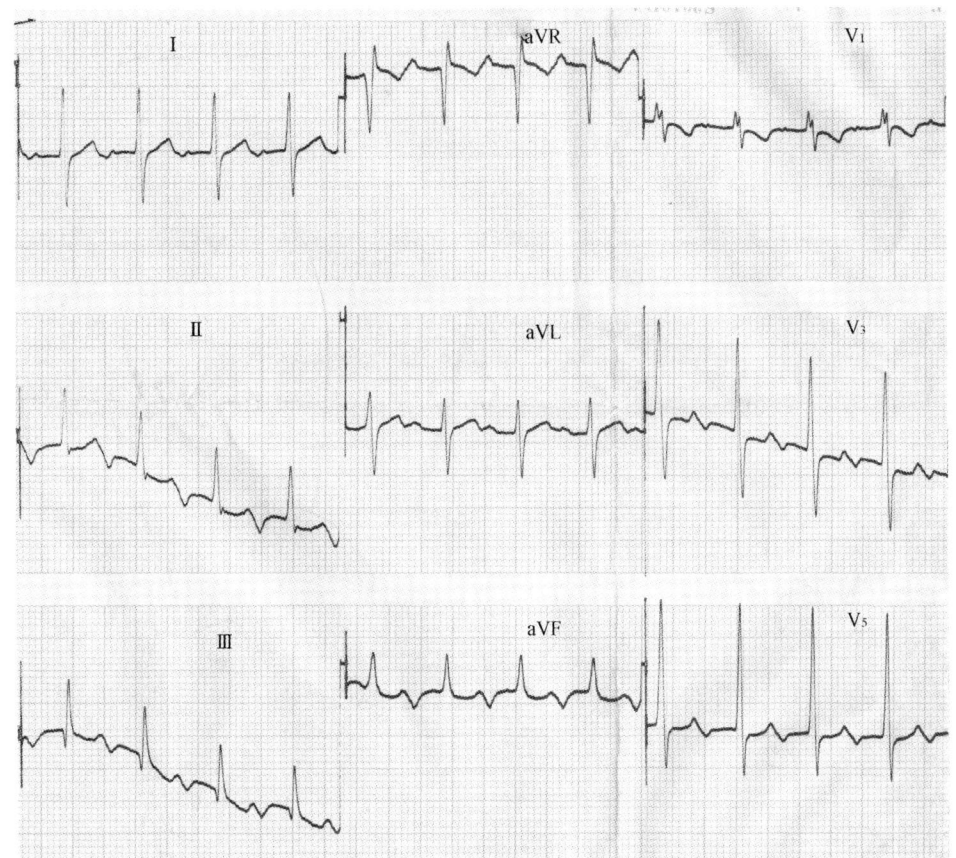

28-11A

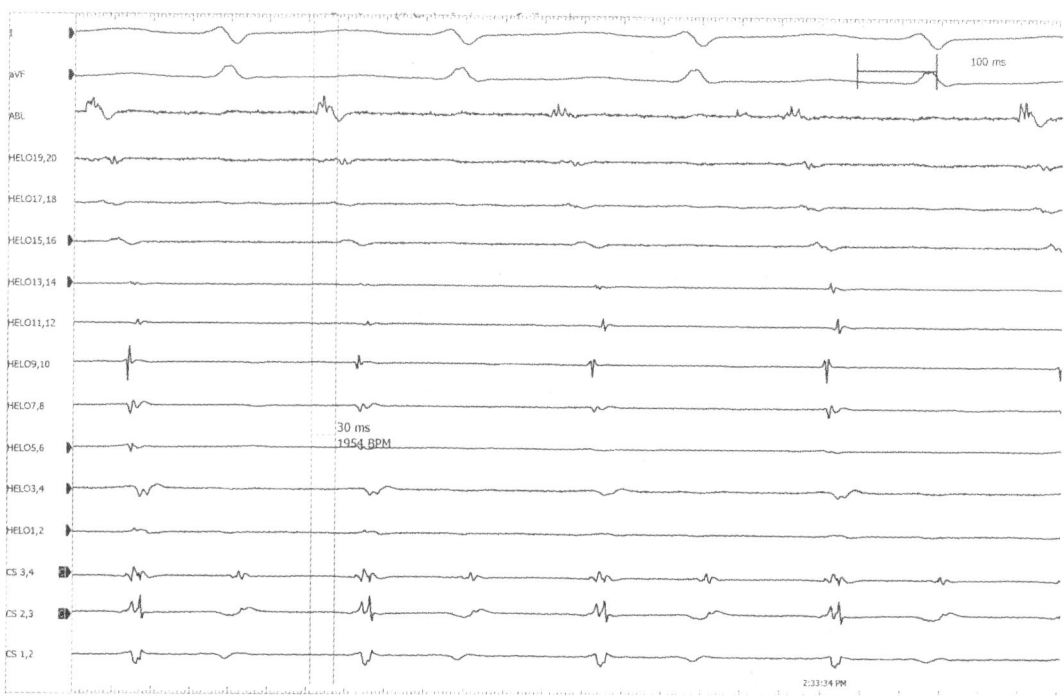

28-11B

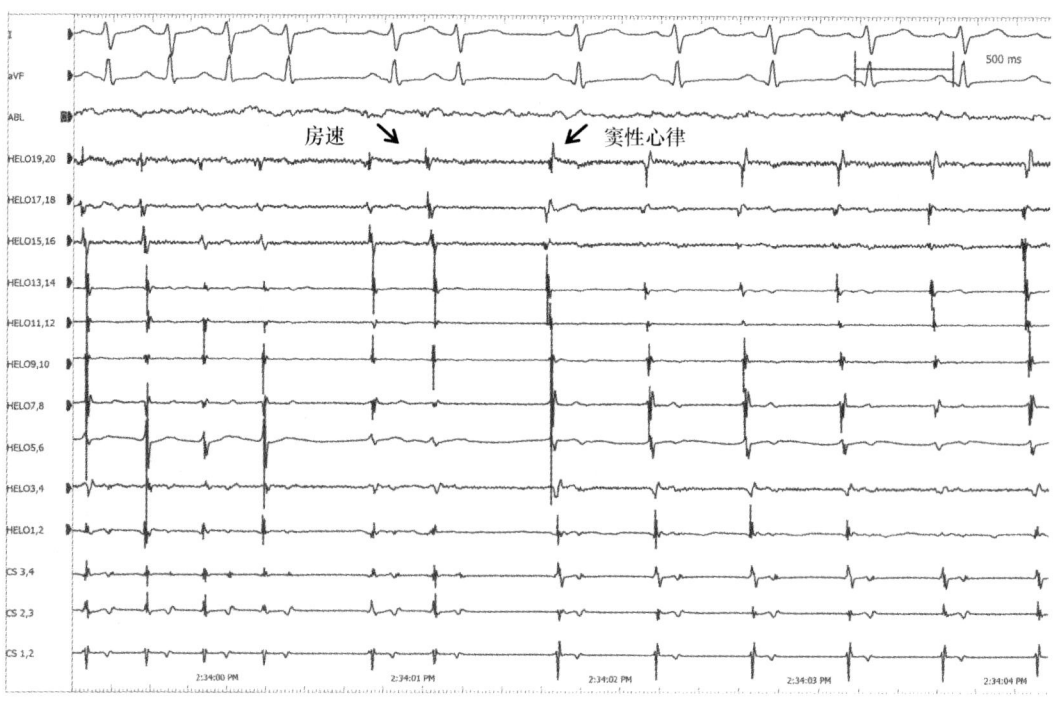

28-11C

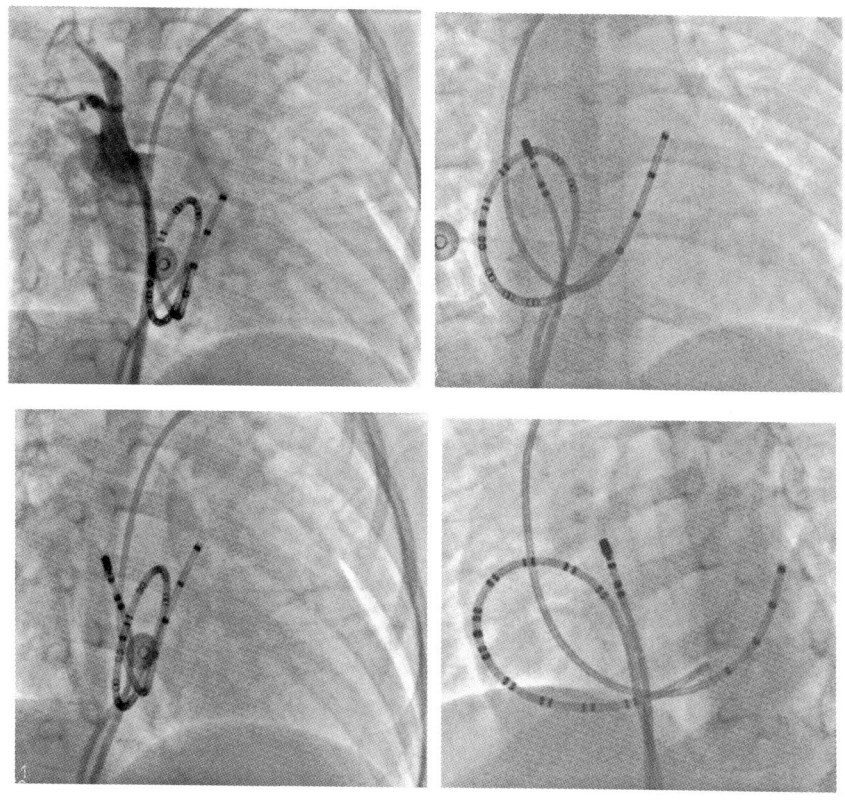

28-11D

图 28-11 左房房性心动过速的消融（女孩，3 岁半）

A. 左房房性心动过速体表心电图。
B. 心内标测：ABL 消融电极导管在左房右肺静脉与间隔间记录到最早心房激动点，局部 A 波较 HALO 电极 A 波提前 30ms，此处放电消融成功。
C. 心内电图：左箭头示房速时心房 A 波传导极性；右图示消融成功转复为窦性心律时，心房传导极性发生变化。
D. X 线影像：示消融成功部位。左上图为左前斜 45°，穿刺房间隔造影显示右肺静脉；右上图为后前位、左下图为右前斜 30°、右下图为左前斜 45°消融成功部位。

五、心房扑动

心房扑动（房扑）是成人室上性心动过速中相对少见的一种，其发生率远低于房颤。儿童房扑的发生率高于成人，自胎儿、新生儿期至年长儿均可发病，在心脏存在器质性病变时房扑非常常见，尤其多见于先天性心脏病术后，房颤则少见。

儿童房扑可见于：①先天性心脏病瓣膜异常并发右心房扩大；②先天性心脏病术后，特别是涉及右心房切开的手术；③合并病态窦房结综合征；④无器质性心脏病。心脏结构正常者预后良好。

（一）房扑的分类

房扑的分类和命名长期以来较为混乱。中华医学会心电生理和起搏分会/中华心律失常学杂志《关于心律失常诊疗的建议和指南》（2004）建议将房扑分为典型和非典型两大类：①典型房扑：包括顺钟向（Ⅱ、Ⅲ、aVF 导联负向、V_1 导联正向扑动波）和逆钟向（Ⅱ、Ⅲ、aVF 导联正向、V_1 导联负向扑动波）扑动波，频率常在 240～350 次/分；②非典型房扑：扑动波形与典型者有差异，频率常在 340~433 次/分。与手术切口或补片有关的房扑归入房速范畴。

（二）评价

1. 典型房扑

于右心房峡部行线形消融造成双向阻滞，疗效肯定，成功率 90%~95%，复发率低，已成为一线治疗方法。

2. 非典型房扑或心房切口折返性房速/房扑

常规电生理标测方法难以成功标测和消融。但新型三维电解剖标测系统—CARTO 标测系统能三维显示心腔结构、传导径路、定位记忆及进行电位幅度二维或三维定位。自应用以来，随着经验的积累，成功率明显提高，复发率降低，X 线曝光时间明显缩短。

（三）病人的选择

1. 典型房扑

除外因心脏结构异常导致心房容量负荷过重的病因，如电转复或抗心律失常药无效，年龄>1 岁小儿可选择射频消融（选择手术的最小年龄需根据电生理医生的经验）。少数患儿房扑为病态窦房结综合征所致，消融成功后表现为窦性停搏和（或）窦性心动过缓，可能需要植入永久性心脏起搏器，术前需向患儿家长交代。

2. 非典型房扑或心房切口折返性房速/房扑

因常规电生理标测方法难以成功标测和消融，射频消融不作为一线治疗方法。在有条件的电生理室可选择应用三维标测系统。

（四）方法学

1. 典型房扑的射频消融

典型房扑具有明确固定的折返机制，成功消融取决于打断大折返环路，目前最有效的方法为右心房峡部线性消融。于左前斜位 45°，消融电极导管自冠状窦口下方三尖瓣环处标测到小 A、大 V 波为起点进行消融，预设温度 60℃，每回撤 2~3mm 消融 20~30s，逐渐回撤消融导管至下腔静脉（图 28-12）。

2. 非典型房扑或心房切口折返性房速/房扑的射频消融

折返环路和关键峡部不恒定，消融路线位置的确定须根据不同病人的具体情况而定。应用传统的多极导管标测技术很难明确折返环的位置，特别是对于复杂先天性心脏病术后患者。新的三维电解剖标测系统——CARTO 系统和非接触球囊导管标测系统可以直观地显示心内电传导的记录和关键峡部，对不同病人设计各自独特的消融路线，目前已积累了一些经验。

六、特发性室性心动过速及室性早搏

不伴有器质性心脏病的室性心动过速，称为特发性室性心动过速（特发性室速），在儿童少见，其流行病学资料十分有限。在笔者电生理室接受射频消融治疗的心动过速儿童及婴儿共 800 例，其中特发性室速 52 例，本组资料中特发性室速占儿童心动过速的 6.5%。特发性室速血流动力学改变较轻，预后良好。Pfammatter 等报道 98 例小儿特发性室速，发病年龄 5.4 岁（0.1~15.1 岁），其中 27% 在婴儿期即发生室速。在 98 例患儿中，经临床或超声心动图证实存在左室心功能不全者占 36%，其中 1/3（占全部病例的 12%）症状严重（心衰或晕厥）。多数患儿（64.2%）随访过程中未服用抗心律失常药，平均随访 47 个月，没有病人死亡。婴儿期发病者室速自愈率为 89%，其预后好于 1 岁以后发病者（室速自愈率为 56%）。

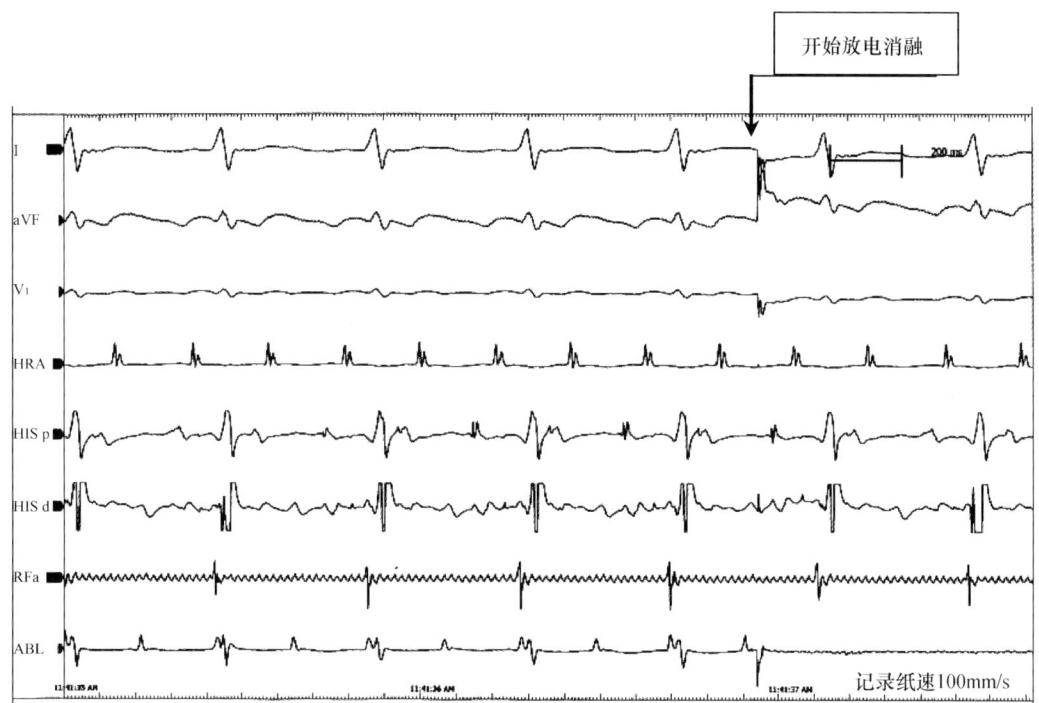

28-12A

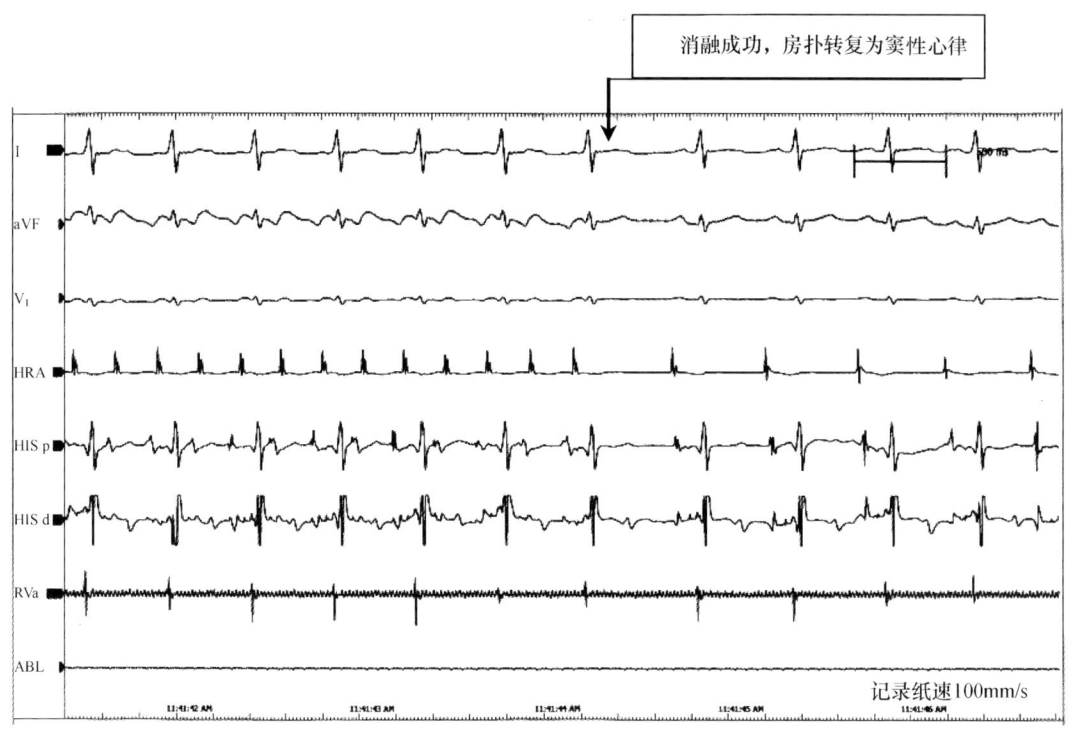

28-12B

图 28-12 婴儿房扑的射频导管消融

患儿，男，13个月，持续性房扑9个月，无心脏结构异常，经包括胺碘酮在内的各种抗心律失常药物治疗无效，射频消融成功。A. 示消融靶点图。B. 示消融成功，房扑转复为窦性心律。

不伴有器质性心脏病的室性早搏是儿童期非常常见的心律失常，多数预后良好。在临床上偶发早搏的患儿多无明显症状，常在体格检查或做心电图时才被发现。这些早搏虽然是良性的，却可能表现为对于抗心律失常药物耐受，并严重影响患儿的生活质量。长期频发的早搏，如早搏>1万次/24小时或>20%，还可能导致左心室扩大和心功能不全，这类病人选择射频消融治疗成功后经随访，左室功能得到明显改善，左室舒张末期内径明显缩小，左室射血分数（LVEF）显著提高。

（一）评价

射频消融治疗特发性室速已被广泛应用，方法成熟，成功率高。其中以激动起源于右室流出道的室速和左室中后间隔部室速最为多见，成功率高。起源于其他部位的室速，成功率较低。器质性心脏病并发的室速标测困难，成功率较低，复发率较高。

室性早搏多起源于右室流出道。对起源于右室流出道的、无器质性心脏病的频发单源性室性早搏，射频消融是安全有效的，成功率为81%~83%。影响消融成功的主要因素是部分病人早搏起源于心外膜或右室流出道以外的部位。

（二）病人的选择

1. 特发性室速

因方法成熟，效果肯定，已成为临床一线治疗方法。对于小儿特发性室速，如室速发作频繁，症状明显，抗心律失常药物控制不满意，可选择射频消融。右室流出道室速射频消融操作过程对小儿相对安全，手术年龄可相对放宽。笔者所进行的手术中，右室特发性室速最小手术年龄为1岁零7个月。左室中后间隔部室速由于涉及左心导管操作及可能发生相应并发症（特别是年龄越小，手术损伤左束支的风险增大），选择<2岁患儿时应极为慎重。起源于其他部位的室速以及器质性心脏病并发的室速标测较困难，成功率较低，选择病人时应慎重。在有条件的电生理室可选择应用三维标测系统，成功率有所提高。

2. 室性早搏

起源于右室流出道或左室中后间隔部的频发室性早搏（>1万次/24小时），症状明显，影响生活或学习，超声心动图或心脏磁共振检查显示左心室扩大、射血分数降低者可选择射频消融治疗。起源于右室流出道和左室间隔以外部位的室性早搏，因标测困难，成功率相对低，症状严重者可根据电生理医生的经验酌情选择射频消融治疗。

（三）方法学

1. 起源于右室流出道的室速/室性早搏

采用起搏标测方法：窦性心律下用消融导管逐点标测，力求以记录到起搏的12导联QRS波图形与室速/室早发作时的QRS波图形完全一致处作为消融靶点（图28-13），X线透视以左前斜45°为主，有助于判断消融电极位于右室流出道间隔部或游离壁部（图28-14）。

2. 起源于左室间隔部的室速/室性早搏

采用激动顺序标测：诱发室速，在室速持续状态（室早时与早搏对照）下用消融导管标测，寻找心室最早激动点，消融靶点的局部电位较体表心电图提前≥20ms，靶点图V波前可见高频低振幅的P电位（浦肯野纤维电位）（图28-15），以左前斜45°结合右前斜30°进行X线透视（图28-16）。

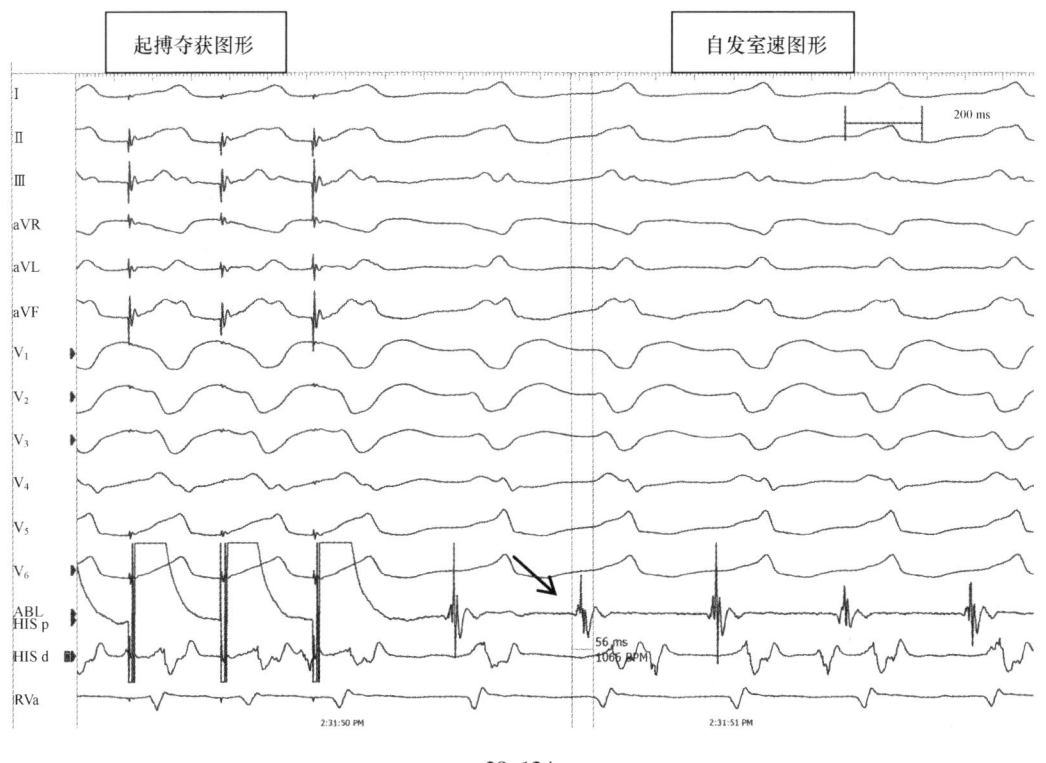

28-13A

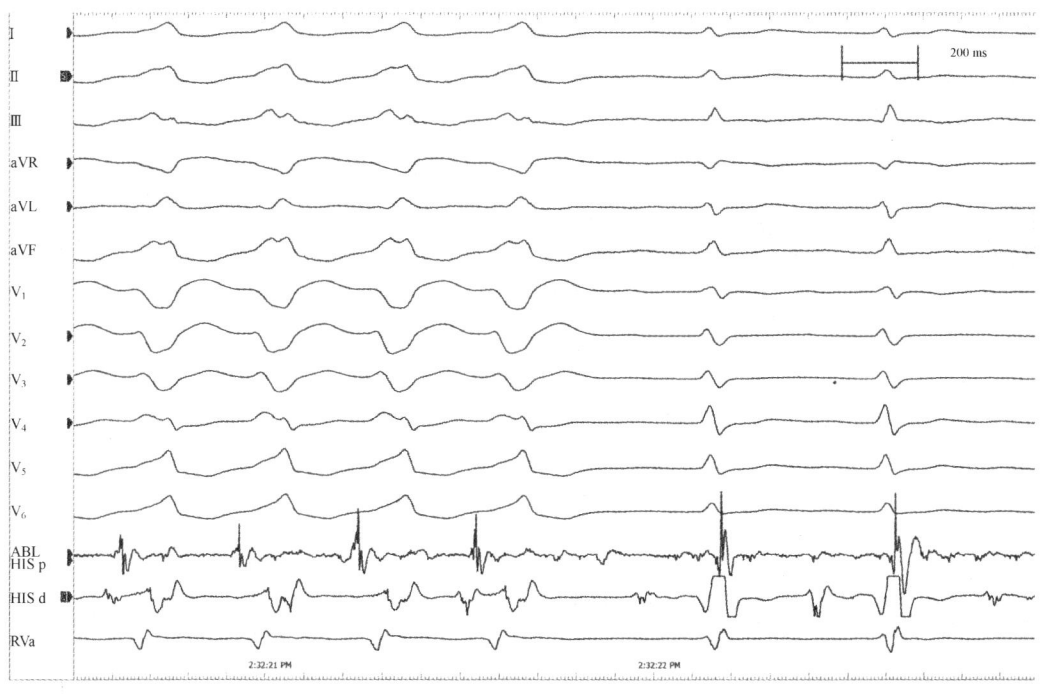

28-13B

图 28-13 特发性室性心动过速（右室流出道）的起搏标测（男孩，10 岁）

A. 自发室速时，以高于室速的频率起搏标测，于右室流出道间隔与游离壁交界处标测到的起搏夺获 12 导联图形与自发室速图形完全一致；箭头所指显示 ABL 导联靶点图上 V 波较体表 QRS 波群提前 56ms。
B. 以此为消融靶点放电 2s 室速终止，消融成功。

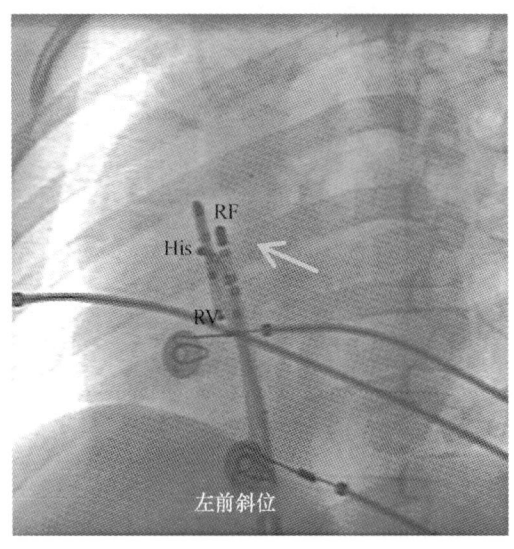
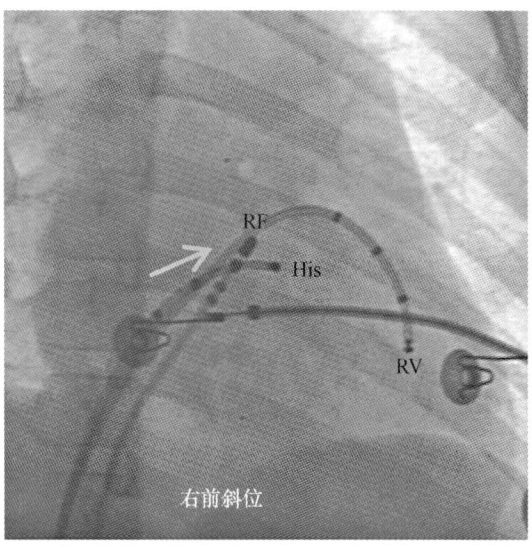

图 28-14 右室流出道游离壁部位的室速消融

箭头所指为消融电极导管成功消融的靶点位置。His：希氏束；RV：右心室；RF：消融电极。

七、射频导管消融的并发症

儿童期射频消融的危险性与成人相同。与成年患者相比，儿童射频消融的并发症无明显增加。美国"儿科电生理学会（The Pediatric Electrophysiology Society）"基于射频消融注册资料所报告的主要并发症发生率为2.9%，包括出血、脑卒中、感染、心脏瓣膜损伤、心肌穿孔、房室传导阻滞和冠状动脉痉挛。笔者电生理室800例小儿射频消融的并发症发生率＜1%，为房室传导阻滞、婴幼儿股动脉闭塞和麻醉意外，这些并发症主要发生于手术开展早期。并发症的发生与手术医师的经验密切相关。在经验丰富的电生理室，并发症少见。

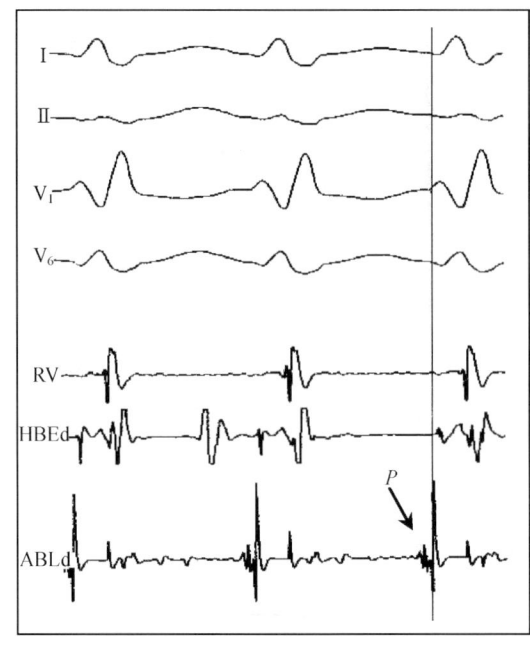

28-15A

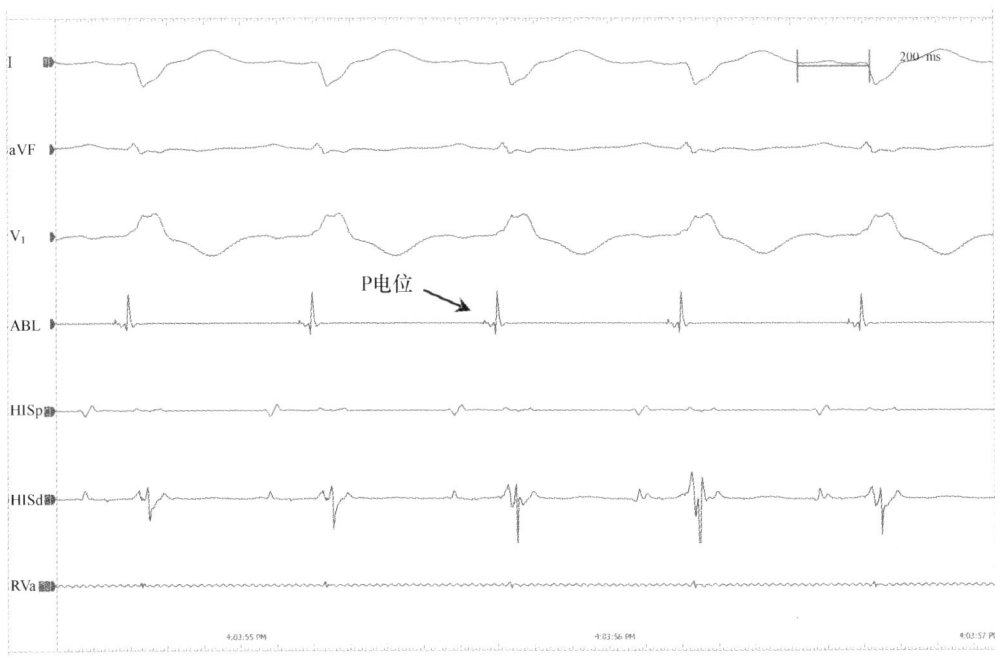

28-15B

图 28-15　图示左室特发性室性心动过速射频消融成功部位的体表及心内电图

A. 消融电极导管在左室中后间隔部位标测到心室局部最早兴奋部位及 P 电位（箭头所指）。
B. 窦性心律下仍可见 P 电位。

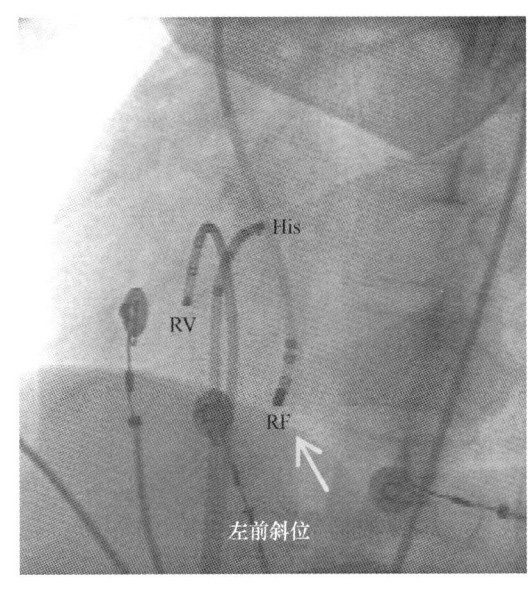
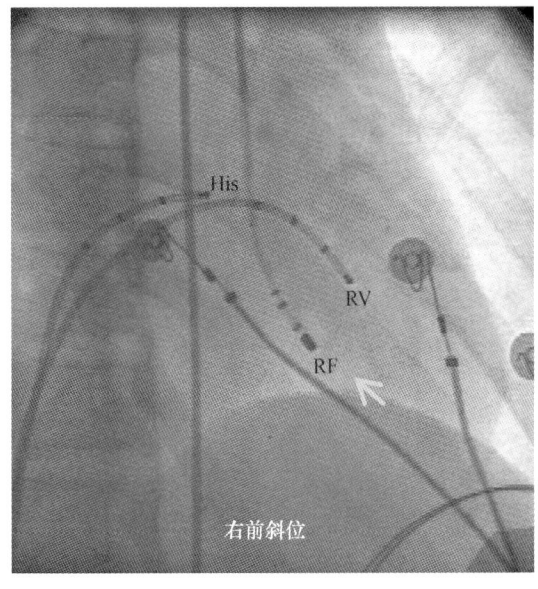

图 28-16　左室间隔部位室速的消融

箭头所指为消融电极导管成功消融靶点位置。His：希氏束；RV：右心室；RF：消融电极。

1. 完全性房室传导阻滞

产生完全性房室传导阻滞的危险与消融部位有关，见于间隔部位旁路、房室结折返性心动过速、房扑、间隔部位房速以及起源于希氏束旁室速的消融。为避免或减少发生房室传导阻滞，手术医师的经验很重要：①在房室结改良治疗房室结折返性心动过速时，掌握适当的手术年龄，坚持消融慢径，消融时密切观察消融导管位置、体表和心腔内电图的变化，由低能量开始短时多次放电，可明显减少完全性房室传导阻滞的发生。②右侧间隔房室旁路的消融容易发生严重房室传导阻滞，术中应精确标测以显示希氏束，消融靶点尽量选在心房侧，窦性心律下以小能量短时试放电，必要时以放弃手术为代价，减少严重房室传导阻滞的发生。

2. 血管并发症

小儿处于发育阶段，幼小且脆弱、血管管径细、动静脉距离近，造成穿刺困难易误伤动脉或发生动/静脉栓塞。因此，小儿较成人更易发生血管并发症。

（1）纵隔血肿、血/气胸：是由于穿刺锁骨下静脉时误穿锁骨下动脉或穿刺过深所致。为防止发生穿刺并发症，应注意穿刺角度和深度，穿刺成功后，坚持在X光下观察导丝是否插至下腔静脉这一步骤，如误穿锁骨下动脉，避免扩张，直接拔除穿刺针和导丝即可。一旦发生纵隔血肿，密切观察病情变化，影响循环、呼吸者需开胸处理。少量的血/气胸病人一般可以耐受而无需处理，较大量的血气胸需及时穿刺引流，通常不会造成严重后果。

（2）冠状动脉损伤：冠状动脉损伤是射频消融极少见的并发症，却具有潜在的生命危险。目前已有发生于儿童病例的个案报道，见于房室结折返性心动过速的慢径消融、后间隔旁路消融以及合并Ebstein畸形的右侧旁路消融（损伤右冠状动脉）。

（3）栓塞：有报道血栓栓塞总的发生率在0.6%~1.3%，在左侧旁路和左室室性心动过速消融时这种危险性增加。涉及穿刺动脉操作时，尽量避免选择2岁以下小儿，注意术后压迫血管的力度要适中，术中与术后应用抗凝剂，可以减少和避免栓塞的发生。

（4）心脏压塞：心脏压塞是死亡的主要原因。资料表明，心脏压塞并不是射频消融电流消融的直接后果，造成心脏压塞的主要原因与粗暴操作有关：如放置冠状静脉窦电极遇阻后用力推送，经主动脉逆行送管于主动脉根部跨瓣时穿破动脉窦，行房间隔穿刺导致左/右心房、冠状静脉窦、主动脉根部穿孔，左室内操作等。一旦发生心脏压塞，需行心包穿刺引流，出血不止者尽快开胸手术处理。

（李小梅）

参考文献

[1] Van Hare GF, Javitz H, Carmelli D, et al. Prospective assessment after pediatric cardiac ablation: demographics, medical profiles, and initial outcomes. J Cardiovasc Electrophysiol, 2004, 15: 759-770.

[2] Kugler JD, Danford DA, Houston KA, et al. Pediatric radiofrequency catheter ablation registry success, fluoroscopy time, and complication rate for supraventricular tachycardia: comparison of early and recent eras. J Cardiovasc Electrophysiol, 2002, 13: 336-341.

[3] Blaufox AD, Felix GL, Saul JP, et al. Radiofrequency catheter ablation in infants </=18 months old: when is it done and how do they fare?: short-term data from the pediatric ablation registry. Circulation, 2001, 104: 2803-2808.

[4] Aiyagari R, Saarel EV, Etheridge SP, et al. Radiofrequency ablation for supraventricular tachycardia in children < or =15 kg is safe and effective. Pediatr Cardiol, 2005, 26: 622-626.

[5] 李小梅,丁燕生,李万镇,等. 射频导管消融治疗儿童室上性心动过速100例体会. 中国心脏起搏与心电生理杂志,1996,10:129-130.

[6] Niksch AL, Dubin AM. Risk stratification in the asymptomatic child with Wolff-Parkinson-White syndrome. Curr Opin Cardiol, 2006, 21: 205-207.

[7] Nielsen JC, Kottkamp H, Piorkowski C, et al. Radiofrequency ablation in children and adolescents: results in 154 consecutive patients. Europace, 2006, 8: 323-329.

[8] Blaufox AD, Rhodes JF, Fishberger SB. Age related changes in dual AV nodal physiology. Pacing Clin Electrophysiol, 2000, 23 (4 Pt 1): 477-480.

[9] Van Hare GF, Javitz H, Carmelli D, et al. Prospective assessment after pediatric cardiac ablation: recurrence at 1 year after initially successful ablation of supraventricular tachycardia. Heart Rhythm, 2004, 1: 188-196.

[10] Van Hare GF, Chiesa NA, Campbell RM, et al. Atrioventricular nodal reentrant tachycardia in children: effect of slow pathway ablation on fast pathway function. J Cardiovasc Electrophysiol, 2002, 13: 203-209.

[11] 李小梅. 小儿心律失常学. 北京:科学出版社, 2004. 362-381.

[12] Lesh MD, Kalman JM. To fumble flutter or tackle "tach"? Toward updated classifiers for atrial tachyarrhythmias. J Cardiovasc Electrophysiol, 1996, 7: 460-466.

[13] Scheinman MM, Huang S. The 1998 NASPE prospective catheter ablation registry. Pacing Clin Electrophysiol, 2000, 23: 1020-1028.

[14] Saoudi N, Cosio F, Waldo A, et al. A classification of atrial flutter and regular atrial tachycardia according to electrophysiological mechanisms and anatomical bases: a Statement from a Joint Expert Group from the Working Group of Arrhythmias of the European Society of Cardiology and the North American Society of Pacing and Electrophysiology. Eur Heart J, 2001, 22: 1162-1182.

[15] Pfammatter JP, Paul T. Idiopathic ventricular tachycardia in infancy and childhood: a multicenter study on clinical profile and outcome. Working Group on Dysrhythmias and Electrophysiology of the Association for European Pediatric Cardiology. J Am Coll Cardiol, 1999, 33: 2067-2072.

[16] Sekiguchi Y, Aonuma K, Yamauchi Y, et al. Chronic hemodynamic effects after radiofrequency catheter ablation of frequent monomorphic ventricular premature beats. J Cardiolvasc Electrophysiol, 2005, 16: 1057-1063.

[17] Takemoto M, Yoshimura H, Ohba Y, et al. Radiofrequency catheter ablation of premature ventricular complexes from right ventricular outflow tract improves left ventricular dilation and clinical status in patients without structural heart disease. J Am Coll Cardiol, 2005, 45: 1259-1265.

[18] Seguel M, Schumacher E, Gonzalez R. Radiofrequency catheter ablation of symptomatic isolated ventricular extrasystole in patients with a normal heart. Rev Med Chil, 2001, 129: 60-66.

[19] 胡大一,马长生,王勇,等. 心律失常射频消融图谱. 第2版. 北京:人民卫生出版社,2002:651-652.

[20] Blaufox AD, Saul JP. Acute coronary artery stenosis during slow pathway ablation for atrioventricular nodal reentrant tachycardia in a child. J Cardiovasc Electrophysiol, 2004, 15: 97-100.

[21] de Paola AA, Leite LR, Arfelli E. Mechanical reperfusion of acute right coronary artery occlusion after radiofrequency catheter ablation and long-term follow-up angiography. J Invasive Cardiol, 2003, 15: 173-175.

[22] Bertram H, Bokenkamp R, Peuster M, et al. Coronary artery stenosis after radiofrequency catheter ablation of accessory atrioventricular pathways in children with Ebstein's malformation. Circulation, 2001, 103: 538-543.

第二十九章 心脏外科手术后心律失常的处理策略

术后心律失常是先天性心脏病（先心病）心脏外科手术后患病与死亡的主要原因之一。有些心律失常在心脏正常的患者耐受很好，但对术后即刻的患者常可引起血流动力学不稳定。先心病患者如术前已存在由于压力或容量负荷过重而导致的心功能不全，术后特别易于发生节律紊乱。目前已知的与先心病术后即刻心律失常发生有关的因素有：心肺旁路，术中对心脏传导系统及心肌的损伤，术后代谢异常、电解质紊乱以及外科应激与正性肌力药作用下机体肾上腺素能张力增加。与外科相关的心律失常也可发生在术后晚期，主要与手术切口位置及手术所诱导的血流动力学异常有关。

心内分流导致的慢性容量和压力负荷过高、不同程度的肺动脉高压以及心室功能不全都有助于心律失常的发生。心房由于容量或压力负荷过高可发生伸展，这使得心房不应期延长，从而易于诱发房扑或房颤。

房扑通常由折返环路引起。这一环路涉及一个或多个电障碍，如三尖瓣或心房缝线。手术切口（如心房切口位置或房间隔缺损补片修补）所造成的损伤或瘢痕构成了慢传导区，这使得可传播的环路得以形成。房性早搏通过进一步减慢冲动在阻滞区域周围损伤组织中的传导而诱发折返（房扑）。

室性心动过速（VT）相对较少，多见于法洛四联症（TOF）患者。右室心肌的进行性纤维化及相应的传导减慢增加了折返性室性心律失常的发生率。右室切开和室间隔缺损（VSD）的补片修补有助于心律失常的发生。VSD 的补片修补提供了固定的解剖屏障，折返性心律失常可围绕这一屏障而引成。此外，右室扩大和牵张伴心室激动传导的减慢也有助于右室内折返环路的形成，而受损的血流动力学（主要是由于肺动脉瓣反流所致的右室扩大）则有助于维持 VT 发作后的持续。

一、易于引起外科手术后心律失常的先天性心脏病

1. 房间隔缺损

房间隔缺损（ASD）术后心律失常，主要为房扑、房颤及房内折返性心动过速（IART），房颤相对少见。近年来有学者将 IART 作为专门术语与无器质性心脏病的典型心房扑动相区别，认为两者的发生机制及临床表现大体相同，但仍有区别。典型房扑往往环绕三尖瓣折返，而 IVRT 折返环常位于手术瘢痕和补片修补处，频率较典型房扑稍慢，约 170～250 次/分，P 波形态多为非典型锯齿形且变化较大。

患者手术时的年龄是 ASD 修补后心律失常持续或出现新的心律失常的重要预测因素。尽管 ASD 修补术可改善心功能，减少右心衰竭和进行性肺动脉高压的危险，但不能根治或完全预防心律失常的发生。手术时年龄较大，术前存在房性心律失常，术后出现房扑、房颤或交界节律都预示着术后晚期可能出现房扑、房颤或者 IART。一项研究显示 ASD 修

补术后数年的患者中60%仍有房扑或房颤,特别是40岁以上的患者。这些资料提示早期关闭ASD可减少房性心律失常的发生。

对于ASD术后房扑、IART、房颤的治疗,直流电转律和超速起搏能有效地终止急性发作。药物治疗方面,首选地高辛、Ⅰc类或Ⅲ类抗心律失常药物。但对于预防复发,药物治疗效果往往不佳,可选择经导管射频消融治疗或起搏器植入治疗。慢传导区导管消融是首选的治疗方法。近年来有关拖带标测结合三维电解剖标测的资料显示成人先心病患者大折返环路射频消融的成功率为90%。此外,新一代埋藏式心脏复律除颤器(ICD)能够分别自动识别房性心动过速和室性心动过速,可对房扑、房颤、IART等先行超速抑制或低能量转复,已开始应用于成人和儿童患者。对于年龄较大的ASD合并房颤患者,行ASD修补术时可同时行标准的迷宫术,治疗效果很好,一般无房颤复发。

2. 三尖瓣下移畸形

三尖瓣下移畸形为一个或多个三尖瓣叶自房室环向心尖方向下移至右室,伴有功能性右室腔缩小。三尖瓣的畸形可导致严重三尖瓣关闭不全和右房扩大。这一疾病常合并ASD,易于发生房性心律失常。此外,旁路的发生率也很高,通常位于右侧或后间隔区。这可能是由于中央纤维体与间隔房室环的连接中断,导致胎儿型房室旁路的持续。

大约1/3的三尖瓣下移畸形患者有心律失常,最常见的为房室折返性心动过速或Wolff-Parkinson-White综合征,其次为房性心动过速、房扑、房颤及室速。随着年龄的增长及随访时间的延长,房性心动过速的发生率增加。

对于三尖瓣下移畸形患者射频消融治疗房扑、切口性房性心动过速和旁路的成功率为76%,而无此畸形患者的成功率为95%。造成这一相对较低的成功率的因素包括:旁路复杂的几何学,旁路位于心房化右室,异常的心内膜激动电位混淆了旁路的识别,房室环解剖变形及多发性旁路的存在。除了成功率较低外,这一疾病射频消融后的复发率达25%。

顽固性心律失常是外科治疗的指征。这些患者行三尖瓣修补或置换时可进行外科冷消融,慢性房扑时可同时行右房迷宫术,房颤时可行双房迷宫术。对旁路介导的心动过速或房室结折返性心动过速,外科介入效果极佳,几无复发。与此相反,房扑或房颤的外科介入疗效较差,复发率达40%。

3. 法洛四联症

法洛四联症(TOF)包括四个病理特征:肺动脉下漏斗部狭窄,VSD,主动脉骑跨和右室肥厚。TOF患者易于发生室性与房性心律失常。持续性VT的发生率为4%~7%,通常为右室流出道折返性心动过速伴左束支传导阻滞图形。Holter检查时非持续性VT的检出率高达60%,但最近的研究显示这些结果对以后持续性VT或心脏性猝死(SCD)的发生无预测价值。

TOF患者晚期SCD的发生率据估计约为0.5%~6%。最初认为SCD的原因为传导异常和停搏,但目前认为室性心律失常是主要原因。手术年龄较大、中或重度肺动脉瓣反流、持续性VT史、中或重度左室功能不全、QRS波持续时间180ms或以上、QRS波持续时间的迅速增加都是有发生SCD危险的预测因素。中或重度左室收缩功能不全伴QRS波持续时间大于180ms的患者SCD的阳性预测值为66%,阴性预测值为93%。TOF患者QRS波持续时间大于180ms,发生持续性VT和SCD的敏感性为100%,特异性为95%。QRS波持续时间的延长最初反映的是手术对右束支的损伤,晚期进行性QRS波的延长继发于右室扩大，通常是由于长期肺动脉瓣反流的结果。中重度肺动脉瓣反流和流出道瘤样扩张更多见于有持续性 VT 的患者。除上述 QRS 波时限外，信号平均心电图（高分辨率心电图）、QT 离散度等均能用于评估 TOF 术后患者发生 SCD 的风险。若信号平均心电图显示晚电位阳性则提示减慢传导存在，发生 VT 的风险相对较大。若 QT 离散度＞60ms，QRS 波离散度＞35ms，则预测 VT 发生的敏感性和特异性均能达到 60% 以上。对这些高风险患者行电生理检查可进一步明确危险分层，因为具有可诱发的 VT 的患者危险性最大。

TOF 患者的临床表现也受房性心律失常存在的影响。1/3 的 TOF 患者有房性心律失常，随访时可观察到充血性心力衰竭及房性心律失常的发作。危险因素包括：术时年龄较大，心房扩大，三尖瓣或肺动脉瓣反流及心室功能不全。房扑和房颤多见于长期肺动脉分流、早期手术治疗血流动力学病变、术时年龄较大和中重度三尖瓣反流的患者。三尖瓣反流由于容量或压力负荷过重可致右房扩大，延长心房不应期，这样就奠定了房性心律失常发生的基础。这些患者通常主诉心悸，发生晕厥较少。房扑伴 1：1 传导可能是 SCD 的原因之一。据报道窦房结功能异常的发生率为 36%。

房扑与 VT 可以通过射频消融治疗。沿右房游离壁可识别大片低电压区，与瘢痕组织一致。在这一瘢痕组织下缘与下腔静脉间行线性消融常可成功治疗房扑。VT 消融的前提包括：电生理检查时可诱发，VT 发作时血流动力学稳定从而可充分标测，VT 为单形性。VT 通常局限于右室流出道漏斗部切口瘢痕或 VSD 补片修补的隔面，这类 VT 射频消融的即刻成功率高，复发率低。

TOF 患者心律失常治疗的另一选择为外科再手术。有报道因严重肺动脉瓣反流行肺动脉瓣置换术后，先前存在的 VT 发作减少，QRS 波持续时间变稳定。术中同时行电生理引导下的冷消融可预防先前存在的快速性心律失常的复发。对房性快速性心律失常需再次手术的患者，可考虑改良迷宫术。

4. 大动脉转位

大动脉转位时主动脉发自右室，肺动脉发自左室。出生时卵圆孔和动脉导管均开放，动静脉血混合，因而生命得以维持。此后，由于卵圆孔及动脉导管均有关闭的趋势，如心房或心室水平无足够的交通，患者的生命则难以维持。Mustard 术与 Senning 术的原理为在心房内构筑板障，使心房内的血流发生转换，将肺静脉血引流入右室，使体静脉血回流入左室，从而纠正生理上的异常。此后发明的大动脉转换术则可使左室成为体循环心室。Mustard 术要求心房广泛切开缝合，这可造成房内传导延迟，心房不应期异常，因而构成了房扑的基础。

成人 Mustard 术后患者由于晚期房性心律失常，体循环右室功能不全的发生率很高。这些患者 SCD 的发生率也较高，据报道长期随访时可达 7%，可归因于 VT 或房扑 1：1 传导进展至室颤与停搏。QT 离散度增加是心室复极不均匀的标志，此时由于生理应激或房扑所致的心率增快及室性早搏可诱发折返性室性心动过速。QT 离散度增加与窦性节律的丧失也与 SCD 的发生有关。

一项长期的成人 Mustard 术后患者随访研究显示，仅 1/3 的患者无心律失常发生。窦性心律进行性丧失的年发生率为 2.4%，术后 5 年处于窦性心律的患者有 77%，术后 20 年时仅存 40%。大多数室上性心动过速为房扑。室上性心动过速的危险因素包括：肺动脉高压，体循环心室功能不全和儿童期交界性心律。窦性心律丧失与先前的房隔切除、术后心动过缓、晚期房扑及术前心律失常有关。Mavroudis 等研究指出，Mustard 术后 90% 患者心房内传导时间可延迟，超过 40% 的患者存在心房有效不应期延长，超过半数患者心电生理检查可诱发持续性折返性房性心动过速。大动脉转换术后患者长期随访时仍处于窦性心律的达 95%～98%，室上性心动过速的发生率也明显低，仅 5%，而 Mustard 术患者室上性心动过速的发生率可达 48%。造成这一差别的原因在于大动脉转位术患者无心房瘢痕。

长期随访发现 1/5 的成人 Mustard 术后患者需起搏治疗症状性窦房结功能异常或房室传导阻滞，或以起搏支持抗心动过速药物治疗。对这些患者行起搏治疗前应细致评估个体解剖。

大动脉转位患者快速性心律失常射频消融术的成功率为 73%～83%，复发率为 12%。这些患者折返环路的关键部位为：三尖瓣与下腔静脉口间的峡部，冠状窦口区域以及自冠状窦口至三尖瓣环区域。由于房内折返可发生于两侧心房，有时可能需主动脉逆向途径以易于肺静脉心房的消融。此外，局灶性房性心动过速可起源于板障缝线附近，也可发生典型的房室结折返性心动过速。

二、易于引起外科手术后心律失常的手术

Fontan 术

Fontan 术是一种姑息性手术，用于治疗三尖瓣闭锁、肺动脉瓣闭锁、复杂的单心室和心室双入口等。旧的手术方式，如右房-肺动脉连接术已让位于较新的改良 Fontan 术，如心房内隧道、心房外管道，从而减少了右房的扩张。作为对持续性压力负荷过高所致的慢性牵张的反应，Fontan 术对右房重塑并扩张，同时电生理特征也发生改变，表现为心房传导延缓以及传导的不平衡。

术后早期心律失常的危险因素包括：年龄、手术方式、平均肺动脉压、肺血管发育情况、中心静脉压等。有研究指出，年龄小于 8 岁患者术后心律失常的发生率明显低于 8 岁以上接受手术患儿，提示选择最佳手术年龄可减少术后心律失常的发生；采用心内 Fontan 术的心律失常发生率高于心外 Fontan 术，可能因为心内 Fontan 术心房内操作对心房、心室交界处损伤相对大，更易造成房性及房室交界性心律失常；而平均动脉压>18mmHg，MeGoon 率<1.8 均为 Fontan 术后发生早期心律失常的危险指标。术后晚期房性心律失常的危险因素包括：术前功能状态差、术前房隔切除术、术前房性快速性心律失常、手术时年龄较大、需要房室瓣置换、肺动脉重建、心房-肺动脉吻合、术后早期房性快速性心律失常、术后窦房结功能异常及随访时间长。

房性心律失常发生在 41%～61% 的 Fontan 术患者。从 Fontan 术起至第一次心律失常发作的中位时间是 7 年，其中 50% 的患者尽管接受治疗但心律失常仍反复发作。与不伴心律失常的 Fontan 术患者相比，伴心律失常的 Fontan 术患者 P 波持续时间更长，P 波离散度增加。发生房性心律失常的患者更可能发生心力衰竭、右房血栓、左房扩大、右房扩大及中重度体循环瓣反流，但二者生存时间无差异。如房扑持续 1:1 或 2:1 传导可损害血流动力学。心房传导减慢时房扑频率降低，此时 P 波的形态可反映折返的位置。

Fontan 术患者常见窦房结功能异常，通常是由于手术损伤窦房结或损害了窦房结的

血液供应所致，可伴有房性心律失常。大约10%~15%的患者于随访中将出现窦性心动过缓和（或）交界性逸搏心律。

Fontan术患者房性心律失常的处理包括抗心律失常药物的应用、起搏治疗、射频消融及必要时的再手术。应谨慎使用抗心律失常药物，因为许多患者原先有窦房结病变；此外，折返时心房率减慢易致1:1传导；最后，药物对伴有心室功能异常的患者的致心律失常作用也是应考虑的因素之一。

伴窦房结病变和（或）房室传导阻滞时可能需要起搏治疗。由于解剖的限制，一般情况下心房和心室电极需经心外膜途径安置。抗心动过速起搏结合药物治疗有一定的疗效，因为这些患者窦房结功能异常的发生率较高。快速起搏可预防心动过缓和房性早搏，消除折返性心动过速的始动因素。

Fontan术患者房性心律失常射频消融术的即时成功率为83%，但短期随访时复发率至少可达20%。导致复发的可能原因包括：血流动力学持续异常；右房弥漫性扩大致解剖标志不清；由于血流缓慢，血液淤滞，导管与组织的贴靠差以及心房壁增厚、纤维化，无法形成深部病损。比较常见的消融位置为Fontan吻合口区域、右房侧壁和右房下部。

难治性房性心律失常是再手术的指征。将心房肺动脉吻合转换为全腔肺吻合，同时行电生理引导下的冷消融在预防心律失常的复发及缓解症状方面效果良好。Blaufox等的研究显示外科冷消融结合抗心动过速起搏后83%的患者即使未用药物治疗仍无心律失常的发生。冷消融的位置主要位于三个区域：下腔静脉口和冠状窦间的内下右房，ASD补片上缘，沿右房侧壁（对应于终末嵴长度）。房扑患者冷消融可作为右侧改良迷宫术的一部分，同时切除右心耳，植入心房起搏器。房颤患者可行迷宫-Cox Ⅲ加右侧冷消融迷宫术。

三、外科手术后特殊的心律失常

1. 完全性房室传导阻滞

先心病术后完全性房室传导阻滞（CHB）的发生率约为1%~3%。CHB的发生多与涉及房室结附近的手术有关。最易于发生CHB的手术为左室流出道梗阻/室间隔缺损纠治术（主动脉瓣下肌肉切除加室间隔缺损修补）和法洛四联症纠治术。纠正性大血管转位易于发生自发性CHB，且其术后CHB的发生率也较高。

美国心脏病专科学会/美国心脏病学会专家组发表了先心病术后CHB永久起搏器植入前最佳观察时间的指南。他们推荐，先心病术后高二度或三度房室传导阻滞持续7天以上应植入永久起搏器。Bacha等的研究显示所有在术后1个月内恢复房室传导的患者中，81%发生在术后7天，97%发生在术后9天。术后1个月后仍未恢复房室传导的患者中，39%在起搏器植入后恢复房室传导。这一结果与Deal等的结果一致，后者显示在起搏器植入后5.5年的中位随访期，32%恢复房室传导。然而，二者均未提供可用于识别晚期房室传导恢复的临床预测指标。起搏器植入的时机（术后10天内还是10天后）、先心病或外科手术的类型与晚期房室传导是否恢复无关。

术后晚期CHB可以是术后早期一过性CHB的复发或是先前三束支损害所引起的希浦系统传导异常的进展。Weindling等的研究显示，术后早期房室传导恢复的患者中有9%以后发生房室传导的恶化，表现为莫氏Ⅱ型房室传导阻滞或间隙性CHB。Uebing等报道法洛四联症术后患者中晚期猝死的发生率为9%。术后曾发生一过性CHB并持续超过术后

3 天的患者长期生存率降低，晚期猝死的发生率增加。这些结果与常规起搏器植入年代到来前有关先心病术后 CHB 的研究结果一致，这些研究显示了这些患者术后一年内的高死亡率。因此，应长期随访有过一过性术后 CHB 的患者以评估房室传导。

2. 交界性异位性心动过速

虽然术后交界性异位性心动过速（简称 JET）一般为自限性，通常在术后 2～8 天自行缓解，但它也是小儿心脏病学中最顽固、对生命威胁最大的快速性心律失常之一。JET 在各种先心病术后均可发生，最常见于法洛四联症纠治术及涉及房室结和 His 束附近的手术后。术后 JET 的发生率即使同一种疾病在各中心间也不同，据估计在 1% 至 50% 间。JET 发生的确切机制不明，一般认为是由于对 His 束的不同形式的刺激或微创造成局部自律性增高所引起。术后 JET 与患者年龄幼小密切相关。术后缺镁的患者发生 JET 的危险性增加。Hass 等的研究显示先心病术后 JET 的发生率为 11%，死亡率为 3%。他们的研究还显示解除右室流出道的梗阻比室间隔缺损的关闭更易引起 JET，而在解除右室流出道梗阻的操作中，肌肉切除比单纯的肌肉分离更易引起心律失常。此外，体外转流时温度较高是发生术后 JET 的独立危险因素。

JET 的治疗旨在恢复窦性节律，或减慢异位节律以使心房能以生理的频率起搏，从而达到房室同步。术后 JET 的治疗有多种方法。传统的治疗包括：去除加剧因素，如 β 肾上腺素能激动剂和迷走神经抑制剂；以高于交界节律的频率行心房或房室顺序起搏；低温疗法；静脉应用普鲁卡因胺。纠正发热，降低体温至 33～35℃，静脉应用普鲁卡因胺治疗 JET 疗效肯定。普鲁卡因胺的用法为：普鲁卡因胺 5～15mg/kg 于 15～30min 内静脉推注，此后 20～80μg/（kg·min）静脉维持，维持血浆浓度 4～10μg/ml。然而，低温疗法可造成血管收缩和代谢性酸中毒，对术后状态可能有不利影响。静脉应用受体 β 阻滞剂及钙通道阻滞剂可有效控制心率，但这些药物抑制心肌的收缩性，术后状态难以耐受。新近，由于静脉应用胺碘酮可有效治疗对所有常规疗法无效的术后 JET 患者，这一药物已成为治疗术后 JET 的一线药物。

除了心房起搏或房室顺序起搏，配对心室起搏也是治疗先心病术后 JET 的另一起搏方式。在这一起搏方式下，V-V 间期应维持尽可能长以减少诱发室性心动过速的危险。尽管配对心室起搏迅速改善血压，但并不能终止 JET。因此，抗心动过速药物如胺碘酮仍需应用以控制心动过速。此外，还有应用体外膜氧合成功治疗对所有常规治疗无效的 JET 病例的报道。

四、心脏性猝死

基于大样本人群的研究显示先心病术后患者心脏性猝死（SCD）的发生率为 0.9/1000 患者·年。TOF、大动脉转位（TGA）、主动脉缩窄和主动脉瓣狭窄的患者发生率更高。患左心梗阻性病变和发绀性病变的患者 SCD 的发生率为 2.2/1000 患者·年，相比之下，患左向右心内分流或肺动脉瓣狭窄的患者 SCD 的发生率为 0.14/1000 患者·年。先心病术后患者 SCD 的最常见原因为心律失常，其他原因包括栓塞事件、动脉瘤破裂及急性心室功能不全等。

TGA 术后 SCD 的危险在术后即已存在，此后一直维持在高水平。TGA 术后 10 年 SCD 的发生率为 4%，20 年为 9%。相比之下，TOF 术后 SCD 的发生率不高，一般仅发生于术后晚期。这些患者术后20年SCD的发生率为2.2%，25年时为4%，30年时可达到6%。主动脉缩窄术后晚期SCD的发生率较高，20年时为1%，30年时为8%，与严重的左室肥厚有关。识别这些高危患者，应用ICD将有助于预防猝死。成人先心病术后患者应用ICD预防SCD发生的研究表明这一治疗方法相对安全并有效。

术后心律失常的发生随外科技术的发展及新的外科技术的采用而发生变化。术后早期心律失常常需即刻纠正电解质紊乱及进行药物或非药物干预。术后晚期心律失常与许多危险因素有关，包括手术直接对传导系统的损伤，外科瘢痕造成传导障碍，先前存在的致心律失常病灶以及先心病患者血流动力学、解剖、心电紊乱的交互关系。这些心律失常可应用杂交的治疗方法来治疗，包括药物、导管消融、植入装置或外科手术纠治基础的血流动力学异常。先心病术后心律失常患者如治疗得当可长期维持窦性心律，降低患病率及死亡率。

（李 奋）

参考文献

[1] Bacha EA, Cooper D, Thiagarajan R, et al. Cardiac complications associated with the treatment of patients with congenital cardiac disease: consensus definitions from the Multi-Societal Database Committee for Pediatric and Congenital Heart Disease. Cardiol Young, 2008, 18 Suppl 2: 196-201.

[2] Rekawek J, Kansy A, Miszczak-Knecht M, et al. Risk factors for cardiac arrhythmias in children with congenital heart disease after surgical intervention in the early postoperative period. J Thorac Cardiovasc Surg, 2007, 133 (4): 900-904.

[3] Deal BJ, Mavroudis C, Jacobs JP, et al. Arrhythmic complications associated with the treatment of patients with congenital cardiac disease: consensus definitions from the Multi-Societal Database Committee for Pediatric and Congenital Heart Disease. Cardiol Young, 2008, 18 Suppl 2: 202-205.

[4] Delaney JW, Moltedo JM, Dziura JD, et al. Early postoperative arrhythmias after pediatric cardiac surgery. J Thorac Cardiovasc Surg, 2006, 131 (6): 1296-1300.

[5] Warnes CA, Williams RG, Bashore TM, et al. ACC/AHA 2008 Guidelines for the Management of Adults with Congenital Heart Disease: a report of the American College of Cardiology/American Heart Association Task Force on Practice Guidelines. Circulation, 2008, 118 (23): 2395-2451.

[6] Yap SC, Harris L, Silversides CK, et al. Outcome of intra-atrial re-entrant tachycardia catheter ablation in adults with congenital heart disease: negative impact of age and complex atrial surgery. J Am Coll Cardiol, 2010, 56 (19): 1589-1596.

[7] Aiba T, Shimizu W, Noda T, et al. Noninvasive characterization of intra-atrial reentrant tachyarrhythmias after surgical repair of congenital heart diseases. Circ J, 2009, 73 (3): 451-460.

[8] Khositseth A, Danielson GK, Dearani JA, et al. Supraventricular tachyarrhythmias in Ebstein anomaly: management and outcome. Thorac Cardiovasc Surg 2004; 128 (6): 826-833.

[9] Roten L, Lukac P, DE Groot N, et al. Catheter Ablation of Arrhythmias in Ebstein's Anomaly: A Multicenter Study. J Cardiovasc Electrophysiol, 2011, 13: Epub ahead of print.

[10] Seiler J, Schmid DK, Irtel TA, et al. Dual-loop circuits in postoperative atrial macro re-entrant tachycardias. Heart, 2007, 93 (3): 325-330.

[11] Mat DY, Alexander ME, Cecchin F, et al. The electroanatomic mechanisms of atrial tachycardia in

patients with tetralogy of fallot and double outlet right ventricle. J Cardiovasc Electrophysiol, 2011, 22 (9): 1013-1017.

[12] Uebing A, Gibson DG, Babu-Narayan SV, et al. Right ventricular mechanics and QRS duration in patients with repaired tetralogy of Fallot: implications of infundibular disease. Circulation, 2007, 116 (14): 1532-1539.

[13] Chiu SN, Huang SC, Chang CW, et al. The role of mechanical-electrical interaction in ventricular arrhythmia: evidence from a novel animal model for repaired tetralogy of fallot. Pediatr Res, 2011, 70 (3): 247 252.

[14] Lenarczyk R, Kowalski O, Pruszkowska-Skrzep P, et al. Radiofrequency catheter ablation in the treatment of arrhythmias in children—efficacy, safety of the method, predictors of the procedural course and acute success. Przeql Lek, 2009, 66 (8): 418-423.

[15] Genqsakul A, Harris L, Bradley TJ, et al. The impact of pulmonary valve replacement after tetralogy of Fallot repair: a matched comparison. Eur J Cardiothorac Surg, 2007, 32 (3): 462-468.

[16] Burns KM, Evans F, Kaltman JR. Pediatric ICD utilization in the United States from 1997 to 2006. Heart Rhythm, 2011, 8 (1): 23-28.

[17] Sun ZH, Happonen JM, Bennhagen R, et al. Increased QT dispersion and loss of sinus rhythm as risk factors fo late sudden death after Mustard or Senning procedures for transposition of the great arteries. Am J Cardiol, 2004, 94: 138-141.

[18] Mavroudis C, Deal BJ, Backer CL, et al. Arrhythmia surgery in patients with and without congenital heart disease. Ann Thorac Surg, 2008, 86 (3): 857-868.

[19] Wong T, Davlouros P, Li W, et al. Mechano-electrical interaction late after Fontan operation: relation between P-wave duration and dispersion, right atrial size, and atrial arrhythmias. Circulation, 2004, 109 (19): 2319-2325.

[20] Stephenson EA, Lu M, Berul Cl, et al. Arrhythmias in a contemporary fontan cohort: prevalence and clinical associations in a multicenter cross-sectional study. J Am Coll Cardiol, 2010, 56 (11): 890-896.

[21] Blaufox AD, Sleeper LA, Bradley DJ, et al. Functional status, heart rate, and rhythm abnormalities in 521 Fontan patients 6 to 18 years of age. J Thorac Cardiovasc Surg, 2004, 136 (1): 100-107.

[22] Esptein AE, Dimarco JP, Ellenbogen KA, et al. ACC/AHA/HRS 2008 guidelines for Device-Based Therapy of Cardiac Rhythm Abnormalities: executive summary. Heart Rhythm, 2008, 5 (6): 934-955.

[23] Francis J. Junctional ectopic tachycardia. Indian Pacing Electrophysiol, 2010, 10 (7): 288-291.

[24] Hass N. A, Plumpton K, Justo R, et al. Postoperative junctional ectopic tachycardia (JET). Z Kardiol, 2004, 93: 371-380.